北京市自然科学基金支持项目

心脏减压疗法
心脏病患者的行为干预
Stress Proof the Heart
Behavior Interventions for Cardiac Patients

U0197249

注　意

　　本书提供了药物的准确的适应证、副作用、疗程和剂量，但有可能发生改变。读者须阅读药商提供的外包装上的用药信息。作者、编辑、出版者或发行者对因使用本书信息所造成的错误、疏忽或任何后果不承担责任，对出版物的内容不做明示的或隐含的保证。作者、编辑、出版者或发行者对由本书引起的任何人身伤害或财产损害不承担任何责任。

北京市自然科学基金支持项目

心脏减压疗法

心脏病患者的行为干预

Stress Proof the Heart

Behavior Interventions for Cardiac Patients

原　著　Ellen A. Dornelas ［美］

主　审　胡大一　吴爱琴

主　译　丁荣晶　夏　昆

北京大学医学出版社

XINZANG JIANYA LIAOFA——XINZANGBING HUANZHE DE XING
WEI GANYU

图书在版编目(CIP)数据

心脏减压疗法:心脏病患者的行为干预/(美)艾伦(Ellen)原著;丁荣晶,夏昆译.
—北京:北京大学医学出版社,2016.2
书名原文:Stress proof the heart:behavior interventions for cardiac patients
ISBN 978-7-5659-1047-0

Ⅰ. ①心… Ⅱ. ①艾…②丁…③夏… Ⅲ. ①心脏病—治疗—研究 Ⅳ. ①R541.05

中国版本图书馆 CIP 数据核字(2015)第 036782 号

北京市版权局著作权合同登记号:图字:01-2012-6724
Translation from English edition:
Stress Proof the Heart
by Ellen A. Dornelas
Copyright © 2012 Springer New York
Springer New York is a part of Springer Science+Busines Media
All Rights Reserved.
Simplified Chinese translation Copyright © 2015 by Peking University Medical Press.
All Rights Reserved.

心脏减压疗法——心脏病患者的行为干预

主　　译:丁荣晶　夏　昆
出版发行:北京大学医学出版社
地　　址:(100191)北京市海淀区学院路 38 号　北京大学医学部院内
电　　话:发行部 010-82802230;图书邮购 010-82802495
网　　址:http://www.pumpress.com.cn
E - mail:booksale@bjmu.edu.cn
印　　刷:中煤(北京)印务有限公司
经　　销:新华书店
责任编辑:杨　杰　责任校对:金彤文　责任印制:李　啸
开　　本:880mm×1230mm　1/32　印张:17.75　字数:486 千字
版　　次:2016 年 2 月第 1 版　2016 年 2 月第 1 次印刷
书　　号:ISBN 978-7-5659-1047-0
定　　价:78.00 元
版权所有,违者必究
(凡属质量问题请与本社发行部联系退换)

译者名单

主　审　胡大一　吴爱琴

主　译　丁荣晶　夏　昆

副主译　胜　利　张守彦　张　军

译　者（按姓名汉语拼音排序）

　　　　陈　超　陈丽竹　常学伟　丁荣华

　　　　丁荣晶　高光仁　高洪丽　谷云飞

　　　　姜红岩　胜　利　王锦文　吴　昆

　　　　夏　昆　肖　娜　于　勤　张　军

　　　　张守彦　赵文淑　郑　楠

编者

Brigitta Bunzel，Ph. D. Department of Cardiac Surgery，Medical University of Vienna，Vienna，Austria

Krista C. van den Broek，Ph. D. Center of Research on Psychology in Somatic diseases，Tilburg University，Tilburg，The Netherlands

Matthew M. Burg，Ph. D. VA Connecticut Healthcare System，West Haven，CT，USA
Yale University School of Medicine，New Haven，CT，USA
Columbia University Medical Center，New York，NY，USA

En-Young Nicole Cho，M. D. Division of Psychosomatic Medicine，Department of General Internal Medicine，Inselspital，Bern University Hospital，and University of Bern，Bern，Switzerland

Angelo Compare，Ph. D. Department of Human Sciences，University of Bergamo，Bergamo，Italy

Harry DeAntonio，D. O. Department of Cardiovascular Sciences，East Carolina Heart Institute，East Carolina University，Greenville，NC，USA

Johan Denollet，Ph. D. Center of Research on Psychology in Somatic iseases, Tilburg University, Tilburg, The Netherlands

Maria Dziok, Ph. D. Ferkauf Graduate School of Psychology, Albert Einstein College of Medicine, Yeshiva University, Bronx, NY, USA

Erika Sivarajan Froelicher, R. N. , M. A. , M. P. H. , Ph. D. Physiological Nursing Department, School of Nursing & Epidemiology & Biostatistics, School of Medicine, University of California, San Francisco, USA

Jonathan Gallagher, MPsychSc Department of Psychology, Beaumont Hospital, Beaumont, Dublin, Ireland

Elena Germani, Psy. D. Centro Diagnostico Italiano, Milano, Italy

Adam Grimaldi, M. D. , Candidate University of Connecticut School of Medicine, John Dempsey Hospital, Farmington, CT, USA

A. Garrett Hazelton, Ph. D. Department of Psychology, East Carolina University, Greenville, NC, USA

David Janeway, M. D. Department of Psychiatry, New York Medical College, Valhalla, NY, USA

Michelle Kahan, M. S. , M. A. Ferkauf Graduate School of Psychology, Albert Einstein College of Medicine, Yeshiva University, Bronx, NY, USA

Roland von Känel, M. D. Division of Psychosomatic

Medicine, Department of General Internal Medicine, Inselspital, Bern University Hospital, and University of Bern, Bern, Switzerland
Psychocardiology Unit, Cardiac Prevention and Rehabilitation, Swiss Cardiovascular Center, Inselspital, Bern University Hospital, and University of Bern, Bern, Switzerland

Erica Kaplan, B. A. Ferkauf Graduate School of Psychology, Albert Einstein College of Medicine, Yeshiva University, Bronx, NY, USA

Miriam Katzenstein, M. A. Ferkauf Graduate School of Psychology, Albert Einstein College of Medicine, Yeshiva University, Bronx, NY, USA

Kari Kirian, M. A. Department of Psychology, East Carolina University, Greenville, NC, USA

Emily A. Kuhl, Ph. D. Division of Research, American Psychiatric Association, American Psychiatric Institute for Research and Education, Arlington, VA, USA

Carrie Lukens, Ph. D. VA Connecticut Healthcare System, West Haven, CT, USA
Yale University School of Medicine, New Haven, CT, USA

Ayako Okada, R. N. , C. N. S. , Ph. D. (c) College of Nursing Art and Science, University of Hyogo, Japan & Physiological Nursing Department, School of Nursing,

University of California, San Francisco, USA

Beth Parker, Ph. D. Henry Low Heart Center, Hartford Hospital, Hartford, CT, USA
University of Hartford, Hartford, CT, USA

Aline J. Pelle, Ph. D. Center of Research on Psychology in Somatic diseases, Tilburg University, Tilburg, The Netherlands

Riccardo Proietti, M. D. Cardiac Electrophysiology Laboratory, Luigi Sacco Hospital, Milano, Italy

Jaan Reitav, Ph. D. , C. Psych. , C. B. S. . M. University Health Network, Toronto Rehabilitation Institute, Cardiac Rehabilitation and Secondary Prevention Program, Toronto, Canada
Department of Clinical Diagnosis, Canadian Memorial Chiropractic College, Toronto, Canada

Evelio Rodriguez, M. D. Department of Cardiovascular Sciences, East Carolina Heart Institute, East Carolina University, Greenville, NC, USA

Samuel F. Sears, Ph. D. Department of Psychology, East Carolina University, Greenville, NC, USA
Department of Cardiovascular Sciences, East Carolina Heart Institute, East Carolina University, Greenville, NC, USA

Kawkab Shishani, B. S. N. , Ph. D. College of Nursing, Washington State University, Yakima, WA, USA

Min Sohn，R. N.，A. C. N. P.，M. P. H.，Ph. D. Department of Nursing，Inha University，Incheon，South Korea

Sonia Suchday，Ph. D. Ferkauf Graduate School of Psychology，Albert Einstein College of Medicine，eshiva University，Bronx，NY，USA

Dicle Turkoglu，Ph. D. VA Connecticut Healthcare System，West Haven，CT，USA
Yale University School of Medicine，New Haven，CT，USA

Ilan S. Wittstein，M. D. Department of Medicine，Division of Cardiology，The Johns Hopkins University School of Medicine，Baltimore，MD，USA

Lawson Wulsin Professor of Psychiatry and Family Medicine，University of Cincinnati，OH，USA

Ellen A. Dornelas，Ph. D. Director of Behavioral Health Programs，Division of Cardiology，Hartford Hospital，Hartford，CT，USA

译者前言

2007 年我师从我国著名心血管疾病学专家、双心医学创始人胡大一教授，开始接触到心血管疾病患者的心理问题。我一直在思考，如何很好地将心理学干预手段融入到心脏病治疗中，希望找到一本融合这一领域临床实践和研究进展的书籍。当我看到这本书并仔细阅读后，非常兴奋，这正是我一直在寻找的书籍。我被这本书所涉及内容的深度、广度和高度所震撼，遂决定将其翻译成中文，希望更多喜欢或从事这个领域工作的同道能读到这本书，并从中受到启迪。本书的主编 Ellen 教授是一位心理专业医生，长期从事心脏病患者心理问题的治疗和研究，她邀请全球多个国家开展相关研究和临床工作的心脏科医生和精神科医生参与本书的编写。本书内容涉及目前心血管疾病中高发心理问题的疾病，包括冠状动脉粥样硬化性心脏病、心力衰竭、心房颤动、心脏停搏和 ICD 植入术后、心尖球囊样心肌病、心脏移植术后的心理问题。同时本书花费很大篇幅介绍心血管疾病相关心理问题的治疗手段和研究进展，包括焦虑、抑郁的药物治疗和行为干预，D 型人格的干预，心脏病患者的应激干预，心脏病患者工作应激的处理，睡眠障碍的治疗，心脏病患者的戒烟干预，运动疗法、瑜伽冥想在心血管疾病中的疗效，以及行为心脏病学的远程干预、未来发展方向等。本书中的很多内容弥补了目前在心脏病心理治疗和研究领域的短板，如心房颤动、ICD 植入术后、心脏移植术后的情绪障碍和干预、D 型人格的干预、心脏病患者的应激处理、心脏病患者工作应激的处理、心脏病的行为干预等。心脏病学发展到 21 世纪，大量的循证医学证据显示，生活方式不健康是心血管疾病发生及发展的重要致病因素，治疗不依从是导致目前被证明有效的心血管疾病治疗手段疗效下降或无效的原因。

心血管临床医生专注于为患者提供目前被证明有效的治疗手段，但如何能够将这些治疗手段转化为对个体患者有效的治疗效果，不仅需要技术，同时还需要提高治疗过程的治疗质量。因此，心脏心理学或行为心脏病学将是 21 世纪心脏病学治疗领域应该开垦的处女地。无论您是否从事心脏心理学领域的工作，都希望本书对您的临床工作有所裨益。本书适用于心理学家、精神病学家、心脏病学家、护士和其他心脏病专业人士。

丁荣晶

2015 年 7 月 1 日

原著前言

20世纪80年代早期，我还是心理学专业在校大学生的时候，得到了一份兼职工作，在一个忙碌的心脏病诊所当医疗助理，负责做心电图和给患者做踏车运动试验。即使是一无所知的大学生，如我，也会明显感觉到大部分患者的心理往往受到心脏病发作的负面影响。几年以后，当我申请研究生院时，偶然发现健康心理学这个新的研究领域，当即申请，希望在更好地理解心脏与心理的关系上做好学术上的必要准备。

大概10年过去了，我获得博士学位，却发现在临床健康心理学领域根本没有招聘广告。在一个心脏中心，我逐渐研发了一系列健康行为方案。开始时是应邀研发一个戒烟方案，不久后，又把临床服务推广到关注心脏病患者的焦虑、沮丧、调节等一系列心脏病诊断中。20世纪90年代，在心脏心理学领域几乎没有资料可查。今天，越来越多的书籍专门聚焦心脏病患者的心理问题，在实践科学上取得了不少成就，而且有很多培训机会。关注行为心脏病学的临床医生和研究团体遍及全球，在广度和深度上也有所增长。就实践领域来说，临床医生们一再表示，急需那些临床研究还远未涉及的实践领域的课题资料。他们提出以下问题：

● 在心律转复除颤器产生的心理影响已经得到广泛认识的情况下，为什么关于其他类型心律失常患者（如心房颤动患者），却只有有限的资料？

● 对于心力衰竭患者和最近发生急性心血管事件的患者（如心肌梗死患者），为何在心理问题临床表现上却大相径庭？

● 如何评估和治疗心脏病患者的睡眠障碍、工作压力和缺乏锻炼动机？

全世界有很多精神科医师、护士和心脏病学专家工作在实践的前沿，向患者提供全方位的心理治疗，急需探讨此类议题。我是需要更多资料的专业人士之一，所以我征募了一批优秀的从业者创立和编撰了这本著作，提供具体的、应用型的指导，将临床研究通过实用的语言诠释出来，以满足心脏病患者的心理需求。15 年来我在一个忙碌的心脏中心工作，并已在相关课题上出过一本书，使我对这一很少被提及的领域拥有比较完整的想法。通过对这些领域的探讨，我希望能帮助那些通过自学解决新问题的从业者澄清思路，向处在痛苦中的心脏病患者提供更有利的心理帮助。

在开始编撰本书的时候，我设想突出不同国家和背景下的从业者应如何处理临床实践的问题。2 年过去了，我始终被本书的撰写者们的创新水平和知识深度所震撼。本书的目标读者群是来自世界各地的心理学家、精神病学家、心脏病学家、护士和其他心脏病专业人士。

希望此书能拓展读者对行为心脏病学临床实践的认识，鼓励更多的专业人士投身到这片"处女地"进行研究。较之于心理因素与心脏病结果之间做过的大量研究，对心脏病患者心理治疗的临床试验却太少。贯穿全书我们都鼓励读者明确理解已完成的临床试验结果，并请不要为本书缺少准则或共识而气馁。

在这一领域有造诣的专家学者很可能对《心脏减压疗法》的主题选择感到好奇。当我们的课题开始的时候，我并没有想要一下子把这一领域所有的临床课题全部囊括其中，而是在第一部分提供一个概念框架，加深对于心脏病心理课题的理解，在第二部分各章节中，加入对大家熟悉的题目（如应激处理）的新理解，以及不断困扰临床医生的问题（如对超负荷工作和工作应激的治疗）。通常，我加入一个题目，是因为继续教育工作组的某个参与者向我咨询过。当然，本书没有提到的课题还有很多，所提到的课题仍然有待更多的研究关注，我们还需要为临床医生创造更多适合的资料，以投身到令人激动的行为心脏病学领域中去。

Ellen A. Dornelas

美国康涅狄格州哈特福德

致谢

本书的成功离不开各章作者非凡的智慧和努力。他们开拓性的工作和组织能力将展示在公共卫生领域，并将对从业者产生极大的影响。同样要感谢的还有本书的临床病例，允许使用其个人数据的心脏病患者。出于隐私保护，所有病例中的患者身份信息均有所改动，但我必须说，没有患者的数据支持，我们无法传达本书所要传达的问题的复杂性或成就。

特别感谢 Edward Fischer 和 Jon Gallagher 挑剔的审订和编辑指导。一直以来我非常感谢医学博士 Paul D. Thompson，他是我的心脏病学导师，也是我所供职的哈特福德医院 Henry Low 心脏中心的主任。事实上，没有 Thompson 博士可靠的支持，不仅本书，我的行为心脏病学研究或者说我们部门的临床服务，都是不可能的。最后，感谢我的丈夫和孩子们，感谢你们一直以来，尤其是我在撰写本书时所给予我的爱、支持和耐心。

序一

心血管疾病是我国目前最严重的健康问题之一，越来越多的心血管疾病患者合并存在心理问题，这两种疾病互为因果，相互影响，导致疾病恶化。由于牵涉两个学科，临床表现不典型，容易误诊、误治。部分心血管疾病患者尽管进行了药物及支架手术，但是由于合并心理问题，很难恢复正常的工作和生活。随着作医生的时间推移，在大量的医疗实践中，我逐渐接触到过去不曾意识的问题：心血管内科的大量患者存在不同程度的精神心理问题：焦虑、惊恐、抑郁……极大影响治疗效果。1995年我开始探索双心医学模式，与精神科专家合作，在心血管科开设双心门诊，探索培养心内科医生成为双心医生的模式，经过20年的摸索，目前"双心门诊""双心查房"和"双心会诊"已经成为心血管科的常规。心血管科医生逐渐意识到，作为心血管科医生应关注心理因素和表现为类似心脏症状的单纯心理问题对心血管疾病特点、疗效和预后的影响，并进行必要、恰当的识别和干预。在心血管医学领域工作的所有医务人员应接受全员精神心理常识培训。

在临床实践中，深切感受到学术传递的重要性，这一领域有太多的内容有待探讨。心脏科医生接诊患者中存在的精神心理因素，并非是对患者的人格或者精神心理倾向做调查研究，而是在诊治过程中，倾听患者主诉，用心、用情体察患者的感受，同情患者的疾苦，结合自身全面、扎实的专业知识和技能，对患者因情绪异常影响到心血管系统的可能程度进行及时的判断和识别，并给予适当干预，这就是以患者为中心的整合医学模式。我们提倡双心医学，并不是在心血管科开心理门诊，也不希望心血管医生改行当心理医生，或与精神心理医生打擂台，我们的目标是合理、有效地治疗心血管疾病患者存在的各种症状。目前缺少一本便于心血管医生使用的把行为心脏病学转化为实用的临床干预措施的书籍。

《心脏减压疗法——心脏病患者的行为干预》的设计正填补了这一空白。原著由 Ellen A. Dornelas 教授和他的团队编写，编者由多个国家在心血管心身行为研究方面很有建树的专家团队组成。他们长期从事该领域的实践和研究工作，不但有丰富的实践经验，更有着严谨的科研态度。该书向读者介绍不同心血管疾病概览和与之相伴随的心理问题，并举例说明缓解心脏病患者压力的相关干预措施。将心脏病和精神心理之间错综复杂的关系，以深入浅出的文字，结合精神心理和心血管的视角，阐述心血管疾病治疗中需要使用的行为疗法，彰显学科交叉的有效融合。本书翻译专业词汇使用准确，内容新颖、丰富、可操作性强，不仅理论阐述透彻，同时还有丰富的临床实践操作，定将是一部很实用的译著。本书的出版将为普及和提高我国心身医学水平又添新贡献，引领我国双心医学研究和临床健康发展。

医者，看的是病，救的是心；开的是药，给的是情。医生不仅要关注患者的病情，也要注意他们的心情，和与身心健康相关的生活、工作以及人生须面对疾病的影响。3～5 分钟，又不随诊，根本就看不好病，看的越多，积累的问题才会越多。医务工作者用"心"去诊治患者的"心"，这就是我给双心医疗的又一个解释。我们的工作是使不适合生存的人变得适合生存。

胡大一

中国控制吸烟协会会长

中华预防医学会副会长

中国康复医学会心血管病康复和预防专业委员会主任委员

北京大学心血管病学系主任

2015 年 10 月 10 日

序二

随着社会经济制度的变革，生产方式的变化，生活节奏的加快等，加重了人们适应生活的压力或负担。这些变化在给人们带来机遇、希望和实惠的同时，也带来了新的挑战、矛盾和问题，从而造成人们心理适应的困难，导致应激反应的加剧和繁重的应对需求以及心理障碍乃至心身疾病的发生。因此，心理应激（psychological stress）或称"精神压力"，已经成为人一生中必须不断应对和干预的重要致病因素。强烈的、持久的心理应激和不适当的应对（coping），不仅会造成人心理上的紧张和情绪障碍，进而损害人的心身健康，造成心身疾病，而且还会造成工作绩效下降和意外事故的增多。因此，心理应激减压和应对问题在国外已经成为多学科共同研究的重大课题。

继发于重大应激后的心脏病患者的心理障碍和心身疾病对人类社会生活、心身健康产生了极大的影响。心血管系统心身疾病包括功能性心身障碍和器质性心身疾病。心身障碍是一类有心血管症状及体征，其发生和发展与情绪应激、遗传素质和行为特征有密切联系的功能性心血管疾病，如冠状动脉痉挛、原发性循环动力过度、情绪性心律失常、心脏神经官能症、心脏性偏头痛等。心身疾病又分为社会心理应激直接致病的，如冠状动脉痉挛、心室颤动、心脏性猝死；以及起中介作用的，如冠心病、原发性高血压、心力衰竭、心律失常、二尖瓣脱垂、心脏移植、雷诺病等。社会心理应激在心血管系统心身疾病发病中起重要作用。如何有针对性地开展科学、有效的心理行为干预和治疗，使患者早日走出病魔所困，恢复心身健康，是广大医疗卫生工作者面临的现实挑战，也是现代心身医学的重大课题。

心血管心身疾病基础与临床方面的研究一直是心身医学领域

的热点之一。由于心身疾病与心理应激密切相关，心身疾病在心身医学领域一直备受关注。国外同行学者对此开展的研究相对较多，而国内最近几年才开始关注心身疾病。目前，国内还没有一本系统介绍心脏病患者行为干预治疗的专著。北京大学人民医院丁荣晶教授在借鉴国际心脏减压临床研究经验的基础上，组织翻译了这部《心脏减压疗法——心脏病患者的行为干预》，系统介绍国际上在心身疾病减压、行为干预治疗方面的研究进展和成果，以翔实的案例、科学的循证，为准确识别诊断、有效预防和行为治疗心身疾病提供了有益的参考。

Ellen A. Dornelas 教授和他的团队编写的原著，编者是国际上很有影响力的心血管心身行为医学专家。他们长期从事该领域的实践和研究工作，不但有丰富的实践经验，更有着严谨的科研态度。全书分为两部分，第一部分是对心脏病的心理学挑战提供一些重要文献的回顾研究，理论价值较高；第二部分是对心脏病患者心理行为干预临床治疗的指导，实用指南跨越多个学科，帮助临床工作者针对患者进行个体化的最佳心理行为干预治疗，有重要的临床意义。通过阅读本书，既可以对心脏病患者的行为干预治疗有进一步的理解，也可以学习到针对不同心脏病患者的最佳行为干预方法。如何制订治疗策略，如何选择药物，如何进行心理治疗，这些大家关心的问题在书中都有相应介绍，对于临床有很好的指导意义。最后，本书通过对发病机制的理解和未来的展望，为科研工作提供了一些有益的研究线索。尽管心身疾病与社会文化有着一定的联系，但是国外的理论和方法不一定完全适合中国，然而在我们自己的系统的理论和方法形成以前，翻译介绍相关的国外优秀著作，不仅可以为目前临床医务工作者提供可借鉴的理论和方法，也必然会促进我国心身医学理论和方法的研究和发展。

它山之石，可以攻玉。虽然我们开展心血管心身疾病的研究起步较晚，但通过学习和借鉴国外经验来优化心理减压、行为干预方案、创新理论研究，是一条迅速缩小差距的有效捷径。相信本书的出版将会对我国心脏减压和心身障碍的诊治起到很好的推动作用。

我有幸早早拜读了丁荣晶教授和夏昆的主译之作并应邀作序，于我而言犹如旱天逢了及时雨，读之而获益，这是一种何等的喜悦之情啊！愿向同道们推荐这本汇聚了心脏减压－心脏病患者行为干预最新研究与实践成果的专著，这是一本非常值得学习和参考的著作，对读者知识更新、指导临床实践以及研究等都很有裨益。

基于上述丰富的内容，翻译和审校是一项艰巨和辛苦的工作。丁荣晶教授的团队为了能将此书及时、完美地呈现给广大的中国读者倾注了大量心血，每一章节均有双人校对，保证了翻译的准确性，充分展示了良好的翻译功底。译者们以其崇高的责任感和坚实的专业基础，一方面从事繁忙的临床工作，一方面应用业余时间斟字酌句翻译这本著作，介绍给国内同道，对他们这种敬业精神表达由衷的敬意。衷心感谢 Ellen A. Dornelas 教授为我们呈现了一部非常实用的力作，更感谢丁荣晶教授团队架起了我们与国外学者沟通的桥梁，使我们第一时间享受心身医学知识的饕餮盛宴！

古人云：善医者先医其心，而后医其身，其次医其病。希望广大医务工作者秉持"心身合一，以人为本"的整合医学理念，不断探索心身疾病防治的新理论、新方法，努力开拓我国心身医学、心身疾病的预防、康复和心理行为干预的新领域。

吴爱勤

中华医学会心身医学分会主任委员

苏州大学附属第一医院　主任医师　教授

2015 年 11 月于苏州

目录

第 1 部分
心脏病的心理学挑战

第 1 章
导　论

Ellen A. Dornelas

　　应激是广泛公认的导致心血管疾病和生命质量下降的促发因素，但是，心脏病患者在努力减轻应激和改变生活方式方面往往遭遇挑战。专攻这一领域的临床医生在学习足够的心血管医学和临床心理学知识方面面临艰巨的任务。心脏病学的医学问题包括动脉粥样硬化相关疾病、心律问题、心力衰竭和心脏移植，还包括心脏病危险因素（如吸烟、高血压、高血脂和甲状腺功能不全）和其他伴随发生的医学问题。此外，心脏医学的技术不断发展，新设备、外科技术和药物治疗为延长生命带来了希望。心脏病患者在精神健康方面是普通人群的代表，除了精神科合并症（如抑郁、创伤后应激障碍、惊恐障碍和适应障碍）、人格功能障碍、心理社会障碍（如工作应激和超负荷工作）外，还有行为问题（如久坐的生活方式和吸烟），在这个人群中都很常见。医疗干预在不断增加慢性心脏病患者的数量，但目前普遍缺乏一种便于临床医生使用的能够把行为心脏病学转化为实用的临床干预措施的书籍。本书的设计就是为了填补这一空白，向读者提供一系列心脏病和与之伴随的心理问题的综述，并以案例说明缓解心脏病患者应激的相关干预措施。

　　心脏"减压"是指帮助心脏病患者挑选或接受行为干预措施，使其在心理上更具适应性，更有效地应对医学疾病，并且在有些时候（但并非总是）能够通过改变生活方式来降低心脏病的风险。我们设想这些患者正在受苦，通过行为和心理干预措施帮助他们，这些措施虽然专注于改善心理功能，但有可能对心血管系统产生正面影响。在心脏科，一个心理师可以提供的服务范畴是很广泛的。在行为心脏病学实践和普通精神卫生服务之间并不存在固定的界限。例如，许多患者在医疗环境中（如心脏康复中）往往存在长期的焦虑和抑郁症状，给予普通心理治疗服务即可，提供这样的服务并不需要健康心理学和心身医学方面的专门技能。然而，心脏病患者中还有一些特殊群体，最好由在行为心脏病学领域拥有专长的治疗者来处理。大多数人通常把发生主要心脏事件、外科手术或装置植入术看作导致生活变化的事件，因此都喜欢能够评价心脏病相关心理问题的临床医生为自己治疗。有些心脏状况可以造成严重的心理痛苦。例如，如果心房颤动症状没有通过药物治疗或者外科手术干预措施得到很好的控制，患者在生活中就可能非常难受。心脏病的诊断会产生一种紧迫感，促使患者进行主要生活方式的改变，如戒烟或开始一项锻炼计划。此外，某些患者（如等待心脏移植的患者）具有特殊的困难，可以通过针对他们特殊处境量身定制的干预措施得到益处。关于某个患者为何会感受到痛苦，可以存在各种可能的组合情况。例如，症状可能带来严重痛苦，有需要帮助改变的根深蒂固的不良习惯，或者在人际关系方面存在问题。在普通心理治疗实践中常见的任何困难都有可能在心脏病群体中遇到。

本书的组织结构

本书分为两部分。第 1 部分，心脏病的心理学挑战，介绍了一系列心脏病的概况。Lawson Wulsin 作为行为心脏病学领域内科医生的先驱，提供了应对冠心病过程中出现的心理学挑战的概览。在成果丰硕的 Sam Sears（Sam Sears 是东卡罗莱纳大学的心理学家）实验室工作的研究者们撰写了第 3、4 章，论述了患有致命的心律不齐、心搏停止幸存者和适应埋藏式复律除颤器涉及的困难。第 4 章专注于介绍心房颤动的生物—心理—社会知识，这在实践上是一个重要的课题，但是在行为心脏病学书籍中很少引起重视。第 5 章是爱尔兰心理学家 Jon Gallagher 和美国内科医生 Adam Grimaldi 国际合作的成果，专注于心力衰竭的心理社会特点。第 6 章是又一项成功的心理学家和内科医生国际合作的典范，这一次是美国心脏病学家 Ilan Wittstein、意大利心理学家 Angelo Compare 和内科医生 Richard Proietti，他们描述了 Takotsubo 综合征及其临床思考。维也纳医科大学的心理学家 Brigitta Bunzel 撰写了第 7 章心脏移植，由 Charlotte Eckler 译自其德语版本。Bunzel 的章节提供了一个深思熟虑的临床视角，即如何与等待心脏移植的患者合作，关于这一课题领域其他书籍往往没有涉及。第 1 部分选定的每一个课题都提供了被诊断为特定心脏病患者的体验及相关心理特点的概况，适用于对与该类患者合作感到陌生的读者。

本书第 2 部分的标题是"心脏病患者的心理干预"，专注于一般心脏病群体的常见问题和行为治疗策略。在可能的情况下，尽量用临床案例予以说明。在第 8 章，Angelo Compare 及其同事们提供了抑郁和焦虑作为心脏病危险因素的综述。荷兰蒂尔堡大学的 Aline Pelle、Krista C. vanden Broek 和 Johan Denollet 编写了关于在 D 型人格背景下的心理干预措施这一引人入胜的章节（第 9 章）。第 10 章，Carrie Lukens、Dicle Turkoglu 和 Matthew Burg 描述了应激处理的全面综述。Sonia Suchday 及其同事们在第 11 章继续提供了应激处理更深层次的信息，即如何在心脏病患者人群中应用瑜伽和内观冥想的课题。第 12 章由伯尔尼大学的瑞士精神病学家 En-Young Nicole Cho 和 Roland von Känel 撰写，将为超负荷工作和工作应激患者寻求干预措施的读者们带来极大兴趣。加拿大心理学家 Jaan Reitav 撰写的第 13 章探讨心脏病患者的睡眠障碍问题，这是一个紧迫的问题，却很少有相关书籍探讨这个题目。运动生理学家 Beth Parker 撰写的第 14 章探讨运动"处方"的问题，并提供临床案例说明如何改进心脏病患者的久坐行为。第 15 章专注于戒烟的话题，这是心脏病患者群体中可预防的主要危险因素，而且重要的是作者们提供了护理学方面的视角，作者来自韩国（Min Sohn）和北美洲（Kawkab Shishani、Ayako Okada 和 Erika Sivarajan Froehlicher）。Emily Kuhl 撰写的第 16 章为本书增添了新意，提到了在心脏病群体中使用远程医疗和计算机化治疗的问题。第 17 章用推进这一领域不断向前发展并最终开发行为心脏病学综合模型的一般原则结束本书。

本书从全球视角看待行为心脏病学。遗憾的是，由于能力所限，世界各地许多值得注意的开业机构和实验室的学者型从业者的看法没能囊括其中。但是，能把代表意大利、奥地利、瑞士、加拿大、爱尔兰、韩国和美国等地作者的成果包括在内，也已值得庆幸。同样地，每个学科（如心理学、精神病学、心脏病学、运动生理学和护理学）都给《心脏减压疗法》的干预措施提供了新的视角，而且作者团队的多学科合作极大促进了各章节的临床相关性。此外还有一些题目，如心脏的基础生理学和解剖学，也是重要的或是相关的知识，但是超出了本书的范围，感兴趣的读者可以参阅相关主题的早期著作（Dornelas 2008；Allen 和 Fischer 2011；Molinari、Compare 和 Parati 2006）。

行为心脏病学是一个源于临床实践的专业

作为行医的一个领域，临床行为心脏病学处理与心脏病相关的情感、社会和行为问题。行为心脏病学发端于将近一个世纪以前，反映人们已认识到患者情绪状态与其疾患之间存在关联。行为健康专业人员应作为多学科治疗团队的一部分，参与治疗心脏病患者，但是，目前很少有可供使用的指南帮助专业人员向心脏病患者提供行为健康服务。临床行为心脏病学的目标是心理健康。心理健康对良好的健康是很重要的。能有效应对压力是心理健康的前提条件，对心血管健康极其重要。在过去 50 年的大部分时间里，要么不能经常向患者提供减轻应激的临床干预措施，要么就是过分简单化、囿于说教或过于简短，因而无法产生明显的作用。国家公共卫生机构（如美国心脏病学会）并没有积极地促进行为健康融入主流临床心脏病学。然而，近 10 年来，由于患者、心脏科医生、护士和精神卫生专业人员已经意识到应激处理对心脏健康的重要性，因此对有效的行为干预措施的兴趣增加了。每年都有越来越多的心脏病患者寻求应激处理或行为健康服务，越来越多的针对临床工作者的相关书籍和期刊论文被公开发表。

人都要应对一定程度的压力，但是一旦诊断为心脏病就强化了要过上充实生活、获得最佳心理健康的紧迫感。心脏病患者和他们的家庭成员应当获得相关信息、指导和支持，以便知道如何改进自己的心理健康和如何评价行为健康服务。这也是为什么《心脏减压疗法》这本书对于心脏病专家来说是重要的资源。《心脏减压疗法》向读者提供直接来自于实践的案例，即来自于激动人心的行为心脏病学领域的临床实践。从事临床工作的读者将从针对特定心血管疾病群体定制的干预措施说明中获益。更好地将行为健康整合进心脏病治疗可以提高患者的生命质量，提高对其家庭的支持，减少不必要的因精神健康而就诊于心脏科医生的次数，并且对有些患者而言，最终证明可以改善其心脏病的患病情况和死亡率。

大多数人最终将不得不应对一次心脏事件、外科手术或是被诊断为心脏病的情况，要么是自己要么是家人患病。如果患者遇到一家医院或健康治疗系统，心理上的需求在那里得到确认和重视，他们会非常感激的。然而，许多人不能受益于这种支持，因为不是每家医院都统一提供这种治疗。所有的医师都可以发挥自己的作用，在临床心脏病学中增加公众对心理因素的认识。精神卫生服务提供者更应抓住这一特殊的机会，利用自己所受的训练和所掌握的干预措施，向心脏病患者提供他们应得的全面护理。

第2章
应对冠状动脉粥样硬化性心脏病的心理学挑战

Lawson Wulsin

引言

临床上研究冠状动脉粥样硬化性心脏病患者心理问题的一种有效方法是首先观察与冠状动脉粥样硬化性心脏病有关的精神心理状态，然后研究两者相关的机制。由于这一相关联的过程因果相连往往形成恶性循环，因此，对于冠状动脉粥样硬化性心脏病患者心理问题的有效治疗往往以长期多重治疗为目标，并应仔细监测，警惕复发。

本章首先简短介绍冠状动脉粥样硬化性心脏病，然后介绍将抑郁和焦虑与冠状动脉粥样硬化性心脏病联系起来的可能机制。对其多种相关联途径的理解往往有助于指导冠状动脉粥样硬化性心脏病患者心理问题的行为干预。随后简短回顾抑郁、焦虑、应激作为冠状动脉粥样硬化性心脏病危险因素的流行病学证据，为行为干预奠定理论基础。最后介绍抑郁和焦虑治疗一般原则中的具体管理技巧。

冠状动脉粥样硬化性心脏病

状动脉粥样硬化性心脏（简称冠心病）通常被称为冠状动脉疾病或冠状动脉性心脏病，是一种慢性的、在主要冠状动脉逐渐形成粥样斑块的进展性疾病。最终的管腔狭窄或血栓形成导致心肌灌注减少，常表现为胸痛（心绞痛）以及心肌缺血或心肌梗死。急性冠状动脉综合征（ACS）包括不稳定型心绞痛、心肌梗死、心律失常或心脏停搏。尽管动脉粥样硬化的进程始于人生的二三十岁，但是男性往往直到四五十岁才开始表现出明显的不适，而女性则要到五六十岁才会如此。

约 1/3 的美国成年人死于心血管疾病，其中绝大多数死于冠心病并发症。每年约有 1300 万美国成年人患冠心病（www.americanheart. org）。尽管由于治疗方法的进步和公众健康教育的开展，冠心病的死亡率在过去的 40 年中大幅下降，但是冠心病的发病率并无变化，表明我们尚未阻止冠心病的发病。在冠心病的 6 个主要可变危险因素（年龄、男性性别、家族史是三个不可改变的危险因素）中，降低吸烟率的任何进展被肥胖和糖尿病的流行所抵消。高血压、高脂血症和缺乏体力活动（另外 3 个危险因素）仍然是严重的公共卫生问题。所有 6 个可变危险因素可被抑郁、焦虑和慢性应激加剧（Wulsin 2007）。

冠心病由冠状动脉血管壁上形成动脉粥样斑块所致，慢性轻度血管炎症、动脉内皮细胞损伤以及这些受损位点脂质沉积可加重这一过程。血管痉挛及血小板聚集均可被应激所诱发，而这 2 个因素促进了冠心病的逐步发展进程。

有各种危险因素以及心绞痛、疲劳或虚弱等病史，并经心电图检查结果证实心肌缺血或心肌酶升高可诊断为冠心病。在冠状动脉造影中，有典型病史的患者至少一支主要冠状动脉狭窄超过50％即可诊断为冠心病。

冠心病患者的预后仍然存在高风险。首次心肌梗死患者有 1/3 死于症状出现后 1 小时内。首次心肌梗死后存活的患者有 1/5 在 1 年内死亡。目前对于急性冠状动脉综合征的治疗包括急诊溶栓治疗或通过血管成形术、支架置入术或冠状动脉旁路移植术（CABG）进行血运重建以中止心肌梗死，β-受体阻断药、他汀类药物稳定斑块，以及通过阿司匹林或其他抗血小板药物进行的治疗。维持及预防性措施包括应用阿司匹林抗血小板、运动、应用他汀类药物降血脂、戒烟、控制血压及维持正常血糖（Shapiro

和 Wulsin 2009）。

负性情感影响冠心病的多种途径

持续的忧虑或痛苦通过多种途径促进心血管疾病的发生和进展。负性情感对冠心病患者的影响途径以一组行为学及生物学机制为特征，这组行为学及生物学机制一方面与抑郁、焦虑及急性和慢性应激相关，另一方面又与冠心病预后及其相关状况相关（Carney，Freedland，Miller 和 Jaffe 2002；Rozanski，Blumenthal 和 Kaplan 1999）。

影响冠心病的行为学途径包括缺乏体力活动、吸烟、社交孤立、高脂和高糖饮食以及药物和自我管理方案依从性差。每一种行为模式均与临床抑郁及焦虑相关。影响冠心病的生物学途径包括持续的自主神经失调（交感神经活跃、副交感神经抑制）、下丘脑-垂体-肾上腺轴（HPA）的应激反应调节异常、血管炎症、内皮功能失调和血小板聚集增强。也有可能负性情感与冠心病共享一组常见的基因缺陷，同时负性情感表型早于冠心病表型数十年表达（McCaffery 等 2006）。

在冠心病的行为学及生物学前兆列表中首先要注意的是联系持续负性情感与随后的心血管系统慢性病理学进展之间的大量可能机制及机制组合。对于任何单一机制可以独自刺激任何慢性疾病的发病都是值得怀疑的，许多有一个以上危险因素的患者会迅速发展其他危险因素。对于发病时复杂、渐进发展的冠心病而言，危险因素聚集是必要的。其中一组危险因素聚集为代谢综合征，包括高血压、血脂异常、高血糖、腹型肥胖，可预测下列疾病风险增高：心房颤动、急性冠状动脉综合征、心脏性猝死及总体死亡率（Gehi 等 2009）。

长期负性情感通过破坏①自主神经、外周及中枢神经系统，②内分泌系统，③免疫系统，④凝血系统来影响上述危险因素和心血管疾病的病理过程。

将行为学及生物学机制按一组径路排列，可以表明对于一个假设的病患模型在首次心脏事件前的数十年内各事件的常见顺序。随着时间的推移，这一有用的简化模型在所有生物—心理—社会模型水平上传达出过程的某些复杂性。图 2-1 显示了慢性抑郁、焦虑和应激促成冠心病的三种途径。长期负性情感通过改变行为方式导致高风险行为模式的自我照顾、饮食、运动和社会交往而产生有害影响。持续的高风险行为模式随后产生心脏病主要危险因素的早期生物学前兆，如高血压、糖尿病和肥胖。

    抑郁或焦虑影响心脏病的第二条途径绕过行为风险直接影响心脏病的生物学因素，如炎症（Kop 和 Gottdiener 2005）、自主神经失调（Thayer 和 Lane 2007）及内皮功能障碍。第三条途径放大了慢性痛苦的相关形式，如焦虑和疲劳（Kop 1999），同样通过生物学因素直接影响或通过运动和吸烟间接影响心脏病危险因素。

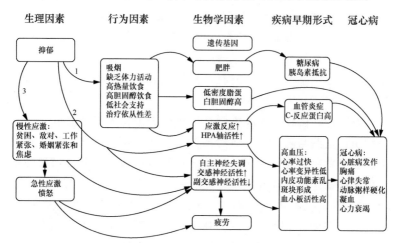

图 2-1　抑郁导致冠心病的可能途径

经范德比尔大学出版社批准改编自 Wulsin，L. R.（2007）
《治疗疼痛的心脏：抑郁、应激与心脏病指南》图 7.4

    这个原理图列出了抑郁或焦虑与冠心病预后之间的至少 18 个潜在干预因子。支持这些干预机制作用的证据因测量的变量数量、测量方法、测量时间等而有很大差异（Carney 等 2002；

Rudisch 和 Nemeroff 2003）。因为没有单一的研究能通过一个样本几十年的变化评价全部甚至大部分变量，因此要想全面研究这一复杂关系不太可行。因此理解这一领域所有研究在方法学上的潜在限制是很重要的，可能包括以下一些内容：较短的随访时间框架，对抑郁、疲惫或焦虑的有限的测量方法，以及只对众多混杂变量中的几个做出校正。

然而，对这些途径的理解可以引出行为治疗的几项原则。首先，对促成心脏病危险的所有行为和生物学因素的清晰理解能够较好地指导冠心病的综合治疗计划。其次，对于任何单一的治疗本身，要想完全减少所有促成因素不太可能，因此合作医疗和综合治疗计划逐渐成为达到良好预后的根本方法。第三，一些促成因素本身更易治疗，应成为早期治疗的目标。第四，冠心病的发展进程需要数年乃至数十年危险因素的促成。因此，行为干预的时间往往需要长达数月甚至数年以逆转这些生物学及行为模式，然后才能强化更多新的适应性行为模式。

抑郁症

在社区心血管疾病样本的高质量研究中，临床抑郁症被定义为至少持续 1 周的一组抑郁症状，通常伴有功能受损。一些回顾性研究采用的数据多为临床诊断抑郁和（或）采用延长疗程的抗抑郁药物治疗或心理治疗的抑郁症病例。根据 DSM Ⅳ 的标准，轻度抑郁包括至少持续 2 周的 2～4 个抑郁症状，而重度抑郁包括至少持续 2 周的 5 个或更多抑郁症状（American Psychiatric Association 1994）。

抑郁自评量表、观察者评级、结构式诊断访谈的情绪模块是评价抑郁的主要方法。至少 10 种公认的自评量表（例如贝克抑郁量表、流行病学研究中心抑郁量表和 D 型人格测定）、4 种观察者评级（例如汉密尔顿抑郁量表和蒙哥马利-艾森贝格抑郁量表）和 5 种结构式访谈（例如结构式临床诊断访谈和诊断访谈量表）已被用在心脏病抑郁症的高质量研究中。

在对于心血管疾病众多可能的社会心理危险因素的研究中，临床抑郁症超过其他任何社会心理危险因素，被证实与冠心病的关联性最强。不论是通过抑郁症状自评量表还是通过结构式诊断访谈评估，这种关联性都贯穿了临床抑郁症的所有严重程度。也就是说，在轻度抑郁症状到轻微抑郁症的范围内，抑郁症和冠心病之间存在可测量的临床上显著的剂量反应关系，而且抑郁程度越重，心血管风险越高（Lesperance，Frasure-Smith 和 Talajic 2002；Wulsin 2004）。

尽管抑郁症普遍存在于冠心病患者中，却时常被他们的心脏科医生和基层内科医生所忽略。心肌梗死后患者 40％～65％存在临床上显著的抑郁症状，15％～25％存在重度抑郁症（Rudisch 和 Nemeroff 2003）。抑郁症往往是慢性的：心肌梗死后 2 周存在重度抑郁症的患者中有 3/4 的人在 3 个月后仍处于抑郁状态（Lesperance，Frasure-Smith 和 Theroux 2000）。

Denollet 及其同事调查了"D 型人格"对冠心病预后的影响。D 型人格是指焦虑抑郁感觉模式与社交性抑制、孤立倾向相结合的一组人格特质（Denollet，Sys 和 Brutsaert 1995；Denollet 等 1996）。Denollet 在几项对照研究中证实，在 D 型人格 14 条量表中，得分越高者其冠心病早期死亡率越高。他指出，伤害心血管系统的并非只是抑郁情绪或不好的感觉，而是持续多年独自感觉不好的模式（Denollet，Pedersen，Vrints 和 Conraads 2006）。

一些系统性回顾总结了那些支持临床抑郁症增加冠心病发病和进展风险这一假设的有关证据（Barth，Schumacher 和 Herrmann-Lingen 2004；Rugulies 2002；van Melle 等 2004；Wulsin 和 Singal 2003）。这些回顾中的许多大规模、前瞻性流行病学研究估计：抑郁独立增加冠心病发病和心脏性死亡相对危险度 1.5～2 倍。

Frasure-Smith 对于心肌梗死患者 6 个月及 18 个月的随访研究表明，有抑郁症状和被诊断为重度抑郁者校正的死亡相对危险度提高了 3.5～6.6 倍（Frasure-Smith，Lesperance 和 Talajic 1995）。心脏心理研究（Heart and Soul Study）对于 1002 例门诊稳定型冠心病患者的研究表明，相较于射血分数减低或运动诱发的心肌缺血，抑郁预测生命质量和生理功能减低的能力更强（Ruo，Rumsfeld，Hlatky，Browner 和 Whooley 2003）。

正如冠心病事件的风险会随抑郁程度的增加而增加，即使在控制了其他显著的预后因素后，急性心肌梗死或不稳定型心绞痛后抑郁症状的严重程度也似乎与 5 年随访的死亡风险存在量效关系。目前已在超过 10 项高质量研究中发现这种量效关系，而且其预后效果堪比一些更常见的预后不良的心脏预测因子，如低射血分数、既往心肌梗死病史和吸烟（Wulsin 2004）。

冠状动脉旁路移植术 6 个月后严重抑郁，即使是术后 6 个月随访时中度抑郁症状持续存在，也可预测 12 个月随访增高的死亡风险（Connerney，Shapiro，McLaughlin，Bagiella 和 Sloan 2001）。

社会心理治疗

在一项关于 435 例心肌梗死后患者的研究中，以护士为基础的社会心理干预第 1 年降低了心血管死亡率，7 年随访时再发心肌梗死事件显著减少。但是，随后的 2 项由护士及健康随访员参与的多模式干预的大型随机试验未能改善抑郁及心血管预后（Taylor，Miller，Smith 和 DeBusk 1997）。在蒙特利尔心脏病发作再调整试验（Montreal heart attack readjustment trial，M-HART）中，心肌梗死后心理应激最大的患者得到支持性和教育性家庭护理干预，并将这一有限的干预与普通的照顾相对比。1 年随访时，这一干预对患者的心理应激并未产生效果，总体上对心血管死亡率也无影响，相反女性患者死亡率更高（Frasure-Smith 等 1997）。然而，亚组分析表明，那些心理应激得到改善的患者确实获得了更好的长期心血管预后。

在冠心病患者强化康复试验（enhancing recovery in coronary heart disease，ENRICHD）中，2481 例近期心肌梗死伴有抑郁和（或）低社会支持患者随机接受认知行为治疗（视患者病情必要时接受 SSRI 抗抑郁药物治疗）及常规治疗。结果表明，这些干预对患者的心血管预后及死亡率并无效果，而且女性患者心血管预后似乎更差（ENRICHD 2003）。

关于 23 项随机对照试验的荟萃分析评价了社会心理治疗在确诊冠心病患者康复中的额外影响（Dusseldorp，van Elderen，Maes，Meulman 和 Kraaij 1999）。放松练习、应激处理、群体社会支持是社会心理干预的主要形式。焦虑、抑郁、生物学危险因素、死亡率、再发心血管事件为临床研究终点。这 23 项研究共计包括干预组 2024 例，对照组 1156 例。社会心理治疗干预组在情绪低落、收缩压、心率、血胆固醇水平上较对照组有明显的降低。未接受社会心理治疗干预的患者在 2 年的随访中死亡率和心血管事件再发率比对照组分别高 70％及 84％。

心脏康复本身可降低心肌梗死后患者高水平的敌意以及焦虑和抑郁。冠心病患者心理教育方案的荟萃分析表明，虽然患者的情绪和焦虑并无显著改善，但患者的血压、胆固醇、体重、吸烟行为、体育锻炼和饮食习惯均有实质性改善，使心肌梗死发病率降低 29％，死亡率降低 34％（Linden，Stossel 和 Maurice 1996）。这些心理教育方案包括健康教育和应激处理。

药物治疗

如果抑郁持续超过几周时间，或达到重度抑郁的诊断标准，通常发生在心肌梗死后 1/3 或者更多的患者，这时除了心理治疗外，还推荐使用抗抑郁药物进行治疗。通常，SSRI 类药物是最好的治疗抑郁的首选药物，在这一种类中，最好的研究集中在舍曲林和西酞普兰。

加拿大多中心 CREATE 研究发现在 284 例冠心病合并重度抑郁患者中，西酞普兰加临床管理较安慰剂或单独临床管理组对缓解抑郁有更好的疗效（Lesperance 等 2007）。相较于单独的临床管理，人际心理疗法治疗抑郁并无优势。

舍曲林与心脏病随机试验（SADHART）是用 SSRI 类药物（选择性 5-羟色胺再摄取抑制剂）治疗心肌梗死或不稳定型心绞

痛住院患者重度抑郁症的双盲、随机、安慰剂对照试验（Glass-man 等 2002）。在 6 个月随访时，与安慰剂相比，尽管抑郁较轻的患者并无治疗效果，但接受积极药物治疗的严重抑郁症患者抑郁程度有所减轻。试验表明，舍曲林对近期心肌梗死或不稳定型心绞痛合并重度复发抑郁患者的治疗是安全、有效的。

在这一研究中，给予积极药物治疗的患者威胁生命的心脏事件（包括非致死性心肌梗死和死亡）减少 20%，但是这一心血管预后差异由于患者人数的缘故在统计学意义上不具显著性（Glassman 等 2002）。抑郁是心肌梗死后患者生命质量的最强预测因素，本研究显示舍曲林治疗可有效改善复发性抑郁患者生命质量超过 6 个月（Swenson 2004）。

在一项因心肌梗死住院治疗的吸烟患者的病例对照研究中，SSRI 与降低心肌梗死的复发风险相关，提示抗抑郁治疗可减少抑郁对心血管预后的负性影响（Sauer，Berlin 和 Kimmel 2001）。因此，尽管心肌梗死后抗抑郁的药物治疗和心理治疗能否显著提高心血管预后仍有待证明，但治疗抑郁的理由依然充分：减少痛苦，提高生命质量。

焦虑症

尽管焦虑与应激往往会相互混淆，但它们的发生和发展机制有着明显的不同，分指不安的不同方面。焦虑，当成为一种持续状态，即使短至几周或几个月，也提示可诊断为异常状态，通常需要治疗。焦虑可以是短暂的，如适应障碍，也可以是终生的，如创伤后应激障碍或严重强迫症。五种主要的焦虑障碍（广泛性焦虑症、惊恐障碍、恐怖症、强迫症和创伤后应激障碍）在主要心理特征、流行病学、生物学和治疗反应等方面各有不同。

另一方面，应激是描述在发生急性事件（如争论或伤害）或慢性状态（如贫困或夫妻冲突）时体验到不安的更常用的术语。从 Hans Selye 时代开始，应激在心血管研究中就有着重要作用，近来在精神应激诱发的心肌缺血研究中也是如此。

同抑郁一样，测量焦虑的手段包括自评量表（例如贝克焦虑量表和 GAD7 广泛焦虑问卷）、观察者评级（例如耶鲁-布朗强迫量表）以及结构式诊断访谈焦虑障碍模块。因所选定义的不同，应激的测量方法也不尽相同，包括从一次心理挑战之后的唾液皮质醇水平到心率恢复，再到自我报告主观感觉不安。

慢性精神应激（如工作压力或婚姻不和）也促进了冠心病的发展和进展（Albert，Chae，Rexrode，Manson 和 Kawachi 2005）。在对首次心肌梗死后恢复工作的超过 900 例男性和女性患者的研究中，经校正 26 项混杂因素，工作压力（要求高、决策自主权低）是随后 6 年中心血管事件再发危险成倍增加的独立危险因素（Aboa-Eboule 等 2007）。在对 812 例芬兰从业者长达 25 年的队列研究中，那些对岗位要求高而且对工作条件控制低的人群心血管疾病死亡风险增高超过 2 倍（Kivimaki 等 2002）。已经发现婚姻压力对妇女冠心病预后具有消极影响，其重要程度甚至超过工作压力（Orth-Gomer 等 2000）。最大规模的预测心肌梗死的病例对照研究——INTERHEART 研究发现，在 52 个国家的 11119 例病例中，社会心理因素（包括自我报告的应激和抑郁）被列为心肌梗死的第三大预测因子，增加心肌梗死风险的比值比为 2.67，类似于吸烟和糖尿病（Rosengren 等 2004）。

几项关于基线健康的男性及女性的前瞻性研究发现，基线高度焦虑可增加随后的动脉粥样硬化斑块发展、颈动脉内膜增厚、非致死性心肌梗死和心脏性死亡的风险。弗雷明汉心脏研究表明，高度紧张预示着新发冠心病风险增加，而焦虑则预示所有原因死亡风险增加（Eaker，Sullivan，Kelly-Hayes，D'Agostino 和 Benjamin 2005）。另一大型前瞻性研究发现，高度恐惧性焦虑与致命性冠心病风险尤其是心脏性猝死增加相关（Albert 等 2005）。

焦虑障碍也可以使确诊的冠心病病情恶化。最近关于 12 项研究的荟萃分析表明，心肌梗死后焦虑会使心血管不良预后风险增加 40%（Roest，Martens，Denollet 和 de Jonge 2010）。尽管这一影响非常显著，仍不及临床抑郁及 D 型人格影响大。尚不清楚焦虑的这一不良影响是更多地通过心律失常和心脏性猝死发挥作用，还是与通过动脉硬化和心肌梗死发挥的作用相当。

解释这些长期关联的可能机制包括持续的交感神经系统上调伴随儿茶酚胺增高、迷走神经活性减低，慢性低水平炎症状态和持续的应激反应系统尤其是下丘脑-垂体-肾上腺轴调节异常。

应激

急性心理应激可引起动脉内皮功能障碍伴血管舒张功能受损。矛盾的是，在动脉粥样硬化节段应激可引起血管收缩甚至痉挛。因此，急性心理应激可能对冠心病患者的冠状动脉血流产生显著的收缩效果。恐惧、兴奋、急性愤怒状态可减少冠状动脉粥样硬化节段的血流，引起冠状动脉痉挛，导致左室壁运动异常和心电图证实的心肌缺血。由于血流动力学效应，急性心理应激可引起心肌耗氧量增加。正常的应激反应可使循环血中的皮质醇和儿茶酚胺增高，激活血小板、促进血小板凝集，进而增加胆固醇并降低高密度脂蛋白。这些变化的最终结果是心脏需氧量增加、冠状动脉血液供应减少，促进了斑块破裂和血栓形成。

心理应激引起的心肌缺血可增加经运动负荷试验证明并无明显心肌缺血的冠心病患者随后的心脏事件风险。有关加州大地震死亡的一项研究表明，心理应激可触发心脏性猝死（Leor，Poole 和 Kloner 1996）。地震当日死亡人数激增，但在接下来的几天时间里心脏性猝死的发生率却有所降低，表明只有那些由于自身潜在疾病有心脏性猝死风险的患者受到了急性应激源的影响。死亡主要与情绪应激有关，而非体力消耗。发现有 2 例猝死者无前期心绞痛，提示与心律失常有关，其余猝死者前期有胸痛，提示急性冠状动脉闭塞（Leor 等 1996）。类似发现也可见于最近有关 2001 年纽约世贸中心倒塌事件中的心脏性猝死报道（Steinberg 等 2004）。其他研究表明，有 20%～40% 的心脏性猝死由急性情绪应激源促成，而非躯体应激源所致。

相较于运动引发的心肌缺血，心理应激引起的心肌缺血会在更慢心率和更低水平的心脏负荷下产生，表明心肌灌注减少可能在心理应激引起的心肌缺血中发挥作用。在一项58例左心室功能分为3级（正常；轻中度减低或射血分数30％～50％；重度或射血分数＜30％）的冠心病患者的实验室研究中，相较于左心室功能正常的患者（9％），那些严重左心室功能异常患者由心理应激所诱发的心肌缺血发作更为频繁（50％）。心理应激引起的心肌缺血或许是伴有左心室功能障碍的冠心病患者临床上最重要的症状（Akinboboye等2005）。

心理应激引起的心肌缺血较运动引起的心肌缺血而言更像"无声的杀手"，或者说是无症状的杀手。一项研究发现，83％心理应激引起的心肌缺血患者是无症状的。而且约有1/3无运动诱发心肌缺血的冠心病患者经历了心理应激引起的心肌缺血，表明这两种应激通过不同却相关的机制引起心肌缺血（Ramachandruni等2006）。

治疗

基础工作

首先，对于需要社会心理综合治疗的冠心病患者而言，有必要与优秀的基层医生建立良好的关系。基层医生往往会身体力行这一理念，即减少社会心理风险与降低心血管风险密切相关。大部分优秀的基层医生还会管理无合并症的抑郁和焦虑患者参与的药物试验的初级阶段。他们往往会在第一时间掌握患者冠心病或相关情绪障碍的复发。

其次，想要获得良好的治疗，还需要医生帮助患者了解自身的抑郁、焦虑和心脏病风险。这意味着患者去了解一些这些风险的事实和数字。对于那些不愉快的症状而言，这一学习过程往往只是迟来的响应，我们本应在成年初期，在习惯养成和动脉硬化之前就开始提前学习。除非患者了解自身的危险因素，否则很难期待他们去管理自身的风险，我们也无法帮助他们太多。

　　针对患者涉及抑郁、焦虑或心脏病的遗传模式（诸如酒精依赖、糖尿病、高血压和肥胖等）绘制有关疾病的家系图谱，可以对预防和治疗计划的制订提供有益的指导。通过对家族史的仔细回顾，应当能够清晰辨别家族史中是否存在低度、中度及高度抑郁、焦虑、心脏病或者合并症风险。

　　识别抑郁和心脏病的风险往往意味着了解一些数字。男性 40 岁以后、女性 50 岁以后的患者不仅需要了解自己的家族史，而且需要了解自己的血脂水平、血压、BMI、葡萄糖耐量、体育活动模式、重度抑郁发作次数以及当前抑郁程度。了解这些数字将很难再否定这些风险。

有针对性的行为改变

　　一旦你的患者和基层医生建立关系并已识别主要危险因素，下一步就可以开始选择预防和治疗的目标。这些治疗目标的设定往往会受到医疗资源（例如心脏康复、心理治疗和选定专家等）的引导。痛苦或恐惧往往使患者迫切需要一个又一个治疗资源。情绪障碍的患者可能会低估他们的资源并感到不必要的无助，而资源就在某一个角落。

　　对于有多重危险因素的患者，从他最容易改善的一两个目标开始，帮助患者充分耐心地挑选目标。抑郁和心脏病的恶性循环经历了几十年的形成过程，往往需要几年去逆转它们，而非几天或几周。

　　现代医学急待解决的所有慢性疾病管理最重要的问题之一是如何在大规模人群中改变高危健康行为。持续的行为改变对于任何人而言都是非常艰难的，总体上美国的医生在协助患者戒烟、减重或规律锻炼上成功率很低。

　　然而，最初由 James Prochaska 及其同事提出并已在其鼓舞人心的励志书《改变会更好》中描述过的 "阶段式改变法"（Prochaska，Norcross 和 DiClimente 1994）已经成为众多改变策略的领先者。美国疾病控制和预防中心、美国国家癌症协会和大不列颠国立健康服务中心已在各种各样减少危险行为的项目中采用这一模式。有关阶段式改变法结合动机访谈法的大量研究表明，患者依靠自身以及临床医务人员的帮助能够持续改变自身行为，进而改善整体健康。动机访谈法是帮助患者把其赞同和反对某种行为改变的具体意见转化成一种可行的治疗计划的辅导方法。

　　减重是最艰难的行为改变之一。减重对于我们大多数人而言是长期、缓慢且令人沮丧的工作。由于没有快速减重法（即使是减重或胃分流术，从头至尾也需要大约1年时间），所以我们依靠自制力、顽强和耐心以及任何正规项目或饮食实现稳定在低体重状态。毋庸讳言，抑郁情绪对减重不利，我们就算在状态最好时减重也已足够困难。抑郁妨碍甚至是最好的减重计划，特别是你的患者在抑郁时倾向于贪恋吃喝，更是如此。抑郁状态往往会改变患者的情绪和行为，使其轻易放弃，面对挫折变得缺乏耐心，丑化自我，期待失败。在你的患者热切地开始雄心勃勃的饮食或减重项目之前，尽可能治疗抑郁，并且在减重的同时持续进行抗抑郁治疗。

运动

　　加强体育锻炼仅次于减重，或许是最难坚持的健康行为。但是对于心脏病合并抑郁或焦虑的患者而言，运动却是可以同时解决两个问题的一种治疗方法。有益心脏的也将有益于脑。坚持每周相当于3个半小时的快步走可以说是一个好的开始。运动可调节整个血管系统的张力范围，从最大的血管（心脏）一直到最小的血管（在此氧通过小动脉壁进入组织）。球场训练可调节身体对于心血管系统不同层次的需求，促使血管壁激素、神经系统和肌肉协调运作。球场训练还可调节免疫系统和边缘系统。一经精细调节，患者肾上腺素、皮质醇和内啡肽即可上升并带来短暂的愉悦感，痛苦或疲劳感往往因此消失。

运动同时也可促进边缘系统海马部位的神经细胞再生，该部位的脑组织在长期应激或抑郁作用下会逐渐缩小。运动通过改善整个系统的功能来调整边缘系统。对许多患者而言，有规律的锻炼起到了类似抗抑郁药的作用，既有即刻效果（几分钟内直至几小时），又兼具长期效应（持续数周乃至数月）。

研究表明，运动作为心脏病治疗方法，不仅有助于预防冠心病，而且有助于改善现有冠心病状态（Taylor 等 2004）。对于作为抗抑郁疗法的运动的研究主要集中于轻、中度抑郁，结果表明同心理疗法和抗抑郁药物治疗一样，持续进行有规律的锻炼可减轻抑郁症状，而且运动还可降低抑郁复发风险（Babyak，Blumenthal，Herman 和 Parinda 2000；Blumenthal 等 1999）。

减低心脏病风险与改善抑郁症状所需要的运动水平近乎一致。每周 3 次每次 30 分钟的快速行走是那些平时从不锻炼的人（约占美国人口的一半）起始治疗的最佳目标。在此强度之上直至一定运动限度内，受益水平将随着运动时间和频率的增加而增加。大部分的受益可以通过每日 30～60 分钟快步走或慢跑来达到。运动形式和持续时间的任意组合均可受益，如一些 15 分钟的步行。

冠状动脉旁路移植术、血管成形术和支架置入术后

有 1/5 经冠状动脉狭窄手术治疗的患者在术后几周内会患上重度抑郁。抑郁增加了 5 年内二次手术的风险。也就是说，相较于非抑郁患者，抑郁患者更易发生复发或新发冠状动脉狭窄。而且对许多人而言，若心脏病发作或不稳定型心绞痛后不久发生抑郁，其冠心病死亡风险将增加 2～3 倍（Connerney 等 2001；Sullivan，Simon，Spertus 和 Russo 2002）。由于上述三个原因（更不必说摆脱抑郁本身带来的痛苦），所以心脏手术后 6 个月为脆弱阶段，应予积极预防。通过监测抑郁症状、采取支持性心理治疗以及日常自我管理计划不仅可以避免复发，还可以更好地避免并发症。由于抗抑郁药物治疗过程利弊关系复杂，所以心理辅导

正当且有必要。

参考文献

Aboa-Eboule, C., Brisson, C., Maunsell, E., Masse, B., Bourbonnais, R., Vezina, M., et al. (2007).

Job strain and risk of acute recurrent coronary heart disease events. *JAMA*, 298 (14), 1652-1660.

Akinboboye, O., Krantz, D. S., Kop, W. J., Schwartz, S. D., Levine, J., Del Negro, A., et al. (2005).

Comparison of mental stress-induced myocardial ischemia in coronary artery disease patients with versus without left ventricular dysfunction. *The American Journal of Cardiology*, 95 (3), 322-326.

Albert, C. M., Chae, C. U., Rexrode, K. M., Manson, J. E., & Kawachi, I. (2005). Phobic anxiety and risk of coronary heart disease and sudden cardiac death among women. *Circulation*, 111 (4), 480-487.

American Psychiatric Association. (1994). *Diagnostic and statistical manual of mental disorders* (4th ed.). Washington, DC: American Psychiatric Association. Babyak, M., Blumenthal, J., Herman, S., & Parinda, K. (2000). Exercise treatment for major depression: Maintenance of therapeutic benefi t at 10 months. *Psychosomatic Medicine*, 62, 633-638.

Barth, J., Schumacher, M., & Herrmann-Lingen, C. (2004). Depression as a risk factor for mortality in patients with coronary heart disease: A meta-analysis. *Psychosomatic Medicine*, 66 (6), 802-813.

Blumenthal, J. A., Babyak, M. A., Moore, K. A., Craighead, W. E., Herman, S., Khatri, P., et al. (1999). Effects of exercise training on older patients with major depression. *Archives of Internal Medicine*, 159 (19), 2349-2356.

Carney, R., Freedland, K., Miller, G., & Jaffe, A. (2002). Depression as a risk factor for cardiac mortality and morbidity: A review of potential mechanisms. *Journal of Psychosomatic Research*, 53, 897-902.

Connerney, I., Shapiro, P., McLaughlin, J., Bagiella, E., & Sloan, R. (2001). Relation between depression after coronary artery bypass surgery and 12-month outcome: A prospective study. *The Lancet*, 358,

1766-1771.

Denollet, J., Pedersen, S. S., Vrints, C. J., & Conraads, V. M. (2006). Usefulness of type D personality in predicting fi ve-year cardiac events above and beyond concurrent symptoms of stress in patients with coronary heart disease. *The American Journal of Cardiology*, 97 (7), 970-973.

Denollet, J., Sys, S., & Brutsaert, D. L. (1995). Personality and mortality after myocardial infection. *Psychosomatic Medicine*, 57, 582-591.

Denollet, J., Sys, S., Stroobant, N., Rombouts, H., Gillebert, T., & Brutsaert, D. (1996). Personality as independent predictor of longterm mortality in patients with coronary heart disease. *The Lancet*, 347, 417-421.

Dusseldorp, E., van Elderen, T., Maes, S., Meulman, J., & Kraaij, V. (1999). A meta-analysis of psychoeduational programs for coronary heart disease patients. *Health Psychology*, 18 (5), 506-519.

Eaker, E. D., Sullivan, L. M., Kelly-Hayes, M., D'Agostino, R. B., Sr., & Benjamin, E. J. (2005). Tension and anxiety and the prediction of the 10-year incidence of coronary heart disease, atrial fi brillation, and total mortality: The Framingham Offspring Study. *Psychosomatic Medicine*, 67 (5), 692-696.

ENRICHD. (2003). Effects of treating depression and low perceived social support on clinical events after myocardial infarction. *Journal of the American Medical Association*, 289, 3106-3116.

Frasure-Smith, N., Lesperance, F., Prince, R. H., Verrier, P., Garber, R. A., Juneau, M., et al. (1997). Randomised trial of homebased psychosocial nursing intervention for patients recovering from myocardial infarction. *The Lancet*, 350 (9076), 473-479.

Frasure-Smith, N., Lesperance, F., & Talajic, M. (1995). Depression and 18-month prognosis after myocardial infarction. *Circulation*, 91, 999-1005.

Gehi, A. K., Lampert, R., Veledar, E., Lee, F., Goldberg, J., Jones, L., et al. (2009). A twin study of metabolic syndrome and autonomic tone. *Journal of Cardiovascular Electrophysiology*, 20 (4),

422-428.

Glassman, A. , O'Connor, C. , Califf, R. , Swedeberg, K. , Schwartz, P. , Bigger, J. J. , et al. (2002). Sertraline treatment of major depression in patients with acute MI or unstable angina. *JAMA*, 288, 701-709.

Kivimaki, M. , Leino-Arjas, P. , Luukkonen, R. , Riihimaki, H. , Vahtera, J. , & Kirjonen, J. (2002). Work stress and risk of cardiovascular mortality: Prospective cohort study of industrial employees. *British Medical Journal*, 325 (7369), 857.

Kop, W. J. (1999). Chronic and acute psychological risk factors for clinical manifestations of coronary artery disease. *Psychosomatic Medicine*, 61, 476-486.

Kop, W. J. , & Gottdiener, J. S. (2005). The role of immune system parameters in the relationship between depression and coronary artery disease. *Psychosomatic Medicine*, 67 (Suppl 1), S37-41.

Leor, J. , Poole, W. K. , & Kloner, R. A. (1996). Sudden cardiac death triggered by an earthquake. *The New England Journal of Medicine*, 334 (7), 413-419.

Lesperance, F. , Frasure-Smith, N. , Koszycki, D. , Laliberte, M. A. , van Zyl, L. T. , Baker, B. , et al. (2007). Effects of citalopram and interpersonal psychotherapy on depression in patients with coronary artery disease: The Canadian Cardiac Randomized Evaluation of Antidepressant and Psychotherapy Effi cacy (CREATE) trial. *JAMA*, 297 (4), 367-379.

Lesperance, F. , Frasure-Smith, N. , & Talajic, M. (2002). Five-year risk of cardiac mortality in relation to initial severity and one-year changes in depression symptoms after myocardial infarction. *Circulation*, 105, 1049-1053.

Lesperance, F. , Frasure-Smith, N. , & Theroux, P. (2000). Depression and 1-year prognosis in unstable angina. *Archives of Internal Medicine*, 160, 1354-1360.

Linden, W. , Stossel, C. , & Maurice, J. (1996). Psychosocial interventions for patients with coronary artery disease. *Archives of Internal Medicine*, 156, 745-752.

McCaffery, J. M. , Frasure-Smith, N. , Dube, M. P. , Theroux, P. , Rouleau, G. A. , Duan, Q. , et al. (2006). Common genetic vulnerability to depressive symptoms and coronary artery disease: A review and development of candidate genes related to infl ammation and serotonin. *Psychosomatic Medicine*, 68 (2), 187-200.

Orth-Gomer, K. , Wamala, S. P. , Horsten, M. , Schenck-Gustafsson, K. , Schneiderman, N. , & Mittleman, M. A. (2000). Marital stress worsens prognosis in women with coronary heart disease: The Stockholm Female Coronary Risk Study. *JAMA*, 284 (23), 3008-3014.

Prochaska, J. , Norcross, J. , & DiClimente, C. (1994). *Changing for good*. New York: Avon Books. Ramachandruni, S. , Fillingim, R. B. , McGorray, S. P. , Schmalfuss, C. M. , Cooper, G. R. , Schofi eld, R. S. , et al. (2006). Mental stress provokes ischemia in coronary artery disease subjects without exercise- or adenosine-induced ischemia. *Journal of the American College of Cardiology*, 47 (5), 987-991.

Roest, A. M. , Martens, E. J. , Denollet, J. , & de Jonge, P. (2010) Prognostic association of anxiety post myocardial infarction with mortality and new cardiac events: A meta-analysis. *I Am Call Cardiology*, 56 (1), 38-46 .

Rosengren, A. , Hawken, S. , Ounpuu, S. , Sliwa, K. , Zubaid, M. , Almahmeed, W. A. , et al. (2004). Association of psychosocial risk factors with risk of acute myocardial infarction in 11119 cases and 13648 controls from 52 countries (the INTERHEART Study): Case-control study. *Lancet*, 364 (9438), 953-962.

Rozanski, A. , Blumenthal, J. , & Kaplan, J. (1999). Impact of psychological factors on the pathogenesis of cardiovascular disease and implications for therapy. *Circulation*, 99, 2192-2217.

Rudisch, B. , & Nemeroff, C. (2003). Epidemiology of comorbid coronary artery disease and depression. *Biological Psychiatry*, 54, 227-240.

Rugulies, R. (2002). Depression as a predictor of coronary heart disease. *American Journal of Preventive Medicine*, 23, 51-61.

Ruo, B. , Rumsfeld, J. , Hlatky, M. , Browner, W. , & Whooley, M. (2003). Depressive symptoms and health-related quality of life: The Heart and Soul Study. *JAMA*, 290, 215-221.

Sauer, W. , Berlin, J. , & Kimmel, S. (2001). Selective serotonin re-
uptake inhibitors and myocardial infarction. *Circulation*, 104,
1894-1898.

Shapiro, P. A. , & Wulsin, L. R. (2009). Cardiovascular disorders. In
B. J. Sadock, V. A. Sadock, P. Ruiz, et al. (Eds.), *Comprehensive
textbook of psychiatry* (9th ed.). Philadelphia: Lippinncott, Williams &
Wilkins. Steinberg, J. S. , Arshad, A. , Kowalski, M. , Kukar, A. ,
Suma, V. , Vloka, M. , et al. (2004). Increased incidence of life-
threatening ventricular arrhythmias in implantable defi brillator patients af-
ter the World Trade Center attack. *Journal of the American College of
Cardiology*, 44 (6), 1261-1264.

Sullivan, M. , Simon, G. , Spertus, J. , & Russo, J. (2002). Depres-
sion-related costs in heart failure care. *Archives of Internal Medicine*,
162 (16), 1860-1866.

Swenson, J. R. (2004). Quality of life in patients with coronary artery dis-
ease and the impact of depression. *Current Psychiatry Reports*, 6 (6),
438-445.

Taylor, R. , Brown, A. , Ebrahim, S. , Jolliffe, J. , Noorani, H. ,
Rees, K. , et al. (2004). Exercise-based rehabilitation for patients with
coronary heart disease: Systematic review and meta-analysis of randomized
controlled trials. *The American Journal of Medicine*, 116, 714-716.

Taylor, C. B. , Miller, N. H. , Smith, P. M. , & DeBusk, R. F. (1997).
The effect of a home-based, case-managed, multifactorial risk-reduction
program on reducing psychological distress in patients with cardiovascular
disease. *Journal of Cardiopulmonary Rehabilitation*, 17 (3), 157-162.

Thayer, J. F. , & Lane, R. D. (2007). The role of vagal function in the
risk for cardiovascular disease and mortality. *Biological Psychology*, 74
(2), 224-242.

van Melle, J. P. , de Jonge, P. , Spijkerman, T. A. , Tijssen, J. G. ,
Ormel, J. , van Veldhuisen, D. J. , et al. (2004). Prognostic associa-
tion of depression following myocardial infarction with mortality and cardio-
vascular events: A meta-analysis. *Psychosomatic Medicine*, 66 (6),

814-822.

Wulsin, L. R. (2004). Is depression a major risk factor for coronary disease? A systematic review of the epidemiologic evidence. *Harvard Review of Psychiatry*, 12, 79-93.

Wulsin, L. R. (2007). *Treating the aching heart: A guide to depression, stress, and heart disease*. Nashville: Vanderbilt University Press. Wulsin, L., & Singal, B. (2003). Do depressive symptoms increase the risk for the onset of coronarydisease? A systematic quantitative review. *Psychosomatic Medicine*, 65, 201-210.

第 3 章
心搏骤停：患者的生物心理社会治疗方法

Kari Kirian，Samuel F. Sears 和 Harry DeAntonio

引言

心搏骤停（sudden cardiac arrest，SCA）是西方国家成年人致死的最主要原因。调查显示每年约 350 000 名美国人死于 SCA，它是威胁人类健康的一个重要危险因素（美国心脏病学会 2007）。致命性心律失常往往起始于室性心动过速（VT），起源于一侧心室且频率极快，最终恶化为心室颤动（VF）。自动体外除颤仪（AED）和植入式心律转复除颤器（ICD）通过高能量放电使心律恢复，是治疗 VF 的有效手段。临床随机对照研究显示，与药物相比，ICD 在 VT 和 VF 的一级和二级预防方面存在极大优势，降低了死亡率。而致命性心律失常和紧随其后的 ICD 放电给患者带来的双重痛苦引起了目前临床及学术界对社会心理因素的高度重视（Stutts，Cross，Conti 和 Sears 2007）。生物—心理—社会模式针对 SCA 的管理和评估包括两方面，一是评价诱发 VF 发生和 ICD 放电的社会心理因素，二评估是 VF 和 ICD 放电发生时和发生后所伴随的临床后果的社会心理因素。本章节对 VF 的临床表现、影响 VF 及其治疗策略的社会心理因素做一综述，并建议对 VF 和接受 ICD 治疗的患者进行心理干预。

心搏骤停和心室颤动患者心脏与心理因素的联系

心室颤动（VF）发生后 4 分钟内即可导致 SCA 和死亡

（Kenny 2006）。VF 是一种快速、紊乱的心律失常，由一些自律、快速、不规则的电活动构成，心室率高达 200～300 次/分（Burstein，Comtois 和 Nattel 2008），发生时患者心排血量降为零、外周循环衰竭。引起 VF 的原因很多，缺血损伤是最常见的原因之一。但诸如 VF 是否发生、发生时间、持续时间等许多因素尚未明确。已有学者提出室性心律失常与情绪因素有关的假说（Engel 1971）。最近一项流行病学研究显示在心律失常高危人群中，强烈的负面情绪（如压力、生气）可诱发心律失常的发生（Lampert 2010）。亦有研究显示，在战争、自然灾害及恐怖袭击的地区及其周边，室性心律失常及心脏性猝死的发生率明显增加（Leor，Poole 和 Kloner 1996；Meisel 等 1991；Steinberg 等 2004；Shedd 等 2004）。

心理应激对心脏事件高危人群［如心脏解剖异常（例如，冠心病或先前心肌梗死后心肌瘢痕）的患者］影响更大。Lampert 等（2000）在应用无创性程序刺激诱发 VT 发生的研究中发现，精神紧张（进行珠心算或回忆过去生气的经历）的患者在更短的时间内即可诱发出心律失常，并且较难终止，大约有 40％的心律失常需要电复律来终止。随后 Lampert 等（2002）对安装 ICD 的患者进行观察，要求其记录每次 ICD 放电前 15 分钟到 2 小时的情绪状态，结果显示 ICD 放电与其之前的愤怒情绪密切相关，揭示愤怒情绪可能是心律失常高危人群发生室性心律失常的诱发因素之一。另有前瞻性研究显示沮丧等其他负面情绪可使 ICD 的第一次放电时间提前，并增加其放电频率（Whang 等 2005）。

心理状态作用于室性心律失常的生理途径

尽管情绪因素作用于 VF 的生理学机制尚不完全明确，已有理论提出交感神经系统的激活促使室性心律失常（VA）发生，但多少有别于运动诱发心律失常时的交感神经兴奋机制（Kop 等 2004）。此外，VT 的循环周期多变，增加了心室率及转复的难度，这种难转复性加快了由 VT 发展为 VF 的进程（Lampert 等

2000，2002）。最近，有研究显示发怒可诱发 T 波电交替（Kop 等 2004；Lampert 等 2009）。T 波电交替就是 T 波的波幅随心搏周期性变化（Shusterman，Goldberg 和 London 2006）。T 波提示心室肌细胞的复极化及心室的舒张。研究显示 T 波电交替的出现早于室性心律失常的发生，从而把心电图上 T 波电交替列为心脏性猝死的发病机制之一（Pastore，Girouard，Laurita，Akar 和 Rosenbaum 1999，p. 1385；Shusterman，Goldberg 和 London 2006；Gehi，Stein，Metz 和 Gomes 2005）。

有关 T 波电交替方面的研究证实，T 波电交替的出现伴随着体内儿茶酚胺含量的增加，而儿茶酚胺往往在应激状态下被释放到体内，且已被证实具有促心律失常作用（Lampert 等 2009）。而体内儿茶酚胺水平的升高影响了复极的不稳定性和变异性，也就是所说的 T 波电交替。总而言之，强烈的负面情绪很可能诱发 T 波电交替，在高危患者中诱发致命性心律失常（Lampert 2005；Lampert 2010）。然而我们需要更多的研究来证实这些关系，并且寻求合理的预防措施和解决办法。

心室颤动的医学治疗

心室颤动（VF）是一种致命性心律失常，因此需要快速、有效的治疗，以防止心搏骤停（SCA）甚至死亡。之前的随机临床研究已经证实 ICD 在提高致命性心律失常高危人群生存率方面明显优于抗心律失常药物。ICD 经手术方式植入体内，通过对心脏进行放电或者称为"电击"，以达到终止致命性室性心律失常的目的。回顾关于 SCA 一级或二级预防的 8 个随机对照研究，共纳入 4909 名患者，结果显示 ICD 与常规护理下抗心律失常药物应用相比能明显降低 SCA 的发生（Ezekowitz，Armstrong 和 McAlister 2003）。正是鉴于上述试验的结果，ICD 被列为 VF 治疗的"黄金标准"而应用于 SCA 的预防。最初 ICD 仅用于 SCA 的二级预防，即对 SCA 的幸存者预防再次发作而应用，目前 ICD 已被作为心源性猝死高危人群中的一级预防措施。药物仍是减少心律失常发作的有效辅助手段，心脏病专家选择 ACEI、β-受体阻断药、Ca^{2+} 拮抗剂等抗心律失常药物以减少心律失常的发生和稳定心脏膜电位（Domanski，Zipes 和 Schron 1997）。如今 ICD 在功能上、程序上为不同需要的患者提供了更多的选择，如抗快速心律失常起搏（无痛放电终止快速心律失常）、双心腔感知（心房、心室同时感知以辨别节律）、双心室起搏（又称心力衰竭的再同步化治疗）、血流检测、远程监控等功能。

植入式心律转复除颤器

植入式心律转复除颤器（ICD）是一种电驱装置，大小与一副扑克牌相当，重量为 40～82g（Wilkoff 和 Thal 2008；Wang，Al-Ahmaid，Hsia 和 Zei 2008）。正因为其体积小，一般选择安装于左锁骨下区域。根据其放电次数不同，最新的 ICD 装置电池可持续应用 5～7 年（Zimetbaum 和 Josephson 2009）。此装置的外壳由钛金属制成，时时刻刻保护内部复杂的电路系统检测和记录心电活动，而电极则由硅树脂包绕构成。根据临床的需要，有单腔、双腔、三腔装置可供选择，电极通过锚定于心腔内起作用。电极沿静脉进入右侧心腔，最终固定于右心室心尖部，这是相对理想的状态（Kenny 2006）。

当患者出现 VT 或 VF 时，心动过速或不规律，该装置将按预先设定的程序启动工作予以转复（Connolly，Dorian，Roberts 等 2006）。VT 发作时通过抗快速心律失常起搏予以电转复，这种功能类似于传统意义上的起搏器，即通过发放快于自身频率的电脉冲，在其恶化为 VF 前予以终止。起搏治疗是无痛的，并且是 ICD 应用中的一线治疗。持续性 VF 则是更为危险的心律失常，发作时心室处于不规则的颤动，不能形成有效的收缩，因此血液无法在机体内进行循环，如不及时电击纠正，数分钟内将危及生命（Turhakia 和 Tseng 2007）。而有效的电击可恢复心室的正常收缩，以保证重要器官的含氧血液供应。

心室颤动和（或）植入心律转复除颤器患者的经历

没有应用 ICD 的 VF 患者院外死亡率极高。有研究显示 VF 发生后，患者自然存活率仅为 5%（美国心脏病学会 2007）。不论 VF 是否可自行终止，对发生过 SCA 事件的患者，均建议应用 ICD 作为 SCA 的二级预防。另外，对于心脏射血分数大于 35% 的高危患者，理论上也应选择 ICD 作为 SCA 的一级预防（Moss 1996）。ICD 的应用是一种独特的亲身体验，不同患者对 ICD 应用的理解及评价在很大程度上有所不同，而 ICD 的类型及个体化的程序设计也相差很大。但无论怎样，其共同特点就是具有发放并传递一个高能量、能拯救生命的电脉冲的功能。虽然这种独特的功能从医学角度看无疑是一个福音，但同时这种经历给患者带来不少负担，因为通过放电使心脏恢复正常节律往往需要高达 35～40J 的能量（Zimetbaum 和 Josephson 2009）。

在一项调查中患者将这种电击的经历描述为一种胸部的快速冲击感并伴有疼痛，疼痛分级占 0～10 级中的 6 级（Ahmad，Bloomstein，Roelke，Bernstein 和 Parsonnet 2000；Pelletier，Gallagher，Mitten-Lewis，McKinley 和 Squire 2002），它被认为是一种不舒服的甚至常常是令人惊恐的体会。大多数患者觉得这种放电缺乏可预测性，正因为放电的不可预测性使很多 ICD 应用患者感到极大的无助和焦虑，当一次电击发生时患者也无法自己阻止。由此看来，放电所伴随的心理方面的负面影响也就不足为怪了。曾经放电的经历和随时可能放电的不确定性可以导致焦虑、回避行为、生命质量的下降以及抑郁。心理社会适应障碍的高危因素包括年龄（<50 周岁）、女性、既往电击史、对 ICD 知识的匮乏、既往心理疾病史以及严重的临床合并症（Sears，Matchett 和 Conti 2009）。

以下我们将详细描述潜在危及生命的 VF 及 ICD 植入所引起的常见的心理社会和行为反应。

生命质量

已有研究显示，采用 ICD 治疗患者的生命质量至少等同于甚至优于服用抗心律失常药物的患者（Sears 等 2005）。然而，这些患者有时为了避免 ICD 电击而下意识地减少了很多日常活动，不经意间影响到了他们的生命质量。ICD 放电对生命质量的影响很大程度上取决于放电频率。Passman 等（2007）发现患者可耐受 1～5 次的 ICD 放电事件而生命质量不发生有临床意义的改变。但一旦超过 5 次，生命质量就会发生显著的具有临床意义及统计学意义上的改变，这与既往的研究结果相一致。最近，SCD-HeFT 试验（Bardy 等 2005）对 2521 名慢性心力衰竭患者的生命质量进行评估，结果显示与单纯药物治疗的患者（Mark 等 2008）相比，ICD 植入患者在 ICD 植入后的 3～12 个月内拥有较高质量的精神生活，然而 30 个月后两组间的这种差异已不复存在。重要的是，如果在采样调查前 30 天内发生过放电事件的话，则相当多的调查量表上会记录到放电的不良作用。总的来说，如果事先将植入 ICD 后会出现反复放电事件的局限性及导致 ICD 植入的基础疾病（如充血性心力衰竭和心肌病）的整体治疗方案向患者充分说明，则获得理想的生活方式还是有希望的。

焦虑症

焦虑是 ICD 植入后常见的精神方面的副作用，有研究显示 ICD 植入者发生焦虑的风险较大（Bilge，Ozben，Demircan 等 2006；Hegel，Griegel，Black 等 1997；Pauli，Wiedemann，Dengler 等 1999）。13% ～ 38% 的 ICD 植入者患有焦虑障碍（Sears，Todaro，Saia 等 1999）。牢记 ICD 放电可能伴随的精神方面的副作用十分重要，主要因为放电可造成情绪上的不安，以及躯体上的不舒服感，对该患者的心脏状态及死亡率也具有一定提示意义。近来研究显示与尚未经历 ICD 放电的患者相比，经历过的患者发生焦虑障碍的概率更大（Jacq 等 2009；Spindler，Johansen，Andersen，Mortensen 和 Pedersen 2009)。然而，大多数但并非全部 ICD 植入患者会出现焦虑障碍。这种焦虑障碍的程度从一般焦虑到对放电和死亡的特别恐惧，再到创伤后应激而表现不同 (Ladwig，Baumert 和 Marten-Mittag 2008；Matchett，Kirian，Hazelton，Brumfield 和 Sears 2009；Sears，Kirian，Matchett，Benton 和 Nekkanti 2011；Kapa 等 2010)。

回避

　　心脏病患者的回避行为多出于自我保护，以避免心率增快及心脏负担增加等情况的出现。而在 ICD 植入患者中，回避行为的目的更多是为了减少或避免 ICD 放电的发生。约有 55％ 的 ICD 植入患者常会有意避开人群、场所和活动，以试图避免放电的发生 (Lemon，Edelman 和 Kirkness 2004)。当 ICD 患者进行某种活动时恰好发生放电，该患者此后将会找各种各样的理由以避免参加该项活动。首先，经历放电事件的患者会因为偶然一次参加某项活动时发生放电而误认为该项活动就是放电发生的诱因，从此对参加该项活动变得十分谨慎。然后，他们简单地认为只要避免该项活动放电事件就可以不再发生。从理论上可以解释为何经历过放电事件的 ICD 患者会出现回避行为，并且这种行为会持续存在。经典条件反射和操作条件反射可以解释这种行为的原因 (Sears 等 1999)。经典条件反射是指一个原本并不发挥作用的事物或事件 (非条件刺激)，一旦巧合引起了一个恶性刺激 (如放电事件) 的发生，那么这个非条件刺激的事物或事件将会变为条件刺激物，并形成条件反射。应用到 ICD 患者身上，就可以解释为何他们会回避电击发放前所进行的一些行为。不论这种行为仅仅就是躺在长椅上看书或是慢跑，它都已经与放电事件密不可分了。这种条件式恐惧的结果就是以后生活中很少参与甚至完全回避上述行为。还有另一理论，操作性条件反射，可以解释这种回避行为如何得以维持。负性强化是指随着一个行为的发生，出现刺激的移去或刺激强度的降低，导致该行为的增强。例如，如果一名 ICD 患者参与一种坐式活动（如安静地坐于长椅上）而不出现放电事件的话，则以后该患者将会很乐意进行此项活动。

抑郁症

与其他心脏病患者相比，ICD 植入人群抑郁症患病率依然令人担忧，尤其是抑郁情绪可影响心理应对、生活调整及疾病管理、治疗的方方面面（Sears 和 Conti 2003；Matchett 等 2009）。据报道，ICD 植入人群中 24%～33%（Sears，Todaro，Saia，Sotile 和 Contiet 1999），甚至高达 41%（Bilge 等 2006）的患者存在抑郁综合征。类似于对生命质量的影响一样，放电事件对抑郁症的发生也具有促进作用。而同时室性心律失常触发（TOVA）研究显示严重的抑郁症状也能增加放电频率（Whang 等 2005）。

多个随机试验已证实 ICD 在提高致命性心律失常高发人群的生存率方面是十分有益的。我们认为，一种新的生物心理社会治疗模式更能适应 VT/VF 以及 ICD 植入给患者带来的种种挑战，从而提示积极常规心理干预以促进正面的生物心理社会成果是必需的。

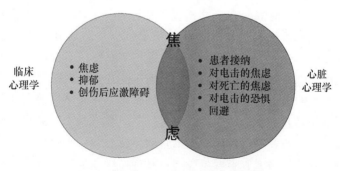

图 3-1　临床心理学和心脏心理学交集

针对 ICD 患者植入装置的特殊评估十分重要。如图 3-1 所示，临床心理状态与心脏心理状态在焦虑方面发生重叠，但是

ICD 植入患者的心理需求与罹患传统意义上的焦虑症患者相比有很大不同。正因为如此，我们强烈提倡将心理状态评估与装置特殊性概念联合起来进行评估。ICD 患者的得分不能与没有 ICD 植入的同等程度精神障碍的对照人群相比较。他们需要一个对于依据 ICD 患者特点专门制订的标准的衡量措施，目的是避免研究者依据通常的衡量标准过分强调或夸大了 ICD 患者的病态，原因是 ICD 植入患者大多遭受着慢性疾病的困扰及遭遇过近乎死亡的经历。为提高临床工作的精确度，迄今为止，已经建立了针对 ICD 植入人群的焦虑程度、接纳程度、对 ICD 相关知识了解程度、行为回避、忧虑程度及调整适应能力的评价措施（表 3-1）。

表 3-1　ICD 植入患者的特殊评估方法

评估方法	评估内容
佛罗里达放电事件与焦虑量表（FSAS）（Kuhl 等 2006）	ICD 放电相关的焦虑
佛罗里达患者接纳量表（FPAS）（Burns，Serber，Keim 和 Sears 2005）	对心脏植入装置的接纳、认可
ICD 植入患者的回避行为（Lemon 等 2004）	行为回避
ICD 忧虑调查问卷（ICDC）（Frizelleet 等 2006）	ICD 植入患者忧虑程度
植入装置适应量表（IDAS）（Beery，Baas，Matthews，Burroughs 和 Henthorn 2005）	对植入装置的适应
ICD 植入后自我效能与预后期望量表（Dougherty，Johnston 和 Thompson 2007）	心搏骤停幸存后常见问题处理能力认知

心律失常患者的心理治疗

大多时候想要达到最佳的药物治疗效果，在一定程度上需先解除患者心理上的顾虑。比如，一个近期发生过 ICD 放电事件的患者已经接受了 ICD 程序调整和抗心律失常药物的优化治疗，理应对将来再次发生放电事件的发生率降低有足够的信心，而偏偏一部分患者在治疗措施充分优化后仍饱受精神上的煎熬，往往需要转诊到心理健康专科，在一些地方这些心血管疾病患者的转诊十分便利（Sears，Matchett 和 Conti 2009）。在心脏诊所内心理专家可常规连续地给患者提供咨询服务，了解其心理困扰的主要特点，并对其心理社会危险因素、危险行为及内心情感进行评估。

生活中随时可能出现的危及生命的心律失常以及 ICD 的应用对 ICD 植入患者而言都是一种挑战，目前已有多种多样的治疗方案去解决这个问题。尽管这些方案在格式、内容和管理上有所不同，但在降低心理压力和提高围 ICD 植入期的生理功能方面均证实了其有效性（Carlsson，Olsson 和 Hertervig 2002；Chevalier 等 2006；Dunbar 等 2009；Dougherty，Thompson 和 Lewis 2005；Fitchet 等 2003；Frizelle 等 2004；Kohn，Petrucci，Baessler，Soto 和 Movsowitz 2000；Lewin，Coulton，Frizelle，Kaye 和 Cox 2009；Sears 等 2007；Kuhl，Sears，Vazquez 和 Conti 2009；Edelman，Lemon 和 Kirkness 2007；Vazquez，Conti 和 Sea 2010）。有关 ICD 心理社会治疗研究的荟萃分析显示，各种疗法在减轻焦虑程度方面存在许多效应值，从病友支持疗法（0.14）到认知行为结合运动的多学科疗法（1.79）（Pedersen，Van Den Broek 和 Sears，2007）。总的来说，这些研究给 ICD 植入患者带来了希望，那就是他们可以从这种生物—心理—社会模式的治疗中受益。

认知行为疗法

最近一些关于针对 ICD 患者认知行为疗法（CBT）的观察显现出令人鼓舞的效果。Salmoirago-Blotcher 和 Ockene（2009）对有关 ICD 患者采用心理社会模式干预治疗以改善 ICD 植入后情绪障碍的 12 项研究进行了回顾性分析，结果显示最有效的方法还是认知行为疗法，它可有效缓解焦虑和抑郁情绪（见表 3-2）。之后我们将重点介绍认知疗法、行为疗法、心理社会教育和情感支持疗法等方法。

表 3-2 过去 10 年有关 ICD 的干预性研究

第一作者	干预环节	主要结果
Carlsson 等（2002）	ICD 特定教育 社会支持	睡眠紊乱↓
Chevalie 等（2006）	放松和压力管理 认知行为疗法	焦虑↓
Doughe 等（2004，2005）	ICD 特定教育 社会支持 围放电期规划	躯体症状↓ 情景焦虑↓ 对死亡的恐惧↓ 自我效能↑ 患者知识和认识↑
Dunbar 等（2009）	ICD 特定教育 放松和压力管理 认知行为疗法 围放电期规划 症状管理	焦虑↓ 抑郁↓ 卫生保健使用率↓ 病痛/疾病时间↓
Edelman 等（2007）	ICD 特定教育 围放电期规划	无显著改善 无焦虑、抑郁、敌对情绪及紧张状态
Fitchet 等（2003）	ICD 特定教育 放松和压力管理 认知行为疗法 运动锻炼	焦虑↓ 抑郁↓ 锻炼时间↑
Frizelle 等（2004）	ICD 特定教育 放松和压力管理 认知行为疗法 社会支持 运动锻炼	焦虑↓ 抑郁↓ 患者忧虑程度↓ 认知健康状态↑ 生命质量↑ 躯体功能↑

续表

第一作者	干预环节	主要结果
Kohn 等（2000）	放松和压力管理 认知行为疗法	抑郁↓ 性问题↓ 焦虑↓ 患者适应能力↑
Kuhl 等（2009）	ICD 特定教育 放松和压力管理 认知重建 社会支持 围放电期规划	患者知识和认知↑
Lewin 等（2007）	ICD 特定教育 放松和压力管理 认知行为疗法 社会支持	躯体体力限制↓ 无计划的住院治疗↓ 生命质量↑
Sears 等（2007）	ICD 特定教育 放松和压力管理 认知行为疗法 社会支持 围放电期规划	心理上的焦虑↓ 生理上的焦虑↓ 患者接纳程度↑
Vazquez 等（2010）	ICD 特定教育 放松和压力管理 为女性定制的认知行为疗法（如身体形象问题、家庭关系） 围放电期规划	放电引起的焦虑↓ 患者接纳程度↑

认知疗法

认知重建

认知重建是通过帮助患者认识和改变不切实际的想法，从而达到有益于情感和行为的目的（Wright，Basco，Thase 2006）。认知疗法成功的前提是认知改变的同时，行为和情感随着改变

（DeRubeis，Webb，Tang 和 Beck 2010）。但常常处于痛苦中的患者会不自觉地有那些消极的想法，而不会主动去挑战和用批判的眼光去审思这些想法（图 3-2）。

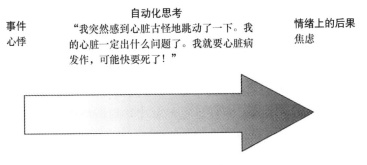

图 3-2 自动化思考的进程

行为疗法

放电计划

无论之前是否经历过放电事件，所有 ICD 植入患者均能从此计划中受益。正因为每位 ICD 植入患者都有很大可能经历 ICD 放电，并且放电事件或多或少都会造成精神方面的负面影响，所以关于放电和当放电发生时应该如何去做的教育是十分必需的。另外，如果患者（及家属）对放电发生后应该如何去做有充分准备的话，他们也许能做到更佳、更有效的应对。

如果所有内科医生能像 Sears，Shea 和 Conti（2005）一样将该计划大纲列在心脏病患者须知手册上，在每次就诊时与患者探讨这个放电计划，那么实现充分的行为及情感准备是十分容易的。依据计划，患者要记录每次放电发生后都做了什么以及感受如何。例如，某患者在 24 小时内发生一次放电事件并且感觉尚可，鼓励该患者将这次事件报告给他的心脏科医生，由医生决定是否有必要安排随访。但需要说明的是，如果某患者在 24 小时内发生 2 次甚至更多的放电事件，无论其感觉难受与否，均应立即就医。

活动安排

由于对自身心脏状况及 ICD 功能的担忧，很多患者自此不再参加曾经喜好的一些活动，如打高尔夫球、购物及旅行。造成这一结果的原因很多，其中顾虑自身体力受限、害怕活动会增加风险（如诱发放电事件）及单纯的兴趣丧失是常见的原因。帮助这些患者重新享受生活至关重要。心脏心理学家往往会制订一个活动计划来帮助患者改善其生命质量。在这个计划列表中，列举一些比较受欢迎的活动项目（新的或者尝试真正的活动项目），然后让患者选择喜欢的项目在此后的 1 周内进行。这样的运动计划能使部分患者做到持久的坚持。一旦患者开始主动、积极地进行该项活动，那么该项活动的被动安排就可终止。制订活动计划的目的有两个，一是鼓励并培养患者参加此前一直回避的活动项目，二是帮助患者消除不能参加活动锻炼的顾虑（DeRubeis 等 2010）。

放松训练

在放松训练开始启用之前，事实上已经有了放松训练的理论，并且日益出现的更多证据支持了这种疗法的可行性。已经证实包括循序渐进的肌肉松弛疗法、腹式呼吸、引导想象在内的多种放松疗法均有利于不同患者人群的生理和心理健康。这些方法如规律应用，对维持放松状态、缓解压力及减少消极情绪具有极好的效果。

循序渐进的肌肉松弛疗法（PMR）通过增加患者对紧张和松弛的注意力来降低肌肉张力。具体方法就是让患者参加一项活动锻炼，活动中有意识地收缩某一肌肉群，感受其张力，然后渐渐放松，按一定的顺序有条理地在躯体内各大肌肉群间依次进行。试验证实 PMR 对冠状动脉旁路移植术后的心脏病患者、高血压患者、慢性心力衰竭患者有缓解焦虑状态（Dehdari, Heidarnia, Ramezankhani, Sadeghian 和 Ghofranipour 2009）、提高生命质量（Yu，Lee 和 Woo 2009）以及降低血压（Chesney，Black，Swan 和 Ward 1987）的作用。

腹式呼吸是呼吸方式的一种，它可以增加到达肺组织的氧含量并扩大其弥散范围。患者需要缓慢地用鼻子吸气而用嘴呼气，并且尽量用膈肌的力量呼吸，而不是用胸壁的肌肉。与患者焦虑时短促而浅表的呼吸不同，腹式呼吸时随着膈肌的扩展氧气被吸入到较深的肺组织。多项试验证实腹式呼吸有利于改善生理功能，如改善心率变异性、血糖指数、运动耐量、呼吸困难程度、呼吸频率、氧饱和度以及肺容量（Kulur，Haleagrahara，Adhikary 和 Jeganathan 2009；Laoutaris 等 2007；Lewis，Williams 和 Olds 2007）。不同患者（如糖尿病、缺血性心脏病、充血性心力衰竭及呼吸系统疾病患者）群体均能从腹式呼吸中受益。

引导想象是另外一种能使患者从紧张、担忧、苦恼中解脱的方法。要么临床医生建议，要么患者本人决定，总有一种舒缓的心理想象可帮助放松，如静坐于暖和的海滩上。心理想象能使患者注意力完全集中在上面而不去想那些令人烦恼的东西，从而做到更大程度的放松，它也可称作"健康的白日梦"。在这项练习中常常会用到一些平静、舒缓、真实的声乐。引导想象的研究证实它在提高自我放松感及减慢心率、缓解疼痛等方面均有功效（Urech 等 2010；Baird，Murawsi 和 Wu 2010；Lahmann 等 2010）。

其他心理疗法

心理社会教育

患者常常希望了解有关他们心脏状况和植入装置的更多信息。心脏心理学家会应用简单易懂的方法对患者进行有关心脏解剖、功能、病理生理学方面的培训。同时大多 ICD 教程会对患者进行心理社会学方面的教育，以帮助患者理解并接纳自身状况及新的生活方式。"知识就是力量"，更多信息的掌握更有助于改善患者的心理状态。从心脏病学杂志上可以获取如何帮助患者处理放电事件、回顾事件过程、处理配偶及家庭问题的材料和信息（Sears 等 2005；Kirian，Sears 和 Shea 2009；Hazelton，Sears，Kirian，Matchett 和 Shea 2009）。

情感支持

当人们想到心理学家并寻求帮助时，情感支持应该是最优先想到的，同样，心脏心理学家能提供给心脏病患者的这一情感支持也是很重要的。情感支持可以通过个人方式也可以通过情感支持小组的方式予以提供。情感支持小组就是组织有相同或相似心脏问题的患者聚集在一起相互给予理解和支持。获得充分的被理解感和成为小组中的一员其力量是强大的，能够改善患者的心理困扰状态和生理功能，包括增加社会支持、提高自我效能、改善活动能力、减轻痛苦及减少卫生保健资源的利用（Hilding 和 Fridlund 2003，2004；Parry 和 Watt-Watson 2010）。另有研究显示缺乏或没有社会支持的患者其心因死亡率和全因死亡率均有升高（Barth，Schneider 和 von Känel 2010）。美国的 ICD 支持小组工作做得相当成功，为患者提供了另一种有效的支持系统。另外，基于网络的支持小组也积极地投入到 ICD 植入患者的情感支持工作中来。

针对经历植入式心律转复除颤器电击事件的患者的综合心理社会疗法

经历 ICD 电击后进行心理咨询是再常见不过的事情。由于电击事件相关焦虑的研究十分有限，所以除了之前提到的认知和行为策略以外，我们需要更多的临床帮助去提高患者的接纳度，减少因装置及电击事件留下的精神后遗症。一种综合疗法［如 Sears 等（2007）创建和应用的电击和应激处理方案（SSMP）］是患者真正需要的。他们选择过去 1 年内至少经历过一次电击事件的 30 名 ICD 植入患者作为研究对象，方案涉及 4 个方面的 ICD 特定教育：放松及减压训练、认知行为疗法、小组讨论和社会支持。Sears 和他的同事们发现，无论是主观的焦虑症状，还是反映焦虑程度的客观指标（唾液中皮质醇水平）均明显降低（$P<0.05$；$P=0.05$），而患者的接纳程度明显提高（$P<0.01$）。

结论

作为室性心律失常的治疗方法之一，ICD 植入患者及其家属面临着一种全新的生物心理社会治疗模式，以达到延长寿命及改善生命质量的目的。SCA 目前仍是美国人最主要的致死原因，需要形成更广泛的认识对其进行预防和治疗。研究显示消极的精神状态既可能是 VF 等致命性心律失常的原因，也是其后果。目前之所以生物心理社会治疗模式的实际开展受到限制，主要是因为在对多数心理学家的培训计划内很少将医疗、护理、技术、心理、药理、行为、生理以及社会等方面有机整合后进行特定培训。如果患者的治疗目标是延长寿命和提高生命质量的话，这种理论与现实的结合就不能再延误了。本章试图推动为实现生物—心理—社会预后目标而进行的对话。

参考文献

Ahmad, M. , Bloomstein, L. , Roelke, M. , Bernstein, A. D. , & Parsonnet, V. (2000). Patients' attitudes toward implanted defi brillator shocks. *Pacing and Clinical Electrophysiology*, 23 (6), 934-938.

Baird, C. L. , Murawsi, M. M. , & Wu, J. (2010). Effi cacy of guided imagery with relaxation for osteoarthritis symptoms and medication intake. *Pain Management Nursing*, 11 (1), 56-65.

Bardy, G. H. , Lee, K. L. , Mark, D. B. , et al. (2005). Amiodarone or an implantable cardioverter-defi brillator for congestive heart failure. *The New England Journal of Medicine*, 352 (3), 225-237.

Barth, J. , Schneider, S. , & von Känel, R. (2010). Lack of social support in the etiology and the prognosis of coronary heart disease: A systematic review and meta-analysis. *Psychosomatic Medicine*, 72 (3), 229-238.

Beery, T. A. , Baas, L. S. , Matthews, H. , Burroughs, J. , & Henthorn, R. (2005). Development of the implanted devices adjustment scale. *Dimensions of Critical Care Nursing*, 24 (5), 242-248.

Bilge, A. K., Ozben, B., Demircan, S., Cinar, M., Yilmaz, E., & Adalet, K. (2006). Depression and anxiety status of patients with implantable cardioverter defi brillator and precipitating factors. *Pacing and Clinical Electrophysiology*, 29 (6), 619-626.

Burns, J. L., Serber, E. R., Keim, S., & Sears, S. F. (2005). Measuring patient acceptance of implantable cardiac device therapy: Initial psychometric investigation of the Florida Patient Acceptance Survey. *Journal of Cardiovascular Electrophysiology*, 16 (4), 382-390.

Burstein, B., Comtois, P., & Nattel, S. (2008). Comparisons of substrates responsible for atrial versus ventricular fi brillation. In I. Gussak & C. Antzelevitch (Eds.), *Electrical disease of the heart: Genetics, mechanisms, treatment, prevention* (pp. 261-280). London: Springer.

Carlsson, E., Olsson, S. B., & Hertervig, E. (2002). The role of the nurse in enhancing quality of life in patients with an implantable cardioverter-defi brillator: The Swedish experience. *Progress in Cardiovascular Nursing*, 17 (1), 18-25.

Chesney, M. A., Black, G. W., Swan, G. E., & Ward, M. M. (1987). Relaxation training for essential hypertension at the worksite: The untreated mild hypertensive. *Psychosomatic Medicine*, 49 (3), 250-263.

Chevalier, P., Cottraux, J., Mollard, E., NanYao, S., Brun, S., Burri, H., Restier, L., & Adeleine, P. (2006). Prevention of implantable defi brillator shocks by cognitive behavioral therapy: A pilot trial. *American Heart Journal*, 151, 191. e1-191. e6.

Connolly, S. J., Dorian, P., Roberts, R. S., Gent, M., Bailin, S., Fain, E S., & Hohnloser, S. H. (2006). Comparison of β-blockers, amiodarone plus β-blockers, or sotalol for prevention of shocks from implantable cardioverter defi brillators: the OPTIC Study: A randomized trial. JAMA, 295 (2), 165-171.

Dehdari, T., Heidarnia, A., Ramezankhani, A., Sadeghian, S., & Ghofranipour, F. (2009). Effects of progressive muscular relaxation training on quality of life in anxious patients after coronary artery bypass graft surgery. *The Indian Journal of Medical Research*, 129 （5）, 603-608.

DeRubeis et al. （2010）. Cognitive therapy. In K. S. Dobson （Ed.）, *Handbook of cognitive-behavioral therapies*. New York: Guilford, 277-316.

Domanski, M. J. , Zipes, D. P. , & Schron, E. （1997）. Treatment of sudden cardiac death: Current understandings from randomized trials and future research directions. *Circulation*, 95 （12）, 2694-2699.

Dougherty, C. M. , Johnston, S. K. , & Thompson, E. A. （2007）. Reliability and validity of the self-effi cacy expectations and outcome expectations after implantable cardioverter defi brillator implantation scales. *Applied Nursing Research*, 20 （3）, 116-124.

Dougherty, C. M. , Thompson, E. A. , & Lewis, F. M. （2005）. Long-term outcomes of a telephone intervention after an ICD. *Pacing and Clinical Electrophysiology*, 28, 1157-1167.

Dunbar, S. B. , Langberg, J. J. , Reilly, C. M. , Viswanathan, B. , McCarty, F. , Culler, S. D. , O'Brien, M. C. , & Weintraub, W. S. （2009）. Effect of a psychoeducational intervention on depression, anxiety, and health resource use in implantable cardioverter defi brillator patients. *Pacing and Clinical Electrophysiology*, 32 （10）, 1259-1271.

Edelman, S. , Lemon, J. , & Kirkness, A. （2007）. Educational intervention for patients with automatic implantable cardioverter defi brillators. *The Australian Journal of Advanced Nursing*, 24 （3）, 26-32.

Engel, G. （1971）. Sudden and rapid death during psychological stress: Folklore or folk wisdom? *Annals of Internal Medicine*, 74, 771-782.

Ezekowitz, J. A. , Armstrong, P. W. , & McAlister, F. A. （2003）. Implantable cardioverter defi brillators in primary and secondary prevention: A systematic review of randomized, controlled trials. *Annals of Internal Medicine*, 138 （6）, 445-452.

Fitchet, A. , Doherty, P. J. , Bundy, C. , Bell, W. , Fitzpatrick, A. P. , & Garrat, C. J. （2003）. Comprehensive cardiac rehabilitation programme for implantable cardioverter-defi brillator patients: A randomised controlled trial. *Heart*, 89 （2）, 155-160.

Frizelle, D. J. , Lewin, R. J. P. , Kaye, G. , Hargreaves, C. , Hasney, K. , Beaumont, N. , & Moniz-Cook, E. (2004). Cognitive-behavioural rehabilitation programme for patients with an implanted cardioverter defi brillator: A pilot study. *British Journal of Health Psychology*, 9, 381-392.

Frizelle, D. J. , Lewin, B. , Kaye, G. , & Moniz-Cook, E. D. (2006). Development of a measure of the concerns held by people with implanted cardioverter defi brillators: The ICDC. *British Journal of Health Psychology*, 11, 293-301.

Gehi, A. K. , Stein, R. H. , Metz, L. D. , & Gomes, A. (2005). Microvolt T-wave alternans for the risk stratifi cation of ventricular tachyarrhythmic events. *Journal of the American College of Cardiology*, 46, 75-82.

Hazelton, A. G. , Sears, S. F. , Kirian, K. , Matchett, M. , & Shea, J. B. (2009). Cardiac partner page: Coping with cardiac disease and partner's ICD. *Circulation*, 120, e73-e76.

Hilding, C. , & Fridlund, B. (2003). Participation in peer support groups after a cardiac event: A 12-month follow-up. *Rehabilitation Nursing*, 28 (4), 123-128.

Hildingh, C. , & Fridlund, B. (2004). A 3-year follow-up of participation in peer support groups after a cardiac event. *European Journal of Cardiovascular Nursing*, 3 (4), 315-320.

Jacq, F. , Foulldrin, G. , Savore, A. , Anselme, F. , Baguelin-Pinaud, A. , Cribier, A. , & Thibaut, F. (2009). A comparison of anxiety, depression and quality of life between device shock and nonshock groups in implantable cardioverter defi brillator recipients. *General Hospital Psychiatry*, 31, 266-273.

Kapa, S. , Rotondi-Trevisan, D. , Mariono, A. , Aves, T. , Irvine, J. , Dorian, P. , & Hayes, D. L. (2010). Psychopathology in patients with ICDs over time: Results of a prospective study. *Pacing and Clinical Electrophysiology*, 33, 198-208.

Kenny, T. (2006). *The nuts and bolts of ICD therapy*. Malden: Blackwell. Kirian, K. B. , Sears, S. F. , & Shea, J. B. (2009). How to respond to an implantable cardioverter defi brillator recall. *Circulation*,

119, e189-e191.

Kohn, C. S., Petrucci, R. J., Baessler, C., Soto, D. M., & Movsowitz, C. (2000). The effect of psychological intervention on patients' long-term adjustment to the ICD: A prospective study. *Pacing and Clinical Electrophysiology*, 23, 450-456.

Kop, W. J., Krantz, D. S., Nearing, B. D., Gottdiener, J. S., Quigley, J. F., O'Callahan, M., DelNegro, A. A., Friehling, T. D., Karasik, P., Suchday, S., Leven, J., & Verrier, R. L. (2004). Effects of acute mental stress and exercise on T-wave alternans in patients with implantable cardioverter defi brillators and controls. *Circulation*, 109, 1864-1869.

Kuhl, E. A., Dixit, N. K., Walker, R. L., Conti, J. B., & Sears, S. F. (2006). Measurement of patient fears about implantable cardioverter defi brillator shock: An initial evaluation of the Florida Shock Anxiety Scale. *Pacing and Clinical Electrophysiology*, 29 (6), 614-618.

Kuhl, E. A., Sears, S. F., Vazquez, L. D., & Conti, J. B. (2009). Patient-assisted computerized education for recipients of implantable cardioverter defi brillators: A randomized controlled trial of the PACER program. *The Journal of Cardiovascular Nursing*, 24 (3), 225-231.

Kulur, A. B., Haleagrahara, N., Adhikary, P., & Jeganathan, P. S. (2009). Effect of diaphragmatic breathing on heart rate variability in ischemic heart disease with diabetes. *Arquivos Brasileiros de Cardiologia*, 92 (6), 423-429.

Ladwig, K. H., Baumert, J., Marten-Mittag, B., Kolb, C., Zrenner, B., & Schmitt, C. (2008). Posttraumatic stress symptoms and predicted mortality in patients with implantable cardioverter-defi brillators: Results from the prospective living with an implanted cardioverter-defi brillator study. *Archives of General Psychiatry*, 65 (11), 1324-1330.

Lahmann, C., Henningsen, P., Schulz, C., Schuster, T., Sauer, N., Noll-Hussong, M., Ronel, J., Tritt, K., & Loew, T. (2010). Effects of functional relaxation and guided imagery on IgE in dust-mite allergic adult asthmatics: A randomized, controlled clinical trial. *The Journal of Nervous and Mental Disease*, 198 (2), 125-130.

Lampert, R. (2005). Emotion and sudden cardiac death. *Expert Review of Cardiovascular Therapy*, 7, 723-725.

Lampert, R. (2010). Anger and ventricular arrhythmias. *Current Opinion in Cardiology*, 25, 46-52.

Lampert, R., Jain, D., Burg, M. M., Batsford, W. P., & McPherson, C. A. (2000). Destabilizing effects of mental stress of ventricular arrhythmias in patients with implantable cardioverterdefi brillators. *Circulation*, 101, 158-164.

Lampert, R., Joska, T., Burg, M. M., Batsford, W. P., McPherson, C. A., & Jain, D. (2002). Emotional and physical precipitants of ventricular arrhythmia. *Circulation*, 106, 1800-1805.

Lampert, R., Shusterman, V., Burg, M., McPherson, C., Batsford, W., Goldberg, A., & Soufer, R. (2009). Anger-induced T-wave alternans predicts future ventricular arrhythmias in patients with implantable cardioverter-defi brillators. *Journal of the American College of Cardiology*, 53, 774-778.

Laoutaris, I. D., Dritsas, A., Brown, M. D., Manginas, A., Kallistratos, M. S., Degiannis, D., Chaidaroglou, A., Panagiotakos, D. B., Alivizatos, P. A., & Cokkinos, D. V. (2007). Immune response to inspiratory muscle training in patients with chronic heart failure. *European Journal of Cardiovascular Prevention and Rehabilitation*, 14 (5), 679-685.

Lemon, J., Edelman, S., & Kirkness, A. (2004). Avoidance behaviors in patients with implantable cardioverter defi brillators. *Heart & Lung*, 33 (3), 176-182.

Leor, J., Poole, K., & Kloner, R. A. (1996). Sudden cardiac death triggered by an earthquake. *The New England Journal of Medicine*, 334, 413-419.

Lewin, R. J., Coulton, S., Frizelle, D. J., Kaye, G., & Cox, H. (2009). A brief cognitive behavioural preimplantation and rehabilitation programme for patients receiving an implantable cardioverter-defi brillator improves physical health and reduces psychological morbidity and unplanned readmissions. *Heart*, 95 (1), 63-69.

Lewis, L. K. , Williams, M. T. , & Olds, T. (2007). Short-term effects
　　on outcomes related to the mechanism of intervention and physiological out-
　　comes but insuffi cient evidence of clinical benefi ts for breathing control: A
　　systematic review. *The Australian Journal of Physiotherapy*, 53 (4),
　　219-227.

Mark, D. B. , Anstrom, K. J. , Sun, J. L. , et al. (2008). Quality of life
　　with defi brillator therapy or amiodarone in heart failure. *The New Eng-
　　land Journal of Medicine*, 359 (10), 999-1008.

Matchett, M. , Kirian, K. , Hazelton, A. G. , Brumfi eld, J. , & Sears,
　　S. F. (2009). Common presenting psychosocial problems for implantable
　　cardioverter defi brillator patients: A primer for consulting professionals.
　　In L. Sher (Ed.), *Psychological factors and cardiovascular disorders*.
　　New York: Nova Biomedical Books.

Meisel, S. R. , Kutz, I. , Dayan, K. I. , Pauzner, H. , Chetboun, I. ,
　　Arbel, Y. , & David, D. (1991). Effect of Iraqi missile war on incidence
　　of acute myocardial infarction and sudden death in Israeli civilians. *Lancet*,
　　338, 660-661.

Moss, A. J. , et al. (1996). Improved survival with an implanted defi bril-
　　lator in patients with coronary disease at high risk for ventricular arrhyth-
　　mia. Multicenter automatic defi brillator implantation trial investigators.
　　The New England Journal of Medicine, 335, 1933-1940.

Parry, M. , & Watt-Watson, J. (2010). Peer support intervention trials
　　for individuals with heart disease: A systematic review. *European Journal
　　of Cardiovascular Nursing*, 9 (1), 57-67.

Passman, R. , Subacius, H. , Ruo, B. , Schaechter, A. , Howard, A. ,
　　Sears, S. F. , & Kadish, A. (2007). Implantable cardioverter defi bril-
　　lators and quality of life: Results from the Defi brillators in Nonischemic
　　Cardiomyopathy Treatment Evaluation Study. *Archives of Internal Medi-
　　cine*, 167, 2226-2232.

Pastore, J. M. , Girouard, S. D. , Laurita, K. R. , Akar, F. G. , &
　　Rosenbaum, D. S. (1999). Mechanism linking T-wave alternans to the
　　genesis of cardiac fi brillation. *Circulation*, 99, 1385-1394.

Pedersen, S. S. , Van Den Broek, K. , & Sears, S. F. (2007). Psychological intervention following implantation of an implantable defi brillator: A review and future recommendations. *Pacing and Clinical Electrophysiology*, 30, 1-9.

Pelletier, D., Gallagher, R., Mitten-Lewis, S., McKinley, S., & Squire, J. (2002). Australian implantable cardiac defi brillator recipients: Quality-of-life issues. *International Journal of Nursing Practice*, 8 (2), 68-74.

Salmoirago-Blotcher, E., & Ockene, I. S. (2009). Methodological limitations of psychosocial interventions in patients with an implantable cardioverter-defi brillator (ICD): A systematic review. *BMC Cardiovascular Disorders*, 9, 56.

Sears, S. F., & Conti, J. B. (2003). Understanding ICD shocks and storms: Medical and psychosocial considerations for research and clinical care. *Clinical Cardiology*, 26, 107-177.

Sears, S. F., Conti, J., Curtis, A., Saia, T. L., Foote, R., & Wen, F. (1999). Affective distress and implantable cardioverter defi brillators: Cases for psychological and behavioral interventions. *Pacing and Clinical Electrophysiology*, 22, 1831-1834.

Sears, S. F., Kirian, K., Matchett, M., Benton, C., & Nekkanti, R. (2011). Family matters: Research and clinical management of psychosocial issues for ICD patients and ICD partners. In A. Tsiperfal (Ed.), *Practical cardiac arrhythmia management for nurses and associated professionals*. Sears, S. F., Lewis, T. S., Kuhl, E. A., & Conti, J. B. (2005). Predictors of quality of life in implantable cardioverter defi brillator patients. *Psychosomatics*, 46, 451-457.

Sears, S. F., Matchett, M., & Conti, J. B. (2009). Effective management of ICD psychosocial issues and patient critical events. *Journal of Cardiovascular Electrophysiology*, 20, 1297-1304.

Sears, S. F., Shea, J. B., & Conti, J. B. (2005). The cardiology patient page: How to respond to and ICD shock. *Circulation*, 111, e380-e383.

Sears, S. F., Sowell, L. V., Kuhl, E. A., Kovacs, A. H., Serber, E. R., Handberg, E., Kneipp, S. M., Zineh, I., & Conti, J. B. (2007). The ICD shock and stress management program: A randomized trial of psychosocial treatment to optimize quality of life in ICD patients. *Pacing and Clinical Electrophysiology*, 30, 858-864.

Sears, S. F., Todaro, J. F., Saia, T. L., Sotile, W., & Conti, J. B. (1999). Examining the psychosocial impact of implantable cardioverter defi brillators: A literature review. *Clinical Cardiology*, 22, 481-489.

Sears, S. F., Vazquez, L., Matchett, M., & Pitzalis, M. (2008). State of the art: Anxiety management in patients with implantable cardioverter defi brillators. *Stress and health*.

Shedd, O. L., Sears, S. F., Harvill, J. L., Arshad, A., Conti, J. B., Steinberg, J. S., & Curtis, A. B. (2004). The World Trade Center attack: Increased frequency of defi brillator shocks for ventricular arrhythmias in patients living remotely from New York City. *Journal of the American College of Cardiology*, 44 (6), 1256-1257.

Shusterman, V., Goldberg, A., & London, B. (2006). Upsurge in T-wave alternans and nonalternating repolarization instability precedes spontaneous initiation of ventricular tachyarrhythmias in humans. *Circulation*, 113, 2880-2887.

Spindler, H., Johansen, J. B., Andersen, K., Mortensen, P., & Pedersen, S. S. (2009). Gender differences in anxiety and concerns about the cardioverter defi brillator. *Pacing and Clinical Electrophysiology*, 32, 614-621.

Steinberg, J. S., Arshad, A., Kowalski, M., Kukar, A., Suma, V., Bloka, M., Ehlert, F., Herweg, B., Donnelly, J., Philip, J., Reed, G., & Rozanski, A. (2004). Increased incidence of life-threatening ventricular arrhythmias in implantable defi brillator patients after the World Trade Center attack. *Journal of the American College of Cardiology*, 44 (6), 1261-1264.

Stutts, L. A., Cross, N. J., Conti, J. B., & Sears, S. F. (2007). Examination of research trends on patient factors in implantable cardioverter defi brillator patients. *Clinical Cardiology*, 30, 64-68.

The American Heart Association. (2007). *Heart disease and stroke statistics- 2007 update: A report from the American Heart Association*. Dallas: The American Heart Association.

Turhakia, M. , & Tseng, Z. H. (2007). Sudden cardiac death: Epidemiology, mechanisms, and therapy. *Current Problems in Cardiology*, 32 (9), 501-546.

Urech, C. , Fink, N. S. , Hoesli, I. , Wilhelm, F. H. , Bitzer, J. , & Alder, J. (2010). Effects of relaxation on psychobiological wellbeing during pregnancy: A randomized controlled trial. *Psychoneuroendocrinology*, 35 (9), 1348-1355.

Vazquez, L. D. , Conti, J. B. , & Sears, S. F. (2010). Female-specifi c education, management, and lifestyle enhancement for implantable cardioverter defi brillator patients: The FEMALE-ICD Study. *Pacing and Clinical Electrophysiology*, 33 (9), 1131-1140.

Wang, P. J. , Al-Ahmad, A. , Hsia, H. H. , & Zei, P. C. (2008). Advances in implantable defi brillator therapy and technologies. In P. Wang, H. Hsia, A. Al-Ahmad, & P. Zei (Eds.), *Ventricular arrhythmias and sudden cardiac death: Mechanism, ablation, and defi brillation* (pp. 312-326). Malden: Blackwell.

Whang, W. , Albert, C. M. , Sears, S. F. , Lampert, R. , Conti, J. B. , Wang, P. J. , Singh, J. P. , Ruskin, J. N. , Muller, J. E. , & Mittleman, M. A. (2005). Depression as a predictor for appropriate shocks among patients with implantable cardioverter-defi brillators: Results from the Triggers of Ventricular Arrhythmias (TOVA) Study. *Journal of the American College of Cardiology*, 45 (7), 1090-1095.

Wilkoff, B. L. , & Thal, S. G. (2008). The implantable cardioverter defi brillator: Technical and clinical considerations. In I. Gussak & C. Antzelevitch (Eds.), *Electrical disease of the heart: Genetics, mechanisms, treatment, prevention* (pp. 772-780). London: Springer.

Wright, J. H. , Basco, M. R. , & Thasco, M. E. (2006). *Learning cognitive-behavioral therapy*. Arlington: American Psychiatric Publishing.

Yu, D. S. F. , Lee, D. T. F. , & Woo, J. (2009). Improving health-related quality of life patients with chronic heart failure: Effects of relaxation therapy. *Journal of Advanced Nursing*, 66 (2), 392-403.

Zimetbaum, P. J. , & Josephson, M. E. (2009). *Practical clinical electrophysiology*. Philadelphia: Lippincott Williams & Wilkins.

第 4 章
心房颤动：患者的生物心理社会治疗方法

A. Garrett Hazelton，Samuel F. Sears 和 Evelio Rodriguez

引言

心房颤动（AF）是迄今为止临床上最常见的心律失常，接近 220 万的美国人患有心房颤动，并且它的新发患者数每年增加 16 万人次（Lloyd-Jones 等 2009）。据统计，截止到 2050 年，将会有 560 万美国人患有心房颤动，在美国医疗保险中，心房颤动及其相关并发症的医疗花费每年约 157 亿美元（Lee 等 2008）。

心房颤动发病率及死亡率的影响意义重大（Benjamin 等 1994，1998）。弗雷明汉研究（Kannel，Abbott，Savage 和 Mc-Namara 1982；Kannel，Wolf，Benjamin 和 Levy 1998）显示，心房颤动使所有疾病的死亡率增加 2 倍，心房颤动患者脑卒中的发生率增加 4～5 倍（Wolf，Abbott 和 Kannel 1991），但使用合适剂量的抗凝血药物华法林（一般被定义为血液稀释剂）后脑卒中的发生率明显下降。临床上应用基于心房颤动共病的各种风险模型来估计心房颤动患者卒中风险。终生华法林抗凝与每年约 1% 的出血风险密切相关。华法林使用的必要性是心房颤动患者最大的不满缘由之一，严重影响了患者的生命质量。

除抗凝血药物的应用之外，临床医生非常关注使用一种或者几种治疗手段来控制患者的心率或心律，例如抗心律失常药物、电复律、安置或不安置起搏器的导管消融术和（或）外科消融术。然而，临床医生却很少关注潜在的心理因素对心房颤动的影响，因此，也没有将试图通过改变患者的心理因素作为心房颤动综合治疗的一部分。

本章的目的是综述心房颤动的生物心理社会模式，并为临床管理心房颤动患者的心理状态提供指导。我们首先简要介绍心房颤动的类型、原因和症状，然后会描述心房颤动患者的心理因素对其疾病的影响，最后，尽管有关干预的研究有限，我们仍将论证临床健康心理在心房颤动患者中的应用。这些行为治疗策略主要基于类似患者人群的临床经验和研究。我们希望能够证明那些与潜在的研究和必要的临床试验相关的诸领域，并证实 AF 患者人群中恰当应激处理的重要性，直至相关的循证治疗诞生。

理解心房颤动

心律失常包括被动性异位心律和主动性异位心律。被动性异位心律通常是指通过心房和心室之间的传导紊乱，即房室传导阻滞。主动性异位心律通常指异常冲动及折返的形成。心房颤动作为一种主动性异位心律，是临床上最常见的心律失常，它可以孤立性心房颤动或相关疾病伴发心房颤动的形式出现，前者通常发生在无器质性病变的健康人，心脏结构正常；后者通常表现为心脏结构异常，如瓣膜病和冠心病。绝大多数心房颤动患者有其他相关疾病，如高血压、冠心病和（或）糖尿病（Aldhoon, Melenovsky, Peichl 和 Kautzner 2010）。

AF 发生时，心房（位于心房上部）快速无规律跳动，心房率通常超过 350 次/分。电冲动通过房室结由心房传导到心室（心脏下部的心腔），幸运的是房室结可以减慢这些冲动的传导。然而尽管如此，心室率依然相当快，常超过 100 次/分，若对这种快速心律失常不采取干预措施，则可导致心动过速相关型心肌病或心力衰竭的发生。

心房颤动最近被分类为（Calkins 等 2007；Fuster 等 2007）：

①阵发性心房颤动：持续时间≤7 天，②持续性心房颤动：持续时间＞7 天，③永久性心房颤动：持续时间超过 1 年。

AF 的发生原因并不十分明确，然而，AF 发生原因一般可以分为心源性或非心源性。心源性的原因包括心脏瓣膜病、左心室肥厚、冠心病、病态窦房结综合征和心肌炎等；非心源性的原因包括甲状腺功能异常、酗酒、肺血栓性疾病和肺炎等。心房颤动起源于无规则的电传导并在心房内反复折返形成，或者位于左心房靠近肺静脉的兴奋点激发形成。心房颤动的发生是基于心房基质、机制和触发活动等相互交织在一起而发生的结果（Aldhoon 等 2010）。

由于很多心房颤动患者通常无症状（约占 65%），因此心房颤动的诊断是比较困难的。然而另一些心房颤动患者会伴有一系列症状，如头晕、心悸、活动耐量下降、气促以及心力衰竭的体征（Kannel 等 1998）。一些人没有意识到自己有心房颤动，然而另外一些人很快就意识到自己心律的改变，出现这种差别的原因并不清楚。很多心房颤动患者的临床症状与快速的心室率有关，若有效减慢心室率，可使症状很快消失；而另外一些患者却仍有不适症状，尽管他们的心室率并不快。症状的产生偶尔与心室率太慢有关。患者对症状的感知仍是重要的决定变量，因为感觉到症状会促使患者去寻求医学帮助以及药物治疗、导管治疗和（或）外科手术干预。主诉症状明显的患者更倾向于直接寻求并接受治疗，因此在这些人群中生理和心理感受之间的相互影响会非常明显。

心房颤动的诊断可通过脉搏和心脏听诊。通常，如果怀疑是心律失常，心电图可用来明确心房颤动的诊断。体表心电图记录心脏的电活动，若怀疑是 AF，而心电图检查并未描记到相应图形，可以用动态心电图或心电监护进行长时间的心率监测（表 4-1）。

表 4-1 心房颤动患者生物心理社会学管理——快速参考

心房颤动分类	关键词	定义/举例
病因学	心源性	如冠心病
	非心源性	如饮酒
类型	阵发性	持续时间≤7 天
	持续性	持续时间>7 天，需要电转复和（或）药物转复为窦性心律
	永久性	发作时间超过 1 年
症状表现	有症状	患者有身体不适
	无症状	患者无不适症状
电击疾病	孤立性	心脏结构正常
	伴发性	与结构性心脏病相关
诊断	脉搏	基本体格检查
	听诊	基本体格检查
	心电图	心律失常的心电监测
	动态心电图	适合家中使用的便携式心电图
干预	抗凝	预防潜在的脑卒中
	控制心率	控制快速心室率
	控制节律	转复窦性心律
	电复律	转复窦性心律
	导管消融	隔离致心律失常的通路
药物	β-受体阻断药	阻断肾上腺素及去甲肾上腺素
	钙拮抗剂	减慢异常的起搏频率
	华法林	减少脑卒中或血栓事件的发生
	胺碘酮	抗心律失常药物
	决奈达隆	心房颤动治疗的特殊药物
	多菲利特	维持并转复窦性心律
生活方式改善	药物治疗	遵医嘱，正确服药
	饮食	遵医嘱，避免摄入酒精、咖啡等
	运动	除非另有要求，否则越多越好
心理因素	焦虑	心房颤动发生前期或后果
	抑郁	心房颤动发生前期或后果
	愤怒/激惹	能诱发心律失常
	人格	容易有消极情感

续表

心房颤动分类	关键词	定义/举例
行为医学	临床随访	讲解心房颤动相关知识，评估心房颤动症状
	心理疏导	疾病、情绪、想法、行为间的相互关系
	压力管理	调整呼吸，想象
	调整认知	重新调整想法
	解决问题	发挥想象解决问题
	防治复发	理解并处理苦恼情绪的触发器

医疗干预

正如引言中所提到的，由于年龄、共患疾病及心房颤动严重程度（例如 AF 类型或临床症状）的差异，心房颤动患者的处理常常差别很大。临床医生通常根据患者临床症状的严重程度来制订治疗方案。然而，正如上面所说的，大约 65％的心房颤动患者并无明显的症状。

临床上根据 AF 类型确定 AF 治疗方案，但 AF 类型也常常引起误解。例如，无论是阵发性心房颤动、持续性心房颤动，还是永久性心房颤动患者，他们脑卒中的概率都是相当的（（Hohnloser 等 2007），因此大多数临床医生使用风险指数来评估心房颤动患者发生脑卒中的可能性。预防脑卒中发生的最有效治疗是抗凝，由于心房颤动患者血流动力学的改变，其血液处于高凝状态，心房无效收缩，血液不能有效泵入心室，部分血液淤滞，左心耳成为心房颤动患者血栓的聚集部位，血液凝固后会发生血栓脱落，随血流至大脑引起脑卒中。

随着年龄的增长，脑卒中的发生率也增加，超过 80 岁的患者中，卒中的发生率将近 25％，CHADS2 评分是评估心房颤动患者脑卒中风险及抗凝血药物使用与否的重要工具。表 4-2 显示了 CHADS2 评分系统。

表 4-2　CHADS2 评分标准

首字母	危险因素	评分
C	充血性心力衰竭	1
H	高血压史	1
A	年龄≥75 岁	1
D	糖尿病史	1
S2	脑卒中症状或短暂性脑缺血发作	2

如果一个患者的 CHADS2≥2，那么不管这个患者的临床症状及类型如何，华法林抗凝都是必需的。

除了预防脑卒中的发生，心房颤动的药物治疗还包括控制心率或心律。控制心率的药物包括 β-受体阻断药、钙拮抗剂、洋地黄类药物，这些药物通过减慢房室传导，使静息状态下心室率为80 次/分左右，可以缓解患者的症状（例如心悸），并预防心动过速型心肌病。

心脏节律控制的目标是指维持或转复窦性心律，转复窦性心律适用于那些心室率控制无效的有症状性 AF 患者。抗心律失常药物（如索他洛尔、普罗帕酮、胺碘酮、决奈达隆）可用来稳定心房电活动，从而转复窦性心律。如果心房颤动持续时间很久且不能自行终止，则可以使用电复律转复窦性心律。简单地说，电复律是电流通过胸壁传导到心脏，打断心脏异常的电活动，从而恢复正常的窦性心律。虽然电复律转复很快，却不能预防心房颤动的复发，药物、消融和手术是预防心房颤动复发的有效治疗方法。

房室结消融是控制心室率的极端方法，应用电极传导射频能量，阻断从心房到心室的电传导。因此，为了保证心室率，这些患者必须安装永久性起搏器，且这些患者仍是心房颤动率，脑卒中的风险也没有下降。

心房颤动患者转复窦性心律的更多侵入性治疗均基于考克

斯（Cox）迷宫切割和缝合手术。James Cox 博士研发了这一手术过程，它是在左心房和右心房做切口，阻断引起心房颤动的大折返环（Cox 等 1991；Cox 等 2004），它成为心房颤动转复的金标准。然而，由于这种手术复杂且并发症很多，因此并不被广泛接受。

射频消融、冷冻消融、激光、高频超声波均应用不同的能量源创建线性病变模拟 Cox 迷宫Ⅲ病变组，临床医生应用这些能量通过经皮导管或外科手术可以执行 Cox 迷宫手术。根据目前的导管技术，电生理专家能够创建 Cox 迷宫手术所描述的全部心房病变，但是目前的导管消融技术被指责导致其窦性心律恢复低于 Cox 迷宫手术系列描述的效果，这也成为心房颤动复发的重要原因。导管消融是否能够成功取决于心房颤动的类型，对于持续时间短的阵发性心房颤动和心房不大的患者效果比较好。

外科消融技术允许外科医生完全模拟 Cox 迷宫Ⅲ病变组（Gaynor 等 2004）。完全模拟 Cox 所描述的全部病变组的手术方式对窦性心律恢复最好。一些医学中心试图用微创外科技术创建一些这样的病变，然而这种效果与导管消融差不多。一些医学中心（例如东卡莱罗纳州心脏研究所）应用冷冻消融术通过右侧迷你胸廓切开术使用微创或机器人辅助技术模仿整个病变组。

饮食、药物治疗和体育锻炼均是心房颤动患者自我保健的重要方法，临床医生及相关医务人员应给患者提供特别的保健方法。例如，口服华法林的患者应检测食物中维生素 K 的含量，维生素 K 是肝合成用来预防出血的。由于高血压和高血脂通常与心房颤动同时存在，所以医生应该提醒患者限制脂肪和盐的摄入量。临床医生应该提醒患者限制酒精、咖啡及尼古丁的摄入，这些物质可能会诱发心律失常的发作。接受正规药物治疗的将减少对心房颤动患者的不良影响（McCabe 2008）。定期复查对于心房颤动患者来说也是很重要的。心房颤动患者可以通过定期复查了解疾病的发展。因此临床医生有必要为患者提供个性化的治疗方案。

心房颤动患者的经历

心房颤动患者面临的挑战是了解疾病的严重性及适应心房颤动的能力（Sears 等 2005）。心房颤动症状通常与情绪反应（如焦虑、愤怒和抑郁等）相重叠，有时不易区分。例如远程心电监护显示 69％的症状与记录到的心房颤动有关，31％有症状的患者实际记录为窦性心律（Bhandari 等 1992）。这些资料提示 31％的症状与焦虑或过度警觉 AF 发生有关，而实际上临床上并未记录到 AF 的客观依据。心悸可以是心房颤动或者心理压抑的表现，67％的心房颤动患者和 24％的窦性心律患者经常出现这种症状（Gerstenfeld 等 1999）。心房颤动患者可以出现各种不同的症状，有时 AF 症状会与心理压抑引起的症状相叠加。

目前研究仍不清楚心理困扰如何在病因学、与心房颤动同时发生、加剧心房颤动过程中发挥作用，我们也不确定心房颤动是否会导致焦虑及其他心理压抑等相关问题。这些都是有趣的问题，需要进一步研究。下面的综述将利用有限的文献探讨这些问题。

显而易见，心理因素与心房颤动密切相关。近期研究显示心律失常可先于或滞后于心理情绪的改变（Lampert 2010），心房颤动患者确实存在焦虑、抑郁、愤怒等负面心理因素（McCabe 2010）。一项临床试验搜集了 240 名阵发性心房颤动患者资料，来研究焦虑和心房颤动之间的关系（Suzuki 和 Kasanuki 2004），其中将近 29.5％的心房颤动患者合并场所恐惧症的惊恐发作。焦虑影响心房颤动患者的生命质量，并且加重心房颤动患者的症状。正如 McCabe 2010 精彩综述所报道，焦虑情绪能够协同肾上腺素的作用，肾上腺素能够诱发或加重心房颤动。心房颤动能引发焦虑情绪，若心房颤动患者害怕心房颤动复发，它就会加剧患者的焦虑情绪。由于焦虑症状与心房颤动症状很相似，患者常常难以区分两者的症状（表 4-3）。

表 4-3　心房颤动与焦虑的联系和区别

联系和区别	心房颤动	焦虑
相同症状	心悸	心悸
	心搏不规则	心搏剧烈
	胸痛	心率增快
	胸部不适	胸痛
	呼吸困难	胸部不适
	气促	感觉气促
	头晕	窒息感
	头晕目眩	头晕
	乏力	感觉头晕眼花
	虚弱	不安
		晕厥
		易疲劳
不同症状	心力衰竭	寒战或潮热
	运动时头晕	出汗
	运动时呼吸短促	颤抖或震动
	运动时胸痛	透不过气
		恶心或腹部不适
		虚幻感
		害怕失去控制
		恐惧死亡
		麻木或刺痛感
		不安、紧张、易怒
		精力难以集中
		激惹
		肌紧张
		睡眠障碍

心理因素和患者对心房颤动症状的感知

　　心理因素增加了患者对 AF 症状不健康的认知。经历过 AF 症状的患者更容易注意到症状的发生而且过度关注症状，以至于导致症状更剧烈，认为不能耐受。一项研究显示，经历过类似 AF 症状的患者对焦虑的感知多种多样（Ong 等 2006）。有焦虑倾向时会增加与 AF 症状相关的苦恼。此项研究显示心理特征可以预示患者的预后，正如症状感知可预示患者的心身生命质量一样。一项有趣的研究显示乐观情绪预示着较高的精神生活质量，却并不能预示躯体生命质量。研究表明心房颤动患者健康内控（认为自己对自身的健康负主要责任）可调节不确定性和危险评估之间的关系（Kang 2009）。这一证据表明部分患者确诊 AF 后发生症状虽不典型但却认为情况一样危险。这些患者由于担心心房颤动症状的发作，会更有可能寻求治疗。患者的感知力成为心房颤动患者感受的关键，那些具有较多苦恼情绪的患者可能会接受或主动要求导管消融治疗。

心理因素是心房颤动的前驱因素

根据患者报告，应激可能是心房颤动最常见的诱发因素。Hansson，Madsen-Hardig 和 Olsson（2004）研究了 100 名阵发性心房颤动患者，了解心房颤动的诱发因素。应激是最常见的诱发因素（54％的患者），其次为劳累（42％）、疲惫（41％）、饮咖啡（25％）和感染（22％）（Hansson 等 2004）。这些数据非常重要，因为患者自己相信应激是心房颤动的重要诱发因素，不论其实际情况如何。尽管如此，最近弗雷明汉后代研究显示愤怒或激惹是男性心房颤动患者发病的前兆。如同室上性心律失常，愤怒、激惹（Eaker，Sullivan，Kelly-Hayes，D'Agostino 和 Benjamin 2004）和紧张（Eaker，Sullivan，Kelly-Hayes，D'Agostino 和 Benjamin 2005）能够预测男性未来 10 年心房颤动的发生。同时，最近的研究发现急性应激成为急性孤立性心房颤动的独立危险因素（Mattioli，Bonatti，Zennaro，Melotti 和 Mattioli 2008）。有趣的是，由于急性应激发展为心房颤动的患者能够自行转复窦性心律的可能性很大。

心理困扰可能也是预测心房颤动复发的重要因素。心房颤动在抑郁症患者中的复发率为 85％，在非抑郁症患者中的复发率为 39％（Lange 和 Herrmann-Lingen 2007）。也有人认为，情绪低落会诱发心房颤动电复律患者术后复发。抑郁状态是一种促炎症反应状态，它会协同肾上腺素类物质的作用。然而其机制并不十分明了，因为经历心房颤动复发和（或）积极治疗的患者同样容易有抑郁情绪。

心理因素也是心房颤动的后果

许多心房颤动患者很担忧心房颤动对心功能的影响，由于不了解自己的健康状况，就容易产生抑郁情绪。事实上，抑郁情绪在心房颤动患者中很常见。Thrall，Lip，Carroll 和 Lane（2007）发现，38％的心房颤动患者有抑郁症状，38％的患者有焦虑情绪（Thrall 等 2007），在经过 6 个月的随访后，这种情绪也没改变。对于心脏病患者来说，抑郁症状能够预测患者的生命质量，女性生命质量较差，她们对心房颤动症状反应敏感，心房颤动患者会渐渐对自己的健康失去信心。一项关于 70 人的心房颤动诊断的队列研究显示焦虑会诱发心房颤动（Lane，Langman，Lip 和 Nouwen 2009），心房颤动患者一旦出现焦虑情绪，生命质量就会很差。

研究表明心房颤动相关苦恼感知与心理因素有关。整体而言，与心房颤动相关的患者临床状况和治疗因素显示，专门解决生物、心理、社会因素之间动态相互作用的生物—心理—社会模式，可能有利于我们解释心房颤动的发生机制及其后果。因此对确诊心房颤动患者进行认知行为疗法（CBT）干预很有必要。

认知行为干预

对心脏病患者进行认知行为干预非常有效（Sears et al 等 2007），对一部分患者来说，心理干预作为手术治疗的辅助治疗是有益的。目前对心房颤动患者的行为学研究极其有限，下面的讨论将利用其他心脏疾病及临床实践中的经验性总结来阐述这个问题。根据本章资料，临床医生可以通过工具做到：①了解心理因素和心房颤动症状间共同的病因学改变；②对受症状困扰的患者进行健康教育；③对加重心房颤动的精神疾病进行干预；④对心房颤动患者的抑郁症状进行行为学干预。心房颤动的一级预防（如戒烟）是防止心房颤动的重要方面，本章节的内容为心房颤动患者的心理干预提供理论基础。

心房颤动的诱发因素目前仍在研究中，但目前的资料显示压力起了重要作用，接近 54% 的阵发性心房颤动患者证明了心理应激是最常见的诱发因素（Hansson 等 2004）。然而，应激可能是诱发心房颤动的众多因素之一，心房颤动患者了解心理因素在疾病中所起的作用是十分有利的。下面列出了心房颤动患者的情绪管理方案，虽然有待进一步研究论证，但能给我们提供有益的临床启发。

评估

步骤 1：评估心房颤动知识和心理因素

➢患者是否有心理疾病的病史？

➢患者发作心房颤动是否有症状？如果有，是什么症状？

➢哪些症状与心房颤动关系最密切？哪些症状与心理困扰相关？

心房颤动患者的心理问题非常复杂，我们建议在对 AF 患者的常规诊断中进行心理方面的筛查，如果患者的精神症状明显，可向心理咨询师寻求帮助。心房颤动相关的生命质量评估系统对心房颤动的全面治疗有帮助（Badia，Arribas，Ormaetxe，Peinado 和 de Los Terreros 2007），临床随访帮助我们了解心房颤动患者对疾病知识的掌握及心房颤动对他们生活的影响，临床医生需要洞察患者是否感知到心房颤动症状的威胁，心房颤动症状个体间差异很大，了解患者的心理因素及相关应激因素是非常重要的。了解各种负面情绪的类型，确定心房颤动的诱发因素，有助于对患者行为及认知的治疗。评估心房颤动及心理负面情绪对患者的影响后，应对患者进行心理辅导。

心理教育

步骤 2：心房颤动及其与苦恼情绪相互关系的健康教育

➢ 了解心房颤动的机制、症状存在的原因，以及心房颤动与情绪、社会因素、行为之间的关系

➢ 了解心房颤动并不是立即危及生命的疾病，患者及时与医生沟通症状，对改善治疗有帮助

为心房颤动患者提供躯体及精神方面的信息至关重要，当我们能概括总结出心房颤动中医疗、心理、社会和行为因素之间特定的相互作用时，患者才能够更好地去应对这种疾病。患者深入了解心房颤动可以在需要时助其沟通，尤其是与临床医生密切交流。研究显示有必要为心房颤动患者提供健康教育（Aliot 等 2010）。在 825 例心房颤动患者和 810 名心脏科医生的人群中调查心房颤动的感知、信息沟通和疾病负担。结果显示，临床医生关注患者的脑卒中发生及住院率，而患者更关注疾病的潜在死亡率。约有 25％的患者不了解 AF 相关知识，33％的患者担忧心房颤动的并发症发生，患者和医生都一致认为 AF 对患者的生命质量有影响。健康教育成为减轻患者心理负担及提高患者的生命质量的一种重要策略，它会增加患者对心理因素及疾病本身之间相互关系的了解。作为心房颤动患者的心理辅导者，了解心房颤动的类型、原因及心律失常的生理学机制是很重要的。

应激处理

步骤 3：为应激处理提供一套工具

➢鼓励多参加愉快的活动，如健身、放松身体

➢提供一种合理解释：为什么应激处理对应激和心房颤动是重要的

➢与患者沟通时，应有耐心，并掌握一定技巧

➢意识到某些患者的症状会增加其焦虑情绪

➢当感觉焦虑时，试着保持平静

情绪低落或焦虑会导致患者对心房颤动管理缺乏可控性，为了打破这种循环，应该有计划实施：制订时间表做些心情愉悦的事情、学会管理情绪及控制面对苦恼的生理反应。减少自我觉醒状态会限制心房颤动的发生，例如，一项关于 50 名住院患者的研究显示催眠术可有效减少冠状动脉旁路移植术后心房颤动的发生（Novoa 和 Hammonds 2008）。腹式呼吸是对抗焦虑及警觉性的第一道防线，当一个患者有心房颤动症状时，他会有濒死感，虽然心房颤动不会立即危及生命，但腹式呼吸会减少唤醒和相关苦恼。理论上讲，通过腹式呼吸降低交感神经兴奋可能甚至会避免或终止心房颤动的发生，然而，这种技巧并不能有效被患者使用。渐进性肌肉放松运动对心房颤动也有帮助，它会减少紧张情绪，通过肌肉系统性的紧张与放松，可使患者想象压力像钟摆一样，可以自己调节。许多心脏病患者从想象力中受益，通过放松精神，分散注意力。临床医生应该引导并帮助患者把注意力转移到想象、嗅觉、声音、味觉或感觉中去，从而管理情绪。

认知重建

步骤 4：挑战消极情绪

➢教患者正确对待消极情绪，保持一颗平常心
➢询问患者心房颤动发作时的感受
➢帮助患者排解消极情绪，建立对心房颤动和心脏疾病的正确认识
➢教患者停止胡思乱想

许多心房颤动患者感觉自己每天都在担惊受怕，然而大部分心房颤动患者确实经历了某个时期的担心及沮丧。事实上，正确地认识心房颤动能帮我们改正一些错误的观念及不切实际的想法（Sears，Shea 和 Conti 2005）。有时，需要的药物仅仅是认知。对大多数患者来说，有关疾病的想法被过分夸大，且远远超出了实际情况。当消极情绪存在时，患者应该积极面对这种情绪，并用实际的想法去取代它。此时可以重复健康教育步骤 2，而且熟悉

心房颤动事实的心理咨询师可以适当证实和区分那些现实和不现实的想法。

解决问题

步骤 5：提供解决问题的方案

➤区分能解决与不能解决的问题之间的差异

➤鼓励患者记录下面的问题：确定问题，找出可能的解决方法，评估可行性，制订计划，实施计划，评估结果

➤心房颤动不是能立即危及生命的情况，但是患者与医生相互沟通 AF 症状的能力有助于临床医生提供更好的治疗方案

善于总结心房颤动发生体验的患者在需要时更愿意寻求帮助，在不确定的情况下也会显得自信，当改变治疗措施时也会主动改变与之相应的生活方式。如果知道何时向医生求助与寻求减少唤醒的方法，患者会生活得更好。问题的解决有助于患者更好地学会用药、获得良好的社会支持、改变不良习惯、增加运动以及改善睡眠。心房颤动患者睡眠障碍比较普遍，这可能是治疗心房颤动的一个关键，研究显示自主功能紊乱可能将睡眠呼吸暂停与心房颤动联系起来，机体对呼吸暂停的反应是增强外周血管的交感神经张力以及心脏的副交感神经兴奋，结果导致心肌需氧量减少，从而改善心脏存活状况（Asirvatham 和 Kapa 2009）。因此认真探究患者健康睡眠可能是解决心房颤动问题的基础。

预防复发

步骤 6：防止再度苦恼

➤帮助制订合理方案去应对未来苦恼的触发器

➤帮助患者制订应激处理计划

➤帮助患者建立治疗计划，确定何时需要寻求医生或紧急救护帮助

预防复发通常被认为用于癫痫的治疗，但这种观念也被用于

治疗多种形式的心理困扰。预防复发对于心房颤动患者很重要，因为心房颤动症状很容易让人混淆也容易反复，能有计划地应对心理障碍和管理疾病的患者在真正紧急情况下能有更清晰的思维。

结论

本章针对心房颤动提出的生物—心理—社会模式可以为那些治疗心理困扰的心房颤动患者的心理健康专业人员提供指导。心房颤动仍然是医疗活动中最普遍的疾病，看病花费多给社会和家庭带来沉重负担。由于目前正在进行的行为学研究往往缺乏干预性研究，所以我们从其他类型疾病进行采样研究，在尽可能的情况下满足患者对治疗心房颤动的特殊需求。本章旨在为那些心房颤动患者的心理症状提供筛查和治疗的理论基础。我们也希望借此鼓励研究人员继续更好地理解心房颤动与苦恼的关系，并通过随机对照试验探讨循证治疗方案。

参考文献

Aldhoon, B., Melenovsky, V., Peichl, P., & Kautzner, J. (2010). New insights into mechanisms of atrial fi brillation. *Physiological Research/Academia Scientiarum Bohemoslovaca*, 59 (1), 1-12.

Aliot, E., Breithardt, G., Brugada, J., Camm, J., Lip, G. Y., Vardas, P. E., et al. (2010). An international survey of physician and patient understanding, perception, and attitudes to atrial fi brillation and its contribution to cardiovascular disease morbidity and mortality. *Europace*, 12 (5), 626-633.

Asirvatham, S. J., & Kapa, S. (2009). Sleep apnea and atrial fi brillation: The autonomic link. *Journal of the American College of Cardiology*, 54, 2084-2086.

Badia, X., Arribas, F., Ormaetxe, J. M., Peinado, R., & de Los Terreros, M. S. (2007). Development of a questionnaire to measure health-related quality of life (HRQoL) in patients with atrial fi brillation (AF-

QoL). *Health and Quality of Life Outcomes*，5，37.

Benjamin，E. J.，Levy，D.，Vaziri，S. M.，D'Agostino，R. B.，Belanger，A. J.，& Wolf，P. A. (1994). Independent risk factors for atrial fi brillation in a population-based cohort. The Framingham Heart Study. *The Journal of the American Medical Association*，271，840-844.

Benjamin，E. J.，Wolf，P. A.，D'Agostino，R. B.，Silbershatz，H.，Kannel，W. B.，& Levy，D. (1998). Impact of atrial fi brillation on the risk of death: The Framingham Heart Study. *Circulation*，98，946-952.

Bhandari，A. K.，Anderson，J. L.，Gilbert，E. M.，Alpert，B. L.，Henthorn，R. W.，Waldo，A. L.，et al. (1992). Correlation of symptoms with occurrence of paroxysmal supraventricular tachycardia or atrial fi brillation: A transtelephonic monitoring study. The Flecainide Supraventricular Tachycardia Study Group. *American Heart Journal*，124，381-386.

Calkins，H.，Brugada，J.，Packer，D. L.，Cappato，R.，Chen，S. A.，Crijns，H. J.，et al. (2007). HRS/EHRA/ECAS expert consensus statement on catheter and surgical ablation of atrial fi brillation: Recommendations for personnel，policy，procedures and follow-up. *Europace*，9，335-379.

Cox，J. L. (2004). Surgical treatment of atrial fi brillation: A review. *Europace*，5，S20-S29.

Cox，J. L.，Canavan，T. E.，Schuessler，R. B.，Cain，M. E.，Lindsay，B. D.，Stone，C.，et al. (1991). The surgical treatment of atrial fi brillation. II. Intraoperative electrophysiologic mapping and description of the electrophysiologic basis of atrial fl utter and atrial fi brillation. *The Journal of Thoracic and Cardiovascular Surgery*，101，406-426.

Eaker，E. D.，Sullivan，L. M.，Kelly-Hayes，M.，D'Agostino，R. B.，Sr.，& Benjamin，E. J. (2004). Anger and hostility predict the development of atrial fi brillation in men in the Framingham Offspring Study. *Circulation*，109，1267-1271.

Eaker，E. D.，Sullivan，L. M.，Kelly-Hayes，M.，D'Agostino，R. B.，Sr.，& Benjamin，E. J. (2005). Tension and anxiety and the prediction of the 10-year incidence of coronary heart disease，atrial fi brillation，and total mortality: The Framingham Offspring Study. *Psychosomatic Medicine*, 67, 692-696.

Fuster, V., Ryden, L. E., Cannom, D. S., Crijns, H. J., Curtis, A. B., Ellenbogen, K. A., et al. (2007). ACC/AHA/ESC 2006 guidelines for the management of patients with atrial fi brillation-executive summary. *Circulation*, 114, e257-e354.

Gaynor, S. L., Diodato, M. D., Prasad, S. M., Ishii, Y., Schuessler, R. B., Bailey, M. S., et al. (2004). A prospective, single-center clinical trial of a modifi ed cox maze procedure with bipolar radiofrequency ablation. *The Journal of Thoracic and Cardiovascular Surgery*, 128, 535-542.

Gerstenfeld, E. P., Hill, M. R., French, S. N., Mehra, R., Rofi no, K., Vander Salm, T. J., et al. (1999). Evaluation of right atrial and bi-atrial temporary pacing for the prevention of atrial fi brillation after coronary artery bypass surgery. *Journal of the American College of Cardiology*, 33, 1981-1988.

Hansson, A., Madsen-Hardig, B., & Olsson, S. B. (2004). Arrhythmia-provoking factors and symptoms at the onset of paroxysmal atrial fi brillation: A study based on interviews with 100 patients seeking hospital assistance. *BMC Cardiovascular Disorders*, 4, 13.

Hohnloser, S. H., Pajitnev, D., Pogue, J., Healey, J. S., Pfeffer, M. A., Yusuf, S., et al. (2007). Incidence of stroke in paroxysmal versus sustained atrial fi brillation in patients taking oral anticoagulation or combined antiplatelet therapy: An ACTIVE W substudy. *Journal of the American College of Cardiology*, 50, 2156-2161.

Kang, Y. (2009). Role of health locus of control between uncertainty and uncertainty appraisal among patients with atrial fi brillation. *Western Journal of Nursing Research*, 31, 187-200.

Kannel, W. B., Abbott, R. D., Savage, D. D., & McNamara, P. M. (1982). Epidemiologic features of chronic atrial fi brillation: The framingham Study. *The New England Journal of Medicine*, 306, 1018-1022.

Kannel, W. B., Wolf, P. A., Benjamin, E. J., & Levy, D. (1998). Prevalence, incidence, prognosis, and predisposing conditions for atrial fi brillation: Population-based estimates. *The American Journal of Cardiology*, 82, 2N-9N.

Lampert, R. (2010). Anger and ventricular arrhythmias. *Current Opinion in Cardiology*, 25 (1), 46-52.

Lane, D. A., Langman, C. M., Lip, G. Y., & Nouwen, A. (2009). Illness perceptions, affective response, and health-related quality of life in patients with atrial fi brillation. *Journal of Psychosomatic Research*, 66, 203-210.

Lange, H. W., & Herrmann-Lingen, C. (2007). Depressive symptoms predict recurrence of atrial fi brillation after cardioversion. *Journal of Psychosomatic Research*, 63, 509-513.

Lee, W. C., Lamas, G. A., Balu, S., Spalding, J., Wang, Q., & Pashos, C. L. (2008). Direct treatment cost of atrial fi brillation in the elderly American population: A medicare perspective. *Journal of Medical Economics*, 11, 281-298.

Lloyd-Jones, D., Adams, R., Carnethon, M., De Simone, G., Ferguson, T. B., Flegal, K., et al. (2009). Heart disease and stroke statistics-2009 update: A report from the American Heart Association Statistics Committee and Stroke Statistics Subcommittee. *Circulation*, 119, 480-486.

Mattioli, A. V., Bonatti, S., Zennaro, M., Melotti, R., & Mattioli, G. (2008). Effect of coffee consumption, lifestyle and acute life stress in the development of acute lone atrial fi brillation. *Journal of Cardiovascular Medicine (Hagerstown, MD)*, 9, 794-798.

McCabe, P. J. (2008). Self-management of atrial fi brillation: A new frontier for nursing research. *Progress in Cardiovascular Nursing*, 23, 37-40.

McCabe, P. J. (2010). Psychological distress in patients diagnosed with atrial fi brillation: The state of the science. *The Journal of Cardiovascular Nursing*, 25 (1), 40-51.

Novoa, R., & Hammonds, T. (2008). Clinical hypnosis for reduction of atrial fi brillation after coronary artery bypass graft surgery. *Cleveland Clinic Journal of Medicine*, 75 (Suppl 2), S44-S47.

Ong, L., Cribbie, R., Harris, L., Dorian, P., Newman, D., Mangat, I. , et al. （2006）. Psychological correlates of quality of life in atrial fi brillation. *Quality of Life Research* , 15, 1323-1333.

Sears, S. F. , Serber, E. R. , Alvarez, L. G. , Schwartzman, D. S. , Hoyt, R. H. , & Ujhelyi, M. R. （2005）. Understanding atrial symptom reports: Objective versus subjective predictors. *Pacing and Clinical Electrophysiology: PACE*, 28, 801-807.

Sears, S. F. , Jr. , Shea, J. B. , & Conti, J. B. （2005）. Cardiology patient page. How to respond to an implantable cardioverter-defi brillator shock. *Circulation*, 111, e380-e382.

Sears, S. F. , Sowell, L. D. , Kuhl, E. A. , Kovacs, A. H. , Serber, E. R. , Handberg, E. , et al. （2007）. The ICD shock and stress management program: A randomized trial of psychosocial treatment to optimize quality of life in ICD patients. *Pacing and Clinical Electrophysiology*, 30, 858-864.

Suzuki, S. , & Kasanuki, H. （2004）. The infl uences of psychosocial aspects and anxiety symptoms on quality of life of patients with arrhythmia: Investigation in paroxysmal atrial fi brillation. *International Journal of Behavioral Medicine* , 11, 104-109.

Thrall, G. , Lip, G. Y. , Carroll, D. , & Lane, D. （2007）. Depression, anxiety, and quality of life in patients with atrial fi brillation. *Chest*, 132, 1259-1264.

Wolf, P. A. , Abbott, R. D. , & Kannel, W. B. （1991）. Atrial fi brillation as an independent risk factor for stroke: The Framingham Study. *Stroke*, 22, 983-988.

第 5 章
心力衰竭患者的心理干预

Jonathan Gallagher 和 Adam Grimaldi

引言

心力衰竭（HF）是一种复杂的临床综合征，常常自然进展，限制了患者的活动耐量。这种疾病面临着一系列的心理挑战，患者必须适应新的生活方式、学会面对心力衰竭及其临床过程，而这种过程常常是不确定的。许多患者常常很难调整并适应这种状态，因此专业干预是有必要的。相当多患者一旦被诊断为心力衰竭，就会患上焦虑或抑郁。从医学的整体观点来看，这些共患病可以导致临床后果更加恶化，进而使心力衰竭患者的生命质量进一步下降，然而这些情况却被多数人所忽视，患者并没有得到合理治疗。本章节将对心力衰竭的病理生理学和流行病学进行阐述，并讨论心力衰竭患者存在的心理问题和临床干预措施。对于心力衰竭患者，强调心理需要，可以提高生命质量，改善总体临床预后。

心力衰竭的背景

为了认识心力衰竭患者面临的挑战和心力衰竭的基本病理生理学知识，首先需要了解心脏作为一个肌肉泵系统的基本知识。心血管系统中的血液从高压腔泵入低压腔，心脏作为一个器官，可以确保将血液泵到身体的每一个部分，心脏在舒张时充盈足够的血液，而在收缩时压力增加，将血液泵出并运送到机体的各个组织和器官。

心脏进一步分为左侧和右侧两部分，右侧心脏接受来自静脉系统的没有经过氧合的血液，将其泵出到低阻系统的肺血管床；左侧心脏接受来自肺静脉系统的经过氧合的血液，然后将其泵出至相对高阻力的体循环系统。通过放射性计数的方法，心脏病学家常用每搏输出量（心脏每一次搏动所射出的血液量）、心排血量（心脏在 1 分钟之内搏出的血液量）和射血分数（每搏输出量占心室舒张末期容积量的百分比）来评估心脏的血流动力学做功。关于后者——射血分数，是心脏病学家评价心脏泵血功能的重要指标。正常的射血分数在 50％～70％（Veronique 2010）。作为肌肉泵的心脏正常生理功能受损后，在导致机体组织灌注不足的同时还可引起代谢废物的堆积。

当心脏受损或者负荷过重时就会出现心力衰竭，而心力衰竭的后果则是心脏供给的血液无法满足机体的需要（Lilly，2007；Piano，Bondmass 和 Schwertz 1998）。2005 年 AHA 对于心力衰竭的定义是：心力衰竭是一类复杂的临床综合征，这类综合征源于任何心脏结构或功能紊乱导致的心室充盈或射血功能受损（Hunt 2005）。这种宽泛的定义表明了心力衰竭潜在的复杂病理生理学变化。心力衰竭时泵血功能的受损可以表现在单独的左心或者右心系统，亦或全心受损。心力衰竭累及左心系统时，导致体循环供血减少，可以出现每搏输出量、心排血量和射血分数这些指标的减低，同时导致肺循环淤血，随着时间推移最终累及右心系统。当心力衰竭累及右心系统时，开始出现体循环淤血的表现。AHA 同时强调心力衰竭的诊断要依赖患者的病史以及医生的检查（Hunt 2005）。

由于心力衰竭的诊断在很大程度上根据患者体格检查资料及其主诉，因此了解心力衰竭的临床表现是至关重要的。症状和体检资料是如此重要，因此他们成为对心力衰竭程度进行分级的重要依据。纽约心脏病协会基于活动耐量和症状的关系进行心力衰

竭分级，根据患者活动耐量的受限程度将心力衰竭分为 4 级
（Vader 和 Drazner 2009）。呼吸困难是心力衰竭患者最常见的症
状，这种情况下疲乏、水肿和不能平卧则是最常见的体征
（Barnes 等 2006）。心力衰竭的其他症状还包括胸痛、记忆丧失、
失眠和心悸（Barnes 等 2006）。根据疾病的严重程度，患者可能
出现一种或者多种以上症状。心力衰竭症状学研究发现，90％的
患者出现不同程度的呼吸困难，而且在晚期心力衰竭患者中这种
呼吸困难非常严重，约 2/3 的患者出现静息时呼吸困难发作
（Vader 和 Drazner 2009）。体格检查中对于床旁诊断心力衰竭非
常有利的依据是颈静脉压力（JVP）测定。在一项对于 1000 名心
力衰竭患者的研究中，80％的患者可以通过 JVP 测定判断左心室
充盈压的升高（Drazner 等 1999），该研究有力地证实了简单的体
格检查手段在准确诊断心力衰竭中的价值。其他体格检查包括外
周水肿（发生在约 2/3 患者）以及四肢循环欠佳（Vader 和
Drazner 2009）。根据疾病的严重程度，患者体检表现各不相同，
对于临床医生来说，识别心力衰竭患者颇具挑战，但误诊则会让
患者颇为沮丧。

　　心力衰竭可以发生于任何心脏疾患。这些心脏疾患或是控制
不佳的高血压，或是心肌梗死、瓣膜疾病、病毒感染、滥用毒品
甚至肾病，还有一些患者的病因不明（扩张型心肌病）。心力衰
竭可能因急性心脏事件的发生而突然发作，也可以缓慢发生，历
经数周至数月。有时候，患者可能首先存在咽峡炎、医疗操作、
再血管化治疗、反复心肌梗死病史，然后发生心力衰竭。

　　心力衰竭可以源于收缩功能不全（心室排空异常）和（或）
舒张功能不全（心室舒张或充盈异常）（Lindenfield 2010）。大约
2/3 心力衰竭患者为收缩功能异常，余下 1/3 为舒张功能异常
（Chatterjee 和 Massie 2007）。心力衰竭作为一种进展性疾病，始
于心脏负荷增加或损伤，而后出现心肌运动的细胞学改变，最终
引发心脏扩张和（或）肥厚。导致心力衰竭发生的主要病理生理
过程包括心肌细胞坏死、压力负荷增加、容量负荷加重以及心室

充盈受限（Parmley 1985）。以上原因中最常见的是冠心病突然发生时的急性缺血导致心肌收缩组织的丢失（Francis 2001）。如前所述，这种缺血事件引起细胞学变化，导致心力衰竭进展。在急性心肌梗死发生以后，由于间质纤维化的发生使病变心肌逐渐被无收缩的组织所替代，随后心脏出现代偿性肥厚（Francis 2001）。这种代偿作用初发时对于心排血量的维持有益，但是长期代偿最终会导致心肌收缩进一步减弱。此时，由于心肌的牵拉作用，更多心肌组织出现变性和坏死，导致心力衰竭临床症状的出现（Simmonds，Franklin 和 Birch 2006）。如果治疗及时，这种变性坏死过程可能得以延缓，但是关于心力衰竭患者心肌重构的具体机制尚不明确，有待进一步研究。

病毒感染性或者瓣膜性心力衰竭通常发生于年轻患者，当他们发现自己处于恶化的或缩短寿命的心力衰竭状态时往往会大吃一惊。不过心血管系统的老化逐渐成为心力衰竭的主要原因（Thomas 和 Michael 2007），至少超过 3/4 的心力衰竭患者年龄大于 65 岁（Forman 等 2009）。导致心力衰竭发生的心血管系统老化的年龄相关因素包括：外周血管阻力增加（由于动脉壁结缔组织沉积所致）和内皮功能受损引发的冠状动脉舒张反应下降（Thomas 和 Michael 2007）。上述发现共同揭示了心力衰竭的发生随年龄增长而增加，它依旧是一种老年疾患。在超过 65 岁人群中，心力衰竭的发生率约为 10/1000（Cheng 和 Nayar 2009）。

心力衰竭的治疗主要集中于症状的改善、生命质量的提高、心力衰竭进展的延缓以及患者自我管理（例如饮食、液体限制、适度锻炼）的便利性（Lindenfield 2010）。虽然有多方治疗措施可能实现上述目的，但是对于患者来说，很多措施难以长期坚持，最终导致心力衰竭症状的加重和再次入院（Lindenfield 2010）。

流行病学资料和患者预后

众所周知，老年人群中心力衰竭较为常见。在美国，平均寿命已明显延长，以后数年里，65 岁以上的人数会不断增加。据估计，以后 25 年里，年龄大于 65 岁的老人将在目前 7 千万的基础上翻倍（Thomas 和 Michael 2007）。另外，随着心血管疾病（如高血压、心肌梗死）治疗水平的提高，因此类疾病死亡的人数会明显下降。最终，人口老龄化，其他疾病死亡率的下降会导致美国心力衰竭患者大幅增加。

美国现今有 570 万心力衰竭患者，同时以每年 55 万人逐年递增（Cheng 和 Nayar 2009）。由于心力衰竭仍是 65 岁以上患者住院的最常见病因，故可以推断心力衰竭会给医疗体系增加巨大的财政和资源负担（Veronique 2010）。美国 2009 年在心力衰竭方面直接和间接消耗约 372 亿美元（Cheng 和 Nayar 2009）。心力衰竭患者平均住院天数为 7～10 天，人均费用超过 1 万美元（Stull，Starling，Hass 和 Young 1999）。由于近期资料显示心力衰竭患者不断增加，可以预见心力衰竭将会给未来美国卫生保健体系增加较大的负担。

心力衰竭发病率逐年增加，同时预后较差。初诊为心力衰竭后，患者 5 年生存率约为 50%，10 年生存率约为 10%（Veronique 2010）。和一般人群相比，心力衰竭患者的猝死发生率增加 5 倍（Mosterd 等 2001），研究提示，女性患者的生存率更高，初诊后女性平均寿命比男性长 3.2 年（Stromber-Stromberg 和 Martens-son 2003）。心力衰竭的不良预后会给确诊为心力衰竭的患者带来较大的心理影响。

心力衰竭患者合并抑郁

器质性疾病引起的身体日益衰弱、疾病预后的不确定性以及复杂的治疗方案，均是导致心力衰竭患者抑郁的潜在因素。诚然，抑郁在心力衰竭患者中较为普遍，但需要指出的是尽管形势严峻，大部分心力衰竭患者仍不会出现严重抑郁。心力衰竭患者抑郁的发生与多种因素相关，包括年龄、基础疾病的严重性、评估方法（自我问卷或者临床评估），甚至评估的时间点。毫无疑问，心力衰竭疾病的发展导致患者出现抑郁情绪，然后心力衰竭与抑郁共同作用，影响患者的预后及生命质量。

　　关于心力衰竭患者合并重度抑郁的研究发现，大约 1/3 心力衰竭患者会合并抑郁（Freedland 等 2003；Rutledge，Reis，Linke，Greenberg 和 Mills 2006；Dekker，Peden，Lennie，Schooler 和 Moser 2009），同时超过 40％ 患者抑郁存在超过 1 年（Dekker 等 2009）。关于心力衰竭症状严重程度的一些研究发现，抑郁症状与心力衰竭分期有直接联系（Freedland 等 2003；Rutledge 等 2006；Azevendo 等 2008）。这些研究提示，随着患者心力衰竭程度的恶化，抑郁发生逐渐增多。最近一个荟萃分析发现，心力衰竭分级最重的患者抑郁发生概率是普通患者的 2 倍（Rutledge 等 2006），其他研究则发现 60 岁以上 NYHA 分级 4 级的心力衰竭患者中有 2/3 合并严重抑郁（Freedland 等 2003）。

　　心力衰竭人群中抑郁的进程尚不明确，但抑郁症状可以在时间和严重程度上不断波动。Koenig（2006）报道，约一半基线抑郁的心力衰竭患者 6 个月后抑郁症状得到改善，而 Havranek、Spertus、Masoudi、Jones 和 Rumsfeld（2004）等的研究发现，21％ 基线无抑郁的心力衰竭患者 1 年后发展成严重抑郁。上述研究提示我们在不同时间点筛查抑郁症的重要性。

　　进一步研究调查了抑郁在心力衰竭患者预后中的作用。Song，Lennie 和 Moser（2009）对于 165 名心力衰竭患者的前瞻性研究表明，中重度抑郁的心力衰竭患者发病率和住院率更高，而 Sherwood，Blumenthal，Hinderliter 等（2011）的研究表明，相较于上一年抑郁症状稳定的心力衰竭患者，抑郁症状加重与不良临床预后相关。

　　抑郁症状也是心力衰竭患者生命质量的强预测因素。HF-ACTION 是一项大型研究，研究入组 2322 名心力衰竭患者，结果发现抑郁与生命质量的降低有较强的相关性（Gottlieb 等 2009）。而且 Faller 等对于 206 名心力衰竭患者的研究发现，心力衰竭仅仅影响患者身体状况，而抑郁则影响构成患者生命质量的心身两部分。抑郁和心力衰竭的严重程度相关，即使在心力衰竭标志物（如 BNP、LVEF）或者其他心力衰竭风险因子得到控制后，抑郁也能影响心力衰竭的临床预后。（Sherwood 等 2007；Jiang 等 2007；Pelle，Gidron，Szabó 和 Denollet 2008；Sherwood，Blumenthal，Hinderliter 等 2011）。与对照组相比，合并抑郁的心力衰竭患者对治疗依从性差（Pelle 等 2008），懒于锻炼（Van der Wal 等 2006），出现心力衰竭症状时不愿咨询医生，常导致再次入院的延迟（Song 等 2009；Pelle 等 2008）。

　　从医疗和心理的观点来看，抑郁在心力衰竭患者生命质量和临床预后方面都扮演了重要角色。因此，在所有心力衰竭患者中，除了监测症状以外，还要常规筛查抑郁。另外需要关注的是，心力衰竭的某些症状和抑郁的一些症状相似，例如乏力、疲倦等。尽管心力衰竭患者应用抗抑郁药物的安全性已得到确认，医生仍然应该仔细评估抗抑郁治疗的风险效益，这种情况下，转诊给心理卫生专科医师显得更为重要。

心力衰竭患者合并焦虑

　　抑郁被广泛认知，并作为心力衰竭伴发疾病被大家认可，但是关于焦虑对心力衰竭患者健康影响的研究却寥寥无几，尽管实际上心力衰竭患者中焦虑的发生也较为普遍。焦虑最终会反映在患者无法预测或控制自己的异常表现上（Konstam，Moser 和 De Jong 2005），由于心力衰竭是一种威胁患者生命的慢性状态，同时具有不确定的预后（至少一半患者由于心律失常或感染猝死），所以我们不难理解患者会出现以上反应。

　　尽管目前资料有限，研究报道心力衰竭合并抑郁者仍然高达63%（Haworth 等 2005；Friedmann 等 2006；De Jong 等 2004）。Pattenden，Roberts 和 Lewin 等报道心力衰竭患者急性发作后焦虑状态可持续数周，且多达 1/3 的患者初次被诊断为心力衰竭 12个月后焦虑情绪明显增加。除此之外，欧洲心力衰竭调查发现，几乎 2/3 心力衰竭患者初诊后出现入睡困难和缺乏高质量睡眠，1/3患者因夜间呼吸困难发作影响睡眠（Lainscak 和 Keber 2003）。预期可能发生的事件（例如夜间呼吸困难）以及不清醒的真实想法，都是导致心力衰竭患者持续失眠的原因。

焦虑可以导致死亡率增加（Friedman 等 2006；Jiang 等 2004），与心力衰竭合并抑郁类似，合并焦虑与再入院率的明确相关性尚未建立（Konstam 等 2005；Tsuchihashi-Makaya，Kato，Chishaki，Takeshita 和 Tsutsui 2009）。实际上，心力衰竭中焦虑和抑郁常常互相联系，例如抑郁患者对呼吸困难的焦虑情绪更为常见（Freedland 和 Carney 2000）。一些证据已经表明，无论是焦虑还是抑郁，以及随着时间推移两者程度恶化，都可以独立预测心力衰竭患者健康功能的衰退（Shen 等 2011）。

然而，对于慢性疾病患者焦虑和依从性的研究结果喜忧参半。一项关于两者相关性的荟萃分析提示两者并无相关，作者得出结论：合并焦虑实际上可能导致患者依从性增高，因为患者害怕病情加重，然而另一半同时合并抑郁的患者可能会存在依从性的下降（DiMatteo，Lepper 和 Croghan 2000）。未来更多的前瞻性研究可能在焦虑和心力衰竭预后方面得出结论。

对于心力衰竭患者来说，关于猝死和治疗不确定性方面的内容尤为重要，因此，给予他们不断帮助并更多讨论这些内容的机会，需要贯穿心力衰竭患者治疗始终。对于此类合并焦虑的患者，其他干预措施（例如呼吸训练、渐进性肌肉松弛训练、认知重建相关的睡眠调整）均有良好的影响。由于心力衰竭患者常常害怕回避进行个性化的康复锻炼，因此参与系统化的康复锻炼计划往往是有益的。当帮助焦虑患者认识到与接受死刑宣判相比他们的状况尚在掌控之中时，患者病情可能逐渐减轻，不再恶化，能够保持良好的生命质量。

心力衰竭患者的认知功能

关于心力衰竭患者认知功能损害的研究为数不多，推测其部分病因与缺氧有关（Dai 等 2008），而且对于心力衰竭患者来说，发生认知功能损害者较为普遍（Almeida 和 Flicker，2001），在严重心力衰竭患者中，80％以上出现记忆力、注意力、学习能力的减退（Schall，Petrucci，Brozena，Cavarocchi 和 Jessup 1989；Cacciatore 等 1998；Zuccalà 等 2001；Riegel 等 2002）。上述能力对于日常生活（例如自我护理），尤其是慢性复杂疾病——心力衰竭的管理尤为重要。认知功能障碍可以导致患者与卫生健康服务提供者间的交流障碍，假如患者的记忆力减退，会影响患者的自我管理，同时使他们难以维持自己的注意力或者难以做出快速决定。当心力衰竭患者进行自我管理时，上述功能均需良好发挥作用，因为即使轻微的认知功能损害也会导致心力衰竭患者忘记服用药物，从而影响治疗。在心力衰竭合并抑郁的情况下，可能会进一步影响患者的认知功能，从而影响治疗的依从性。

心力衰竭患者出现认知功能障碍应进行专业的精神心理测试，因为早期识别上述异常可以发现患者进行治疗计划的依从性和灵活性到底如何，以及他们需要重点支持帮助的方面。深入的精神心理学剖析对于制订患者个体化的教育和自我管理干预措施是十分有必要的（Wolfe，Worrall-Carter，Foister，Keks 和 Howe 2006）。至少，我们在和患者分享健康信息时必须关注患者的认知功能，同时权衡该信息是否被恰当传递。无论是持续支持的干预措施，还是关于治疗计划执行中的行为问题，都需要针对或者通过初级监护人或患者配偶来实施。另外，在心力衰竭患者完成体能训练计划时，进行准确制订的心血管康复计划对于改善患者认知功能十分有益（Tanne 等 2005）。

心身途径：心力衰竭病理生理学中的心理生物学联系

与传统研究心力衰竭患者疾病和预后的途径不同，近期研究关注心力衰竭人群中心理疾病对机体细胞水平的影响。在慢性心脏疾病患者中，几种联系抑郁和疾病进展的生物学机制已经被提出。有两种假设的模型获得了广泛关注，这两种模型涉及心力衰竭和抑郁共同的两种病理变化，即神经激素失衡或炎症激活（Pelle 等 2008）。

神经激素激活模型

心力衰竭和抑郁患者均有神经系统的异常活动（Joynt，Whellan 和 O'Connor 2004）。心力衰竭常由于初始状态心肌损伤后启动特定的进展过程，包括交感系统的儿茶酚胺过度释放。在心力衰竭进展过程中，交感激活是一个主要的生物学因素。心力衰竭患者中，儿茶酚胺激素（例如去甲肾上腺素）水平明显升高，这些儿茶酚胺激素通过加重心肌缺血产生心肌毒性。抑郁同样会出现交感神经的过度激活，以及血浆去甲肾上腺素水平的明显升高。在心力衰竭和抑郁患者中观察到的共同的神经激素变化可能是解释抑郁导致心力衰竭恶化的生物学原因。

炎症激活模型

除了异常神经激素的激活外，在心力衰竭和抑郁患者还可以观察到炎症标志物的升高。心力衰竭时心肌损伤通过炎症细胞的激活导致局部炎症标志物的上调（Redwine 等 2009）。由于心肌已经受损，这种局部炎症细胞的聚集可以部分导致心室重构这种不利心力衰竭的生理变化（Redwine 等 2009），同样在严重抑郁患者中，也可以发现类似以上过程的炎症标记物升高（Miller，Maletic 和 Raison 2009）。为了寻找心力衰竭和抑郁在炎症方面的联系，一项研究对比了心力衰竭患者合并抑郁与未合并抑郁两组间炎症介质的水平，该研究发现合并抑郁组炎症介质（如肿瘤坏死因子）明显高于未合并抑郁组，该研究提示抑郁可能通过炎症途径加速心力衰竭的进展（Redwine 等 2009）。许多研究均发现心力衰竭和抑郁患者炎症反应的加重，需要进一步关于尤其是心力衰竭合并抑郁患者的相关研究来揭示两者的相关性。

抑郁症是否是心力衰竭进展的危险因素？

尽管许多研究已证实抑郁与较差的心力衰竭预后相关，但是并无太多研究认为抑郁是心力衰竭进展的危险因素。许多研究者提供了两者相关的假设，但是事实上并无太多依据证实此类假设。一项针对 13 000 名冠心病（CAD）但未诊断为心力衰竭患者的大型研究发现，非抑郁的冠心病患者 3.6% 患心力衰竭，抑郁合并冠心病患者 16.4% 患心力衰竭（May 等 2009）。虽然冠心病本身能够进展到心力衰竭早已众所周知，但这一大型研究的发现表明抑郁可能是罹患心力衰竭的重要影响因素。目前，各种危险因素（如冠心病、吸烟、高血压、肥胖、糖尿病和心脏瓣膜病）仍被认为是心力衰竭的致病因素（May 等 2009）。然而，对此进行进一步的研究，可能发现抑郁将使具有上述致病因素的患者此后更易罹患心力衰竭。

行为途径：心力衰竭患者的依从性和影响自我管理的因素

尽管许多医疗手段可以有效治疗心力衰竭，但是只有心力衰竭患者积极主动参与自身疾病的管理，才能获得更好的生命质量。这要求患者调整日常生活方式以及学习新的技能。心力衰竭自我管理不仅包括治疗的依从性、自我监测症状，还包括饮食、体重控制、戒烟、限制酒精以及情绪调控。然而同普通人群一样，心力衰竭患者的健康生活行为不规范。很少患者对治疗以及行为的建议可以完全依从，大部分患者不同程度地存在依从性不佳。约有 60% 心力衰竭患者对于药物治疗依从性不佳，而多达 80% 患者对于生活方式的建议依从性不佳（Van der Wal 和 Jaarsma 2008）。较为常见的是选择的依从性，其中自我管理中的每日体重监测和液体限制依从性最差。心力衰竭自我管理的现状堪忧，因为对于疾病治疗依从性差是造成症状加重（Van der Wal 等 2006）、再次住院（DiMatteo 等 2000；Van der Wal，Jaarsma 和 Van Veldhuisen 2005；Annema 等 2009；Ambardekar 等 2009）以及死亡（Granger 等 2005）的重要原因。心力衰竭患者中，64% 由于未坚持服药和控制饮食导致心力衰竭恶化（Michaelsen，Konig 和 Thimme 1998；Van der Wal 等 2005）。心力衰竭患者依从性变差的其他原因包括合并其他疾病，给药方法过于复杂，以及年龄相关因素，如认知状态、听力丧失、视力受损。虽然并无充分证据表明人口因素与心力衰竭自我管理具有相关性。但是一些证据提示，经济收入低下人群依从性更差，另外一些证据在年龄对心力衰竭依从性的影响方面存在矛盾，例如有些研究提示老年是依从性不佳的危险因素（Molloy 等 2009），而另外一些研究则支持老年人依从性更好（Evangelista，Berg 和 Dracup 2001；Artinian，Magnan，Sloan 和 Lange 2002；Chriss，Sheposh，Carlson，和 Riegel 2004）。除此之外，心力衰竭患者中睡眠障碍及乏力情况较为普遍，而这些表现通常可以因利尿药导致夜尿增多而进一步加重，近期的研究发现影响治疗依从性的最普遍原因是睡眠受到影响（Bennett 等 2005）。

治疗依从性被证实与文化程度、自身信念以及抑郁症状相关（Van der Wal 等 2006），对患者进行疾病信心和治疗关注的心理疏导（O'Carroll 等 2010）将显著改善心力衰竭患者的治疗依从性。需要引起特别关注的是那些合并抑郁症状的患者（Van der Wal 等 2006），同时，鉴于生活方式改变对心力衰竭治疗依从性的重要性，要求心力衰竭综合治疗小组中至少有一名成员熟悉行为改变的矫正方法，例如激发性的访谈（Brodie，Inoue，和 Shaw 2008）。

心力衰竭后的生活：患者的期待

"成为"心力衰竭患者

心力衰竭的诊断因人而异，但主要根据每个患者具体的临床症状及体征。有严重心脏病事件病史及合并多种其他疾病的老年患者常将死亡视为自然结果，可能与心脏病诊断无关。但是，年轻患者不同，例如因病毒感染突然被诊断心力衰竭的话，需要面对因为寿命缩短及体质虚弱而要提前退休。该领域大部分研究主要关注心力衰竭的病因及诊断，而关于急性疾病导致的心力衰竭患者的社会心理方面的研究甚少。一个关于调查直接诊断为心力衰竭患者感受的定性研究表明：寻求重新诊断和维持生命是普遍话题（Stull 等 1999）。初期要求患者接受心力衰竭并开始新的生活方式。作者将心力衰竭发生后分成五个不同的阶段：①危险事件期；②心力衰竭诊断期；③患者和家属对诊断的反应期；④调整生活并适应病情期；⑤接受病情并延续生命期（Stull 等 1999）。心力衰竭以后这种特征性的模式对大部分心力衰竭患者都是相似的，对于患者和医务人员说，更好地了解这个过程，有助于减少患者的抑郁、焦虑等心理学症状，并有利于促进患者适应慢性疾病。

危机事件和诊断

诊断心力衰竭往往不容易，预测每个心力衰竭患者的预后也非常困难。当心力衰竭患者在临床治疗中联系到一些特点与他们的症状相关时，这种不确定性常使患者产生巨大的挫败感。心力衰竭诊断多是根据特征性的关键症状，根据症状未明确诊断的心力衰竭患者能存活多久尚不确定（Westland，Carson 和 Rutherford 2009）。对患者来说，由于症状等原因未能诊断出心力衰竭常导致更多的苦恼，最终确诊也不一定使生活轻松，甚至心力衰竭这个词语可能使患者及家属感觉不安和恐惧。另外，许多患者在诊断、症状及进一步治疗方案不明确时，心理上往往深受打击（Westland，Carson 和 Rutherford 2009）。

理解心力衰竭

最近研究发现 2/5 的心力衰竭患者对临床医生关于他们病情的解释不满意（Lainscak 和 Keber，2003），患者对病情理解不足可能导致抑郁和挫败感。缺乏相关知识可能产生错误的认识，这将阻碍患者适应现况，很多患者因此会产生抑郁及焦虑情绪（Stull 等 1999）。

虽然心力衰竭患者毫无疑问都需要关于心力衰竭的信息，但他们也会因付出情感和行动期待控制这一状况而受益。患者在心力衰竭诊断初期的焦虑反应不利于信息的采集，相应地当患者不能理解医生所讲内容时，他们也不能做出有意义的反应（Stull 等 1999）。该研究表明，在患者对病情了解比较敏感的时期，医生明了的沟通非常有必要，医务人员在这个时期应留意患者认知超负荷的可能，注意自身措辞及其影响，应当意识到当患者被告知这一陌生、慢性、改变生命的病情后，将会给他们的自我意识带来很大的冲击。

由于对每个患者来说疾病进展有不可预知性，心脏病专家不可能明确告知患者其生存率（Lynn 等 1999）。心力衰竭患者不满足现状，诊断的打击对其也不利。就治疗及生活方式改变来说，患者对其病情严重性等不需要了解过多。

心力衰竭患者的沟通及医患关系

患者与医务人员明了的沟通、透明及相互信任的关系有利于病情好转（Shaw，Ibrahim，Reid，Ussher 和 Rowlands 2009）。关于心力衰竭患者与医护人员之间沟通的研究很少，临床医生至少要给患者提供相关症状及病情进展的信息，患者也应与医生一样为其健康负责。尽管由于时间和资源的关系，健康设置受限制，但沟通的方针仍然应当是：有效的健康教育应根据患者的理解水平选择合适的语言，根据患者的个体化治疗选择相关内容，并留意患者对这些内容的反应（Goodlin，Quill 和 Arnold 2008）。一项关于心力衰竭医患沟通的研究发现，与被医生委婉告知（如由于你的心脏泵血功能不够强大，导致液体潴留在肺里）相比，患者消极地接受心力衰竭诊断的情况下更容易产生焦虑和抑郁（Tayler 和 Ogden 2005）。

一项调查 321 名心脏病患者更愿意选择何种途径获得健康相关信息（如宣传小册、网络、媒体和直接与医生交流）的研究结果显示：79％的患者更倾向于直接与医生进行语言交流，并且患者希望与医生建立稳定的关系，可以咨询或获取信息（Shaw 等

2009)。研究者称，尽管宣传小册有优势，患者仍然理解困难，而且可能增加患者的焦虑（Shaw 等 2009）。

心力衰竭的复杂性是由于其病因的不同，因此医护人员应谨慎地根据患者的健康知识水平调整，从而让健康教育更有效，这将有利于减轻患者的压力、焦虑及抑郁情绪。成人医学文化快速评估系统（REALM）（Davis 等 1993）作为一个评估每个患者对医学知识需求及理解水平的工具，有利于稳固医患关系（Shaw 等 2009）。

虽然良好的沟通在各个学科医务人员与心力衰竭患者相互作用中是最有实效的，但是有心理健康方面专业人员（如心理学家）的指导可能会更有帮助。除了评估认知能力和筛选合适的信息给患者之外，这些专业人员作为患者的支持者在医疗保健中为患者提供充满关怀和平等氛围方面也起了重要作用。采用这种方式最终能够加强医患沟通，并可能提高患者对其治疗的满意度。

然而，缺乏基本理论知识和对治疗的依从性很差是普遍的问题（Ni 等 1999；Riegel 和 Carlson 2002；Pattenden 等 2007），对心力衰竭患者来说，专业知识和自我管理之间没有很大关系（Michaelsen 等 1998；Ni 等 1999）。研究显示，患者个人信仰在其对自身疾病的反应中起更加显著的作用。

心力衰竭患者的疾病认知

患者对自身慢性病的最初认识和理解决定了他们如何在情绪及行为上适应疾病。关于心力衰竭的信条往往偏离医学证据及医学专业性，医生和患者的观点常常不一致。错误的认识可能严重影响疾病的治疗。这些信条可能稳固且不易改变，一般患者对心力衰竭典型的错误观点即心力衰竭就是 40％的心脏在活动而大部分心肌已经坏死（Lewin，Pattenden 和 Ferguson 2008），这种观点容易导致患者焦虑。现在比较创新的研究是在患者被诊断为心力衰竭后，让他们画出自己的心脏，与诊断前相比，心脏画得越大，表明看待疾病越悲观、越抑郁。有趣的是，这些描绘与疾病的重要指标（如 B 型钠尿肽水平和血钠水平）相关（Reynolds，Broadbent，Ellis，Gamble 和 Petrie 2007）。此外，Hallas 及其同事发现，那些认为其病情难以控制、后果也更严重的心力衰竭患者焦虑和抑郁症状更易加重（Hallas，Wray，Andreou，& Banner 2011）。患者对心力衰竭治疗的信任有助于疾病的稳定。Molloy 等（2009）发现患者对心力衰竭的信心与 ACEI 类药物剂量有关，认为疾病漫长及预后差的患者很少能坚持 ACEI 药物应用。Ekman 等（2006）同样发现当患者估计从 β 受体阻断药很少获益时将停用该药。Vander 等（2006）发现心力衰竭患者认为治疗有益的话将会坚持推荐的健康方式。调查研究 73 名慢性心脏病患者及其配偶，发现患者配偶更可能把疾病看成是长期、可控制的，且比患者本人更痛苦（Karademas 等 2009）。

就对心力衰竭的最初认知而言，大部分患者一开始即接受疾病的慢性病方式是不大可能的。患者可能认为疾病是短期面临的问题或者能够治愈，然后重新开始正常的生活（Weinma 和 Petrie 1997）。同样，在没有症状或者处于心力衰竭相对稳定期时，患者不会自觉地对待自己的健康。Horowitz，Rein 和 Leventhal（2004）指出，患者对心力衰竭的认识太过有限以至于他们常常不能把疾病的现状与慢性症状联系起来，不能解释自己的心力衰竭疾病，不知道什么情况能诱发心力衰竭，只在症状严重需要紧急医疗处理时才会行动。作者也指出，典型的心力衰竭模式为病情间断发作和急性加重，而并非需要连续监护及自我管理的慢性状态（Horowit 等 2004）。虽然对疾病的认识信仰在心力衰竭管理中很重要，而该特定领域的研究刚刚起步，尚需要更进一步的调查研究来观察信仰干预的有效性，但是心力衰竭的综合治疗至少应能够引导患者了解该疾病，纠正他们对疾病的错误认识，特别是那些已知与导致错误应对疾病有关的认识。

心力衰竭对生命质量的影响

心力衰竭患者需要在生活中遵守很多不习惯的要求，比如服用多种药物及留意心力衰竭的各种征兆，生活方式也需要改变。呼吸困难、容易疲劳、下肢水肿等症状导致患者严重减少日常活动，因而很大程度上降低了生命质量（Barnes 等，2006）。呼吸困难是患者最恐惧，也是住院患者最常见的症状（Pattenden 等 2007）。与抑郁一样，心力衰竭患者的生命质量与疾病的严重程度直接相关。研究发现，心力衰竭患者，特别是老年心力衰竭患者，心力衰竭对生命质量的影响远远高于其他心脏疾病（Luttik, Lesman-Leegte 和 Jaarsma 2009）。

适应心力衰竭后的生活

显然，心力衰竭发生后，患者的适应调整很困难，因为患者认为生活发生了不可逆转的改变，从而严重影响了生命质量。这时有效的沟通交流显得更为重要。研究发现，心力衰竭诊断后的初期，几乎没有患者被告知该如何进行适量安全的活动，因此患者产生错误的观念，即为了避免病情加重再次住院而减少活动（Pattenden 等 2007）。患者应当进行适当的日常活动，不活动并不能减少再次住院，甚至还可能由于患者变得孤立或久居家中而产生抑郁。此外，患者应与不能参加工作的观点做斗争，看病的经济花费也是心力衰竭后的常见问题（Pattenden 等 2007）。虽然心力衰竭患者不可避免地需要限制或改变其原来的生活及工作，但是其恢复良好且有满意的生命质量也是完全可能的。通过良好地应对心力衰竭和适应新的生活方式，可以帮助患者确立"生活新蓝图"。（O'Hea, Houseman, Bedek 和 Sposato 2009）。

应对心力衰竭

对心力衰竭生活的适应程度主要受个体化应对方式不同的影响。应对方式表现为在面临应激情境时心理、行为及情绪的适应。心力衰竭后可产生大量的应激因素，因此患者可能用不同的应对方式处理疾病相关问题（Cohen，Reese，Kaplan 和 Jackson 1986）。

Lazarus 和 Folkman（1984）提出应对方式由患者对疾病的看法及认为可用的处理方式决定，这种模式表明应对策略分为情感核心策略及问题核心策略。问题核心策略重点是如何改变应激源，情感核心策略重点是如何减少应激所致苦恼。视情况决定以何种策略为主。另外，处理策略与对疾病的认知有关（Leventhal，Meye 和 Nerenz 1980），特别是对心力衰竭的可控制性及心力衰竭对生活影响的认识（Hallas 等 2011）。

近期一系列研究发现，采用的处理方式不仅与心理适应结果有关，而且与终点事件（如死亡率）有关（Murberg，Furze，和 Bru 2004）。在这种情况下，诸如否认事实及行为分离等逃避应对的消极策略都是不合适的，且与抑郁情绪相关（Doering 等 2004；Klein，Turvey 和 Pies 2007；Vollman，LaMontagne 和 Hepworth 2007；Murberg，Bru 和 Stephens，2002；Trivedi 等 2009；Hallas 等 2011）。已证实，信赖积极应对及问题解决策略（比如寻求社会支持及问题解决方法）的心力衰竭患者能够更好地实现心理适应（Carels 等 2004；Park，Fenster，Suresh 和 Bliss 2006；Vollman 等 2007；Trivedi 等 2009）。心力衰竭患者与情绪低落有关的情感核心策略是发泄和自责（Klein 等 2007；Hallas 等 2011），这类患者接受病情反而有助于减少痛苦（Carels 等 2004）。患者选择应对方式是多变的，应对策略本身也不是固定的。但是，无论选择何种应对方式，目的都是帮助患者学会"认知适应"，即根据不同的情况调整策略。正如之前提到的，当心力衰竭患者漠视诊断的严重性时，医生可能不会告诉他死亡的风险。患者常常回避病情的预后消息是为了保持士气（Agard，ermeren 和 Herlitz 2004）。在一些情况下，短期的否认被认为是一种自然及潜在的适应性反应，可避免患者因新情况应激而遭受过度打击。在与治疗无关的方面，否认是没有益处的，比如吸烟能释放压力、过度吸入尼古丁等。同样也必须面对患者因知晓诊断而导致的抑郁和无望。告知患者病情严重性时应当谨慎，患者也有学习健康应对策略及了解个体化治疗和心力衰竭自我管理的机会。

心力衰竭的护理负担

已经证实，高水平的社会支持有利于改善心力衰竭患者的预后，但是该领域大量的研究主要关注患者的社会心理反应，而没有论述疾病对社会支援网络本身的影响（Chung 等 2009）。心力衰竭对心理的影响是长远的，且维护个人与社会的关系也是这种情况下良好生活的重要适应性任务。心力衰竭可能对患者家庭造成重大负担，患者可能因为在努力适应慢性病过程中承受痛苦和挫折，患者的配偶及护理者可能承受紧张，且处于扮演患者第一道防护的位置。另外，患者在发病前的社会责任现在必须由其配偶或其他家庭成员承担，这可能不仅使患者感觉内疚和无用，也使其家人感觉压力和不满。

医疗护理人员的作用是多方面的，包括促进患者治疗依从性、症状观察、辅助日常体力活动、辅助急救复苏等，以实现患者生活方式的转变（Agren，Evangelista 和 Strömberg 2010）。例如，护理人员常常需关注患者重要病情变化、减少治疗延迟，从而最终阻止病情恶化。其他帮助（如购物、财务管理等）也是日常生活通常需要帮助的方面。另外，心理方面支持也非常重要，这多由患者的配偶或成年子女承担。

不幸的是，这些要求放在护理者身上经常会对他们自己的生命质量和心理健康有一种负面影响。心力衰竭患者的配偶诉说他们的生活被患者的疾病所改变，他们经历了抑郁，并且对严格的治疗要求和对心力衰竭患者护理方面的检测感到精疲力尽（Martensson，Dracup，Canary 和 Fridlund 2003）。焦虑在急性发作的患者更明显（Pattenden 等 2007；Martensson 等 2003），患者的女性配偶与男性配偶相比，更易出现抑郁和缺少幸福感（Luttik

等 2009）。一项关于心力衰竭患者对其配偶及护理者影响的研究结果显示，护理者大约 1/3 的负担来自日常生活的受限和人身自由的受限。不公平感、经济负担和孤独感是最常见的后果。对于护理者来说，最困难的一方面是重复心力衰竭患者的行为问题及与朋友交往机会的受限（Agren 等 2010）。但必须指出的是，并非所有护理心力衰竭患者的结果都是负面的。自尊的增强及与患者亲密感的增加都是作为心力衰竭护理者的受益之处（Agren 等 2010）。

　　和患者一样，应对患者-护理者二分体关系可能令护理者感到适应或不适应。相对于应对技巧糟糕的家庭，那些心脏病诊断前能够恰当应对的家庭通常可以更好地承受护理者的负担，而且一项研究发现，如 NYHA 分级一样准确，发病前的婚姻质量可预测 4 年后死亡率（Coyne 等 2001）。更进一步关于心脏病患者与其配偶的研究发现，当疾病发生后，对于患者和其配偶来说，对对方的防护和关切与烦恼程度有关（Suls，Green，Rose，Lounsbury 和 Gordon 1997）。

　　由于部分心力衰竭患者对于其社会支持体系会产生明显重要的心理影响，因此医护人员必须同时考虑到患者和护理人员的心理健康需求。当护理人员感到得到支持，并意识到患者的病情得到控制，产生痛苦情绪的风险就会减小。患者的配偶和家人都应该进行支持干预。

接受心力衰竭的慢性病况

　　虽然当患者被诊断为心力衰竭之后，再次成功融入原先的生活会成为一种挑战，但是仍有许多患者通过独特的心理经验解决这个问题并最终接受现状。这种妥协曾被称为"成为心力衰竭患者"（Stull 等 1999）的最后一步。患者不仅要认识到他们的疾病是真实存在的，还要接受这一状态会伴随他们余生的事实。必须帮助患者理解这样一种观点，虽然处于这种充满挑战的环境之中，他们仍然可以继续原来的生活并保持良好的生命质量。有效的心理支持可以促使患者对其现状保持一种真实且积极的认识。这种积极的观点比恐惧、焦虑和愤怒等心理体验（Stull 等 1999）要好。与带有沮丧等负面情绪的病例相比，上述这种积极的心理经验可以改善预后（Jiang 等 2008）。

心力衰竭患者的干预

药物干预

对于心力衰竭患者能否使用抗抑郁药物一直存在着争议，而且最新的研究结论也尚不明确。在心律失常抑制试验（CAST）中人们观察到，心脏病患者使用三环类抗抑郁药（TCAs）可增加死亡率（O'Connor 等 2008）。此外，已经证实三环类抗抑郁药使用过量可导致房室传导阻滞、束支传导阻滞、室性心律失常（Peacock 和 Henry 1987），研究同时表明，使用三环类抗抑郁药可增加心肌梗死发生的风险，但在使用选择性 5-羟色胺再摄取抑制剂（SSRIs）的患者中并没有观察到这种结果（Tousoulis 等 2010）。使用 SSRIs 的安全性问题也被既往的研究所质疑，但是，由于这些研究的样本较小，可以从绘图中排除（O'Connor 等 2008）。为了明确抗抑郁药对心力衰竭患者的安全性，O'Connor 与其研究小组选取了 1005 名心力衰竭患者，结果发现 SSRIs 并不增加心力衰竭患者的死亡率，但是，令人失望的是其并不降低使用此种药物患者的死亡率（O'Connor 等 2008）。鉴于心力衰竭患者的抑郁症发病率较高，更多的数据显示，在心力衰竭患者中使用抗抑郁药物治疗是有必要的，而且一项大型随机临床试验 SADHART-CHF 研究心力衰竭患者使用舍曲林（SSRI）和安慰剂的安全性和疗效（Jiang 等 2008）。同样，一项名为 MOOD-HF 的大型、双盲、安慰剂对照试验也在进行中，其主要研究依地普仑（SSRI）在心力衰竭患者中的使用。此项试验的目的是验证依地普仑在心力衰竭患者中应用不仅是安全的，而且能够降低死亡率和意外住院率（Angermann 等 2007）。已经有关于健康受试者使用 SSRIs 后对交感神经系统影响的研究。其中一项研究发现，舍曲林可抑制正常人交感神经系统（SNS）、降低血浆去甲肾上腺素水平（Shores，Pascualy，Lewis，Flatness 和 Veith 2001）。由于 SNS 参与了心力衰竭的进展，因此使用 SSRIs 药物可能使心力衰竭患者潜在获益。然而，由于目前对使用抗抑郁药物的结论尚未明确，所以在临床应用抗抑郁药物之前需要进行更详细的评估。进一步的研究表明，抑郁症患者进行的抗抑郁治疗可降低其炎症反应，一项观察性研究发现，抑郁症合并心力衰竭的患者使用 SSRIs 类抗抑郁药物后其炎症标记物水平与没有抑郁症的心力衰竭患者水平相同（Tousoul 等 2009）。但 SSRIs 类药物在心力衰竭患者中的抗交感神经作用和炎症调节机制仍有待进一步的研究。作为抗抑郁药物的单胺氧化酶（MAO）抑制剂，因已经被证实对血压存在不利影响，故没有被列入对心力衰竭患者治疗研究是不安全的（Tousoulis 等 2010）。由此可见，对心力衰竭患者使用 SSRIs 药物治疗的结论是不统一的。虽然人们清楚心力衰竭合并抑郁症的患者预后较差，但对其使用 SSRIs 药物抗抑郁治疗是否有效和安全仍不十分明确。

非药物干预

对心力衰竭患者的最佳管理模式目前人们还没有达成共识。比较明确的是，某些和心力衰竭有关的因素是需要干预并且是有效的，但对其进行同一干预模式或者治疗是不恰当的。一种阶梯性的干预证明，简单、低强度的干预（如教育）是最基础的，但对有心力衰竭的患者应提供更为专业的心理指导（如认知行为疗法（CBT））。同样，对确定存在心力衰竭早期的人群我们应该区别处理，如其社会经济背景、诊断时间长短以及存在较显著的临床抑郁症状。

心力衰竭患者的自我管理

自我管理可描述为"自己有能力处理自身症状，进行治疗并

调节自我躯体和精神心理生活方式的改变"（Barlow，Hearnsha
和 Sturt 2002）。虽然心力衰竭患者的自我情绪调节是合理的，但
在实践中，自我管理应在医学治疗的前提下进行，了解并管理患
者自己的行为（例如自我监控、称体重），将会提高临床治疗的
效果。此外，虽然坚持治疗和改善生活方式是一个很复杂的问
题，但很少有研究对行为改善进行过广泛的研究（Mulligan
2009）。目前，人们对自我管理方案已扩展到了更广泛和多元华
的方式，如心力衰竭患者的情绪控制等。对心力衰竭患者的心理
支持是非常重要的这一观点已经被人们所接受，使用一些抗抑郁
药物进行干预的试验研究已经开展（Lane，Chong 和 Lip 2005）。
对于慢性稳定型心力衰竭患者，运动训练也被认为是其治疗的一
个重要组成部分（Corra 等 2005），而且自我管理干预在医院也经
常作为治疗方案的一部分。

许多自我管理试验都因方法不当而被质疑（Harrison 等
2002；Sethares 和 Elliott 2004；Wright 等 2003；Prasun，
Kocheril，Klass，Dunlap 和 Piano 2005），如样本小、持续时间
短、随访简单等（Powell 等 2010）。然而，最近一次系统的对心
力衰竭患者自我管理方案的回顾分析结论是并不能降低整体死亡
率，但可有效降低整体住院率和心力衰竭再住院率（Jovicic，
Holroyd-Leduc 和 Straus 2006）。

最近的 COACH 研究（心力衰竭患者建议和辅导预后评估）
也发现心力衰竭患者可降低再住院率，但并未降低死亡率。该研
究进一步指出，干预未能改善合并抑郁症心力衰竭患者的预后，
而且实际上干预导致入院次数增加（Jaarsma 等 2010）。研究者认
为，自我管理方案的受益同样需要患者充分积极参与。标准的自
我管理模式可能不适合抑郁症患者，对其需要特别制订干预方
式。最近进行的 HART 研究（持续性心力衰竭随机化行为控制）
观察 900 例心力衰竭患者自我管理干预的影响，研究证明，进行
1 年的自我管理咨询和护理并不能降低心力衰竭患者的死亡率和
住院率，观察对象中包括一部分低收入的心力衰竭患者（Powell

100 第 1 部分 心脏病的心理学挑战

等 2010)。因此，研究者得出结论，自我干预并不能改善心力衰竭患者的临床终点，但该研究的的影响因素较多，并且教育对照组比预期得到了更多的治疗，如治疗抑郁、控制盐摄入和树立自信心等 (Powell 等 2010)。

就目前来看，自我管理可改善心力衰竭患者预后的结果并未得到证实，更多关于心力衰竭自我管理方面的干预有待进一步的发展和评估。虽然针对心力衰竭患者的情绪控制也只是近期才纳入心力衰竭的自我管理体系中，但这就是进步。最近，心力衰竭患者自我管理的范围已经扩展到了情绪和行为方面。这些元素统称为认知行为疗法 (CBT)，其或多或少可能解决心力衰竭的问题；合理处理疲劳、控制多种复杂的情绪 (如焦虑、抑郁、愤怒和失眠)；保持和医生的良好沟通；处理压力，重建认知，放松训练；最大限度地提高社会支持和应对不断变化的关系；改变并形成良好的生活方式 (Lewin 等 2008；Baird 和 Clarke 2011)。令人鼓舞的是，一些对更多因素进行评估的试验正在进行，目的在于使心力衰竭患者能有效地改善症状。COPE-HF (有效应对心力衰竭) 研究将 200 名心力衰竭患者进行随机分组，评估应对技能训练 (CST) 干预除了是否能降低死亡率和住院次数外，还能否提高患者的心脏指标和生命质量 (Sherwood，Blumenthal，Trivedi 等 2011)。这一干预措施将包括鼓励访谈及有针对性的技能训练。同样，Nezu 及其主持的"应对心力衰竭项目"中，另一项针对降低伴有抑郁的心力衰竭患者有效解决问题能力训练 (PST) 试验也正在进行中。PST 是一个相对简化的认知能力训练，它使个人将问题集中到如何解决的层面，从而提高个人解决现有或突发问题的能力，因此可以缓解人们的紧张或者抑郁情绪。这些经历是否是心力衰竭患者急需解决的问题仍值得探讨，该模型设计是灵活的，可以被纳入更广泛的 CBT 框架中。

认知行为疗法与心力衰竭

认知行为疗法 (Beck，Rush，Shaw 和 Emery 1979) 曾经在

心理方面被大量研究过，它主要为经验性地对抑郁症患者进行治疗（Robinson，Berman 和 Neimeyer 1990）。虽然心力衰竭和抑郁症之间存在关联，但只有少数合并心力衰竭的抑郁症患者接受治疗（Jacob，Sebastian 和 Abraham 2003），而且到目前为止只有很少的研究对心力衰竭患者认知行为疗法的结果进行过观察（Lane 等 2005）。虽然目前对心力衰竭患者的心理治疗并没有统一标准，认知行为疗法目前仍然是心脏病患者的首选治疗方法，尤其是当发现合并有抑郁症时。

认知行为被认为是不受外界生物因素影响的，我们正在努力实现一个不受现实影响的认知行为框架（Clark 1995）。不好的思想可能加重不良事件。该思想会影响认知行为的治疗效果，因此形成并建立新的认知观点是有必要的，实际中往往有多个观点可供选择。另一个影响认知行为疗法的因素是生活的多样性（如心理、情绪、行为和环境），因为生活是与其他人相关的，这很容易影响我们的天性（Greenberger 和 Padesky 1995）。反复出现的情绪低落会导致抑郁。应用认知行为训练的关键是改变消极的想法（认知重建），并改善应对方法（O'Hea 等 2009）。对心力衰竭患者的行为干预措施旨在帮助其恢复对生活的希望，并保证其对日常生活不缺乏应有的激情。这样的积极刺激会帮助患者生活独立，反之则会使其对生活失去希望。同时，这种积极的行为会帮助他们远离沉默、减少抑郁。对心力衰竭患者的认知干预可帮助患者减少诸如应变匮乏、感觉自己是他人的负担、无用感等，而帮助其面对生活的挑战。采用新的指导心力衰竭患者应付问题的方法（例如改变观念模式而建立积极的价值观），重塑价值观，重新选择融入社会等，患者的应对能力可通过放松或留意等技能训练而得到提升。另外，为了帮助那些有沮丧感的心力衰竭患者，家庭和护理者在帮助其建立对生活的希望过程中也扮演着很重要的角色。通过理想的行为模式改变，加强这种模式即使是一般的成功，也可以帮助患者追求成功，一种积极的观念会加强这种控制力提升。认知行为框架非常适合于改变那种治疗干预疾病的观念，并被心力衰竭患者用来改善饮食、睡眠和戒烟（Sykes和 Simpson 2011）。

尽管运动本身不能改善患者的认知异常及与不适应相关的疾病认知，但可有效控制合并抑郁症的心力衰竭患者的症状。此外，心力衰竭和抑郁症存在一定的关系，有利的情绪有助于控制心力衰竭，对心力衰竭患者进行认知行为治疗和运动训练可提高患者的生命质量。Gary 及同事对 74 例抑郁合并心力衰竭的患者进行观察以确定这个假设。结合 12 周的家庭训练和认知行为治疗与单纯认知行为治疗、单纯运动、日常稳定心力衰竭护理相比，联合治疗组中，心力衰竭患者抑郁症的发病最少，但组间无明显差异。然而，联合治疗组只有在治疗最少 3～6 个月后才能观察到最大限度的生命质量改善（Gary，Dunbar，Higgins，Musselman 和 Smith 2010）。心力衰竭患者的认知行为治疗和强化锻炼两个模式可以单一进行。而认知行为应用于心脏病的治疗仍然未被证实，但其可减少抑郁及提高生命质量已经被证实，并有足够的理由可以应用于患者的长期治疗。

结论

心力衰竭是一种不断进展并且复杂的慢性疾病，在社会心理方面，患者面临着诸如从疾病管理要求到适应情绪等众多问题。应激源及患者对疾病的适应影响预后。心力衰竭患者中并发心理疾病是很普遍的，这常常被忽略。对医护人员来说，除了身体健康，亦应关注患者的心理健康。但是，并不是所有心力衰竭患者都需要专业的心理干预。从阶梯疗法中选择已经证实和有希望的方法，从而满足心力衰竭患者的个体需要。虽然干预并存疾病（比如抑郁）尚未被证实能降低心力衰竭患者的死亡率，但已证明能明显提高患者的生命质量。不管是否为正式的干预，心力衰竭患者的心理支持都是由医护人员及其家人通过增强患者对症状可以控制和仍可能有满意的生命质量的信心来实现的。这种支持可以培养患者接受慢性病现况，促进长期的管理。若心力衰竭患

者的认知行为与身体活动一致，进一步研究关于加强心脏康复和
与体力活动有关的主要因素（例如人格特质）将帮助优化心力衰
竭人群的长期干预。

参考文献

Agard, A., Hermeren, G., & Herlitz, J. (2004). When is a patient with heart failure adequately informed? A study of patients' knowledge of and attitudes toward medical information. *Heart & Lung*, 33, 219-226.

Agren, S., Evangelista, L., & Strömberg, A. (2010). Do partners of patients with chronic heart failure experience caregiver burden? *European Journal of Cardiovascular Nursing*, 9, 254-262.

Almeida, O. P., & Flicker, L. (2001). The mind of a failing heart: A systematic review of the association between congestive heart failure and cognitive functioning. *Internal Medicine Journal*, 31, 290-295.

Angermann, C. E., Gelbrich, G., Stork, S., Fallgatter, A., Deckert, J., Faller, H., & Ertl, G. (2007). Rationale and design of a randomised, controlled, multicenter trial investigating the effects of selective serotonin re-uptake inhibition on morbidity, mortality and mood in depressed heart failure patients (MOOD-HF). *European Journal of Heart Failure*, 9, 1212-1222.

Annema C, Luttik ML, Jaarsma T. (2009). Reasons for readmission in heart failure: perspectives of patients, caregivers, cardiologists, and heart failure nurses. *Heart Lung*, 38, 427-434.

Ambardekar, A. V., Fonarow, G. C., Hernandez, A. F., Pan, W., Yancy, C. W., Krant., M. J. (2009). Characteristics and in-hospital outcomes for nonaherent patients with heart failure: perspectives of patients, caregivers, cardiologists, and heart failure nurses. *Heart Lunch*, 38, 427-434.

Artinian, N. T., Magnan, M., Sloan, M., & Lange, M. P. (2002). Self-care behaviors among patients with heart failure. *Heart & Lung*, 31 (3), 161-172.

Artinian, N. T. (2003) The Psychosocial Aspects of Heart Failure American

Journal of Nursing, 103 (12), 32-42.

Azevendo, A., Bettencourt, P., Fri? es, F., Alvelos, M., Abreu-Li-ma, C., Hense, H., & Barros, H. (2008). Depressive symptoms and heart failure stages. *Psychosomatics*, 49, 42-48.

Baird, D. & Clarke, D. (2011) The Whole Person Model: A Collaborative Approach to Chronic Disease Management, Health Issues, 106, 21-26.

Barlow, J. H., Hearnshaw, H., & Sturt, J. (2002). Self-management interventions for people with chronic conditions in primary care: Examples from arthritis, asthma and diabetes. *Health Education Journal*, 61, 365-378.

Barnes, S., Gott, M., Payne, S., Parker, C., Seamark, D., Garibal-la, S., & Small, N. (2006). Prevalence of symptoms in a community-based sample of heart failure patients. *Journal of Pain and Symptom Management*, 32 (3), 208-216.

Beck, A. T., Rush, A. J., Shaw, j, & Emery, G. (1979). *Cognitive therapy of depression*. New York: Springer. Bennett, S. J., Oldridge, N. B., Eckert, G. J., Embree, J. L., Browning, S., Hou, N. et al. (2003) Comparison of quality of life measures in heart failure. *Nurs Res*, 52, 207-216.

Brodie, D., Inoue, A., & Shaw, D. (2008). Motivational interviewing to change quality of life for people with chronic heart failure: A randomised controlled trial. *International Journal of Nursing Studies*, 45, 489-500.

Cacciatore, F., Abete, P., Ferrara, N., Calabrese, C., Napoli, C., Maggi, S., et al. (1998). Congestive heart failure and cognitive impair-ment in an older population. *Journal of the American Geriatrics Society*, 46, 1343-1348.

Carels, R. A. (2004). The association between disease severity, functional status, depression and daily quality of life in congestive heart failure pa-tients. *Quality of Life Research*, 13, 63-72.

Chatterjee, K., & Massie, B. (2007). Systolic and diastolic heart failure: Differences and similarities. *Journal of Cardiac Failure*, 13 (7), 569-575.

Cheng, J. W., & Nayar, M. (2009). A review of heart failure management in the elderly population. *The American Journal of Geriatric Phar-macotherapy*, 7 (5), 233-249.

Chriss, P. M. , Sheposh, J. , Carlson, B. , & Riegel, B. (2004). Pre-dictors of successful heart failure self-care maintenance in the fi rst three months after hospitalization. *Heart & Lung*, 33 (6), 345-353.

Chung, M. L. , Lennie, T. A. , Riegel, B. , Wu, J. R. , Dekker, R. , & Moser, D. K. (2009). Marital status as an independent predictor of even-free survival of patients with heart failure. *Cardiovascular Critical Care*, 18 (6), 562-570.

Clark, D. A. (1995). Perceived limitations of standard cognitive therapy: A consideration of efforts to revise Beck's theory and therapy. *Journal of Cognitive Psychotherapy*, 9 (3), 153-172.

Cohen, F. , Reese, L. B. , Kaplan, G. A. , & Jackson, G. (1986). Cop-ing with the stresses of arthritis. In M. D. Moskowitz & M. R. Haug (Eds.), *Arthritis in the elderly*. New York: Springer.

Coyne, J. C. , Rohrbaugh, M. J. , Shoham, V. , Sonnega, J. S. , Nicklas, J. M. , & Cranford, J. A. (2001). Prognostic importance of marital quality for survival of congestive heart failure. *The American Journal of Cardiology*, 88, 526-529.

Corra, U. , Giannuzzi, P. , Adamopoulos, S. , & Bjormstad, H. (2005) Executive summary of the Position Paper of the Working Group on Cardiac Rehabilitation and Exercise Physiology of the European Society of Cardiolo-gy (ESC) : core components of cardiac rehabilitation in chronic heart fail-ure. European Journal of Cardiovascular Prevention and Rehabilitation, 12 (4): 321-325.

Dai, W. , Lopez, O. L. , Carmichael, O. T. , Becker, J. T. , Kuller, L. H. & Gach, H. M (2008). Abnormal Regional Cerebral Blood Flow in Cognitively Normal Elderly Subjects With Hypertension. Stroke, 39, 349-354.

Davis, T. C. , Long, S. W. , Jackson, R. H. , Mayeaux, E. J. , George, R. B. , Murphy, P. W. , & Crouch, M. A. (1993). Rapid estimate of adult literacy in medicine: A shortened screening instrument. *Family Medicine*, 25 (6), 391-395.

De Jong MJ, Moser DK, An K, Chung ML, (2004). Anxiety is not manifested by elevated heart rate and blood pressure in acutely ill cardiac patients. *European Journal of Cardiovascular Nursing*, 3, 247-253.

Dekker, R. L. , Peden, A. R. , Lennie, T. A. , Schooler, M. P. , &. Moser, D. K. (2009). Living with depressive symptoms: Patients with heart failure. *American Journal of Critical Care*, 18 (4), 310-318.

DiMatteo, R. M. , Lepper, H. S. , &. Croghan, T. W. (2000). Depression is a risk factor for noncompliance with medical treatment: Meta-analysis of the effects of anxiety and depression on patient adherence. *Archives of Internal Medicine*, 160, 2101-2107.

Doering, L. V. , Dracup, K. , Caldwell, M. A. , Moser, D. K. , Erickson, V. S. , Fonarow, G. , &. Hamilton, M. (2004). Is coping style linked to emotional state in heart failure patients? *Journal of Cardiac Failure*, 10 (4), 344-349.

Drazner, M. H. , Hamilton, M. A. , Fonarow, G. , Creaser, J. , Flavell, C. , &. Stevenson, L. W. (1999). Relationship between right and left-sided fi lling pressures in 1000 patients with advanced heart failure. *The Journal of Heart and Lung Transplant*, 18 (11), 1126-1132.

Evangelista, L. S. , Berg, J. , &. Dracup, K. (2001). Relationship between psychosocial variables and compliance in patients with heart failure. *Heart &. Lung*, 30 (4), 294-301.

Evangelista, L. , Doering, L. V. , Dracup, K. , Westlake, C. , Hamilton, M. , &. Fonarow, G. C. (2003). Compliance behaviors of elderly patients with advanced heart failure. *Journal of Cardiovascular Nursing*, 18 (3), 197-206.

Ekman, I. Andersson, G. , Boman, K. Charlesworth, A. , Cleland, J. G. F. , Pool-Wilson, P. and Swedberg, K. (2006) Adherence and perception of medication in patients with chronic heart failure during a fi ve-year randomised trial, Patient Education and Counseling, 61 (3): 384-53.

Faller, H. , Störk, S. , Schuler, M. , Schowalter, M. , Steinbüchel, T. , Ertl, G. , &. Angermann, C. E. (2009). Depression and disease severity as predictors of health-related quality of life in patients with chronic heart failure-A structural equation modeling approach. *Journal of Cardiac Failure*, 15 (4), 286-292.

Forman, D. E., Clare, R., Kitzman, D. W., Ellis, S. J., Fleg, J. L., Chiara, T., et al.; HF Action Investigators (2009). Relationship of age and exercise performance in patients with heart failure: The HF-ACTION study. *American Heart Journal*, 158 (4), S6-S15.

Francis, G. S. (2001). Pathophysiology of chronic heart failure. *The American Journal of Medicine*, 110 (7A), 37S-46S.

Freedland, K. E., & Carney, R. M. (2000). Psychosocial considerations in elderly patients with heart failure. *Clinics in Geriatric Medicine*, 16 (3), 649-661.

Freedland, K. E., Rich, M. W., Skala, J. A., Carney, R. M., Dávila-Román, V. G., & Jaffe, A. S. (2003). Prevalence of depression in hospitalized patients with congestive heart failure. *Psychosomatic Medicine*, 65, 119-128.

Friedmann, E., Thomas, S. A., Liu, F., et al. (2006). Relationship of depression, anxiety, and social isolation to chronic heart failure outpatient mortality. *Am Heart J*, 152 (940), e941-e948.

Gary, R. A., Dunbar, S. B., Higgins, M. K., Musselman, D. L., & Smith, A. L. (2010). Combined exercise and cognitive behavioral therapy improves outcomes in patients with heart failure. *Journal of Psychosomatic Research*, 69, 119-131.

Goodlin, S. J., Quill, T. E., & Arnold, R. M. (2008). Communication and decision-making about prognosis in heart failure care. *Journal of Cardiac Failure*, 14 (2), 106-113.

Gottlieb, S. S., Kop, W. J., Ellis, S. J., Binkley, P., Howlett, J., O'Connor, C., et al.; HF-ACTION Investigators (2009). Relation of depression to severity of illness in heart failure (from heart failure and a controlled trial investigating outcomes of exercise training [HF-ACTION]). *The American Journal of Cardiology*, 103, 1285-1289.

Granger, B. B., Swedberg, K., Ekman, I., Granger, C. B., Olofsson, B., McMurray, J. J., et al.; CHARM Investigators (2005). Adherence to Candesartan and placebo and outcomes in chronic heart failure in the

CHARM programme: Double-blind, randomised, controlled clinical trial. *Lancet*, 366, 2005-2011.

Greenberger, D. , & Padesky, C. A. (1995). *Mind over mood*. New York: Guilford. Hallas, C. N. , Wray, J. , Andreou, P. , & Banner, N. R. (2011). Depression and perceptions about heart failure predict quality of life in patients with advanced heart failure. *Heart & Lung*, 40, 111-121.

Harrison, M. B. , Browne, G. B. , Roberts, J. , Tugwell, P. , Gafni, A. , & Graham, I. D. (2002). Quality of life of individuals with heart failure: A randomized trial of the effectiveness of two models of hospital-to-home transition. *Medical Care*, 40 (4), 271-282.

Havranek, E. P. , Spertus, J. A. , Masoudi, F. A. , Jones, P. G. , & Rumsfeld, J. S. (2004). Predictors of the onset of depressive symptoms in patients with heart failure. *Journal of the American College of Cardiology*, 44, 2333-2338.

Havranek, E. P. (2006). Prevalence of Depression in Chronic Heart Failure. E. Molinari, A. Compare, G. Parati (Ed.), Clinical Psychology and Heart Disease. (pp. 99-108). Italy: Springer.

Haworth, J. E. , Moniz-Cook, E. , Clark, A. L. , et al. (2005). Prevalence and predictors of anxiety and depression in a sample of chronic heart failure patients with left ventricular ststolic dysfunction. Eur J Heart Fail. 2005, 7: 803-808.

Holst, M. , Willenheimer, R. , Martensson, J. , Lindholm, M. , & Stromberg, A. (2007). Telephone follow-up of self-care behaviour after a single session education of patients with heart failure in primary health care. *European Journal of Cardiovascular Nursing*, 6 (2), 153-159.

Horowitz, C. R. , Rein, S. B. , & Leventhal, H. (2004). A story of maladies, misconceptions and mishaps: Effective management of heart failure. *Social Science & Medicine*, 58 (3), 631-643.

Hunt, S. A. (2005). ACC/AHA 2005 guideline update for the diagnosis and management of chronic heart failure in the adult-Summary article. *Journal of the American College of Cardiology*, 46 (6), 1116-1143.

88 J. Gallagher and A. Grimaldi Jaarsma, T. , Lesman-Leegte, I. , Hill-

ege, H. L. , Veeger, N. J. , Sanderman, R. , & van Veldhuisen, D. J.
(2010). Depression and the usefulness of a disease management program in
heart failure. *Journal of the American College of Cardiology*, 55 (17),
1837-1843.

Jacob, S. , Sebastian, J. C. , & Abraham, G. (2003). Depression and
congestive heart failure: Are antidepressants underutilized? *European
Journal of Heart Failure*, 5, 399-400.

Jiang, W. , Kuchibhatla, M. , Clary, G. L. , Cuffe, M. S. , Christopher,
E. J. , Alexander, J. D. , et al. (2007). Relationship between depressive
symptoms and long-term mortality in patients with heart failure. *American
Heart Journal*, 154 (1), 102-108.

Jiang, W. , Kuchibhatla, M. , Cuffe, M. S. , et al. (2004). Prognostic
value of anxiety and depression in patients with chronic heart failure. *Cir-
culation*, 110, 3452-3456.

Jiang, W. , O'Connor, C. , Silva, S. , Kuchibhatla, M. , Cuffe, M. S. ,
Callwood, D. D. , et al. ; SADHART-CHF Investigators (2008). Safety
and effi cacy of sertraline for depression in patients with CHF
(SADHART-CHF): A randomized, double-blind, placebo-controlled trial
of sertraline for major depression with congestive heart failure. *American
Heart Journal*, 156, 437-444.

Jovicic, A. , Holroyd-Leduc, J. M. , & Straus, S. E. (2006). Effects of
self-management intervention on health outcomes of patients with heart fail-
ure: A systematic review of randomized controlled trails. *BMC Cardiovas-
cular Disorders*, 6 (43).

Joynt, K. E. , Whellan, D. J. , & O'Connor, C. M. (2004). Why is de-
pression bad for the failing heart? A review of the mechanistic relationship
between depression and heart failure. *Journal of Cardiac Failure*, 10
(3), 258-271.

Karademas, E. , Zarogiannos, A. , & Karamvakalis, N. (2009). Cardiac
patient-spouse dissimilarities in illness perception: Associations with pa-
tient self-rated health and coping strategies. *Psychology & Health*, 25
(4), 451-463.

Klein, D. M. , Turvey, C. L. , & Pies, C. J. (2007). Relationship of coping styles with quality of life and depressive symptoms in older heart failure patients. *Journal of Aging and Health*, 19 (22), 22-38.

Koenig, H. G. (2006a). Depression outcome in inpatients with congestive heart failure. *Archives of Internal Medicine*, 166, 991-996.

Koenig, H. G. (2006b). Differences between depressed patients with heart failure and those with pulmonary disease. *The American Journal of Geriatric Psychiatry*, 14, 211-219.

Konstam, V., Moser, D. K., & De Jong, M. J. (2005). Depression and anxiety in heart failure. *Journal of Cardiac Failure*, 11 (6), 455-463.

Lainscak, M., & Keber, I. (2003). Patient's view of heart failure: From the understanding to the quality of life. *European Journal of Cardiovascular Nursing*, 2, 275-281.

Lane, D. A., Chong, A. Y., & Lip, G. Y. (2005). Psychological interventions for depression in heart failure. *Cochrane Database of Systematic Reviews*, 1, Article CD003329.

Lazarus, R. S., & Folkman, S. (1984). *Stress, appraisal, and coping*. New York: Springer.

Leventhal, H., Meyer, D., & Nerenz, D. (1980). The common-sense representation of illness danger. In S. Rachman (Ed.), *Medical psychology* (Vol. 2, pp. 7-30). New York: Guilford.

Lewin, B., Pattenden, J., & Ferguson, J. (2008). *The heart failure plan*. London: British Heart Foundation.

Lilly, L. S. (2007). *Pathophysiology of heart disease* (4th ed.). Baltimore: Lippincott Williams & Wilkins.

Lindenfield, J. (2010). Executive summary: HFSA 2010 comprehensive heart failure practice guideline. *Journal of Cardiac Failure*, 16 (6), 476-506.

Luttik, M. L., Lesman-Leegte, I., & Jaarsma, T. (2009). Quality of life and depressive symptoms in heart failure patients and their partners: The impact of role and gender. *Journal of Cardiac Failure*, 15 (7), 580-585.

Lynn J., Harrell F Jr., Cohn F., Wagner D. & Connors A. F. Jr. (1997). Prognoses of seriously ill hospitalized patients on the days before death: implications for patient care and public policy. New Horizons, 5 (1): 56-61.

Martensson, J., Dracup, K., Canary, C., & Fridlund, B. (2003). Living with heart failure: Depression and quality of life in patients and spouses. *The Journal of Heart and Lung Transplantation*, 22 (4), 460-467.

May, H. T., Horne, B., Carlquist, J. F., Sheng, X., Joy, E., & Catinella, P. (2009). Depression after coronary artery disease is associated with heart failure. *Journal of the American College of Cardiology*, 53 (16), 1440-1447.

Michaelsen, A., Konig, G., & Thimme, W. (1998). Preventable causative factors leading to hospital admission with decompensated heart failure. *Heart*, 80, 437-441.

Miller, A. H., Maletic, V., & Raison, C. L. (2009). Infl ammation and its discontents: The role of cytokines in the pathophysiology of major depression. *Biological Psychiatry*, 65, 732-741.

Molloy, G. J., Gao, C., Johnston, D. W., Johnston, M., Witham, M. D., Struthers, A. D., & McMurdo, M. E. T. (2009). Adherence to angiotensin-converting enzyme inhibitors and illness beliefs in older heart failure patients. *European Journal of Heart Failure*, 11 (7), 715-720.

Mosterd, A., Cost, B., Hoes, A. W., de Bruijne, M. C., Deckers, J. W., Hofman, A., & Grobbee, D. E. (2001). The prognosis of heart failure in the general population. *European Heart Journal*, 22, 1318-1327.

Mulligan, K. (2009). Heart failure. In S. Newman, L. Steed, & K. Mulligan (Eds.), *Chronic physical illness: Self-management and behavioral interventions* (pp. 238-254). Berkshire: Open University Press.

Murberg, T. A., Bru, E., & Stephens, P. (2002). Personality and coping among congestive heart failure patients. *Personality and Individual Differences*, 32, 775-784.

Murberg, T. A., Furze, G., & Bru, E. (2004). Avoidance coping styles predic mortality among patients with congestive heart failure: A 6-year follow-up study. *Personality and Individual Differences*, 36, 757-766.

Ni, H., Nauman, D., Burgess, D., Wise, K., Crispell, K., & Herschberger, R. E. (1999). Factors infl uencing knowledge of and adherence to self-care among patients with heart failure. *Archives of Internal Medicine*, 159, 1613-1619.

O'Connor, C. M., Jiang, W., Kuchibhatla, M., Mehta, R. H., Clary, G. L., Cuffe, M. S., et al. (2008). Antidepressant use, depression, and survival in patients with heart failure. *Archives of Internal Medicine*, 168 (20), 2232-2237.

O'Carroll, R., Dennis, M., Johnston, M. & Sudlow, C. (2010). Improving adherence to medication in stroke survivors (IAMSS): a randomised controlled trial: study protocol BMC Neurology, 10: 15.

O'Hea, E., Houseman, J., Bedek, K., & Sposato, R. (2009). The use of cognitive behavioral therapy in the treatment of depression for individuals with CHF. *Heart Failure Reviews*, 14, 13-20.

Park, C. L., Fenster, J. R., Suresh, D. B., & Bliss, D. E. (2006). Social support, appraisals, and coping as predictors of depression in congestive heart failure patients. *Psychology & Health*, 21 (6), 773-789.

Parmley, W. W. (1985). Pathophysiology of congestive heart failure. *The American Journal of Cardiology*, 55, 9A-14A.

Pattenden, J. F., Roberts, H., & Lewin, R. J. P. (2007). Living with heart failure: Patient and carer perspectives. *European Journal of Cardiovascular Nursing*, 6 (4), 273-279.

Peacock, M., & Henry, A. F. (1987). Tricyclic antidepressant overdose: A one-year review. *Canadian Family Physician*, 33, 393-395.

Pelle, A. J., Gidron, Y. Y., Szabó, B. M., & Denollet, J. (2008). Psychological predictors of prognosis in chronic heart failure. *Journal of Cardiac Failure*, 14 (4), 341-350.

Piano, M. R., Bondmass, M., & Schwertz, D. W. (1998). The molecular and cellular pathophysiology of heart failure. *Heart & Lung*, 27 (1), 3-19.

Powell, L. H., Calvin, J. E., Jr., Richardson, D., Janssen, I., Mendes de Leon, C. F., Flynn, K. J., et al. (2010). Self-management counseling in patients with heart failure. *Journal of the American Medical*

Association，304（12），1331-1338.

Prasun，M. A.，Kocheril，A. G.，Klass，P. H.，Dunlap，S. H.，& Pian-o，M. R.（2005）. The effects of a sliding scale diuretic titration protocol in patients with heart failure. *Journal of Cardiovascular Nursing*，20（1），62-70.

Redwine，L. S.，Wirtz，P. H.，Hong，S.，Pandzic，I.，Cammarata，S.，Tafur，J.，et al.（2009）. A potential shift from adaptive immune activity to nonspecifi c infl ammatory activation associated with higher depression symptoms in chronic heart failure patients. *Journal of Cardiac Failure*，15（7），605-615.

Reynolds，L.，Broadbent，E.，Ellis，C.，Gamble，G.，& Petrie，K.（2007）. Patients' drawings illustrate psychological and functional status in heart failure. *Journal of Psychosomatic Research*，63，525-532.

Riegel，B.，Bennett，J. A.，Davis，A.，Carlson，B.，Montague，J.，Robin，H.，& Glaser，D.（2002）. Cognitive impairment in heart failure：Issues of measurement and etiology. *American Journal of Critical Care*，11（6），520-528.

Riegel，B.，& Carlson，B.（2002）. Facilitators and barriers to heart failure self-care. *Patient Education and Counseling*，46，287-295.

Robinson，L. A.，Berman，J. S.，& Neimeyer，R. A.（1990）. Psycho-therapy for the treatment of depression：A comprehensive review of con-trolled outcome research. *Psychological Bulletin*，108，30-49.

Rutledge，T.，Reis，V. A.，Linke，S. E.，Greenberg，B. H.，& Mills，P. J.（2006）. Depression in heart failure：A meta-analytic review of prev-alence，intervention effects，and associations with clinical outcomes. *Journal of the American College of Cardiology*，48（8），1527-1537.

Schall，R. R.，Petrucci，R. J.，Brozena，S. C.，Cavarocchi，N. C.，& Jessup，M.（1989）. Cognitive function in patients with symptomatic di-lated cardiomyopathy before and after cardiac transplantation. *Journal of the American College of Cardiology*，14，1666-1672.

Sethares，K. A.，& Elliott，K.（2004）. The effect of tailored message in-tervention on heart failure readmission rates，quality of life，and benefi t and barrier beliefs in persons with heart failure. *Heart & Lung*，33（4），

249-260.

Shaw, A., Ibrahim, S., Reid, F., Ussher, M., & Rowlands, G. (2009). Patients' perspectives of the doctor-patient relationship and information giving across a range of literacy levels. *Patient Education and Counseling*, 75, 114-120.

Shen, B. J., Eisenberg, S. A., Maeda, U., Farrell, K. A., Schwarz, E. R., Pendero, F. J., et al. (2011). Depression and anxiety predict decline in physical health functioning in patients with heart failure. *Annals of Behavioral Medicine*, 41, 373-382.

Sherwood, A., Blumenthal, J. A., Hinderliter, A. L., Koch, G. G., Adams, K. F., Jr., Dupree, C. S., et al. (2011). Worsening depressive symptoms are associated with adverse clinical outcomes in patients with heart failure. *Journal of the American College of Cardiology*, 57 (4), 418-423.

Sherwood, A., Blumenthal, J. A., Trivedi, R., Johnson, K. S., O'Connor, C. M., Adams, K. F., Jr., et al. (2007). Relationship of depression to death or hospitalization in patients with heart failure. *Archives of Internal Medicine*, 167, 367-373.

Sherwood, A., O'Connor, C., Routledge, F., Hinderliter, A. L., Watkins, L. L., Babyak, M. A., et al. (2011). Coping effectively with heart failure (COPE-HF): Design and rationale of a telephone-based coping skills intervention. *Journal of Cardiac Failure*, 17 (3), 201-207.

Shores, M. M., Pascualy, M., Lewis, N. L., Flatness, D., & Veith, R. C. (2001). Short-term sertraline treatment suppresses sympathetic nervous system activity in healthy human subjects. *Psychoneuroendocrinology*, 26, 433-439.

Simmonds, J., Franklin, O., & Burch, M. (2006). Understanding the pathophysiology of paediatric heart failure and its treatment. *Current Paediatrics*, 16, 398-405.

Song, E. K., Lennie, T. A., & Moser, D. K. (2009). Depressive symptoms increase risk of rehospitalization in heart failure patients with preserved systolic function. *Journal of Clinical Nursing*, 18, 1871-1877.

Stromber, A., & Martensson, J. (2003). Gender differences in patients with heart failure. *European Journal of Cardiovascular Nursing*, 2, 7-18.

Stromberg, A. , Mårtensson, J. , Fridlund, B. , Levin L-Å, Karlsson, JE & Dahlström, U. (2003). Nurse-led heart failure clinics improve survival and self-care behaviour in patients with heart failure: Results from a prospective, randomised trial. *European Heart Journal*, 24 (11): 1014-1023

Stull, D. E. , Starling, R. , Hass, G. , & Young, J. B. (1999). Becoming a patient with heart failure. *Heart & Lung*, 28 (4), 284-292.

Suls, J. , Green, P. , Rose, G. , Lounsbury, P. , & Gordon, E. (1997). Hiding worries from one's spouse: Associations between coping via protective buffering and distress in male post myocardial infarction patients and their wives. *Journal of Behavioral Medicine*, 20, 333-349.

Sykes, C. , & Simpson, S. (2011). Managing the psychosocial aspects of heart failure: A case study. *British Journal of Nursing*, 20, 148-153.

Tayler, M. , & Ogden, J. (2005). Doctors' use of euphemisms and their impact on patients' beliefs about health: An experimental study of heart failure. *Patient Education and Counseling*, 57, 321-326.

Tanne D, Freimark D, Poreh A, et al. Cognitive functions in severe congestive heart failure before and after an exercise training program. Int J Cardiol 2005; 103: 145-9.

Thomas, S. , & Michael, R. W. (2007). Epidemiology, pathophysiology, and prognosis of heart failure in the elderly. *Heart Failure Clinics*, 3, 381-387.

Tousoulis, D. , Antonopoulos, A. S. , Antoniades, C. , Saldari, C. , Stefanadi, E. , Siasos, G. , et al. (2010). Role of depression in heart failure-Choosing the right antidepressive treatment. *International Journal of Cardiology*, 140, 12-18.

Tousoulis, D. , Drolias, A. , Antoniades, C. , Vasiliadou, C. , Marinou, K. , Latsios, G. , et al. (2009). Antidepressive treatment as a modulator of infl ammatory process in patients with heart failure: Effects on proinfl ammatory cytokines and acute phase protein levels. *International Journal of Cardiology*, 134, 238-243.

Triposkiadis, F., Karayannis, G., Giamouzis, G., Skoularigis, J., Louridas, G., & Butler, J. (2009). The sympathetic nervous system in heart failure: Physiology, pathophysiology, and clinical implications. *Journal of the American College of Cardiology*, 54 (19), 1747-1762.

Trivedi, R. B., Blumenthal, J. A., O'Connor, C., Adams, K., Hinderliter, A., Dupree, C., et al. (2009). Coping styles in heart failure patients with depressive symptoms. *Journal of Psychosomatic Research*, 67, 339-346.

Tsuchihashi-Makaya, M., Kato, N., Chishaki, A., Takeshita, A., & Tsutsui, H. (2009). Anxiety and poor social support are independently associated with adverse outcomes in patients with mild heart failure. *Circulation Journal*, 73, 280-287.

Vader, J. M., & Drazner, M. H. (2009). Clinical assessment of heart failure: Utility of symptoms, signs, and daily weights. *Heart Failure Clinics*, 5, 149-160.

van der Wal, M. H. L., & Jaarsma, T. (2008). Adherence in heart failure in the elderly: Problem and possible solutions. *International Journal of Cardiology*, 125 (2), 203-208.

van der Wal, M. H. L., Jaarsma, T., Moser, D. K., Veeger, N. J. G. M., van Gilst, W. H., & van Veldhuisen, D. J. (2006). Compliance in heart failure patients: The importance of knowledge and beliefs. *European Heart Journal*, 27, 434-440.

van der Wal, M. H., Jaarsma, T., & Van Veldhuisen, D. J. (2005). Non-compliance in patients with heart failure: How can we manage it? *European Journal of Heart Failure*, 7, 5-17.

Veronique, R. L. (2010). The heart failure epidemic. *International Journal of Environmental Research and Public Health*, 7, 1807-1830.

Vollman, M. W., LaMontagne, L. L., & Hepworth, J. T. (2007). Coping and depressive symptoms in adults living with heart failure. *Journal of Cardiovascular Nursing*, 22 (2), 125-130.

Weinman, J., & Petrie, K. J. (1997). Illness perceptions: A new paradigm for psychosomatics? *Journal of Psychosomatic Research*, 42, 113-116.

Westland, J., Carson, A., & Rutherford, P. (2009). Living with heart failure: An integrative review. *International Journal of Nursing Studies*, 46, 1374-1385.

Wolfe, R., Worrall-Carter, L., Foister, K., Keks, N., & Howe, V. (2006). Assessment of cognitive function in heart failure patients. *European Journal of Cardiovascular Nursing*, 5, 158-164.

Wright, S. P., Walsh, H., Ingley, K. M., Muncaster, S. A., Gamble, G. D., Pearl, A., et al. (2003). Uptake of self-management strategies in a heart failure management programme. *European Journal of Heart Failure*, 5 (3), 371-380.

Zuccalà, G., Onder, G., Pedone, C., Cocchi, A., Carosella, L., Cattel, C., et al. (2001). Cognitive dysfunction as a major determinant of disability in patients with heart failure: Results from a multicentre study. *Journal of Neurology, Neurosurgery, and Psychiatry*, 70 (1), 109-112.

第 6 章
精神症状、人格特质和 Takotsubo 综合征：临床思考

Ilan S. Wittstein, Riccardo Proietti 和 Angelo Compare

Takotsubo 综合征的临床特征

Takotsubo 心肌病（TTC）近来被认为是由于心理或生理急性应激，引起以心力衰竭或一过性左心室功能障碍为特征的临床综合征，典型的 TTC 患者存在胸痛、心电图异常、心肌酶升高、局限性室壁运动异常，因此经常被误诊为急性心肌梗死并不奇怪。但是随着对 TTC 认识的逐渐深入，清楚地认识到这种综合征不仅具有独特的特征，可以迅速与急性心肌梗死相鉴别，并且有着不同的病理生理机制。TTC 引起心肌损伤是短暂的、完全可逆的，并且不存在斑块破裂和冠状动脉血栓形成，这与急性心肌梗死后心肌细胞的不可逆丧失大不相同。有证据显示，TTC 引起的心肌顿抑可能是由情感介导的，但是这种病症确切的发病机制并没有被完全了解。

1990 年日本学者 Satoh 等首先报道了 TTC（Satoh 等 1990），由于这类患者左心室形状与日本渔民扑捉章鱼的篓类似，基底宽颈部狭窄，故被命名为"章鱼篓心肌病"。尽管 TTC 首先在日本报道，但这种综合征已经被世界各国广泛报道，并存在许多不同的命名：应激性心肌病（Wittstein 等 2005）、一过性左室心尖球囊综合征（Tsuchihashi 等 2001）和破碎心脏综合征（Wittstein 等 2005）。起初认为 TTC 极其罕见，但是随着医学研究文献的迅

速增加，目前可以明确，这种综合征远比最初想象的普遍。几个回顾性研究证实，在可疑的急性冠状动脉综合征患者中，大概有2%是TTC（Buja 等 2008；Eshtehardi 等 2009；Kurowski 等 2007；Parodi 等 2007），并且在疑诊为ACS的女性患者中流行性更高，为 4.7%～7.5%（Parodi 等 2007；Previtali，Repetto，Panigada，Camporotondo 和 Tavazzi 2008；Strunk 等 2006；Wedekind，Moller 和 Scholz 2006）。迄今为止所有的研究证实，该综合征存在年龄和性别差异：较容易发生于老年绝经后女性（Elesber 等 2007；Hoyt，Lerman，Lennon，Rihal 和 Prasad 2010；Regnante 等 2009；Sharkey 等 2010；Singh，Rumman，Mikell，Nallamothu 和 Rangaswamy 2010；Tsuchihashi 等 2001）。冠心病危险因素在TTC患者中通常存在（Pilgrim 和 Wyss 2008），并且这类患者经常伴随甲状腺疾病、慢性阻塞性肺疾病、焦虑、抑郁等心境障碍（Del Pace 等 2011；Regnante 等 2009）。

表 6-1　美国梅奥诊所 TTC 诊断标准修订版（Prasad 等 2008）

- 短暂心室中段室壁运动减弱、消失，或运动障碍，累及或不累及心尖部；室壁运动异常的范围超过单支心外膜冠状动脉分布的范围；经常为应激触发，但并不总是存在
- 冠状动脉造影无阻塞性冠状动脉病变或造影未见急性斑块破裂
- 新出现的心电图异常［ST段抬高和（或）T波倒置］或心肌肌钙蛋白适度升高
- 无嗜铬细胞瘤、心肌炎

典型的TTC患者经常存在胸痛、呼吸急促等症状，难以与急性心肌梗死区分，大多数患者入院时血流动力学稳定，心力衰竭和肺水肿发生率为研究病例总数的15.9%，心源性休克和致命性心律失常分别为10.3%和14.6%（Pilgrim 和 Wyss 2008）。在日本一个较大型的研究中，20%的患者需要主动脉内球囊反搏（IABP）或血压支持（Tsuchihashi 等 2001）。另外，出现心尖部血栓形成、心源性卒中、左心室游离壁破裂和心包炎的病例亦有报道。

尽管指南已被提出，但关于TTC并无一致认可的诊断标准

（Kawai，Kitabatake 和 Tomoike 2007；Novo 等 2008）。2004 年梅奥诊所的研究者列出的标准较为认可，并且在 2008 年得到修订（表 6-1）（Prasad，Lerman 和 Rihal 2008），但是并不是所有的标准都被广泛认可。在我们看来，以下 6 条标准可以帮助诊断 TTC，并且有助于该综合征与急性心肌梗死相鉴别。

1. 急性触发（见 "TTC 建议模型机制"）。

2. 心电图的特征性变化　在最初，TTC 患者的心电图可能正常，非特异性 ST 段和 T 波变化，或者 ST 段抬高，通常见于胸前导联。与急性前壁 ST 段抬高性心肌梗死患者不同，TTC 患者 ST 段抬高的幅度较小（Sharkey 2008），并且在入院时很少存在下壁导联 ST 段的镜像压低（Ogura 等 2003）。在最初的 24～48 小时，典型的 TTC 患者出现显著的 QT 间期延长（Wittstein 等 2005），大多数患者胸前导联和肢体导联存在广泛的深倒 T 波。TTC 患者可能存在病理性 Q 波，常见于胸前导联，但是与急性心肌梗死不同，这些 Q 波是暂时性的，通常在数天至数周内消失（Wittstein 等 2005）。

3. 心肌酶轻度升高　大多数 TTC 患者在入院时心肌酶仅有轻度升高。TTC 患者的酶学特征是：水平较低，与广泛的室壁运动异常相矛盾。与急性心肌梗死患者相比，TTC 患者心肌酶升高的幅度非常小（Ogura 等 2003；Parodi 等 2007）。

4. 不存在冠状动脉血栓形成或斑块破裂　TTC 的特征是不存在闭塞性冠状动脉疾病。尽管被报道的大多数病例冠状动脉正常（Gianni 等 2006；Pilgrim 和 Wyss 2008），但现在血管造影的证据显示仍有许多患者存在非闭塞性冠状动脉粥样硬化（Hoyt 等 2010；Winchester，Ragosta 和 Taylor 2008）。因为患者通常存在胸痛、心电图动态变化、心肌酶升高，以及局灶性室壁运动异常，因此，除非有禁忌证，否则均应行冠状动脉造影检查，以获得决定性证据，排除急性斑块破裂和冠状动脉血栓形成。

5. 心室气球样变　与急性心肌梗死患者不同，TTC 患者的左室壁运动异常的范围超过了单支冠状动脉的分布范围，大多数患者出现典型的心尖部气球样改变的特征：左室心尖部和心室中段运动消失或运动明显减弱，心室基底部心肌运动代偿性增强（图 6-1）。近来，又发现了 TTC 综合征的变异类型，心室中段和基底部受累，而心尖部未被累及（图 6-2）（Hurst 等 2006；Reuss 等 2007）。尽管 TTC 最初被描述为左室功能障碍，但是约有1/3 左室心尖部气球样改变的患者同样存在右室功能障碍（Elesber 等 2006）。双侧心室受累的患者更易于出现严重的心力衰竭和血流动力学不稳定。

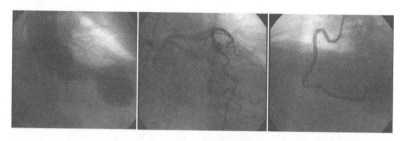

图 6-1　一例 TTC 患者的左心室造影和冠状动脉造影

左心室造影显示心尖部气球样改变：左室心尖部和心室中段运动减弱或消失，心室基底部心肌运动代偿性增强（左）。尽管存在这些心室壁运动的异常，但是血管造影显示左冠状动脉（中）和右冠状动脉（右）正常，无闭塞性病变

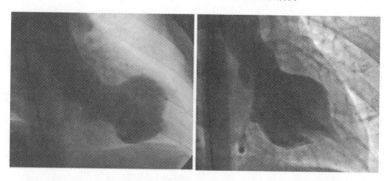

图 6-2　在一些 TTC 患者中观察到非心尖气球样改变的变异类型

心室中段气球样改变的变异类型（左）：心室中段运动消失或减弱，左室心尖部和基底部代偿；心室基底段气球样改变的变异类型（左）：心室中段和基底运动消失或减弱，左室心尖部存在收缩能力

6. 左室功能的恢复　心室收缩功能的完全恢复是 TTC 的一个标志。大多数患者在症状出现的 1 周内收缩功能明显改善，3 周后完全恢复。左室恢复非常慢的病例已经被公布（Kitaoka 等 2006），一些研究者发现恢复周期达到 1 年（Sharkey 等 2010）。这可能是例外，通常来说，如果一个被疑诊为 TTC 的患者在 12 周内收缩功能没有得到完全恢复，就应该考虑其他诊断。

TTC 患者似乎有较好的预后和相对较低的复发风险。与心肌梗死患者相比，这些患者有良好的长期存活率和较少的主要心脏事件（Nunez-Gil 等 2008）。一项对 28 个研究的荟萃分析显示，TTC 复发率和住院死亡率仅分别为 3.1% 和 1.7%（Pilgrim 和 Wyss 2008）。梅奥诊所单中心较大规模的回顾性研究显示，在症状出现后 4 年的随访中，TTC 复发率为 11.4%，且 4 年生存率与年龄和性别配对的健康人群无显著差异（Elesber 等 2007）。Sharkey 等较大样本的研究显示，TTC 患者 5 年死亡率为 15%，复发率为 5%（Sharkey 等 2010）。这些患者与年龄和性别配对的健康人群相比，生存率降低，但是绝大多数死亡发生在第 1 年，且归功于非心脏原因。

对 TTC 患者在急性期应给予基本的支持性治疗。对血流动力学稳定的患者应给予利尿药、血管紧张素转换酶抑制药和 β 受体阻断药。对于心尖部运动消失的患者，除非有明显的禁忌证，否则在心尖部收缩力改善以前，均应给予抗凝治疗以减低血栓栓塞的风险。对于血流动力学不稳定的患者，已经报道的治疗包括正性肌力药物、血管活性药物和 IABP。一些特定的研究显示，对于低血压和左心室梗阻的患者给予静脉 β 受体阻断药，血流动力学和超声心动图显示可以获益（Kyuma 等 2002）。因为儿茶酚胺可能在 TTC 的发病过程中起到核心作用，并且在一些患者中可能与左室流出道梗阻有关（Sharkey 等 2005），所以对于血流动力学不稳定的患者，我们优先使用 IABP，尽可能避免使用外源性儿茶酚胺类药物。幸运的是，绝大多数不稳定的患者通常迅速改善，仅有少数患者在数天后仍然要求血流动力学支持治疗。

关于 TTC 长期的治疗策略并无统一的意见。通常给予 ACEI、β 受体阻断药、钙拮抗剂，但目前的研究尚无证据表明应用这些药物能否预防复发或者提高生存率。因此一旦左心室功能正常，我们就习惯性停用这些药物。同样，尽管 TTC 在焦虑和抑郁的患者中有较高的发病率（Mudd，Kapur，Champion，chulman 和 Wittstein 2007），但是没有研究证实应用心理或者药物治疗这些心境障碍能否改善 TTC 患者的长期预后。

病例介绍

一位 58 岁的女性患者来到 Vercelli 医院的急诊室，胸痛 4 小时，疼痛向下颌和左肩放射。既往病史包括：原发性高血压，抑郁，每天一包持续 10 年的吸烟史，纤维肌痛，肠易激综合征，胃食管反流性疾病；既往无心脏病史。住院前用药包括：治疗高血压的非选择性 β 受体阻断药，治疗抑郁症的选择性去甲肾上腺素再摄取抑制剂。入院查体显示：脉搏 105 次/分，血压 90/60mmHg，听诊双下肺可闻及湿啰音。心脏查体示心率增快但节律规则，无杂音、摩擦音及奔马律。心电图示：正常窦性心律，$V_2 \sim V_5$ 导联 ST 段抬高 2mm，经胸壁超声心动图显示前壁心尖部无运动，左室收缩功能严重紊乱，射血分数 20%。患者入院后被送至心脏重症监护室，给予阿司匹林片、静脉肝素、硝酸酯类和 GP Ⅱb/Ⅲa 受体拮抗剂治疗，行急诊冠状动脉造影显示冠状动脉正常，局部无狭窄或闭塞。左室造影显示心尖部无运动，基底部收缩力增强，因此诊断为 TTC。因心力衰竭和持续性低血压而应用 IABP。第 2 天，患者血流动力学稳定，拔除 IABP。临床症状持续改善，4 天后复查心脏超声心动图显示所有局限性室壁运动异常消除，左室收缩功能恢复。患者稳定后获得了更详细的病史，她经历了较大的生活应激，6 个月前她最心爱的另一半去世了。应用派克生活压力事件量表（Paykel 2003）同样也提示是急性情感触发，在症状出现前 4 小时，患者陷入激烈的家庭争执中。2 周后患者情况稳定出院，并且接受正规的心理量表测试，

Beck 忧郁量表得分为 49 分，表明该患者有较强的抑郁。该案例提示应激非常容易出现在高度抑郁的人群，后面的章节还将探索 D 型（抑郁）人格和 TTC 之间的潜在联系。

　　上面介绍的病例是许多 TTC 患者的典型代表，并且引出了一些有趣但尚未解决的问题，例如，TTC 患者中存在什么样的心境障碍？心境障碍增加 TTC 的易感性吗？是否存在特定类型的人格使个体的易患性增强？如果 TTC 是由情感介导的，应用某些影响儿茶酚胺代谢的抗抑郁药物（如 SNRI），可以提高心肌对急性应激的敏感性吗？下面的章节，将从临床观察和试验研究角度提出有效的证据，来阐述这些复杂的问题。

应激性心肌病发病机制的建议模型

　　尽管在过去的几年里，随着认识的深入，TTC 的临床特征逐渐清晰，但是，这一特殊病症的确切发病机制尚不完全清楚。由于患者经常在急性心理或生理应激后触发，因此现在普遍认为 TTC 可能是由情感介导的。急性应激导致短暂性心肌功能紊乱、心力衰竭的确切机制仍未被全面了解。图 6-3 阐述了 TTC 可能的病因学基础，在这个模型中，急性心理或生理应激导致一系列的生理反应。这些反应包括血流动力学、神经激素、炎症和血栓形成，但是临床证据逐渐证实，在 TTC 发展过程中最主要的生理反应是交感神经的激活。急性应激引起交感神经激活，引发心肌出现特定的生理学效应，最终导致以 TTC 为特征的临床综合征。本章将回顾支持这一机制的有效证据，并且将涉及增强 TTC 易患的因素，这些因素可能增强对应激的生理反应，或使交感神经激活导致心肌损伤。

急性触发因素

　　TTC 的一个独特的特征是，该临床综合征通常是由急性心理或者生理应激触发的。正是出于这个原因，该综合征常被称为"应激性心肌病"（Wittstein 等 2005）。尽管早期病例报道显示，TTC 主要是由情感因素触发的一类综合征，但是现在清楚地看

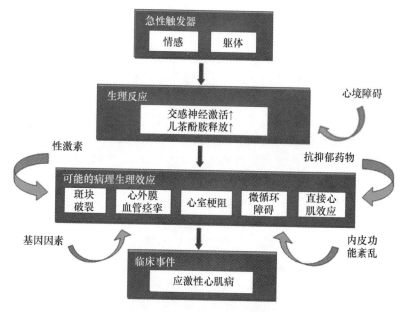

图 6-3　急性应激导致 TTC 的可能机制

急性心理或生理应激导致交感神经系统激活，儿茶酚胺释放，儿茶酚胺过量可以通过多种病理生理效应导致心肌顿抑：包括微循环功能紊乱，直接细胞毒性等。心境障碍促进应激后生理反应的出现，而性激素、内皮功能紊乱、特定抗抑郁药物以及肾上腺素受体的多态性，使心肌和微血管对交感神经激活的敏感性增加，这些病理生理效应最终导致 TTC 综合征的各种临床特征（Modifi ed from Bhatta-charyya & Steptoe，2007，Fig. 6. 1 . Copyright . 2007. With permission from Elsevier）

到，文献中仍有较大比例的病例为生理因素触发（表 6-2）。同时必须记住很重要的一点，识别急性应激因素并非诊断 TTC 的必要条件，对 14 项研究的荟萃分析显示，尽管在这些病例中许多可能引起反应的因素被回顾收集，仍有 34% 的患者没有急性触发因素（Gianni 等 2006）。在一些前瞻性随访多年的中心，TTC 识别到触发因素的概率相对较高。近期 Sharkey 等较大样本的研究显示，约有 89% 的病例可以观察到急性触发因素（Sharkey 等 2010）。这与我们机构最近 11 年前瞻性随访的结果相似。在约翰霍普金斯医院，27％的病例是由情感触发的，66％的病例是由于躯体应激，仅有 6％的患者不能找到急性触发因素。最常见的情感触发因素包括急性悲伤、忧虑、恐惧，最常见的生理因素包括急性神经损伤、外科手术和急性呼吸系统疾病（表 6-3）。

表 6-2　一些较大型的研究中 TTC 各种触发因素的比例

参考文献	样本量 (n)	研究设计	情感触发 (％)	生理触发 (％)	无触发 (％)
Tsuchihashi 等 2001	88	回顾性	20	53	27
Parodi 等 2007	68	前瞻性	38	34	28
Elesber 等 2007	100	回顾性	26	30	44
Singh 等 2010	114	回顾性	33	50	17
Nunez-Gil 等 2008	62	前瞻性	39	8	53
Sharkey 等 2010	136	前瞻性	47	42	11
Previtali 等 2011	128	前瞻性	36	23	41

表 6-3　约翰霍普金斯医院归纳引起 TTC 的急性触发谱 （n＝201）

触发器分类	占总队列百分比（％）	触发器举例
情感触发器（n＝55）	27	
悲伤（n＝24）	12	心爱的人死亡，房子被烧毁
恐惧（n＝10）	5	车祸，严重的恐惧症，遭抢劫
愤怒（n＝7）	3.5	家庭争执，在庭院发怒
焦虑（n＝12）	6	恐慌发作，在公共场合演讲焦虑，手术焦虑，对家庭成员的疾病感到焦虑
惊奇（n＝2）	1	吃惊的生日宴会，家庭成员意外团圆
躯体触发器（n＝133）	66	
神经损伤（n＝43）	21	蛛网膜下腔出血，癫痫，卒中，硬脑膜下血肿，枪击头部，脑水肿

续表

触发器分类	占总队列 百分比（%）	触发器举例
手术（n=21）	10	矫正，剖腹探查，肾上腺切除术，颈椎棘突手术，脓胸手术，甲状腺切除术，腹主动脉瘤手术
呼吸疾患（n=20）	10	肺炎，COPD加重，肺栓塞，气胸
药物源性（n=17）	8	肾上腺素，多巴酚丁胺，可卡因，劳拉西泮，可乐定，氟尿嘧啶
晕厥（n=8）	4	晕厥，近于晕厥，严重眩晕
重体力作业（n=6）	3	搬重家具，繁重的家务，性交
胃肠道因素（n=4）	2	非甾体消炎药引起的出血，动静脉畸形导致胃肠道低位出血，小肠梗阻，胰腺炎
代谢性（n=4）	2	低血糖，糖尿病酮症酸中毒
严重的疼痛（n=3）	1.5	肾结石，严重的肌肉痉挛
心脏停跳（n=3）	1.5	室性心动过速，心室扑动
过敏反应（n=2）	1	输血反应
败血症（n=2）	1	耐甲氧西林金黄色葡萄球菌引起的败血症，革兰阴性菌脓毒血症
无法识别的触发因素 （n=13）	**6**	

COPD：慢性阻塞性肺疾病

生理学反应

临床证据提示，交感神经系统激活在 TTC 的发病过程中发挥核心作用，与 Killip Ⅲ 级的心肌梗死患者相比，由情感应激引起的 TTC 患者血浆儿茶酚胺浓度显著升高（Wittstein 等 2005）。冠状窦样本证实，该综合征患者局部心肌儿茶酚胺释放增多（Kume 等 2008）。在 TTC 急性期，Ortak 等通过观察心率变异性指数，证实该综合征患者交感神经占优势，而心脏副交感神经活性明显降低（Ortak 等 2009），应用阿托品阻断副交感神经可加重 TTC 的症状和体征（Sandhu，Servetnyk，Croitor 和 Herzog 2010）。通过闪烁扫描术法，观察到 TTC 患者心肌[123]碘-间碘苯甲胍（MIBG）清除率增加，提示交感神经的活性增强（Akashi 等 2004）。TTC 同样与儿茶酚胺分泌性肿瘤（例如嗜铬细胞瘤）相关（Takizawa 等 2007；Van Spall，Roberts，Sawka，Swallow 和 Mak 2007）。此外，对于常规体检患者，静脉给予儿茶酚胺或 β 受体激动药，所有 TTC 的临床特征均可出现（Abraham 等 2009）。

　　来自动物实验的数据同样支持上述观点，肾上腺素在刺激 TTC 发病的过程中发挥重要作用。Ueyama 等研究显示，给予小鼠固定化的应激刺激，可以出现左室心尖部气球样变，这些效应可以通过 α 或 β 受体阻断药弱化（Ueyama 等 2009）。Izumi 等发现，给予猴静脉注射肾上腺素，增加心室心尖区心肌细胞的溶解坏死（Izumi 等 2009），并且可以诱导出 TTC。应用 β 受体阻断药美托洛尔可以减少肾上腺素介导的心肌细胞溶解，并且改善左心室射血分数。

病理生理学效应

　　针对 TTC 患者交感神经活性增加导致一过性心脏功能紊乱，目前已提出多种病理生理学机制。最早的机制认为，儿茶酚胺导致斑块破裂，并且在血栓形成后迅速、完全溶解。这可能解释为何 TTC 患者在不存在心外膜血管阻塞的情况下，出现心肌酶升高，心电图变化，以及局灶性室壁运动异常。一些研究者利用血管内超声，在 LAD 中段发现偏心性动脉粥样硬化斑块（Ibanez，Navarro，Cordoba，Alberca 和 Farre 2005），但是这些发现未被一致认可。为了解释这种综合征的心尖部气球样改变，一些研究认为斑块破裂和一过性冠状动脉血栓形成必须发生在较长、绕过心尖的 LAD 上（Ibanez 等 2004）。但现有的证据证明，心尖部气球样改变可以发生在 LAD 没有绕过心尖的患者，并且 TTC 人群存在这种冠状动脉解剖的比例并不高于对照组（Hoyt 等 2010）。

此外，较长、绕过心尖的 LAD 出现一过性血栓，并不能解释基底部和心室中部气球样改变的患者。

情感介导的冠状动脉痉挛会导致缺血，可能在一定程度上解释 TTC 患者的心肌顿抑。但是现有的大多数资料并不支持这一假设。首先，尽管有部分病例报告发现 TTC 患者存在心外膜血管痉挛，但这在冠状动脉造影中极其少见，即使给予激发药物（如麦角新碱和乙酰胆碱等）（Pilgrim 和 Wyss 2008）。其次，大多数患者仅有轻度心肌酶升高，许多患者心电图没有 ST 段抬高的证据，这些与心外膜血管弥漫性痉挛存在矛盾。最后，单一的心外膜血管痉挛，很难解释不同类型的"气球样改变"，即使多条血管痉挛，也不能解释一些罕见病例中的室壁运动消失。

一些急性期 TTC 患者，心室内存在一定的压力阶差（Kyuma 等 2002；Sharkey 等 2005；Tsuchihashi 等 2001；Yoshioka 等 2008）。资料显示交感神经激活期间，心室较小且存在室间隔中部局限性肥厚的患者，容易出现较严重的梗阻，这种梗阻可以引起心尖部和基底部出现较大的压力阶差，导致心尖部心内膜下缺血和一过性功能障碍。但是在 TTC 患者观察到的压力阶差并不是引起心脏功能障碍的根本原因，而仅仅是心脏功能障碍的结果，并且只有少部分 TTC 病例报道中提及心室压力阶差（Pilgrim 和 Wyss 2008）。另外，左室心尖部和基底部之间较大的压力阶差，理论上可以导致心尖部缺血和气球样改变，但是并不能为其他变异类型提供合理的解释，如心室基底部和中段气球样改变者，以及存在右室功能紊乱的个体，约 1/3 的 TTC 患者存在右心室功能紊乱。

情感介导的微循环障碍是 TTC 患者心肌顿抑的另一种潜在机制。冠状动脉造影时的多普勒血流导丝（Kume 等 2005）以及注入阿糖胞苷（Meimoun 等 2008）或双嘧达莫（Rigo 等 2009）后的多普勒超声心动图均证实，在该综合征急性期冠状动脉血流储备明显减少。尽管不存在冠状动脉阻塞性疾病，但是 TTC 患者 TIMI 帧数增加（Bybee 等 2004），这是在冠状动脉造影时评价冠状动脉血流的有效指标，且 TTC 患者 TIMI 心肌灌注等级存在异常（Elesber，Lerman 等 2006）。大部分 TTC 患者，TIMI 帧数在多个血管增加，多个冠状动脉区域存在灌注异常，提示儿茶酚胺介导的微循环功能紊乱，可以用来解释左心室功能障碍。最近也有研究支持这一观点，TTC 患者血浆儿茶酚胺水平升高，心内膜活检显示存在微循环内皮细胞的凋亡（Uchida 等 2010）。

TTC 患者的心肌顿抑，可能由儿茶酚胺通过肾上腺素能受体信号系统对心肌细胞直接发挥作用，儿茶酚胺可以通过 cAMP 介导的钙超载，使心肌细胞的活性降低，最终将导致收缩带的坏死，组织学检查发现 TTC 患者存在儿茶酚胺过量的情况（Nef 等 2007；Wittstein 等 2005），并且在心内膜心肌活检中得到证实（Nef 等 2009）。最初，肌质网 Ca^{2+} ATP 酶基因表达明显下调，心室肌脂蛋白表达上调，受磷蛋白脱磷酸化，导致钙亲和力降低，心肌收缩功能紊乱。当心室功能恢复时，心内膜心肌活检显示受磷蛋白/肌质网 Ca^{2+} ATP 酶比值回到正常。动物实验数据同样支持 TTC 患者存在钙调节异常，急性 β 肾上腺素能刺激可以使兰尼碱受体 2（RYR2）高度磷酸化，并引起左心室功能紊乱和心肌细胞损伤（Ellison 等 2007）。

增加应激性心肌病易患性的潜在因素

大多数人在生活中反复接受情感或生理应激，但是事实上，仅有很小一部分人发展为 TTC，提示可能存在危险因素，增加个体对这种紊乱的易感性。这些危险因素可以影响人们对应激的生理反应，增强对一些病理生理机制的易损性，最终导致心肌顿抑（图 6-3）。这样的危险因素可能有很多，但是仅有少部分被临床观察或者研究所证实，将在这里进行讨论。

激素

迄今为止，所有的研究一致认为该病在绝经期女性较常见，性激素对交感神经轴、冠状动脉血管活性以及肌细胞钙调节发挥重要的作用。女性随着年龄的增加，迷走神经张力及压力反射的敏感性明显降低（Lavi 2007），这将导致绝经后女性急性应激引起交感神经激活，更容易对心脏造成毒害作用。临床证据显示，对于绝经后女性，雌激素可以降低儿茶酚胺介导的血管收缩作用（Sung，Ching，Izzo，Dandona 和 Wilson 1999），并可降低心理应激引起的儿茶酚胺释放（Komesaroff，Esler 和 Sudhir 1999）。在 TTC 小鼠模型中，应用雌激素可以减轻应激引起的左心室功能紊乱（Ueyama 等 2007）。这些研究提示，性激素可能对应激相关性心肌顿抑发挥重要的影响，但目前并无证据显示，雌激素替代治疗可以阻止 TTC 的发生或复发。

内皮功能紊乱

近来的资料显示，TTC 患者可能存在固有的内皮功能紊乱和慢性冠状动脉舒张储备降低，Barletta 等对突发事件引起的 TTC 患者完全恢复后（中位数为症状开始后 688 天），进行冷加压试验（Barletta 等 2009），监测外周静脉血儿茶酚胺，分别应用三维和二维超声心动图评估左心室功能和心肌灌注，并且与年龄、性别、危险因素配对的正常组对比，结果显示 TTC 患者进行冷加压试验后，儿茶酚胺浓度升高，并且存在短暂心尖部和心室中部室壁运动异常，同时冠状动脉血流没有增加。Martin 等对先前发生 TTC 的患者进行外周动脉压力测试，以评估受试者内皮功能（Martin，Prasad，Rihal，Lerman 和 Lerman 2010 年），结果显示，与对照组绝经后女性相比，TTC 患者在心理应激试验后儿茶酚胺释放增多，血管舒张功能受损，血管收缩功能增强。这些研究提示，TTC 患者可能是由于固有的内皮功能紊乱和冠状动脉血流储备异常，导致急性应激或儿茶酚胺过量时非常容易出现心肌顿抑。

遗传因素

尽管 TTC 的遗传性状仍未确定，但是研究显示该综合征可见于兄妹（Pison，De Vusser 和 Mullens 2004）。Zaroff 等研究显示，肾上腺素能受体存在多态性，在中枢神经系统受损后，神经源性因素导致心肌顿抑，这种情况可能是由儿茶酚胺引起的，并且与 TTC 的病理生理过程类似（Zaroff 等 2006）。他们发现，蛛网膜下腔出血患者出现心脏功能紊乱及肌钙蛋白升高，与正常人相比，这类人群 α、β 肾上腺素能受体的多态性存在特殊类型。在TTC 患者中，这些同样的多态性频率并未增加（Sharkey 等2009），但 Spinelli 及其同事证实 TTC 患者 41 号染色体长臂 G 蛋白偶联受体激酶 5（GRK5）多态性频率有所增加（Spinelli 等2010）。41 号染色体 GRK5 变异体可以使 β 肾上腺素能受体敏感性降低，并可减弱感受器对儿茶酚胺刺激的反应。β 感受器解偶联引起的负性肌力作用，可以使存在这种基因多态性的个体，在交感神经激活的情况下更容易发生 TTC。同时，在冠状动脉上 α_1肾上腺素能缩血管作用和 β 肾上腺素能舒血管因素失衡时，将引起心肌缺血和心肌顿抑。因此，大型的基因研究需要证实，是否存在特殊类型的基因可导致个体对 TTC 易患性增加。

心境障碍及抗抑郁药物的应用

有多个研究显示，存在抑郁和焦虑的患者更易患 TTC（表 6-4）。之前的研究显示，TTC 患者中心境障碍及抗抑郁药物应用的概率较高（Mudd 等 2007），并且这种情况不但存在于心境障碍诱发的 TTC，还存在于生理因素触发的 TTC。近来，一项对 50 例 TTC 患者通过斯皮尔伯格焦虑特质量表评估，发现60％的患者存在高度焦虑（Del 等 2011），抑郁症患者迷走神经张力降低，肾上腺髓质激素对压力事件的反应性增加，这可能是心境障碍导致 TTC 发生的重要致病机制（Cevik 和 Nugent 2008），有研究证实一些抑郁症患者存在较高的去甲肾上腺素水平（Barton 等 2007）。并且，应用选择性去甲肾上腺素再摄取抑制剂等抗抑郁药物可以使心肌局部儿茶酚胺水平升高，患者更容易发生心肌顿抑。

表 6-4 在 TTC 患者中心境障碍和抗抑郁药物应用情况的流行病学研究

文献	患者数量 (n)	心境障碍类型	心境障碍发病率（%）	抗抑郁药物使用率（%）
Mudd 等 2007	110	抑郁/焦虑	40	21
Regnante 等 2009	70	抑郁/焦虑	37	NR
Vidi 等 2009	34	抑郁/焦虑	21	24（SSRI）/ 29（Benzo）
Sobnosky 等 2010	53	抑郁/焦虑	36（D）；30（A）	40
Summers 等 2010	25	抑郁/焦虑	48（D）；56（A）	NR
Del Pace 等 2011	50	焦虑	60	NR

A：焦虑；Benzo：苯二氮䓬类；D：抑郁；NR：无相关报道；SSRI：选择性 5 羟色氨再吸收抑制剂

人格特质与情绪触发器所致应激性心肌病易患性

尽管 TTC 主要由急性触发因素引起（Connelly，MacIsaac 和 Jelinek 2004；Nef 等 2008；Sharkey 等 2008；Wittstein 等 2005；Yaghoubi 等 2009），但急性应激引起心肌顿抑的确切致病机制目前尚未完全了解（Abraham 等 2009；Wittstein 2008）。尽管急性应激引起心脏易损性的决定因素仍不清楚，但是表 6-4 提示，焦虑、抑郁等心境障碍可以增加个体对 TTC 的易感性。特殊的人格特质可以区分 TTC 与急性心肌梗死，我们在意大利的研究机构通过探索性研究来验证这种假设（图 6-4）（Compare 等 2009）。在性别和年龄配对的病例对照研究中，我们比较了 TTC 患者和急性心肌梗死患者的心理特征，所有研究对象均为意大利米兰 Nigurda 医院和韦塞利 Sant'Andrea 医院的住院患者，75 例患者应用梅奥诊所标准（Prasad 等 2008）被诊断为 TTC，通过详细的病史采集发现，在发病前（约 12 个小时），37 例患者存在情感应激因素，38 例患者存在外科手术、诊断性检查等生理应

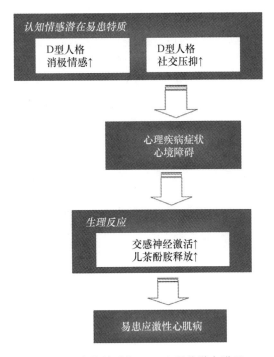

图 6-4　人格特质与 TTC 之间的潜在联系

D 型人格的人有较强的消极情感和社交压抑，有较高的心境障碍发病率，抑郁症患者迷走神经张力较低，应激刺激后对肾上腺髓质激素反应增加，因此更易患 TTC

激因素，情感触发的 TTC 和急性心肌梗死通过心理评估来鉴定。应用派克生活应激事件量表（Paykel 2003）对每组患者定量评估情感触发概率。TTC 患者派克应激指数（14.5，四分位数间距 13.4～15.5）与急性心肌梗死患者（1.25，四分位数间距 0.5～ 2）相比明显升高（$P<0.001$），提示其与事件的触发密切相关。TTC 患者在入院 12 小时 100％存在情感触发器，而心肌梗死患者仅有 24％。从急性触发至入院的平均时间，TTC 患者为 4.2 小时（四分位数间距 3.7～4.8 小时），急性心肌梗死患者为 9.3 小时（四分位数间距 6.4～12 小时）（$P<0.001$）。突然丧失一个

亲近的人在 TTC 患者感情触发中比例最大（35%）。在两组中对比那些已证实可以增加心血管疾病风险的人格特质（D 型人格、愤世嫉俗和愤怒特质）。D 型人格被描述为"苦恼"的性格，有消极情感和社交压抑倾向，并与心脏病患者不良预后密切相关（Denollet 和 Kupper 2007；Spindler，Kruse，Zwisler 和 Pedersen 2009；Tully，Baker，Winefield 和 Turnbull 2010）。TTC 患者与急性心肌梗死患者相比，在 D 型人格测试量表中，消极情感和社交压抑分值较高。多因素分析显示，与急性心肌梗死相比，TTC 患者 D 型人格的 OR 为 10.85（CI 2.63～44.78）。

这项研究的初步结果提示，与年龄、性别配对的急性心肌梗死患者相比，在 TTC 患者中更容易观察到 D 型人格的社交压抑感。之前的研究显示，压抑性情感与较高的心血管反应性（Gross 和 Levenson 1997）、较低的心血管康复和心率变异性（Brosschot 和 Thayer 1998），以及交感神经系统的过度激活密切相关（Roberts，Levenson 和 Gross 2008）。D 型人格和心境障碍之间存在联系（Denollet 和 Kupper 2007；Spindler，Pedersen，Serruys，Erdman 和 van Domburg 2007），TTC 患者中抑郁（Mudd 等 2007；Summers，Lennon 和 Prasad 2010）和焦虑（Del Pace 等 2011）发生率较高。基于以上研究证据，提示交感神经系统的过度激活在 TTC 的发病过程中发挥核心作用。可以较为合理地推测，交感系统过度激活的区域可能位于大脑皮质情感认知中枢（Critchley 等 2005），并可能与特定类型的人格有关。不同的人格特质个体心脏交感传出神经存在差异，一些特定个体心脏去甲肾上腺素释放水平较高，因此导致情感应激引起的心脏反应性存在差异（Baumert 等 2009）。

健康人群有许多方法可以调节情感反应，以满足当前情境的要求（Gros 和 Thompson 2007；Mayer，DiPaolo 和 Salovey 1990），不合适或者无效地表达情感，是抑郁症或焦虑症中重要的组成部分（Barlow，Allen 和 Choate 2004；Campbell-Sills，Barlow，Brown 和 Hofmann 2006a，b；Kashdan，Barrios，For-

syth 和 Steger 2006；Kashdan 和 Steger 2006；Mennin 2006）。
下面将集中讨论 D 型人格组成，其中重点讨论社交压抑，正如前
面所讨论的，社交压抑似乎在 TTC 患者中尤为普遍。

D 型人格

1996 年，Denollet 在研究冠心病患者心理应对策略时发现了
苦恼型人格（D 型人格）（Denollet 等 1996）。"苦恼型"人格亚
型由消极情感以及压抑这些情感、回避与他人社会交往的合并倾
向组成（Habra，Linden，Anderson 和 Weinberg 2003）。这一分
类基于两种广泛而稳定的心理特质：消极情感和社交压抑（De-
nollet 和 De Potter 1992）。消极情感一般经历过较多的负性不良
刺激，得分较高的患者不仅焦躁不安，而且有消极的生活方式，
有较多的躯体症状，对负性刺激存在明显的偏见（Denollet 2000；
Denollet 和 Van Heck 等 2001）。社交压抑是指在社交过程中压抑
自己负面的思想和行为的表达，以防被他人所非难，得分较高的
个体在与他人相遇时感觉压抑、紧张、不舒服、没有安全感（S-
her 2005）。D 性人格与多种情感和社交问题有关，包括抑郁和焦
虑症状、慢性紧张性肌炎、愤怒、悲观、缺乏社会认知感、主观
感知良好度低、创伤应激性机体功能紊乱等（Compare，Manzoni
和 Molinari 2006；Pedersen 和 Denollet 2003，2004；Pedersen，
van Domburg，Theuns，Jordaens 和 Erdman 2004）。

情绪的调节

情绪的调节是个复杂的过程，涉及激发、抑制、调整情感的
主观体验、情感相关认知、情感相关生理过程和情感相关行为等
（Siegler 2006）。情感调节模型（Gross 和 Thompson 2007）提
示，人们经常通过影响情感中枢（原因调节）或者情感输出（反
应调节）进行调节（Moore，Zoellner 和 Mollenholt 2008）。原因
调节调整情感反应的起始阶段，在完全引起反应之前进行，可以
调节引起情感的前体，如环境或者评价（Grandey 2000）。反应调
节主要调整情感的反应，在整个过程中相对较晚，主要调节生理

反应或可以观察到的体征（Grandey 2000）。

D 型人格个体的社交压抑因素可能被视为专注反应的调节策略，在情绪调节过程中位于较晚的阶段。在社交压抑方面得分较高的患者，可能抑制情感行为的表达，存在很少或者没有主观情感的波动，心血管系统交感神经活性升高（Demaree 等 2006；Gross 2002；Gross 和 Levenson 1993）。与之前的研究（Gross 和 Levenson 1993，1997）相符，Roberts 等近来发现情感的压抑与面部行为和躯体运动减少以及心血管系统交感神经激活有关。他们发现，情感的压抑总是伴随收缩压和舒张压的升高（Roberts 等 2008）。其他研究显示，面部行为调节与心脏交感神经增强有关，但是并不存在呼吸系统的激活、皮质电活动的激活或者心脏迷走神经的控制（Demaree 等 2006）。压抑无助于减少消极情感体验，这并非压抑的直接目标，并还将继续迁延和累积。它要求患者努力控制情感反应倾向以应对它们的不断出现。并且，压抑使个体内在表达及外部表达方面存在不一致的情况。这种情感并不是自信，也不是真诚地对待他人，而是不可靠的，可能导致极度自我的消极情感，使个体不仅与自己，而且与他人疏远。对人类和灵长类动物的压抑控制研究显示，右侧腹外侧额前皮质与意志反应压抑有关（Brass，Derrfuss 和 von Cramon 2005；Buchs-baum，Greer，Chang 和 Berman 2005；Elliott 和 Deakin 2005；Garavan，Hester，Murphy，Fassbender 和 Kelly 2006；Kelly 等 2004；Li，Huang，Constable 和 Sinha 2006；Rubia，Smith，Brammer 和 Taylor 2003；Vollm 等 2006）。长期而频繁的压抑将导致情感、记忆控制能力减退，人与人的交往能力减退，并将导致更多的抑郁症状（Gross 和 John 2003）。

临床意义

患者既往有抑郁症病史，可能更易于患 TTC（Mudd 等 2007；Regnante 等 2009；Sobnosky 等 2010；Summers 等 2010；VIdi 等 2009）。慢性情感失调的患者更容易出现抑郁症状（Bradley 等 2011），并且可以增加 TTC 的易患性。常见的隐藏于情感失调和易患 TTC 疾病之下的原因，可能是基因的易损性（Uhart，McCaul，Oswald，Choi 和 Wand 2004；Wittstein 2007）。D 型人格不仅与抑郁有关，而且与对应激反应的觉醒过度有关（Denollet 和 Kupper 2007；Spindler 等 2009；Tully 等 2010；Molloy，Perkins-Porras，Strike 和 Steptoe 2008）。我们之前的研究（Compare 等 2009）与其他研究（Quartana 和 Burns 2010）结果一致，提示事件的风险不仅依赖于应激后个体心脏易损性，而且与情感应答机制有关（Chida 和 Hamer 2008）。TTC 和急性心肌梗死的病理生理过程存在显著的不同，因此从逻辑上来说，慢性冠状动脉性疾病的试验性诊断和治疗方法，并不适用于 TTC。需要明确 TTC 的病理生理过程，并且需要发现和验证相关的诊断和治疗策略，使这些患者可以被鉴别接受合理的治疗。对心理学和 TTC 进行深入的研究，有助于解决应激介导心肌病在病理生理学上的困惑。

参考文献

Abraham，J.，Mudd，J. O.，Kapur，N. K.，Klein，K.，Champion，H. C.，& Wittstein，I. S.（2009）. Stress cardiomyopathy after intravenous administration of catecholamines and beta-receptor agonists. *Journal of the American College of Cardiology*，53（15），1320-1325.

Akashi，Y. J.，Nakazawa，K.，Sakakibara，M.，Miyake，F.，Musha，H.，& Sasaka，K.（2004）. 123I-MIBG myocardial scintigraphy in patients with "takotsubo" cardiomyopathy. *Journal of Nuclear Medicine*，45（7），1121-1127.

Barletta，G.，Del Pace，S.，Boddi，M.，Del Bene，R.，Salvadori，C.，Bellandi，B.，et al.（2009）. Abnormal coronary reserve and left ventricular wall motion during cold pressor test in patientswith previous left ventricular ballooning syndrome. *European Heart Journal*，30（24），3007-3014.

Barlow，D. H.，Allen，L. B.，& Choate，M. L.（2004）. Toward a unifi ed treatment for emotional disorders. *Behavior Therapy*, 35, 205-230.

Barton, D. A., Dawood, T., Lambert, E. A., Esler, M. D., Haikerwal, D., Brenchley, C., et al. (2007). Sympathetic activity in major depressive disorder: Identifying those at increased cardiac risk? *Journal of Hypertension*, 25 (10), 2117-2124.

Baumert, M., Lambert, G. W., Dawood, T., Lambert, E. A., Esler, M. D., McGrane, M., et al. (2009). Short-term heart rate variability and cardiac norepinephrine spillover in patients with depression and panic disorder. *American Journal of Physiology. Heart and Circulatory Physiology*, 297 (2), H674-679.

Bhattacharyya, M. R., & Steptoe, A. (2007). Emotional triggers of acute coronary syndromes: Strength of evidence, biological processes, and clinical implications. *Progress in Cardiovascular Disease*, 49 (5), 354.

Bradley, B., DeFife, J. A., Guarnaccia, C., Phifer, J., Fani, N., Ressler, K. J., & Westen, D. (2011). Emotion dysregulation and negative affect: Association with psychiatric symptoms. *Journal of Clinical Psychiatry*, 72 (5), 685-691.

Brass, M., Derrfuss, J., & von Cramon, D. Y. (2005). The inhibition of imitative and overlearned responses: A functional double dissociation. *Neuropsychologia*, 43 (1), 89-98.

Brosschot, J. F., & Thayer, J. F. (1998). Anger inhibition, cardiovascular recovery, and vagal function: A model of the link between hostility and cardiovascular disease. *Annals of Behavioral Medicine*, 20 (4), 326-332.

Buchsbaum, B. R., Greer, S., Chang, W. L., & Berman, K. F. (2005). Meta-analysis of neuroimaging studies of the Wisconsin card-sorting task and component processes. *Human Brain Mapping*, 25 (1), 35-45.

Buja, P., Zuin, G., Di Pede, F., Madalosso, M., Grassi, G., Celestre, M., et al. (2008). Long-term outcome and sex distribution across ages of left ventricular apical ballooning syndrome. *Journal of Cardiovascular Medicine* (*Hagerstown, Md.*), 9 (9), 905-909.

Bybee, K. A., Prasad, A., Barsness, G. W., Lerman, A., Jaffe,

A. S. , Murphy, J. G. , et al. (2004). Clinical characteristics and thrombolysis in myocardial infarction frame counts in women with transient left ventricular apical ballooning syndrome. *The American Journal of Cardiology*, 94 (3), 343-346.

Campbell-Sills, L. , Barlow, D. H. , Brown, T. A. , & Hofmann, S. G. (2006a). Acceptability and suppression of negative emotion in anxiety and mood disorders. *Emotion*, 6 (4), 587-595.

Campbell-Sills, L. , Barlow, D. H. , Brown, T. A. , & Hofmann, S. G. (2006b). Effects of suppression and acceptance on emotional responses of individuals with anxiety and mood disorders. *Behaviour Research and Therapy*, 44 (9), 1251-1263.

Cevik, C. , & Nugent, K. (2008). The role of cardiac autonomic control in the pathogenesis of takotsubo cardiomyopathy. *American Heart Journal*, 156 (3), e31.

Chida, Y. , & Hamer, M. (2008). Chronic psychosocial factors and acute physiological responses to laboratory-induced stress in healthy populations: A quantitative review of 30 years of investigations. *Psychological Bulletin*, 134 (6), 829-885.

Compare, A. , Manzoni, G. , & Molinari, E. (2006). Type A, Type D, anger-prone behavior and risk of relapse in CHD patients. In E. Molinari, A. Compare, & G. Parati (Eds.), *Clinical psychology and heart disease* (pp. 185-215). New York: Springer.

Compare, A. , Silva, P. , Gregori, D. , Proietti, R. , Grossi, E. , & Bigi, R. (2009). Different psychological features of takotsubo cardiomyopathy and acute myocardial infarction. Paper presented at the ESC-European Society of Cardiology, Barcelona-Spain.

Connelly, K. A. , MacIsaac, A. I. , & Jelinek, V. M. (2004). Stress, myocardial infarction, and the "tako-tsubo" phenomenon. *Heart*, 90 (9), e52.

Critchley, H. D. , Taggart, P. , Sutton, P. M. , Holdright, D. R. , Batchvarov, V. , Hnatkova, K. , et al. (2005). Mental stress and sudden cardiac death: Asymmetric midbrain activity as a linking mechanism. *Brain*, 128 (Pt 1), 75-85.

Del Pace, S. , Parodi, G. , Bellandi, B. , Zampini, L. , Venditti, F. , Ardito, M. , et al. (2011). Anxiety trait in patients with stress-induced cardiomyopathy: A case-control study. *Clinical Research in Cardiology*. doi: 10. 1007/s00392-00010-00276-x .

Demaree, H. A. , Schmeichel, B. J. , Robinson, J. L. , Pu, J. , Everhart, D. E. , & Berntson, G. G. (2006). Up- and down-regulating facial disgust: Affective, vagal, sympathetic, and respiratory consequences. *Biological Psychology*, 71 (1), 90-99.

Denollet, J. (2000). Type D personality. A potential risk factor refi ned. *Journal of Psychosomatic Research*, 49 (4), 255-266.

Denollet, J. , & De Potter, B. (1992). Coping subtypes for men with coronary heart disease: Relationship to well-being, stress and Type-A behaviour. *Psychological Medicine*, 22 (3), 667-684.

Denollet, J. , & Kupper, N. (2007). Type-D personality, depression, and cardiac prognosis: Cortisol dysregulation as a mediating mechanism. *Journal of Psychosomatic Research*, 62 (6), 607-609.

Denollet, J. , Sys, S. U. , Stroobant, N. , Rombouts, H. , Gillebert, T. C. , & Brutsaert, D. L. (1996). Personality as independent predictor of long-term mortality in patients with coronary heart disease. *Lancet*, 347 (8999), 417-421.

Denollet, J. , & Van Heck, G. L. (2001). Psychological risk factors in heart disease: What Type D personality is (not) about. *Journal of Psychosomatic Research*, 51 (3), 465-468.

Elesber, A. , Lerman, A. , Bybee, K. A. , Murphy, J. G. , Barsness, G. , Singh, M. , et al. (2006). Myocardial perfusion in apical ballooning syndrome correlate of myocardial injury. *American Heart Journal*, 152 (3), 469-413.

Elesber, A. A. , Prasad, A. , Bybee, K. A. , Valeti, U. , Motiei, A. , Lerman, A. , et al. (2006). Transient cardiac apical ballooning syndrome: Prevalence and clinical implications of right ventricular involvement. *Journal of the American College of Cardiology*, 47 (5), 1082-1083.

Elesber, A. A. , Prasad, A. , Lennon, R. J. , Wright, R. S. , Lerman,

A. , & Rihal, C. S. (2007). Fouryear recurrence rate and prognosis of the apical ballooning syndrome. *Journal of the American College of Cardiology*, 50 (5), 448-452.

Elliott, R. , & Deakin, B. (2005). Role of the orbitofrontal cortex in reinforcement processing and inhibitory control: Evidence from functional magnetic resonance imaging studies in healthy human subjects. *International Review of Neurobiology*, 65, 89-116.

Ellison, G. M. , Torella, D. , Karakikes, I. , Purushothaman, S. , Curcio, A. , Gasparri, C. , et al. (2007). Acute beta-adrenergic overload produces myocyte damage through calcium leakage from the ryanodine receptor 2 but spares cardiac stem cells. *The Journal of Biological Chemistry*, 282 (15), 11397-11409.

Eshtehardi, P. , Koestner, S. C. , Adorjan, P. , Windecker, S. , Meier, B. , Hess, O. M. , et al. (2009). Transient apical ballooning syndrome-clinical characteristics, ballooning pattern, and longterm follow-up in a Swiss population. *International Journal of Cardiology*, 135 (3), 370-375.

Garavan, H. , Hester, R. , Murphy, K. , Fassbender, C. , & Kelly, C. (2006). Individual differences in the functional neuroanatomy of inhibitory control. *Brain Research*, 1105 (1), 130-142.

Gianni, M. , Dentali, F. , Grandi, A. M. , Sumner, G. , Hiralal, R. , & Lonn, E. (2006). Apical ballooning syndrome or takotsubo cardiomyopathy: A systematic review. *European Heart Journal*, 27 (13), 1523-1529.

Grandey, A. A. (2000). Emotion regulation in the workplace: A new way to conceptualize emotional labor. *Journal of Occupational Health Psychology*, 5 (1), 95-110.

Gross, J. J. (2002). Emotion regulation: Affective, cognitive, and social consequences. *Psychophysiology*, 39 (3), 281-291.

Gross, J. J. , & John, O. P. (2003). Individual differences in two emotion regulation processes: Implications for affect, relationships, and well-being. *Journal of Personality and Social Psychology*, 85 (2), 348-362.

Gross, J. J. , & Levenson, R. W. (1993). Emotional suppression: Physiology, self-report, and expressive behavior. *Journal of Personality and Social Psychology*, 64 (6), 970-986.

Gross, J. J. , & Levenson, R. W. (1997). Hiding feelings: The acute effects of inhibiting negative and positive emotion. *Journal of Abnormal Psychology*, 106 (1), 95-103.

Gross, J. J. , & Thompson, R. A. (2007). Emotion regulation. In J. J. Gross (Ed.), *Handbook of emotion regulation*. New York: Guilford Press.

Habra, M. E. , Linden, W. , Anderson, J. C. , & Weinberg, J. (2003). Type D personality is related to cardiovascular and neuroendocrine reactivity to acute stress. *Journal of Psychosomatic Research*, 55 (3), 235-245.

Hoyt, J. , Lerman, A. , Lennon, R. J. , Rihal, C. S. , & Prasad, A. (2010). Left anterior descending artery length and coronary atherosclerosis in apical ballooning syndrome (takotsubo/stress induced cardiomyopathy). *International Journal of Cardiology*, 145 (1), 112-115.

Hurst, R. T. , Askew, J. W. , Reuss, C. S. , Lee, R. W. , Sweeney, J. P. , Fortuin, F. D. , et al. (2006). Transient midventricular ballooning syndrome: A new variant. *Journal of the American College of Cardiology*, 48 (3), 579-583.

Ibanez, B. , Navarro, F. , Cordoba, M. , Alberca, P. , & Farre, J. (2005). Tako-tsubo transient left ventricular apical ballooning: Is intravascular ultrasound the key to resolve the enigma? *Heart*, 91 (1), 102-104.

Ibanez, B. , Navarro, F. , Farre, J. , Marcos-Alberca, P. , Orejas, M. , Rabago, R. , et al. (2004). Takotsubo syndrome associated with a long course of the left anterior descending coronary artery along the apical diaphragmatic surface of the left ventricle. *Revista Española de Cardiología*, 57 (3), 209-216.

Izumi, Y. , Okatani, H. , Shiota, M. , Nakao, T. , Ise, R. , Kito, G. , et al. (2009). Effects of metoprolol on epinephrine-induced takotsubo-like left ventricular dysfunction in non-human primates. *Hypertension Research*, 32 (5), 339-346.

Kashdan, T. B. , Barrios, V. , Forsyth, J. P. , & Steger, M. F. (2006).

Experiential avoidance as a generalized psychological vulnerability: Comparisons with coping and emotion regulation strategies. *Behaviour Research and Therapy*, 44 (9), 1301-1320.

Kashdan, T. B. , & Steger, M. F. (2006). Expanding the topography of social anxiety. An experience-sampling assessment of positive emotions, positive events, and emotion suppression. *Psychological Science*, 17 (2), 120-128.

Kawai, S. , Kitabatake, A. , & Tomoike, H. (2007). Guidelines for diagnosis of takotsubo (ampulla) cardiomyopathy. *Circulation Journal*, 71 (6), 990-992.

Kelly, A. M. , Hester, R. , Murphy, K. , Javitt, D. C. , Foxe, J. J. , & Garavan, H. (2004). Prefrontalsubcortical dissociations underlying inhibitory control revealed by event-related fMRI. *European Journal of Neuroscience*, 19 (11), 3105-3112.

Kitaoka, T. , Ogawa, Y. , Kato, J. , Shiokoshi, T. , Ota, T. , Harada, T. , et al. (2006). Takotsubo-like left ventricular dysfunction with delayed recovery of left ventricular shape: A case report. *Journal of Cardiology*, 47 (4), 197-205.

Komesaroff, P. A. , Esler, M. D. , & Sudhir, K. (1999). Estrogen supplementation attenuates glucocorticoid and catecholamine responses to mental stress in perimenopausal women. *Journal of Clinical Endocrinology and Metabolism*, 84 (2), 606-610.

Kume, T. , Akasaka, T. , Kawamoto, T. , Yoshitani, H. , Watanabe, N. , Neishi, Y. , et al. (2005). Assessment of coronary microcirculation in patients with takotsubo-like left ventricular dysfunction. *Circulation Journal*, 69 (8), 934-939.

Kume, T. , Kawamoto, T. , Okura, H. , Toyota, E. , Neishi, Y. , Watanabe, N. , et al. (2008). Local release of catecholamines from the hearts of patients with tako-tsubo-like left ventricular dysfunction. *Circulation Journal*, 72 (1), 106-108.

Kurowski, V. , Kaiser, A. , von Hof, K. , Killermann, D. P. , Mayer, B. , Hartmann, F. , et al. (2007). Apical and midventricular transient left ventricular dysfunction syndrome (tako-tsubo cardiomyopathy): Frequency, mechanisms, and prognosis. *Chest*, 132 (3), 809-816.

Kyuma, M., Tsuchihashi, K., Shinshi, Y., Hase, M., Nakata, T., Ooiwa, H., et al. (2002). Effect of intravenous propranolol on left ventricular apical ballooning without coronary artery stenosis (ampulla cardiomyopathy): Three cases. *Circulation Journal*, 66 (12), 1181-1184.

Lavi, S., Nevo, O., Thaler, I., Rosenfeld, R., Dayan, L., Hirshoren, N., et al. (2007). Effect of aging on the cardiovascular regulatory systems in healthy women. *American Journal of Physiology. Regulatory, Integrative and Comparative Physiology*, 292 (2), R788-R793.

Li, C. S., Huang, C., Constable, R. T., & Sinha, R. (2006). Imaging response inhibition in a stopsignal task: Neural correlates independent of signal monitoring and post-response processing. *Journal of Neuroscience*, 26 (1), 186-192.

Martin, E. A., Prasad, A., Rihal, C. S., Lerman, L. O., & Lerman, A. (2010). Endothelial function and vascular response to mental stress are impaired in patients with apical ballooning syndrome. *Journal of the American College of Cardiology*, 56 (22), 1840-1846.

Mayer, J. D., DiPaolo, M., & Salovey, P. (1990). Perceiving affective content in ambiguous visual stimuli: A component of emotional intelligence. *Journal of Personality Assessment*, 54 (3-4), 772-781.

Meimoun, P., Malaquin, D., Sayah, S., Benali, T., Luycx-Bore, A., Levy, F., et al. (2008). The coronary fl ow reserve is transiently impaired in tako-tsubo cardiomyopathy: A prospective study using serial Doppler transthoracic echocardiography. *Journal of the American Society of Echocardiography*, 21 (1), 72-77.

Mennin, D. S. (2006). Emotion regulation therapy: An integrative approach to treatment-resistant anxiety disorders. *Journal of Contemporary Psychotherapy*, 36, 95-105.

Molloy, G. J., Perkins-Porras, L., Strike, P. C., & Steptoe, A. (2008). Type-D personality and cortisol in survivors of acute coronary syndrome. *Psychosomatic Medicine*, 70 (8), 863-868.

Moore, S. A., Zoellner, L. A., & Mollenholt, N. (2008). Are expressive suppression and cognitive reappraisal associated with stress-related symptoms? *Behaviour Research and Therapy*，46（9），993-1000.

Mudd，J. O.，Kapur，N. K.，Champion，H. C.，Schulman，S. P.，&. Wittstein，I. S.（2007）. Patients with stress-induced（takotsubo）cardiomyopathy have an increased prevalence of mood disorders and antidepressant use compared to patients with acute myocardial infarction. *Journal of Cardiac Failure*，13（6，Suppl 2），S176.

Nef，H. M.，Mollmann，H.，Hilpert，P.，Masseli，F.，Kostin，S.，Troidl，C.，et al.（2008）. Sympathoadrenergic overstimulation in Tako-Tsubo cardiomyopathy triggered by physical and emotional stress. *International Journal of Cardiology*，130（2），266-268.

Nef，H. M.，Mollmann，H.，Kostin，S.，Troidl，C.，Voss，S.，Weber，M.，et al.（2007）. Tako-Tsubo cardiomyopathy：Intraindividual structural analysis in the acute phase and after functional recovery. *European Heart Journal*，28（20），2456-2464.

Nef，H. M.，Mollmann，H.，Troidl，C.，Kostin，S.，Voss，S.，Hilpert，P.，et al.（2009）. Abnormalities in intracellular Ca2 + regulation contribute to the pathomechanism of Tako-Tsubo cardiomyopathy. *European Heart Journal*，30（17），2155-2164.

Novo，S.，Akashi，Y.，Arbustini，E.，Assennato，P.，Azzarelli，S.，Barbaro，G.，et al.（2008）. Takotsubo cardiomyopathy：A consensus document. *Giornale italiano di cardiologia*，9（11），785-797.

Nunez-Gil，I. J.，Fernandez-Ortiz，A.，Perez-Isla，L.，Luaces，M.，Garcia-Rubira，J. C.，Vivas，D.，et al.（2008）. Clinical and prognostic comparison between left ventricular transient dyskinesia and a fi rst non-ST-segment elevation acute coronary syndrome. *Coronary Artery Disease*，19（7），449-453.

Ogura，R.，Hiasa，Y.，Takahashi，T.，Yamaguchi，K.，Fujiwara，K.，Ohara，Y.，et al.（2003）. Specifi c fi ndings of the standard 12-lead ECG in patients with 'takotsubo' cardiomyopathy：Comparison with the fi ndings of acute anterior myocardial infarction. *Circulation Journal*，67（8），687-690.

Ortak，J.，Khattab，K.，Barantke，M.，Wiegand，U. K.，Bansch，D.，Ince，H.，et al.（2009）. Evolution of cardiac autonomic nervous activity indices in patients presenting with transient left ventricular apical ballooning. *Pacing and Clinical Electrophysiology*, 32 (Suppl 1), 21-25.

Parodi, G. , Del Pace, S. , Carrabba, N. , Salvadori, C. , Memisha, G. , Simonetti, I. , et al. (2007). Incidence, clinical fi ndings, and outcome of women with left ventricular apical ballooning syndrome. *The American Journal of Cardiology*, 99 (2), 182-185.

Paykel, E. (2003). Life events: Effects and genesis. *Psychological Medicine*, 33 (7), 1145-1148.

Pedersen, S. S. , & Denollet, J. (2003). Type D personality, cardiac events, and impaired quality of life: A review. *European Journal of Cardiovascular Prevention and Rehabilitation*, 10 (4), 241-248.

Pedersen, S. S. , & Denollet, J. (2004). Validity of the Type D personality construct in Danish post-MI patients and healthy controls. *Journal of Psychosomatic Research*, 57 (3), 265-272.

Pedersen, S. S. , van Domburg, R. T. , Theuns, D. A. , Jordaens, L. , & Erdman, R. A. (2004). Type D personality is associated with increased anxiety and depressive symptoms in patients with an implantable cardioverter defi brillator and their partners. *Psychosomatic Medicine*, 66 (5), 714-719.

Pilgrim, T. M. , & Wyss, T. R. (2008). Takotsubo cardiomyopathy or transient left ventricular apical ballooning syndrome: A systematic review. *International Journal of Cardiology*, 124 (3), 283-292.

Pison, L. , De Vusser, P. , & Mullens, W. (2004). Apical ballooning in relatives. *Heart*, 90 (12), e67.

Prasad, A. , Lerman, A. , & Rihal, C. S. (2008). Apical ballooning syndrome (Tako-Tsubo or stress cardiomyopathy): A mimic of acute myocardial infarction. *American Heart Journal*, 155 (3), 408-417.

Previtali, M. , Repetto, A. , Camporotondo, R. , Citro, R. , Faggiano, P. , Bovelli, D. , et al. (2011). Clinical characteristics and outcome of left ventricular ballooning syndrome in a European population. *The American Journal of Cardiology*, 107 (1), 120-125.

Previtali, M. , Repetto, A. , Panigada, S. , Camporotondo, R. , & Tavazzi, L. (2008). Left ventricular apical ballooning syndrome: Prevalence, clinical characteristics and pathogenetic mechanisms in a European population. *International Journal of Cardiology*, 134, 91-96.

Quartana, P. J. , & Burns, J. W. (2010). Emotion suppression affects cardiovascular responses to initial and subsequent laboratory stressors. *British Journal of Health Psychology*, 15 (Pt 3), 511-528.

Regnante, R. A. , Zuzek, R. W. , Weinsier, S. B. , Latif, S. R. , Linsky, R. A. , Ahmed, H. N. , & Sadiq, I. (2009). Clinical characteristics and four-year outcomes of patients in the Rhode Island takotsubo cardiomyopathy registry. *The American Journal of Cardiology*, 103 (7), 1015-1019.

Reuss, C. S. , Lester, S. J. , Hurst, R. T. , Askew, J. W. , Nager, P. , Lusk, J. , et al. (2007). Isolated left ventricular basal ballooning phenotype of transient cardiomyopathy in young women. *The American Journal of Cardiology*, 99 (10), 1451-1453.

Rigo, F. , Sicari, R. , Citro, R. , Ossena, G. , Buja, P. , & Picano, E. (2009). Diffuse, marked, reversible impairment in coronary microcirculation in stress cardiomyopathy: A Doppler transthoracic echo study. *Annals of Medicine*, 41 (6), 462-470.

Roberts, N. A. , Levenson, R. W. , & Gross, J. J. (2008). Cardiovascular costs of emotion suppression cross ethnic lines. *International Journal of Psychophysiology*, 70 (1), 82-87.

Rubia, K. , Smith, A. B. , Brammer, M. J. , & Taylor, E. (2003). Right inferior prefrontal cortex mediates response inhibition while mesial prefrontal cortex is responsible for error detection. *NeuroImage*, 20 (1), 351-358.

Sandhu, G. , Servetnyk, Z. , Croitor, S. , & Herzog, E. (2010). Atropine aggravates signs and symptoms of takotsubo cardiomyopathy. *The American Journal of Emergency Medicine*, 28 (2), 258-257.

Satoh, H. , Tateishi, H. , Uchida, T. , et al. (1990). Takotsubo-type cardiomyopathy due to multivessel spasm. In K. Kodama, K. Haze, & M. Hon (Eds.), *Clinical aspect of myocardial injury, from ischemia to heart failure (in Japanese)* (pp. 56-64). Tokyo: Kagakuhyouronsya Co.

Sharkey, S. W. (2008). Electrocardiogram mimics of acute ST-segment elevation myocardial infarction: Insights from cardiac magnetic resonance imaging in patients with tako-tsubo (stress) cardiomyopathy. *Journal of Electrocardiology*, 41 (6), 621-625.

Sharkey, S. W., Lesser, J. R., Menon, M., Parpart, M., Maron, M. S., & Maron, B. J. (2008). Spectrum and signifi cance of electrocardiographic patterns, troponin levels, and thrombolysis in myocardial infarction frame count in patients with stress (tako-tsubo) cardiomyopathy and comparison to those in patients with ST-elevation anterior wall myocardial infarction. *The American Journal of Cardiology*, 101 (12), 1723-1728.

Sharkey, S. W., Lesser, J. R., Zenovich, A. G., Maron, M. S., Lindberg, J., Longe, T. F., & Maron, B. J. (2005). Acute and reversible cardiomyopathy provoked by stress in women from the United States. *Circulation*, 111 (4), 472-479.

Sharkey, S. W., Maron, B. J., Nelson, P., Parpart, M., Maron, M. S., & Bristow, M. R. (2009). Adrenergic receptor polymorphisms in patients with stress (tako-tsubo) cardiomyopathy. *Journal of Cardiology*, 53 (1), 53-57.

Sharkey, S. W., Windenburg, D. C., Lesser, J. R., Maron, M. S., Hauser, R. G., Lesser, J. N., et al. (2010). Natural history and expansive clinical profi le of stress (tako-tsubo) cardiomyopathy. *Journal of the American College of Cardiology*, 55 (4), 333-341.

Sher, L. (2005). Type D personality: The heart, stress, and cortisol. *QJM*, 98 (5), 323-329.

Siegler, R. (2006). *How children develop, exploring child develop student media tool kit & scientifi c American reader to accompany how children develop*. New York: Worth Publishers.

Singh, N. K., Rumman, S., Mikell, F. L., Nallamothu, N., & Rangaswamy, C. (2010). Stress cardiomyopathy: Clinical and ventriculographic characteristics in 107 North American subjects. *International Journal of Cardiology*, 141 (3), 297-303.

Sobnosky, S., Shah, A., Aharonian, V. J., Mansukhani, P., Moore,

N. ，Shen，A. Y. ，& Brar，S. S. （2010a）．Abstract 20134：Frequency of psychiatric disorders in persons with stress induced cardiomyopathy. *Circulation*，122，A20134.

Sobnosky，S. ，Shah，A. ，Aharonian，V. J. ，Mansukhani，P. ，Moore，N. ，Shen，A. Y. ，et al. （2010a）．Abstract 20134：Frequency of psychiatric disorders in persons with stress induced cardiomyopathy. *Circulation*，122（21 _ MeetingAbstracts），A20134.

Spindler，H. ，Kruse，C. ，Zwisler，A. D. ，& Pedersen，S. S. （2009）．Increased anxiety and depression in Danish cardiac patients with a Type D personality：Cross-validation of the Type D Scale （DS14）. *International Journal of Behavioral Medicine*，16（2），98-107.

Spindler，H. ，Pedersen，S. S. ，Serruys，P. W. ，Erdman，R. A. ，& van Domburg，R. T. （2007）．Type-Dpersonality predicts chronic anxiety following percutaneous coronary intervention in the drugeluting stent era. *Journal of Affective Disorders*，99（1-3），173-179.

Spinelli，L. ，Trimarco，V. ，Di Marino，S. ，Marino，M. ，Iaccarino，G. ，& Trimarco，B. （2010）．L41Q polymorphism of the G protein coupled receptor kinase 5 is associated with left ventricular apical ballooning syndrome. *European Journal of Heart Failure*，12（1），13-16.

Strunk，B. ，Shaw，R. E. ，Bull，S. ，Adams，J. ，Baer，M. ，Gershengorn，K. ，et al. （2006）．High incidence of focal left ventricular wall motion abnormalities and normal coronary arteries in patients with myocardial infarctions presenting to a community hospital. *The Journal of Invasive Cardiology*，18（8），376-381.

Summers，M. R. ，Lennon，R. J. ，& Prasad，A. （2010）．Pre-morbid psychiatric and cardiovascular diseases in apical ballooning syndrome （takotsubo/stress-induced cardiomyopathy）：Potential pre-disposing factors? *Journal of the American College of Cardiology*，55（7），700-701.

Sung，B. H. ，Ching，M. ，Izzo，J. L. ，Jr. ，Dandona，P. ，& Wilson，M. F. （1999）．Estrogen improves abnormal norepinephrine-induced vasoconstriction in postmenopausal women. *Journal of Hypertension*，17（4），523-528.

Takizawa，M. ，Kobayakawa，N. ，Uozumi，H. ，Yonemura，S. ，Kodama, T. , Fukusima, K. , et al. (2007). A case of transient left ventricular ballooning with pheochromocytoma, supporting pathogenetic role of catecholamines in stress-induced cardiomyopathy or takotsubo cardiomyopathy. *International Journal of Cardiology*, 114 (1), e15-e17.

Tsuchihashi, K. , Ueshima, K. , Uchida, T. , Oh-mura, N. , Kimura, K. , Owa, M. , et al. (2001). Transient left ventricular apical ballooning without coronary artery stenosis: A novel heart syndrome mimicking acute myocardial infarction. Angina Pectoris-Myocardial Infarction Investigations in Japan. *Journal of the American College of Cardiology*, 38 (1), 11-18.

Tully, P. J. , Baker, R. A. , Winefi eld, H. R. , & Turnbull, D. A. (2010). Depression, anxiety disorders and Type D personality as risk factors for delirium after cardiac surgery. *The Australian and New Zealand Journal of Psychiatry*, 44 (11), 1005-1011.

Uchida, Y. , Egami, H. , Sakurai, T. , Kanai, M. , Shirai, S. , Nakagawa, O. , & Oshima, T. (2010). Possible participation of endothelial cell apoptosis of coronary microvessels in the genesis of takotsubo cardiomyopathy. *Clinical Cardiology*, 33 (6), 371-377.

Ueyama, T. , Ishikura, F. , Matsuda, A. , Asanuma, T. , Ueda, K. , Ichinose, M. , et al. (2007). Chronic estrogen supplementation following ovariectomy improves the emotional stress-induced cardiovascular responses by indirect action on the nervous system and by direct action on the heart. *Circulation Journal*, 71 (4), 565-573.

Ueyama, T. , Kasamatsu, K. , Hano, T. , Yamamoto, K. , Tsuruo, Y. , & Nishio, I. (2002). Emotional stress induces transient left ventricular hypocontraction in the rat via activation of cardiac adrenoceptors: A possible animal model of 'tako-tsubo' cardiomyopathy. *Circulation Journal*, 66 (7), 712-713.

Uhart, M. , McCaul, M. E. , Oswald, L. M. , Choi, L. , & Wand, G. S. (2004). GABRA6 gene polymorphism and an attenuated stress response. *Molecular Psychiatry*, 9 (11), 998-1006.

Van Spall, H. G. , Roberts, J. D. , Sawka, A. M. , Swallow, C. J. , & Mak, S. (2007). Not a broken heart. *Lancet*, 370 (9587), 628.

Vidi, V., Rajesh, V., Singh, P. P., Mukherjee, J. T., Lago, R. M., Venesy, D. M., et al. (2009). Clinical characteristics of tako-tsubo cardiomyopathy. *The American Journal of Cardiology*, 104 (4), 578-582.

Vollm, B., Richardson, P., McKie, S., Elliott, R., Deakin, J. F., & Anderson, I. M. (2006). Serotonergic modulation of neuronal responses to behavioural inhibition and reinforcing stimuli: An fMRI study in healthy volunteers. *European Journal of Neuroscience*, 23 (2), 552-560.

Wedekind, H., Moller, K., & Scholz, K. H. (2006). Tako-tsubo cardiomyopathy. Incidence in patients with acute coronary syndrome. *Herz*, 31 (4), 339-346.

Winchester, D. E., Ragosta, M., & Taylor, A. M. (2008). Concurrence of angiographic coronary artery disease in patients with apical ballooning syndrome (tako-tsubo cardiomyopathy). *Catheterization and Cardiovascular Interventions*, 72 (5), 612-616.

Wittstein, I. S. (2007). Apical-ballooning syndrome. *Lancet*, 370 (9587), 545-547.

Wittstein, I. S. (2008). Acute stress cardiomyopathy. *Current Heart Failure Reports*, 5 (2), 61-68.

Wittstein, I. S., Thiemann, D. R., Lima, J. A., Baughman, K. L., Schulman, S. P., Gerstenblith, G., et al. (2005). Neurohumoral features of myocardial stunning due to sudden emotional stress. *The New England Journal of Medicine*, 352 (6), 539-548.

Yaghoubi, A. R., Ansarin, K., Hashemzadeh, S., Azhough, R., Faraji, S., & Bozorgi, F. (2009). Tako-tsubo cardiomyopathy induced by emotional stress leading to severe mitral regurgitation, cardiogenic shock and cardiopulmonary arrest. *International Journal of Cardiology*, 135 (3), e85-86.

Yoshioka, T., Hashimoto, A., Tsuchihashi, K., Nagao, K., Kyuma, M., Ooiwa, H., et al. (2008). Clinical implications of midventricular obstruction and intravenous propranolol use in transient left ventricular apical ballooning (Tako-tsubo cardiomyopathy). *American Heart Journal*, 155 (3), 526-527.

Zaroff, J. G., Pawlikowska, L., Miss, J. C., Yarlagadda, S., Ha, C.,

Achrol，A.，et al. （2006）. Adrenoceptor polymorphisms and the risk of cardiac injury and dysfunction after subarachnoid hemorrhage. *Stroke*，37 （7），1680-1685.

第7章
心脏移植患者的心理问题

Brigitta Bunzel

评估

移植团队

对于移植团队，首先需要做的就是通过医生的医学发现及评估对患者进行整体评估：根据医学和社会心理学标准，某一特定患者是否适合器官移植？对于心脏移植的医学标准、适应证和禁忌证已有明确的规定（例如，Cimato 和 Jessup 2002），而对于社会心理领域的澄清则比较困难（Levenson 和 Olbrisch 1993；Favaloro 等 1999）。在早期心脏移植中，只有那些确诊大脑器官功能紊乱或典型精神疾病的患者会因非医学原因被排除在器官移植受体之外，而且患者仅因为社会心理问题不可避免而被拒绝（Christopherson 和 Lunde 1971）。随着时间的推移，通过观察各方面长期以来的成功案例，确定下列因素可以较高的概率预测出成功的器官移植：环境（家庭）的支持、强烈的生存欲望，以及最重要的，患者在自我康复中的合作［服药依从性（首要）、随访及报告躯体症状］。较差移植结果的适应证以及因此心脏移植可能的禁忌证为：服药依从性差、依赖（酒精、毒品、尼古丁、药物）、缺乏（部分或全部）或负面家庭支持、人格障碍（自恋及与社会格格不入），以及缺乏最佳社会环境的长期（未经治疗）精神疾病史、大脑功能障碍史或智力障碍史（Dew 和 Dimartini

2006；Rivard 等 2005）。最终，心脏移植的成功还是要取决于受体在心理上的应对和对医疗方案的依从性。上述标准虽然如此明确，但它们在实践中的应用仍然不十分清楚。1971 年 Christopherson 遗憾"尚未形成一套明确的标准以选择合适的器官移植受体"（Christopherson 1987），至今仍未实现。尽管在精神病学领域选择患者的测试仪器及标准已有所发展（例如，Bernazzali 等 2005），但就患者是否适合器官移植而言，与其说这是一套完整、准确的预测，还不如说它只是一个参考。Herrick 等（1987）就拒绝患者发出警告："因非医学原因拒绝器官移植，由于标准本身的非客观本质，充满了潜在的偏倚和先入为主，而且还可能产生严重误判，甚至带来法律后果。"Shapiro 用"很难拒绝给予患者一次机会"来总结在选择过程中遇到的全部困难和问题（Shapiro，1990）。然而，忽略并不会使问题消失。要根据科学发现和实践经验对具体的选择标准进行评估，首先就必须将心理学家、心身医学家和精神病学家的共同参与作为自己的主要目标。

然而，在接受或拒绝一位患者成为器官移植受体时，值得一提的是外科手术前轻度恐惧和抑郁并非禁忌证，它仅仅意味着在移植手术过程中难度增加。它是疾病过程一个合乎逻辑的结果，许多研究表明，它对于器官移植并无负面影响。甚至有报道显示，适度的恐惧和抑郁与手术获得更大成功相关：它表明患者理解现实，并且没有被它征服。

患者

对于常规治疗已经无法阻止其终末期心力衰竭进程的患者而言，"心脏移植"的过程开始得更早。患者感到他们预期的寿命很可能非常有限，采用一名脑死亡供者健康的心脏替换自己不可恢复的受损的心脏是避免在不久的将来高概率死亡的唯一可能。患者进一步了解到移植能够使他们享受更好的生命质量并且长寿，然而，就个人而言，他们也必须做出最终的决定：他们不可能再回到"原来的状态"（例如，肾移植患者无法再回到血液透析状态）。当患者意识到心脏移植的必然，他们的疾病过程就掀开崭新的篇章，对此他们必须做出自己的反应。这要求患者挑战疾病并顺应改变了的情况，因此也是患者如何应对疾病的问题。确切地说恰恰是等待供体心脏的时间，移植团队也可以很好地观察患者实际的耐力和对挫折的容忍力，这些通常被看做是手术成功的一个指标。

尽管心脏移植在医学和心理学方面的远期效果令人鼓舞（Bunzel 等 2002），但是它为患者带来的绝不仅仅是一次生存机会，它也会带来重要的心理挑战。患者必须面对这一现实，即移植手术属大型外科手术，最终可能会致命。他们必须老老实实地服用那些经常带来较大不良反应的药物；他们必须定期接受心内膜心肌活检以监测器官的排异反应。但是，威胁并不仅仅来自躯体方面；手术在心理方面也会带来挑战：放弃自己的心脏，接受亡者（大部分死于意外事故、不幸的疾病或者自杀）的心脏，它所意味的绝不只是一次手术，更不只是单纯的"置换"一个不再工作的器官（Bunzel 等 1992a，b）。心脏在很大程度上被视为我们情感甚至性格的所在，它的"置换"经常导致患者害怕自己在失去先天器官的同时也会失去自身的特征。

综上所述，显然被诊断为终末期心力衰竭的患者一定很难理解心脏移植是其长期生存的唯一机会，而对于医生来说要传达给患者这一理念也比较困难。对于维也纳医科大学心脏移植科超过50 例连续患者的研究（Bunzel 等 1991）表明，根据被告知心脏移植必要性后的反应，面谈的患者可以被分成两组。约有超过1/3 的患者表示心脏移植是一个合乎逻辑的结果，在他们的疾病史到达某一点之后早有预知，也是在缺乏任何实际替代方法情况下唯一的生存机会和希望。这一组由长期慢性病患者组成，患者病程较长，已有足够的时间为疾病调整自己的生活，并且越来越痛苦地熟悉疾病所带来的生活限制，为防止病情持续加重，在移植手术成为迫切需要多年前就已得知这一手术。对于这一延长他们生命的可能，患者普遍持感激的态度。最突出的情绪是生存的希望和担心术前猝死。此类患者应对策略的机制或风格首先应当是主动作为（"所有患者"撰写临终遗嘱）、接受现实并采取依从性相关决策，即相信医生、遵从医嘱等。（长期）心脏杂音及多次心脏病发作患者是该组典型的代表。这些患者深知自身的疾病已经威胁到自己的生命（"我在 ICU 住了 9 周；我随时随地都有可能死去"），他们已面临死亡的可能。移植的可能也因此往往成为他们生存的唯一希望，否则只能坐以待毙。对于另外 62% 的患者，被通知有必要进行心脏移植时令他们感到分外震惊、出乎意料，他们带着情绪解释说完全没有准备好接受这个信息，他们拒绝接受这一事实，而这个信息对于他们来说简直就是"当头棒喝"，"如同被卷入了一场错误的剧情"。最初，防备和拒绝是处理躯体和心理威胁唯一可能的途径。特别是对于心肌病患者，其广泛的心脏损伤进展很快，往往在几周之内，患者已根本没有多少时间来对抗自己的疾病。在如此紧急的情况下若提及心脏移植，患者的反应往往是难以置信、惊讶、恐惧、拒绝和逃避。因此患者必须做出是否接受移植的决定，恐惧和矛盾的心理也必须得到支持与理解。

然而，心脏移植需要做出两个决定：一个由医学团队做出，另一个由患者做出。移植团队可能排除一个器官受体候选人。患者对待这一拒绝通常的反应是害怕、愤怒、挫败、无助和悲伤，但同时也是一种释然和解脱。然而也经常会发生医生已同意移植而患者却拒绝手术的情况。Frierson 和 Tabler（Frierson 等 1990）报道，15% 的患者拒绝器官移植外科手术。患者做出拒绝手术决策的影响因素包括：

- 对于外科手术和（或）生存的矛盾心理
- 持续的抑郁
- 既往外科手术不成功经历
- 认同死亡不可避免
- 担心术后生命质量
- 对移植的恐惧超过了对死亡的恐惧（希望"带着完整的先

天器官终老"）

- 器质性精神障碍
- 否认自身心脏疾病的严重性以及移植的必要性

作者尤其警告不要强迫患者做出接受移植的决定，强调来自社会组织或家庭的任何压力都会使患者的外科手术产生致命的结果。潜在的器官受体决定拒绝手术，这在其社交圈和移植团队看来确实令人难以理解，也许会因此感到愤怒、挫败或者为这些"不想被挽救"者担心。尽管如此，对于每一位患者而言，他拒绝外科手术的大门仍然始终是敞开的，并且不应因此失去手术团队的祝福。

等待期

患者

如果患者被判定是一个适合器官移植的受体，并且患者本人也同意移植手术，即开始等待捐赠心脏。这是一段躯体及心理较为不安的时期。

一个器官受体候选人决定接受捐赠后积极正面的情绪常常被自己可能在捐赠心脏到来之前死去的恐惧感所笼罩。在几周乃至数月的等待中，通常这种情况并不会逐渐缓解，相反会被几段相应的躯体稳定状态所打断。在这段"好时光"中，患者饱受困扰，纠结于接受外科手术的决定是否正确以及手术是否有必要。一些患者在这此阶段甚至希望自己的名字从等待名单上消失。而当躯体状况不可避免地恶化并导致进一步的能力下降时，这些患者会急切地盼望移植手术越快进行越好。患者力量丧失，每一次活动受限都伴随着易怒、挫败和抑郁。对于移植决定的这种矛盾心态，在恐惧和希望之间不断徘徊，在推迟和希望立即执行之间摇摆，对患者造成了极端的心理压力，并伴有不合群、处理日常事务决断力低以及极度依赖感。与堪称榜样的已完成移植外科手术的其他移植患者联系往往至关重要，可以明显减少患者的恐惧和不安（"他们可以，我也行"）。

患者在等待期大概知道对于捐献心脏的到来他们根本无能为力。它或许会在一天的任何时间到来，也可能直到患者死去也不会来到。

患者在这一时期必须正视这一现实，即自己不可修复的受损心脏将被一个脑死亡供体、交通事故悲惨的受害者、绝症或自杀者的心脏所置换。为了生存去获取别人的心脏，并因此"期待另一个陌生人的死亡"的想法通常给患者带来几乎难以承受的负担。许多等待供体心脏的心脏病患者烦扰于自己抑制不住的想法：他们期待暴风雪的到来，那样就会有更多的意外；他们一听到救护车的警笛就希望是符合自己血型的重伤员；他们也会在报纸上搜索骇人听闻的交通事故报道。在等待期出现的这一极端心理负担被称为"雨天综合征"（Freeman等1984）和"供体天气"（Kuhn等1988），这一反应的典型性可见一斑。患者会因为自己的这些强迫思想而感到内疚和惭愧，但常常因其强迫性而不能自我克制，相反却会一而再、再而三地向其亲属和医务人员提起，引发震惊。患者内疚、恐惧、惭愧和矛盾的心理以及他们的生存本能混杂纠结在一起，展示给相关人员一个典型的边缘型人格障碍状态。对于医护人员而言，在此阶段处理患者的这些想法极其重要，应当能够接受而不是批判他们，要向他们指出这是希望生存的合乎逻辑的结果，也因此这是所有其他等待移植的患者共有的特征。

确切说恰恰是在此阶段，患者显示出他们对移植的实际耐力。因此，从患者状态的角度来看应把等待期视为选择过程的一个延伸，在这一过程中挫折容忍度和依从性可以作为手术成功的预测因素。

从患者的观点看，主导性的问题是"我能挺过这次移植手术吗？"在这一阶段心脏的象征意义已不那么重要。为了防止恐惧和紧张的升级，任何有关捐赠者个性的预期想法都已被抑制。"是谁"已远远不如"何时"重要。

伴侣和配偶

在患者等待供体心脏期间，他们的配偶承担起了患者的责任，同医生一样，他们也在努力维持患者的生存并阻止对其有害的影响。患者处于关注的中心，任何活动、情感或信息都是基于对患者是好是坏来衡量的。亲属克制表露自己的担心、负担和情感。甚至家庭成员的疾病（如孩子们生病）也不再被看作个人灾难，而是对移植候选人躯体及心理稳定的威胁。实际上妻子们过滤了所有传入的信息以防止任何可能引起兴奋或烦恼的信息传给患者：报纸信息被过滤后有选择地读给患者并对家庭困难保持沉默（"说话之前，考虑任何可能的答案"）。同时，最重要的是妻子们承担起对患者身体健康负责的义务。在许多情况下，她们控制丈夫听到和谈到的内容，她们观察丈夫的行为、觉醒-睡眠节律以及夜间的呼吸。尽管有这么大的负担，她们还是认为自己不能表露出任何迹象的疲劳和不知所措；相反，她们感到有义务给予伴侣自己的力量、精力和关心。等待期结束后许多妻子证实，如果不是因为意识到这只是暂时的状态，移植手术后一切都会恢复正常，她们也无法忍受这样的几周乃至数月。Mishel 和 Murdaugh （1987）这样简洁地评论等候期："患者受益，伴侣承受"。患者还受益于伴侣们的人生陪伴和百分百的照料，而伴侣们却已是身心俱疲。任何形式的私生活似乎都已不再合适。这种矛盾心理包括依赖、易怒和愤怒，往往导致患者产生从紧张到仇恨的各种感情。妻子常常抱怨她们不能使自己的丈夫开心；如果她们关心他们，就会被认为是傲慢和母性；如果对他们照顾得少了，就会被认为是残酷和缺乏同情心。随着患者等待心脏移植的时间延长，配偶的生活将会受到更多的消极影响（Collins 等 1996）。根据 Haugh 和 Salyer 的研究 （2007），等待期的主题就是忍受不确定性。

器官受体候选人的伴侣往往希望将等待的时间作为一次亲密的机会，因为这有可能是最后的一次机会，而患者却表现冷漠。

只是生存已消耗了患者大部分的躯体和精神能量，因而对伴侣必要的情感被削弱。与诊所和移植团队的联系通常多由配偶来进行，比起他们的私人伴侣关系这一联系变得更加重要。在此阶段，在这一原本预设的最大可能的亲密机会中，妻子们"一再碰壁"，她们感到孤独、被拒绝以及被当作护士滥用；患者似乎感觉亲密令其难以忍受，妻子们不得不忍受他们的情绪波动，逆来顺受（"我们不能承受任何争论"）。

在这一急性心力衰竭时期，许多伴侣关系体验着角色和任务的转换，女人承担着传统意义上男人的角色，首要的是谋生和"男人的工作"，如携带手提箱、铲雪或者处理家务。对许多妇女来讲，这种改变意味着在最初的定位阶段之后对于她们个性的提升，对于她们迄今为止未被认可的能力的肯定、倍加信任，也意味着与家庭外部的联系更多。对于患者来讲，这一阶段带给他们的是自我价值感降低、自身男性身份受到威胁、社会地位下降以及与家庭外部联系越来越少。患者抑郁、恐惧以及疏远伴侣也因此变得易于理解。

术后期

患者

当患者成为"器官捐赠的幸运者"，已接受一颗新的心脏，成功地进行了外科移植手术，并且没有发生并发症时，尽管有术后所有的不适，一个绝对的幸福和解脱的阶段却已开始：供体心脏及时来到；令人烦恼的心绞痛及气促等躯体症状已消失；折磨人的无助、无能、依赖于命运等痛苦的感觉也已消失。在这个兴奋时刻，任何挫折似乎都是不可思议的；战胜死神是美妙的；移植出现排异反应的可能被抑制；不切实际地刀枪不入、一切事情绝对可行等感觉充斥着思维、感情和行为的最前沿。获得"重生""第二次生命"的感觉已完全覆盖所有的环境条件。这一持续几天的希望高涨的阶段在离开 ICU 病房后会逐渐消失，并转而对情况进行较为现实的评估。

　　然而，如果常规活组织检查显示移植心脏排异，一旦恢复过程中出现并发症，这种良好的情绪就将被打破。无情的现实将使患者明白手术的成功根本无法保证，他们为生命进行的抗争远未结束，死亡仍旧是一个现实。术前阶段的恐惧、不确定性、依赖和绝望伴随着抑郁再次出现。他突然必须承认自己的生命有限。排异反应的出现终于打破了一切都会好起来、顺利起来的想法，他必须缓慢而痛苦地接受未来的不确定性。

　　当机体排斥对于生存如此必要的健康新心脏时，患者感受到巨大的羞愧感。患者感到"自我"与身体的分离，它们彼此各有各的欲望，患者对身体感到愤怒。这种自我与身体的分裂对其自身的存在产生巨大的挑战，确切地说对于能够随心所欲地使用或虐待身体直至这一疾病出现的那些患者来讲，这将产生巨大的压力。他们近乎震惊地第一次体验到：我并不拥有这个身体，反而是这个身体拥有了我；我的需要和喜好影响不了它。对于移植心脏的排异，一些患者想象着是因为心脏不接受他们（"心脏并不希望存在于我体内"）。

　　不仅患者自身的心脏排异使其自信心产生动摇，患者还会经历其他心脏移植患者的排异危机甚至是死亡。可以说这对于同组的移植患者而言，体会到的不仅仅是个人的不幸和损失，对于幸存者而言这也代表一种"代替死亡"（"我可能是下一个"）。小组里的乐观主义开始消失，还经常会导致患者回避家庭以及不去参加有其他患者参加的小组活动。

　　如果有其他患者在成功的移植手术之后很快出现了心脏排异，通常患者会采用选择性的应对机制，首先是否认（他死了是因为他没有很好地匹配，但是我有很好的匹配，所以我将会活下去）。如果患者自身或病友在很长时期后（通常是术后多年）第一次出现排异，那么这种应对机制就会减弱。预期寿命的问题是幸存者们交谈的主题。在此危机期，来自家庭和移植团队的心理支持对患者极为重要。

如果使用药物控制了排异反应或活检显示排异过程终止，患者会了解到在恢复过程中任何其他并发症或一些困难可能会出现，但这些是可以被治疗的，并不是死亡的信号。在许多情况下，克服排异危机期可使患者的依从性显著增强。

在这一时期，患者对任何积极的关注表示感激，无论这份关注是来自护士还是来自与他人的交谈；患者得到情感上的安全和支持，这在如此脆弱的平衡状态下显得尤为重要。在没有并发症的恢复过程开始的日子里，移植病房的气氛充满了轻松、欢乐，与产科病房的气氛相似。

配偶

成功的移植手术之后，患者俨然成为一个中心点；医院自然尽可能为他们提供细心的呵护照料。手术成功后的患者处于兴奋之中，感觉能量重回体内，很高兴自己活着等到手术并顺利完成了手术。与此相反，配偶深知患者健康衰退的危险随时可能出现，并且很难与那些对于客观现实过于乐观的人交流。配偶们感到很难告诉患者她们的感觉与恐惧，只好寻找其他方式来缓解自己的恐惧，主要是希望能与移植团队中的医生、护士及心理咨询师进行密切交谈。

患者因此要求全方位的关注，配偶则感到可以从彼此共生及由此产生的矛盾心理中解放出来。然而，在此阶段配偶及伴侣仍然存在着复杂的感情。恐惧伴侣死亡和希望生命持续之间耗费精力的协调平衡在此时已中止。然而，最后几周或数月的事件已使健康的伴侣在躯体和心理上精疲力尽。正如移植团队中的心理学家经常建议的，理想的话，配偶们可以在一起谈论等待期的艰辛，以使健康的伴侣得到释放，从某种意义上说是精神宣泄，他们可以第一次谈论自己在等待期的困难、心愿和恐惧等这些之前不敢表达的情感。

一般来说，患者这一段的住院治疗对夫妻俩而言也是彼此亲密的时间。艰难的等待期过去了，未来的计划业已制定，一切将顺风顺水，数月的艰辛终于得到回报。

出院

同往常一样，一个阶段结束，患者从医院出院进入家庭环境会感到矛盾。期待、兴奋和好奇伴随对未来状况的内疚、恐惧，而且患者也已感受到了身体发生的改变。性格较为依赖和退缩的患者对于离开医院安全的环境回到家中应付日常生活的种种要求感到打怵。家人们都希望患者愉快、满意地回到他们中间。患者往往并不这样认为。即将到来的从医院回归家庭本应是众人期待的庆祝理由，然而事实并非如此。相反，患者对于出院的强烈的矛盾情绪经常导致其进入抑郁状态，往往使患者的亲属感到非常难以理解。医院的保护性环境无需对患者做出太多要求，在患者不再享受患病时享受到的各项优待后，这是堪比家中的再好不过的环境。无疑，院内突发并发症的患者会出现更多的焦虑，这种并发症（即血压危象、发热和感染）可以通过医生的迅速应对得以缓解。在此情绪矛盾期，与之前器官移植患者的联系很有帮助。他们可以做为"榜样"引导患者的矛盾情绪向着积极的方向发展，以使矛盾情绪减弱。

最后，千万不要忘记出院并非只是患者单方面的事务。不只是患者必须离开医院并且再次表现出较高程度的独立性，医务人员也必须放手让他（她）出院。通常很难让医院的医务人员放心地让那些满怀感激、依赖性强的心脏移植患者出院回家，并终止自己对其生活的影响。实际上，尤其在此阶段，患者的自信心在很大程度上有赖于医务人员对其本人及其能力的信任和信心。

术后第一年

术后第一年是对发生的所有积极和消极情况再适应的一个阶段。许多患者非常享受器官移植过程中得到的特殊关照，他们是如此自信，以至于他们意识到只要稍加努力就会立即得到周围所有人的关注。患者自我定义的身份首先应当是一名心脏移植幸存者，其次才是其他身份，如父亲、老师和丈夫。一般来说，在患者的大部分交谈中，手术过程常会被戏剧性地添加细节。患者的危机感始于几周或几个月后，那时周围人群最初的好奇感已渐渐淡去，探访者越来越少，亲属和朋友不再希望听到有关手术的更多故事，而心脏移植本身也不再轰动一时。Christopherson 和 Lunde（1971）就一位患者的此点进行报道，患者轮流打电话给他的孩子们的学校校长，"我是 Jack Doe——心脏移植者，珍妮的父亲。我只想知道她最近在学校表现怎么样。"另一方面，有些人或许认为移植不是优点而是耻辱，因此患者宁愿对这些人保守秘密。Christopherson（1987）引用一位患者的话："我的老板一谈起心脏移植就显得非常激动，但我宁愿谈论足球。"

　　在家中的最初几个月，患者意识到了那些或许在之前数周乃至数月已被提到的事情，然而在他们当时的生活内容、困难程度及生存意义上并未得到相应的理解。在这一时期，患者希望享受他们新获得的耐受力，但往往要经历最初令人不安或者至少是恼人的药物治疗的副作用：妇女抱怨面部、上肢和腿部毛发过度增长，并开始用面霜和剃刀与之斗争；患者经常被叫到诊所进行必要的血象控制并且往往要等很长时间；他们还要忍受面部特征变形及手部颤动等不适。Christopherson 和 Lunde（1971）直言不讳地引用患者的原话："我知道他们是说我长了痤疮，但你敢肯定他们了解这是什么痤疮吗？"总的来说，药物治疗的严重不良反应或是加重反应表明，移植只是将令患者伤心的一个难题暂时换成了另一个难题。对于生命质量的失望、恐惧和懊悔开始变得明显；对治疗团队终身的依赖现在首次变得清晰。在此阶段，应进行干预以提高药物治疗依从性（Dew 和 Dimartini 2005，2007；De Bleser 等 2009）。

　　对患者进一步的要求是要反思他们自己的角色及其家庭内部的家务分配，放弃患者的角色意味着不再享受关注、照顾和特权。而且，患者必须重新返回到他们生病或病情加重前加入的团体，包括学校、工作场所、健身俱乐部和社会团体等。特别是重返工作和生活对患者而言是对其自身力量的一次检验，因为确切地说职业生涯是绝大多数心脏病患者自信的主要源泉。一些雇主对于他们认为能力不佳的雇员离去并不会感到难过。Rodgers（1984）报道，"如果在工厂里患者的移植心脏突然排异，从胸腔迸出来，雇主们将会感到恐惧。"患者想要达到的目标与他们的预计能力之间的差距往往至关重要，这将导致患者进入无望、抑郁和逃离社会阶段，患者也会更多地感受到不被认可及遭到拒绝。

伴随上述以及其他困难，患者的价值观获得了值得信赖的转变：他们比以前更加强烈地意识到自身的体验，学会了享受生活，重新设定生活重心并已改变自身衡量价值的标准。他们放弃了以往追求成功、威望和地位的打算；生命本身已成为他们的最高目标。尽管所有患者都希望长寿，但这已不再是他们的首选目标，相反，保持最佳生活状态和较高的生命质量才是他们最重要的目标。

康复后，移植成功的患者对于捐献者和医生心存感激，他们寄希望通过自己与等待器官捐赠的患者保持联系来将自己接受的这份善意回馈他人。因此，例如在奥地利的每一个省，前患者在接到通知后会立即与另一位患者接触，通常在手术前后探视他们并提供支持。

配偶

术后第一年通常是再定位的一段时期。Mishel 和 Murdaugh（1987）称他们关于心脏移植对家庭影响的工作为"梦想的再设计"。患者康复后主动积极地回归到家庭环境中，他们体验到理想中完全省心的未来并不现实。通常妻子们并不准备马上放弃自己在配偶患病严重时被迫承担起来的角色和任务，她们从中也获得了一定的个人优势——这刺激了患者，被一位患者形容为"离开时还是家庭主妇回来时却变成了家庭管理者"。角色必须重新定义，工作必须重新分配。当夫妻双方除了期待幸福和满足别无所求时，他们的关系就开始走上艰难的道路。幸福——这事实上也可以是夫妻双方的一次机会——实际上是与其他因素并存的。妇女们报告说，她们现在可以花数小时注视在花园中工作的伴侣，他们只是在那儿就已令自己感到快乐，不再把一切当作理所当然。男人们则说他们从未像现在这样享受在一起的时光，即便是那些以前从未做过的事情，如一起逛商场，都变得富有情趣。

　　然而，在很多情况下，除了享受手术成功的快乐以外，她们还意识到患者此时已与心脏衰竭前大不相同。首先，女性们谈到她们丈夫变得无所适从、挫折容忍度下降、易怒、激惹、以自我为中心、要求对方忠诚。那些等待期出现的问题再次显现：丈夫渴望他人关心自己，却难以忍受妻子的照顾。配偶认识到伴侣的个性改变后，再次开始密切观察和控制对方（一位患者报告"她知道我很恼火，所以只在暗地里做。她会监视我，知道我会否服药等。真的让人很恼火"）。

　　必须承认并接受生命已然伴随着一个完全不可预知的未来，因此通常健康的配偶会去寻求安全保障，为不确定的未来做好准备。在此阶段，对于妇女而言具有决定性作用的是孩子们、她们自己的专业工作和财务状况。另一方面患者则倾向于寻求挑战，他们基本上已看到"第二次生命"的可能性并完全投入到他们以往很少参与的活动中。似乎患者正努力使自己及他人确信自己已经完全恢复健康。情绪波动及不和谐则只是一厢情愿地完全归咎于配偶的过失。对于未来愿望的新的差异——安全还是挑战——给伴侣关系带来新的问题。因此，就家庭成员的参与而言，心脏移植的成功包含的不应仅仅是患者及其康复这一狭隘的视角，而应包括其术后的家庭状况。Shapiro（1990）专门描述了心脏移植这样一种冲击性事件对于家庭的影响："即便是再勇于付出、再足智多谋的家庭，都要为"移植过程"付出高昂的代价。"

　　术后第一年的终了对于大部分患者及其家庭而言是一次休整。他们在心脏移植一周年纪念日庆祝了他们的"第一个生日"。排异反应的可能性变得越来越小；活动范围逐渐扩大，活动能力也在逐渐增强（Bunzel 等，2002）。1 年的检查之后，在临床诊所进行的检查可逐渐加大时间间距，并且不必再做常规的活组织检查。为生命而进行的斗争似乎暂时取得胜利，但为充实而满足的生活进行的战斗还将继续下去。

心脏移植的各个阶段有其阶段特定的问题，也因此对患者提出了不同要求。表 7-1 概括总结了移植过程各阶段及患者相关情绪。

表 7-1　移植过程各阶段及患者相关情绪

移植过程各阶段	相关情绪
告知移植阶段	震惊、否认、怀疑、恐惧和逃避；死亡恐惧 vs 希望拥有长寿及良好的生命质量
被选定为器官接受者时期	被选择后的焦虑、解脱和希望；未被选上的抑郁、挫折感和无望感
等待期	对于决定的矛盾情绪，对于在供体心脏到来之前死去的恐惧、内疚和羞愧（受体–供体问题），急躁，挫折感，紧张，反应性抑郁症
术后早期	兴奋、放松、解脱、脆弱的心理平衡；术后并发症所带来的沮丧（"非事件"）
排异危机	恐惧、不确定感、依赖和沮丧感、激恼、气馁
术后稳定阶段	自信、自豪、恐惧挫折、密集的自我观察（过分警觉）
出院阶段	矛盾心理——期待/恐惧
术后第一年	再定位、适应（很难适应!）、价值观的改变或转移、伴侣关系危机

应用心室辅助装置生活

心室辅助系统（vent ricular assist device，VAD）作为一种侵入性治疗用于终末期心力衰竭患者，这些患者在捐献心脏到来之前面临着紧迫的死亡危险。如果患者的身体状况在等待期显著恶化，或外科医生认为移植的风险太大，临床医生就会为他植入一个"人工心脏"。这种装置通过搏动或非搏动方式支持衰竭的循环以使患者能够在完全或至少部分活动的情况下过渡至心脏移植阶段。左心室辅助装置（left ventricular assist device，LVAD）是一个血泵，可与外部控制器和充电器相连。应用此装置的患者完全可以自由活动而且可以在家等候心脏移植。这些系统带来自由活动的益处并可保持较好的生命质量。由于它的尺寸大小，血泵可被植入腹内，并经皮肤引入管线。下一代持续流动的轴流泵可提供一种低搏动血流模式。这些泵完全无噪声并且不会产生明显的脉动。双心室辅助装置（bioventricular assist device，Bi-VAD）是搏动性辅助装置。透明的流入和流出套管与气动外置式搏动性心室辅助装置及一个类似小手提箱大小的便携式驱动控制台相连。患者可以看到他们自己的血液被这一人工心室泵入、泵出，或许会带来些许不适。在我院，应用双心室辅助装置的患者通常不可出院，仅可在监督下进行院外短途旅行。这类辅助装置主要的严重并发症是右心衰竭（LVAD）、出血、肾衰竭、感染和脑血管意外（Rose 等 2001）。

临床证实，这些装置显著降低了短期发病率和死亡率，为等待期的患者提供了较好的生命质量（Grady 等 2003，2004；Dew 等 2001）。然而，这一局限性的挽救生命的干预技术同时会引致躯体及心理压力。许多心室辅助装置接受者为了存活别无选择，只能接受显然取代自身心脏并显著改变他们身体模式的机械装置。而且，由于医生和技术人员操作控制按钮会影响到患者的血压、心率并导致身体产生非自主感觉，往往使患者及其配偶等感到恐惧。

有关这些辅助装置相关社会心理影响和精神病发病率的详尽研究非常重要但也非常缺乏。Dew 等（2000）声明，尽管大部分患者对此装置持肯定态度，但是 55% 的患者表明他们对于应用此装置的细节问题存有担心和忧虑。大部分对于心室辅助装置的担忧会随 VAD 支持时间的增加而增加。Shapiro 等（1996）报道了植入装置后患者产生的种种烦恼，并确定重度抑郁症、器质性精神综合征和严重的适应障碍是最为普遍的需要干预的精神障碍。

在心脏移植前后，随着 VAD 支持时间延长，神经精神病因素对于患者的生命质量和预后将发挥重要作用。因此，Petrucci 等（1999）在他们关于精神病发病率的研究中将 VAD 患者描述为"脆弱的心脏病终末期群体"和"脆弱的患者人群"。

然而，罹患严重致命疾病接受高科技支持和心脏移植不仅影响患者自身的生活，而且还影响患者全家特别是配偶的生活，这相当于是他们生命中的一次创伤事件。作者报道了因植入机械性循环支持系统（过渡至心脏移植阶段的桥梁）后所产生的种种家庭危机及其家庭护理者承担的高度负担（Dew 等 2000；Shapiro 等 1996；Savage 和 Canody 1999）。

我们研究的主要目标（Bunzel 等 2007）是调查在心脏移植前植入心室辅助装置对患者及其配偶的社会心理影响。由于有证据表明 VAD 植入患者符合创伤后应激障碍（post traumatic stress disorder，PTSD）的全部标准，所以我们或可假设这一人群存在创伤后应激障碍症状，甚至术后持续数年。而且由于 PTSD 不仅被定义为一种"体验"，它还是"见证威胁另一个人身体健康的事件，或是得知家庭成员经历过此类事件"，因此我们可以认为不仅是患者本人，其配偶也可能在随后表现出 PTSD 症状。最后，当患者植入装置后我们希望更多地了解他们及其配偶的恐惧及担忧：他们在两组中是一致的吗？我们的研究队列包括心脏移植后 6～136 个月的 38 位患者（男性 36 名）和 27 位配偶（女性 26 名）。该研究结果非常惊人：无一患者满足 PTSD 标准。在（男性）患者中缺乏 PTSD 可能存在一定原因，包括体验自己的心脏在很大程度上被一个机械装置代替并非必然构成创伤事件，或者它并不存在引起 PTSD 事件的灾难性特质，又或者即使患者存在 PTSD 症状也并没有存在很长时间。此外，还有心理治疗师为我们的患者提供每日心理支持，这可能意味着完全正常的应激反应被给予立即治疗而并没有形成像 PTSD 这样全面的精神疾病。而配偶们却恰恰相反。患者虽未受到应激相关疾病的影响（至少从长远来看如此），26％的配偶——他们来自不同的人群，包括不同的年龄、不同的婚姻状态和不同的居住地——确实出现了 PTSD 症状，甚至在他们的配偶患终末期疾病、VAD 植入和心脏移植后多年也并未缓解。时间似乎并未能够疗伤。我们也可以设想在配偶中存在 PTSD 症状可能归因于沟通不足。仅仅 40% VAD 患者的配偶同意这样的陈述："对于将要发生的事我已做好充分的准备。"总体来说，我们可以断定经历终末期疾病和拯救生命的手术的患者的配偶们尽管并无躯体上的伤害，仍然会遭受到心理上的创伤。这完全符合习得性无助感的观点，它被认为可引发抑郁和焦虑，在 PTSD 中变得越明显，是自身的无助感而不是事件本身使人受到精神上的创伤。

就 VAD 植入的相关恐惧和担心而言，我们的发现完全符合 PTSD 结果：同样，患者配偶们的担忧明显超过患者本人。与遭受这些问题折磨的患者相比，其配偶们更加担心装置发生故障或失效，更加害怕发生感染和疼痛。他们对于患者卒中危险的担忧是患者本人的 2 倍，可能是因为他们深知照顾卒中患者的负担有多重。这些结果显示，患者认为 VAD 植入的最大的不良影响是不方便，如噪声和干扰睡眠。另一方面，他们的配偶更加担忧与生命、死亡相关的问题，如装置故障或失效、卒中和感染。Dew 等（2000）以半结构式访谈方式研究了 VAD 患者及其家庭主要照顾者的担忧。他们主要担心感染危险、动力传动系统位置所致睡眠困难以及装置故障。有趣并与我们的研究形成鲜明对照的是，仅有 20% 的患者（在我们的研究中，52%）担心卒中，而在这一愈后较差人群中存在由于抗凝治疗引起脑出血的重大风险和现实危险。总之，两项研究表明，患者的配偶们才是倍受精神压力折磨的人，需要至少与患者本人同等的精神支持，包括心理辅导和治疗。

我们引用精神病学家 Peter Shapiro 的话结束本章有关心脏移植患者的心理问题："尽管心脏外科医生会强调手术过程，但对于患者及其他相关人员而言，术前和术后才应是他们持续关注的焦点"（Shapiro 1990）。在这一移植过程当中，我们对患者提出了很多要求。但不应忽视的是，我们对于患者的配偶们及其生活照料者应该提出同样甚至可能更多的要求。

参考文献

Bernazzali, S., Basile, A., et al. (2005). Standardized psychological evaluation pre- and posttransplantation: A new option. *Transplantation Proceedings*, 37 (2), 669-671.

Bunzel, B., Laederach-Hofmann, K., et al. (2002). Survival, clinical data and quality of life 10 years after heart transplantation: A prospective study. *Zeitschrift für Kardiologie*, 91 (4), 319-327.

Bunzel, B., Laederach-Hofmann, K., et al. (2007). Mechanical circulatory support as a bridge to heart transplantation: What remains? Long-term emotional sequelae in patients and spouses. *The Journal of Heart and Lung Transplantation*, 26 (4), 384-389.

Bunzel, B., Titscher, G., et al. (1991). "You need a new heart". The problem of diagnostic disclosure from the viewpoint of the affected cardiologic patient. *Psychotherapie Psychosomatik Medizinische Psychologie*, 41 (11), 419-428.

Bunzel, B., Wollenek, G., et al. (1992a). Living with a donor heart: Feelings and attitudes of patients toward the donor and the donor organ. *The Journal of Heart and Lung Transplantation*, 11 (6), 1151-1155.

Bunzel, B., Wollenek, G., et al. (1992b). Psychosocial problems of donor heart recipients adversely affecting quality of life. *Quality of Life Research*, 1 (5), 307-313.

Christopherson, L. K. (1987). Cardiac transplantation: A psychological perspective. *Circulation*, 75 (1), 57-62.

Christopherson, L. K., & Lunde, D. T. (1971). Selection of cardiac transplant recipients and their subsequent psychosocial adjustment. *Seminars in Psychiatry*, 3 (1), 36-45.

Cimato, T. R., & Jessup, M. (2002). Recipient selection in cardiac transplantation: Contraindications and risk factors for mortality. *The Journal of Heart and Lung Transplantation*, 21 (11), 1161-1173.

Collins, E. G., White-Williams, C., et al. (1996). Impact of the heart transplant waiting process on spouses. *The Journal of Heart and Lung*

Transplantation, 15 (6), 623-630.

De Bleser, L., Matteson, M., et al. (2009). Interventions to improve medication-adherence after transplantation: A systematic review. *Transplant International*, 22 (8), 780-797.

Dew, M. A., & DiMartini, A. F. (2005). Psychological disorders and distress after adult cardiothoracic transplantation. *Journal of Cardiovascular Nursing*, 20 (5 Suppl), S51-66.

Dew, M. A., & Dimartini, A. F. (2006). The incidence of nonadherence after organ transplant: Ensuring that our efforts at counting really count. *Liver Transplantation*, 12 (12), 1736-1740.

Dew, M. A., DiMartini, A. F., et al. (2007). Rates and risk factors for nonadherence to the medical regimen after adult solid organ transplantation. *Transplantation*, 83 (7), 858-873.

Dew, M. A., Kormos, R. L., et al. (2000). Human factors issues in ventricular assist device recipients and their family caregivers. *ASAIO Journal*, 46 (3), 367-373.

Dew, M. A., Kormos, R. L., et al. (2001). Quality of life outcomes after heart transplantation in individuals bridged to transplant with ventricular assist devices. *The Journal of Heart and Lung Transplantation*, 20 (11), 1199-1212.

Favaloro, R. R., Perrone, S. V., et al. (1999). Value of pre-heart-transplant psychological evaluation: Long-term follow-up. *Transplantation Proceedings*, 31 (7), 3000-3001.

Freeman, A. M., III & Watts, D., et al. (1984). Evaluation of cardiac transplant candidates: Preliminary observations. *Psychosomatics*, 25 (3), 197-199, 202-203, 207.

Frierson, R. L., Tabler, J. B., et al. (1990). Patients who refuse heart transplantation. *The Journal of Heart Transplantation*, 9 (4), 385-391.

Grady, K. L., Meyer, P. M., et al. (2003). Change in quality of life from after left ventricular assist device implantation to after heart transplantation. *The Journal of Heart and Lung Transplantation*, 22 (11), 1254-1267.

Grady, K. L., Meyer, P. M., et al. (2004). Longitudinal change in quality of life and impact on survival after left ventricular assist device implantation. *The Annals of Thoracic Surgery*，77（4），1321-1327.

Haugh，K. H. ，& Salyer，J. （2007）. Needs of patients and families during the wait for a donor heart. *Heart & Lung*，36（5），319-329.

Herrick，C. M. ，Mealey，P. C. ，et al. （1987）. Combined heart failure transplant program：Advantages in assessing medical compliance. *The Journal of Heart Transplantation*，6（3），141-146.

Kuhn，W. F. ，Davis，M. H. ，et al. （1988）. Emotional adjustment to cardiac transplantation. *General Hospital Psychiatry*，10（2），108-113.

Levenson，J. L. ，& Olbrisch，M. E. （1993）. Psychosocial evaluation of organ transplant candidates. A comparative survey of process，criteria，and outcomes in heart，liver，and kidney transplantation. *Psychosomatics*，34（4），314-323.

Mishel，M. H. ，& Murdaugh，C. L. （1987）. Family adjustment to heart transplantation：Redesigning the dream. *Nursing Research*，36（6），332-338.

Petrucci，R. ，Kushon，D. ，et al. （1999）. Cardiac ventricular support. Considerations for psychiatry. *Psychosomatics*，40（4），298-303.

Rivard，A. L. ，Hellmich，C. ，et al. （2005）. Preoperative predictors for postoperative problems in heart transplantation：Psychiatric and psychosocial considerations. *Progress in Transplantation*，15（3），276-282.

Rodgers，J. （1984）. Life on the cutting edge. *Psychology Today*，18（10），58-67.

Rose，E. A. ，Gelijns，A. C. ，et al. （2001）. Long-term mechanical left ventricular assistance for end-stage heart failure. *The New England Journal of Medicine*，345（20），1435-1443.

Savage，L. S. ，& Canody，C. （1999）. Life with a left ventricular assist device：The patient's perspective. *American Journal of Critical Care*，8（5），340-343.

Shapiro，P. A. （1990）. Life after heart transplantation. *Progress in Cardiovascular Diseases*，32（6），405-418.

Shapiro，P. A. ，Levin，H. R. ，et al. （1996）. Left ventricular assist devices. Psychosocial burden and implications for heart transplant programs. *General Hospital Psychiatry*，18（6 Suppl），30S-35S.

第 2 部分
心脏病患者的心理干预

第 8 章
焦虑和抑郁：心血管疾病的危险因素

Angelo Compare，Riccardo Proietti，Elena Germani 和
David Janeway

引言

冠心病（CHD）是世界范围内的首要致死原因，每年有 1.67
亿人死亡，其中主要死于心肌梗死和卒中。假如目前的趋势继续
发展，预计到 2020 年每年的死亡人数将上升到大约 2.5 亿。然而
恶性事件仅仅是冰山一角，心血管疾病估计影响到 12.8 亿人，
最大的负担是非致命性心血管疾病及其远期预后。尽管心血管疾
病患者很好地接受了国际指南规定的心脏病一级预防和二级预
防，心血管疾病患者的心理危险因素对他们造成的影响却很少得
到关注。然而，强有力的证据表明心理危险因素和其他传统的临
床危险因素风险相同，甚至在某种程度上比其他传统的临床危险
因素风险更高（（Kubzansky 和 Kawachi 2000；Rozanski，Blu-
menthal 和 Kaplan 1999）。

对缺血性心脏病患者而言，焦虑和抑郁是近期和远期预后不良
的预测因子（Barefoot 等 1996；Jiang 等 2001）。住院期间存在焦虑
和抑郁的患者发生住院并发症（如反复缺血、再梗死、恶性心律失
常）的风险更高（Janszky，Ahnve，Lundberg 和 Hemmingsson
2010；Zuidersma，Thombs 和 de Jonge 2011）。在首次心脏事件后的
数月到数年，这些患者也有更高的死亡率和再梗死率（Janszky 等
2010；Nabi 等 2010；Watkins 等 2010；Whang 等 2010）。

不理解和重视心理危险因素对冠心病事件的影响可能是冠心病发病率和死亡率如此高的原因之一。焦虑和抑郁是最常见的精神疾病（Kubzansky，Kawach，Weiss 和 Sparrow 1998）。由于在普通人群和冠心病患者中焦虑和抑郁普遍存在，所以通过识别焦虑、抑郁和冠心病之间的关系，对预防冠心病的发生和发展潜在的公共健康影响是巨大的（Moser 和 Dracup 1996）。因此，评估心血管疾病患者的心理状况和处理情绪反应具有临床意义，能够降低主要心血管不良事件的发生风险。

焦虑障碍

焦虑是一种消极的情感状态，其特点是个人感觉受到威胁，无法预测、控制，或无法在特定的情况下获得想要的结果（Barlow 1988）。焦虑是一种独特的情绪经历，组成部分包括认知、神经生物学和行为，由个人与环境之间的相互作用产生（Kubzansky 等 1998），并涉及广泛的情绪和躯体症状。焦虑被认为是一个适应过程，直到其广泛地或持久地存在导致出现机体功能异常，最终产生不良后果。焦虑包括情绪和躯体症状（表 8-1）。焦虑的躯体症状常常不能与心脏症状（如心率增快、肌肉紧张、出汗）相鉴别，因此并不奇怪，许多人因胸痛来急诊室就诊往往被诊断为惊恐障碍（表 8-2）。对于经历了一次急性心脏事件的患者其焦虑症患病率估计高达 70%～80%，冠心病患者中 20%～25% 的患者其焦虑症慢性持续存在（Moser，Mckinley，Riegel，Doering 和 Garvin 2002）。

表 8-1　DSM-IV 中包括焦虑的情况

焦虑 DSM-IV[a]	其他 DSM-IV 情况的焦虑
广泛性焦虑症	躯体化障碍
惊恐障碍或广场恐怖症	疑病症
特定恐惧症	疼痛障碍
社交恐惧症	睡眠障碍

续表

焦虑 DSM-IV[a]	其他 DSM-IV 情况的焦虑
强迫症	饮食障碍
物质引起的焦虑症	性功能障碍
创伤后应激障碍	适应障碍
急性应激障碍	ADD[b] 和多动症
由于一般的医疗条件引起的焦虑	情绪障碍/躁郁症
广场恐怖症或惊恐障碍病史	人为疾病
无特殊规定的焦虑症	人格障碍

[a] 美国精神病学会（华盛顿特区）《精神障碍诊断与统计手册》第 4 版，1994
[b] 注意力缺陷障碍和注意力缺陷/活动过度障碍

表 8-2　焦虑的症状

焦虑的情绪症状	焦虑的躯体症状
● 作最坏的预计	● 乏力
● 感觉心像被掏空了一样	● 尿频或腹泻
● 感觉紧张和神经质	● 头痛
● 感觉忧虑或恐惧	● 失眠
● 易怒	● 肌肉紧张
● 烦躁不安	● 心悸
● 注意力不集中	● 气促
● 查看危险的迹象	● 胃部不适或头晕
	● 出汗
	● 震颤和抽搐

表 8-3　焦虑症

惊恐障碍

惊恐障碍是一种焦虑症，其特点是意想不到和反复发作的强烈恐惧感，同时伴随躯体症状。惊恐障碍的人常没有任何警示地突然和多次发作感觉恐怖。根据 DSM-IV-TR，惊恐发作是一种阵发发作强烈的恐惧或不舒服感，发生突然，在 10 分钟内达到高峰，并要求符合以下至少 4 条：

- 胸痛或胸部不适
- 寒战或潮热
- 害怕失去控制或快要发疯了
- 感觉头晕目眩，不稳，头晕，或晕厥
- 窒息
- 现实感丧失（不真实的感觉）或人格解体（从自身分离）
- 恶心或腹部不适
- 心悸或心动过速
- 麻木或刺痛感（感觉异常）
- 气促或窒息感
- 出汗
- 颤抖或晃动
- 即将到来的厄运感

恐惧性焦虑

对特定的恐惧症，DSM-IV-TR 界定了 7 个诊断标准：

- 显著和持久的具有恐惧性刺激的恐惧：具有特定恐惧症的患者，当他们一面对明确的情况或对象，具有恐惧性刺激物的时候就显示出显著的和持久的恐惧
- 恐惧刺激的焦虑反应：具有特定恐惧症的患者，当他们一面对恐惧性刺激物就表现出焦虑。当他们面对恐惧性刺激物，即明确的情况或对象的时候，特定恐惧症患者可能会经历与特定情况相联系的惊恐发作。当孩子面对恐惧性刺激物的时候，他们可能会用哭、紧紧抱住、僵硬或发脾气来表达他们的焦虑
- 承认：尽管青少年和成年人意识到他们的恐惧不合理，并且与环境不相称，但孩子们可能不会承认他们的恐惧是过度的
- 避免：具有特定恐惧症的人们会避免恐惧性刺激物，或用深深的痛苦和焦虑来忍受它
- 损害和痛苦：具有特定恐惧症的人们，当他们遇到恐怖刺激的时候，显示回避、痛苦、预期焦虑。他们的回避反应干扰他们的日常生活，或他们表达对恐惧症的明显痛苦
- 持续时间：特定恐惧症的诊断是未满 18 岁，疾病的持续时间需要至少 6 个月
- 无法用其他障碍解释：假如恐惧性回避、惊恐袭击或焦虑和明确的情况或对象有关联，无法用其他障碍解释的时候，才能诊断特定恐惧症

广泛性焦虑症（GAD）

根据 DSM-IV-TR，GAD 的诊断标准如下：

续表

- 过度焦虑并且担心许多事情或活动（如工作、学校、家庭、健康），持续时间至少 6 个月。一般来说，"过度"可以解释为远远超过特定的情况或事件的预期。大多数人在面对某些事情时会比较着急，但焦虑的强度通常会与这种情况相对应
- 人们发现，控制担心是很难的，并且经常伴随其他相关症状，包括烦躁不安、易怒、肌肉紧张。如果一个人发现自我控制、放松、或应付焦虑和担心很困难，便满足了必要条件
- 焦虑和担心至少符合以下 6 个症状中的 3 个（至少有些症状在过去 6 个月的多数时间存在）：烦躁不安或感到兴奋或紧张不安，容易疲劳，难以集中注意力或心里一片空白，易怒，肌肉紧张和睡眠障碍
- 症状不只是其他心理障碍的一部分：焦虑和担心的焦点不仅仅局限在以自我为轴的特性，而是在公共场合局促不安（如社交恐惧），感觉被弄脏了（如强迫症），离开家或亲人（如分离性焦虑症），体重增加（如神经性厌食症），多种多样的躯体主诉（如躯体化障碍），或感觉有严重的疾病（如疑病症）焦虑和担心并不只发生在创伤后应激障碍期间
- 干扰不只发生在情绪障碍、精神病性障碍、广泛性发育障碍、麻醉品使用，或一般的医疗状态。症状对日常生活履行、社会或职业角色都造成困扰或损害，需要临床干预

焦虑反应

这是一种焦虑障碍，特点是慢性焦虑，其症状包括紧张、出汗、颤抖，或头晕、烦躁等，持续 6 个月以上

美国精神病学会（华盛顿特区）《精神障碍诊断与统计手册》第 4 版，1994

　　恐惧性焦虑是指对有关东西的恐惧，如密闭的空间，在拥挤的人群中行驶，或患上不治之症，已发现使致死性心肌梗死的相对危险几乎增加了 4 倍（Haines，Imeson 和 Meade 1987）（见表 8-3）。这个观察在一个更大的研究中得到了证实，对于无冠心病病史的人群，研究发现恐惧性焦虑和冠心病死亡率之间呈剂量-反应关系（相对风险 2.5，95％可信区间 1.00～5.96）（Kawachi，Sparrow，Vokonas 和 Weiss 1994）。然而，在校正了其他心血管疾病危险因素之后，对于致命性冠心病的多因素风险比失去显著意义（Kawachi，Colditz 等 1994）。

　　焦虑会阻碍冠心病患者的心理社会适应以及在一次急性心脏

事件之后身体的恢复，同时也能预测冠心病患者近期和远期较差生命质量（Lane，Carroll，Ring，Beevers 和 Lip 2000，2001）。经常过度焦虑的患者对必要的生活方式改变的新的信息无法学习或无法付诸行动（Rose，Conn 和 Rodeman 1994）。此外，焦虑患者缺乏应对挑战的能力并且影响依从性和康复效果。在冠心病患者中持续的焦虑预测了更严重的失能，更多的躯体症状，更差的功能状态（Sullivan，LaCroix，Spertus 和 Hecht 2000）。焦虑的冠心病患者与无焦虑的冠心病患者相比，在一次急性事件之后，更慢或更少重新恢复工作，并且性功能方面出现更多的问题（Rosal，Downing，Littman 和 Ahern 1994）。

急性心肌梗死后不久，与较低程度焦虑的患者相比，有更高程度焦虑的患者在心脏监护室和医院住的时间更长（Lane 等 2001），会经历持久的焦虑和长期的困扰，不管他们身体状况的严重性如何，都会遭受更多的症状，消耗更多的医疗资源（Mayou 等 2000），并且有更低的生命质量（Brown 等，1999）。认知控制可能会减缓焦虑和医院内发生医疗并发症之间的关系（Moser 等 2002）。虽然焦虑能预测急性心肌梗死患者并发症的风险，但是对于"高认知控制"的患者这种关系是减弱的。这些研究结果提示，干预能增加患者控制的能力，可能有助于减少焦虑和较差预后之间的联系。

焦虑似乎是冠心病事件和心脏性猝死的独立危险因素。最新的文献（1980—2009 年）对原本健康的非精神科患者前瞻性研究的 Meta 分析（Roest，Martens，de Jonge 和 Denollet 2010）表明，在基线评估中显示出焦虑的人群，冠心病（风险比＝1.26）和心脏性猝死（风险比＝1.48）的风险增加，并且独立于人口统计变量、生物学危险因素和健康行为。该结果显示焦虑使冠心病事件的发生风险增加了 26％，另外，焦虑也和心脏性猝死相联系，焦虑使心脏性猝死的发生风险增加了 48％。这些发现证明了焦虑和心肌梗死（Jakobsen，Foldager，Parker 和 Munk-Jorgensen 2008）、惊恐障碍和冠心病（Gomez-Caminero，Blumentals，Russo，Brown 和 Castilla-Puentes 2005；Walters，Rait，Petersen，Williams 和 Nazareth 2008）之间有显著相关性。

瑞典最近长达 37 年的队列研究，评估在年轻人（18～20 周岁）中抑郁和焦虑对心脏的长期影响，根据国际分类疾病，第 8 次修订（ICD-8）标准，表明焦虑是一个对随后冠心病事件的独立预测因子。焦虑导致冠心病和急性心肌梗死的风险比分别为 2.17 和 2.51，相应的抑郁风险比分别为 1.04 和 1.03。

抑郁症

严重抑郁障碍是一种发作性的临床综合征，定义症状包括：抑郁心境、快感缺乏、睡眠障碍、精神运动性焦虑或迟缓、能量缺失，以及其他的情绪和躯体症状。抑郁的症状通常持续几天到几周，未经处理的严重抑郁症，可长达 6 个月。然而，非严重抑郁的临床表现也经常能够在心脏病患者人群中看到，这些不太严重的临床表现不符合抑郁症诊断标准，但与急性冠状动脉综合征预后较差相关。

冠心病患者的抑郁障碍患病率估计为 15%～40%（Kop 1999；Lesperance 和 Frasure-Smith 2000）。尽管患病率高，但常常不能被诊断出来，因此，在冠心病患者中经常不能得到治疗（Hirschfeld 等 1997）。未经治疗的抑郁障碍是应该特别关注的，因为与传统心血管疾病的危险因素（如高胆固醇血症和高血压）相比，抑郁障碍使随后心脏事件的发生风险升高 2～7 倍（（Lesperanc 和 Frasure-Smith 2000）。在心脏病患者中抑郁障碍的漏诊，主要原因是临床表现不典型。内科疾病患者可能不愿透露抑郁情绪症状，因为他们认为，他们的症状是心脏事件的正常反应。一些抑郁障碍躯体症状（如疲劳）实际上是从心脏事件中正常恢复的一部分，应予以相应治疗（Kop 和 Ader 2001）。

现在相当多的流行病学证据显示抑郁障碍和冠心病之间有相当明确的关系。在心脏病患者中抑郁障碍最严重的后果是心源性死亡。心肌梗死后的严重抑郁障碍使心源性死亡的发生风险在第一年内增加了 4 倍，轻微抑郁障碍也有一定风险（Frasure-Smith，Lesperance 和 Talajic 1995a）。抑郁障碍对预后的影响与其他主要预后因素（包括心功能不全、冠状动脉粥样硬化）的严重程度相似，并且是独立的。此外，Frasure-Smith 和 Lesperance 报道（2003），在一个大的心肌梗死后样本中抑郁症状能够预测 5 年心脏病死亡率。另外，在此之前，Barefoot 及其同事（Barefoot 等 1996）发现，即使在心脏事件发生 10 多年之后，抑郁障碍患者与非抑郁障碍患者相比有更高的心脏性猝死发生风险。最近的 Meta 分析表明，抑郁障碍使心血管疾病的发生风险增加了 46%（Van der Kooy 等 2007），在随后的 Meta 分析中发现，与焦虑的影响相比，抑郁可使心源性死亡的发生风险增加 55%（Roest 等 2010）。从临床角度讲，抑郁和焦虑症状经常在同一个患者发生。这表明，抑郁和焦虑也可能有交互协同作用影响冠心病。事实上，在 Phillips 等的研究中（2009），同时存在广泛性焦虑障碍和严重抑郁障碍的患者其后的心源性死亡危险最大。

心肌梗死后抑郁症状的程度可能与预后有不同程度的相关性。躯体/情感（如疲劳、睡眠障碍和食欲缺乏）症状与认知/情感（例如羞耻、内疚和负面的自我形象）程度相比，对心脏预后的影响更严重。具体来说，在一个 12 个月的随访期间观察到，抑郁障碍的躯体/情感症状与较高的 Killip 分级和死亡率有关（Roest 等 2011）。这些研究结果与早先的研究（de Jonge 等 2006；Martens，Hoen，Mittelhaeuser，de Jonge 和 Denollet 2010；Smolderen 等 2009）是一致的，进一步提示行为方式通过不健康的生活方式［如吸烟、依从性较差、不健康的饮食（van Melle 等 2004）和缺乏体力活动（Whooley 等 2008）］，可能能够解释抑郁症状和 ACS 患者之间预后的关系。

部分患者在患急性冠状动脉综合征之后的负面情绪可能是短暂的现象，因为在心脏康复治疗 3 个月后，自我报告的正面和负面情绪得到了改善（Denollet 1993）。然而，值得注意的是，几乎

有 1/3 的患者心肌梗死后 1 年之内发展成有临床意义的抑郁症状
（Lesperance，Frasure-Smith 和 Talajic 1996）。除了在心肌梗死
后数月内发生抑郁外，患者最初的情绪障碍也显示改善有限。总
体而言，这些结果表明，对一些人来说，心肌梗死患者的抑郁障
碍是一种反应性、短暂的现象，然而，对另一些患者而言，抑郁
障碍会持久存在（Mayou 等 2000）。

　　研究普遍发现冠心病患者中严重抑郁障碍的患病率为 16％～
23％（Musselman，Evans 和 Nemeroff 1998），之后几项调查也
表明有临床意义的抑郁障碍的比例较高（Lane 等 2001）。一般来
说，抑郁障碍在冠状动脉疾病患者中的比例比一般人群普遍高
（估计为 2.3％～9.3％）（Statistics 2000）。在冠状动脉疾病患者
［如不稳定心绞痛、严重心力衰竭（Freedlan 等 2002）和等待冠
状动脉旁路移植（CABG）术（Blumenthal 等 2003）的患者］
中，可以观察到抑郁障碍和亚临床抑郁障碍的发生率更高。

　　心肌梗死患者的病例研究表明，抑郁症状的程度可以被预
测，根据患者经常报告对有利于他们疾病的潜在的生活方式有负
罪感，同时根据他们很难调整急性躯体的限制来预测（Zie-
gelstein 2001）。越来越多的研究表明，抑郁障碍可能与冠心病的
进展有关，而非仅仅是一种急性冠状动脉综合征事件的结果。最
近一项对 11 个原本健康的样本的前瞻性研究的 Meta 分析，
（Rugulies 2002）报道了抑郁障碍的严重程度和冠心病风险之间
的剂量反应关系，与自我报告测量的抑郁情绪相比（相对风险度
＝1.49），终身临床诊断的抑郁风险更大（相对风险度＝2.69）。

　　2008 年美国心脏病学会推荐（并经美国精神病学学会批准），
假如能够提供适当的转诊，进一步评估及治疗抑郁，那么"抑郁
症状的筛查应适用于识别那些可能需要进一步评估及治疗的患
者"。另外，为响应这个建议，Thombs 及其同事（Thombs，de
Jonge 等 2008）对证据进行了系统性回顾，为了证明抑郁症的筛
查或治疗可以改善冠心病患者的抑郁症状或冠心病的结果。结果
他们发现，没有试验表明抑郁障碍筛查对冠心病患者有益，并且

抑郁障碍治疗的随机对照试验表明抑郁障碍的症状仅仅得到了轻微改善，冠心病预后并没有得到改善。因此，他们质疑常规抑郁障碍筛查是否是恰当的。

抑郁障碍有多种原因，包括遗传倾向、令人痛苦的环境挑战，以及存在的心理和生理因素。在冠心病患者中，心理和生理因素具体涉及疾病的进程，可能会进一步导致抑郁障碍的发病和维持。

联系心脏病和抑郁障碍、焦虑障碍的假设路径

抑郁和焦虑增加心脏病发病率和死亡率的机制还不是很清楚，但是，有证据表明，行为和生理机制共同调节焦虑障碍和抑郁障碍和冠心病之间的关系。

抑郁和焦虑患者可能不能很好地照顾自己，不重视饮食，嗜酒，吸烟，体能锻炼不规律，很少寻求医疗帮助，治疗依从性差，不能调整心脏危险因素及康复和锻炼计划（Bonnet 等 2005；Carney，Freedland，Rich 和 Jaffe 1995；Gehi，Haas，Pipkin 和 Whooley 2005；Lesperance 和 Frasure-Smith 1996；Rieckmann 等 2006）

抑郁障碍患者皮质醇分泌增强，交感神经活性增加，血浆儿茶酚胺水平升高，血管内皮功能障碍以及炎性细胞因子的水平升高（Strike 和 Steptoe 2004）。关于心室异位活动、心率变异性（HRV）和抑郁障碍的研究提供的证据表明，交感神经活化机制使患有抑郁障碍的心脏病患者的临床预后更差。心室异位活动与抑郁障碍患者的死亡有较强的关联（Frasure-Smith 等 1995a；Frasure-Smith，Lesperance 和 Talajic 1995b）。此外，已经观察到抑郁障碍患者有更高的下丘脑-垂体-肾上腺皮质系统和交感肾上腺髓质系统活性（Musselman 等 1998）。

其他研究发现，有证据提示抑郁障碍患者中 HRV 较低（Miyawaki 和 Salzman 1991；Miyawaki，Kawamura，Komatsu 和 Yasugi 1991）。抑郁障碍患者的交感神经张力增加和迷走神经

反射减弱（Rechlin，Weis 和 Claus 1994）。反之，交感神经活性增加可导致血儿茶酚胺水平增加，诱发血管收缩、心率加快以及血小板活化。

关于焦虑，它是精神压力效应的助推剂，可进一步促进交感神经系统（SNS）的过度激活和儿茶酚胺的释放（Sirois 和 Burg 2003）。此外，焦虑症状能够降低心脏病患者的压力反射敏感性：急性心肌梗死和高焦虑患者的压力反射控制已被证明比低焦虑患者低 20%左右（Watkins，Blumenthal 和 Carney 2002）。

焦虑与动脉粥样硬化的进展（Paterniti 等 2001）、心率变异性的降低（Martens，Nyklicek，Szabo 和 Kupper 2008）和室性心律失常的风险（van den Broek 等 2009；Watkins 等 2006）有关。研究支持与心律失常的风险，尤其是恐惧性焦虑相关，研究显示恐惧性焦虑和心脏性猝死相关，但与非致死性心肌梗死不相关（Albert，Chae，Rexrode，Manson 和 Kawachi 2005；Kawachi，Colditz 等 1994）。

越来越多的证据证实血小板和中枢神经系统神经元单胺系统的生化有相似之处，尤其是在吸收、储存和羟色胺的代谢方面，已经引起抑郁障碍对冠心病患者血小板活性的影响研究（Brydon，Magid 和 Steptoe 2006）。此外，已有研究表明，抑郁障碍患者血小板第 4 因子、β-血栓调节蛋白、P-选择素水平较高，增加了血小板糖蛋白Ⅱb/Ⅲa 受体的活化和羟色胺介导的血小板活性（Brydon 等 2006）。

与焦虑相反，尽管抑郁障碍患者的血小板功能已被广泛地研究，推测抑郁障碍和冠心病之间的致病环节是羟色胺介导的血小板活化，然而，整体的研究结果是不一致的（Parakh，Sakhuja，Bhat 和 Ziegelstein 2008）。最近，Zafar 等（2010）通过横断面的研究方法，调查稳定的冠状动脉疾病患者抑郁和焦虑对血小板反应的影响。研究结果表明，与仅仅有抑郁的患者和没有情感症状的患者相比，同时有抑郁和焦虑的患者有显著较高的羟色胺介导的血小板聚集。此外，与抑郁相反，焦虑症状的严重程度与羟色胺介导的血小板聚集和激活密切相关，并且是羟色胺介导的血小板活性显著的预测因子。尽管由于样本量和自我报告手段的限制，本研究涉及的样本特征的重要一点是，反映了临床的现实，抑郁和焦虑经常共存。本研究的主要发现显示焦虑和抑郁对血小板活性存在潜在的额外影响，可能是由于血清素和肾上腺素信号转导通路同时激活的影响。这种额外效应也被其他的研究所支持（Aschbacher 等 2008；Barton 等 2007）。

在这些数据的基础上，Wittstein（2010）推测焦虑通过羟色胺生物途径增强血小板活化的潜在机制。大脑皮质诱导的焦虑感知，通过下丘脑到交感节前神经元，释放儿茶酚胺（主要是肾上腺素）进入循环系统。肾上腺素激活血小板激动剂和促进细胞内钙释放各种血栓和炎症因子。

焦虑和抑郁的种族和文化差异

在正确诊断和治疗抑郁和焦虑方面跨文化的问题起着重要的作用。包括如下一些因素，如精神药物反应上和生物/生理上的差异，补充和替代疗法发挥的作用，对耻辱反应的文化差异和对流行病学关注的因素。来自不同种族和文化背景的人们，对焦虑和抑郁的生物反应可能会有所不同。种族和文化背景已被证明影响脑电图（EEG）睡眠模式以及神经-内分泌的变化，更具体地说，影响下丘脑-垂体-肾上腺轴（HPA）活动和皮质醇的分泌（Lin 2001）。

与对照组相比，抑郁障碍患者呈现睡眠连续性干扰，如睡眠潜伏期增加、总睡眠时间减少和睡眠质量下降。种族影响评估研究表明，睡眠脑电图显示，单一严重抑郁障碍患者临床症状剖面显示，患有抑郁障碍的非洲裔美国人与白人相比，患者总睡眠较少，慢波睡眠更少，第二阶段睡眠更多，快速眼动（REM）睡眠潜伏期更长，快速眼动睡眠时间更少，快速眼动频率更低（Giles，Perlis，Reynolds 和 Kupfer 1998）。此外，单一严重抑郁障碍的四个种族之间的比较表明，与白人和西班牙裔群体相比，非洲裔美国人和亚洲的受试者在第三快速眼动睡眠周期，总睡眠时间较少，快速眼动睡眠的持续时间更短，但在第四快速眼动睡眠周期快速眼动睡眠持续时间较长（Poland 等 1999；Rao 等 1999）。

抑郁障碍患者下丘脑-垂体-肾上腺轴的长期过度激活发生在轴的各级水平。评价下丘脑-垂体-肾上腺轴功能的一个常用方法是地塞米松抑制试验（DST），用来测量皮质醇的抑制程度，已经报道抑郁障碍患者有 50％的非抑制率。与患有抑郁障碍的白种人患者相比，患有抑郁障碍的非洲裔美国患者的地塞米松抑制试验非抑制率相对较低（非抑制率分别为 25％和 58％）（Poland，Rubin，Lesser，Lane，和 Hart 1987）。与亚洲人、白人和西班牙裔人相比，非洲裔美国人往往有较高的基线尿皮质醇水平，但游离皮质醇水平较低（Lin 2001）。

种族遗传差异的组合可以相当独特。那些药物代谢酶的基因编码和治疗目标控制功能（例如转运、受体）的基因多态性被认为与抑郁障碍和焦虑障碍的精神疾病的发病机制有关。这些发现提出了严重的问题，基因多态性是否会导致不同种族抑郁障碍和焦虑障碍精神方面的易损性差异。观察表明 5-羟色胺的转运基因（SLC6A4）多态性比例范围从亚洲东部、日本和中国人群的大约 20％到非洲裔美国人的大约 70％。此外，根据情绪障碍的病理生理学，功能多态性可能有重要临床意义，儿茶酚-O-甲基转移酶（COMT）已被证明在亚洲人与白人相比是比较少的（分别为 18％和 50％）（Palmatier，Kang 和 Kidd 1999）。

特定的文化影响了压力出现时的感知、压力的症状和情绪表达（Kirmayer 2001）。医学人类学显示精神病学的理论和实践的许多方面是基于特定的人们的文化观念。文化差异已经显示影响了情感和躯体的调控和表达。抑郁和焦虑的国际共识组提出了一项共识声明，其中总结了焦虑和抑郁的种族和文化差异的临床意义（Ballenger 等 2001）。一种新的心理治疗方法，基于一系列策略，如使用训练有素的干预者，提高认识，加强沟通，临床实践使用文化敏感方法，根据内容和语义等建立标准化诊断工具——用于抑郁和焦虑的跨文化的诊断和管理。

焦虑障碍、抑郁障碍和冠心病风险的性别差异

越来越多的证据表明，心理压力可以影响心脏疾病的发作和临床过程，特别是对女性（Rozanski，Blumenthal，Davidson，Saab 和 Kubzansky 2005）。在 INTERHEART 研究中（Yusuf 等 2004），包括抑郁和焦虑的心理社会危险因素与急性心肌梗死有显著的关系，调整后的比值比（OR）在男性中是 2.6，在女性中是 3.5。

抑郁障碍的女性患病率大约是男性的 2 倍，患急性心肌梗死的年轻妇女，抑郁障碍尤其常见，高达 40%（Mallik 等 2006）。抑郁障碍是女性心脏不良事件的重要危险因素，风险至少增加 50%（Whang 等 2009）。除了心脏预后，对于心脏病患者，抑郁障碍使患者的生命质量更差（Ruo 等 2003），尤其对于女性来说，在心脏旁路移植手术后健康状况更糟糕（Mallik 等 2005）。

对患有急性冠状动脉综合征的北欧妇女的一系列研究已经证实，有婚姻压力和焦虑症状的妻子，与随后出现心脏事件相关（Orth-Gomer 等 2000），并且通过定量冠状动脉造影证实冠状动脉疾病的进展（Wang 等 2007）。心理创伤（如童年虐待），特别是发生在生命早期，尤其对于女性，是缺血性心脏病的一个显著的危险因素（Dong 等 2004）。早期的创伤也是抑郁障碍的一个危险因素（Batten，Aslan，Maciejewski，Mazure 2004），这可能导致受到童年创伤的女性的心脏风险增加。

此外，急性心理因素（如压力事件、急性愤怒、突发情绪的干扰、极度兴奋）能诱发急性心肌梗死的发生，被称为触发"Takotsubo 心肌病"的一种应激因素（Wittstein 等 2005）。尽管不知道这些影响是否存在性别差异，但是这种综合征几乎仅在女性中能看到（见第六章）。

关于对心脏病患者心理干预的性别差异，当结果按性别来分

别报告的时候，男性显示出接近统计学意义的益处（$P=0.73$），然而对于女性，评价无统计学意义（$P=1.01$）（Linden，Phillips 和 Leclerc 2007）。这可能由于传统的心理社会干预对女性效果较差，应根据女性的需求和压力原因来制订专门的策略。事实上，Orth-Gomer 等最近的研究（2009）表明，与常规治疗相比，通过对女性量身定制减轻压力的随机干预，缺血性心脏病女性患者的死亡率显著下降（降低约 70%）。虽然看好，但仍需要其他研究证实这种干预的有效性。

抑郁障碍和焦虑障碍的评估

最近，美国心脏协会（AHA）、美国心脏学会和美国医师学会强调必须对患有心血管疾病的抑郁和焦虑患者采取有效和容易操作的筛查手段（Janeway 2009）。在临床实践中，焦虑障碍和抑郁障碍可以通过问卷调查和结构化临床访谈来评估（Kop 和 Ader 2006）。医院工作人员因为没有筛选工具，因此很难发现住院冠心病患者的抑郁障碍，这表明需要规范的工具筛查急性心肌梗死患者的抑郁症状（Pozuelo 等 2009；Ziegelstein 等 2005）。

临床医生和研究人员也经常通过使用自我报告的问卷调查来评估抑郁症状的存在。问卷调查的优点是检测抑郁障碍敏感性高并容易执行。也许正因如此，使用最广泛的调查问卷一直是贝克抑郁量表（Beck 和 Beamesderfer 1974）。这种自我报告的措施有 21 项分组诊断症状（如内疚、悲伤、自信和沮丧、失去兴趣、哭泣、食欲改变、睡眠困难和自杀意念），要求患者选择一个反应来显示每个项目的严重性水平。问卷调查分数，不是直接关系到抑郁障碍的诊断，而是对抑郁障碍的严重程度有一个评价标准。冠心病抑郁障碍的发现常使用 BDI 分数，分数大于或等于 10 分可确定抑郁障碍的存在。研究还发现，10 分或以上的分数与较差的预后有关，无论是冠心病的进展（Carney 等 1988）还是硬性医疗终点，如死亡或心肌梗死（Frasure-Smith 等 1995a）。BDI 分数的预测性是独立且重要的医疗预后指标，如左室功能或冠心病的严重程度，BDI 分数的预测能力能够延及 5 年以上（Carney，Freedland，Miller 和 Jaffe 2002）。

其他以症状为主的对心脏病患者进行抑郁测量的常用措施是抑郁症流行病学研究中心（CES-D）量表（Radloff 1977；Schulz 等 2000）和医院焦虑和抑郁量表（Herrmann 1997）。大多数问卷评估情绪和认知部分（如悲伤、低自尊和罪恶感）以及抑郁障碍的"自主神经"的组成部分（例如睡眠障碍、食欲改变、精神不振和抑郁症）。为了专门评估疲惫，可以应用 Maastrich 调查表（Appels 1989）。问卷调查表是对抑郁障碍较敏感的筛检工具，但有时显示"误报"。因此，对抑郁障碍的问卷调查分数需要使用结构化访谈来进一步评估。

患者健康问卷调查表（PHQ-9）是一个 9 项工具，易于操作和评分，并易于在公共领域中获得。它已经在初级保健中对抑郁障碍的筛查和后续工作中得到了很好的研究（Kroenke，Spitzer 和 Williams 2001；Lowe，Unutzer，Callahan，Perkins 和 Kroenke 2004）。它被用在心脏和心灵研究和心肌梗死后前瞻性登记评估预后：事件和恢复（PREMIER）研究（Freedland 2003）。它也被用来识别和记录急性冠状动脉综合征患者的抑郁症状（Amin，Jones，Nugent，Rumsfeld 和 Spertus 2006）。PHQ-9 如果达到 10 分或更高的分数，就可以诊断抑郁障碍（McManus，Pipkin 和 Whooley 2005）。

PHQ-2 由 PHQ-9 的前两个问题组成，用来评价情绪和缺乏快乐感。达到 3 分或更高的分数，有 83％的灵敏度和 92％的特异性（Kroenke，Spitzer 和 Williams 2003），成为快速和可靠的抑郁障碍筛查工具。临床医生还可以就 PHQ-2 的两个问题问是或否的答案。如果两个问题的任一答案为是，则可以达到 90％的灵敏度，75％的特异性（Lowe 等 2004；Spitzer 等 1994）。

基于 DSM 的标准，结构化访谈已经发展成用以评估抑郁障碍和其他心理障碍。其中常用的访谈是 DSM-IV 轴 I 障碍的结构性临床访谈（SCID-I）、复合性国际诊断访谈（CIDI）、神经精神科临床评估的附表（SCAN）以及诊断性访谈表（DIS）（Robins，Helzer，Croughan 和 Ratcliff 1981）（综述请参见 Freedland 等 2002）。将自我报告和临床访谈技巧相结合已经被设计成用以评估医疗环境中患者的抑郁障碍（Spitzer 等 1994）。结构化访谈比调查问卷更优越，可以从轻微的抑郁障碍中鉴别精神抑郁障碍。结构化访谈的局限性之一是耗费时间，而且往往随着时间的推移是被抗拒的。汉密尔顿抑郁量表对评估严重性和症状改变是有用的（Freedland 等 2002）。重要的是出于实用的目的，根据患者的临床情况、医院环境、缺乏足够心理训练的个人的面谈管理潜力，结构化访谈允许足够的灵活性来进行修订的。（Kop 和 Ader 2006）。

患者问卷分数较高，但不完全符合基于结构化访谈的所有 DSM 主要或次要的抑郁障碍诊断标准，患者仍可能患非典型或亚临床抑郁障碍，并且也可能是心血管不良事件的风险（Kop 1999）。

由于心脏病患者不典型的抑郁特性，在诊断评估的早期阶段，以抑郁的情绪部分为中心可能导致不能察觉抑郁障碍的存在。由于内科疾病患者的不典型特征，他们可能不愿透露抑郁的情绪症状。一些抑郁障碍的躯体症状（如疲劳），可能反映了心绞痛的症状，应予以相应治疗。然而，在评估冠心病患者的抑郁方面这些主诉也应该考虑在内，因为一般不可能有效区分这些症状的根本原因。因此，为充分评估心脏病患者中的抑郁障碍，从自主神经症状开始，询问与抑郁相关的所有项目是非常重要的（Kop 和 Ader 2001）。

在冠心病患者群中对诊断抑郁障碍的评估提出了特殊的挑战，部分是由于大多数 ACS 患者病得无法忍受长时间的面谈，他们在短暂的住院期间可支配的时间太少。许多人也不习惯讨论自己的情绪问题，并且有一些症状是医院现有的设置难以评估的。最后，往往难以确定与抑郁障碍相关的一些躯体症状是否是由于患者的冠心病引起。因此，临床访谈必须以灵活和善解人意的方式进行，这样可以促进访谈以信任、融洽和公开的方式进行，而不是以中立、基于采访的流行病学调查的紧密结构化的方式进行（Maier，Chatkoff 和 Burg 2006）。为此，ENRICHD 的研究人员采用汉密尔顿结构式诊断访谈（DISH）。DISH 包括抑郁障碍的其他诊断和严重程度判断相结合的元素，非常适合这些人群使用。通过允许患者首先谈及他（或她）与 ACS 有关的一些经历，初步建立了融洽的关系。然后，提供给面谈者一个灵活的结构（即用患者自己的方式描述他或她的经历），从中探索与抑郁障碍相符合的症状。得分考虑到症状严重程度和持续时间，以便使临床测定更容易。最后，DISH 提供了一个抑郁障碍终生病史的简要评估。DISH 比较容易操作，它提供了一个有用的诊断工具，可以用于临床和科研（Freedland 等 2002）。

美国心脏协会（AHA）（Lichtman 等 2008）公布的一份共识文件，建议卫生保健应该对冠心病患者提供抑郁和焦虑的筛查和治疗。此外，Pozuelo 及其同事（Pozuelo 等 2009）建议，考虑到抗抑郁治疗的益处，临床医生应系统地对他们的心脏病患者进行筛查。这些作者提出了一种用于抑郁障碍的心脏病患者的流程，这与由 AHA 委员会提出的流程类似（Lichtman 等 2008）。Pozuelo 及其同事认为，医师应定期在心脏病患者中筛查抑郁障碍，并应毫不犹豫地给予治疗，并且对符合条件的患者应规律地进行心脏康复计划（Pozuelo 等 2009）。

为了评估焦虑，可以使用简单的筛查问卷，其具有较高的可靠性和有效性。贝克焦虑量表（Beck 和 Steer 1990）、Zung 抑郁自评焦虑量表（Zung 1971）、汉密尔顿焦虑量表（Hamilton 1959）可以作为每一位患者日常相关检查的一部分。汉密尔顿焦虑量表有诊断抑郁和焦虑的优势（Hamilton 1959）。使用上述量表的主要缺点是所需的检测时间（15～25 分钟作为整体中的一部分），需要进行打分，并需要大量资金购买（Janeway 2009）。贝克焦虑量表（BAI）越来越多地被用于研究，评估焦虑和抑郁对心脏疾病的影响（Frasure-Smith 和 Lesperance 2008；Huffman，

Smith，Blais，Januzzi 和 Fricchione 2008）。贝克焦虑量表由 21
个问题组成，包括询问患者上周的感觉怎样，是否有焦虑的常见
症状（如麻木、冷热盗汗或感觉害怕）。受访者被要求评估他或
她在过去 1 周被每一个症状困扰的时间有多久，共 4 个等级，范
围为 0～3。这一等级有较高的内部一致性并且项目总的相关系数
范围为 0.30～0.71。

　　临床医生使用的初评工具 ［如基层医疗精神病评估工具
（Spitzer 等 1994）］是容易获得的，包括非常简单的问题 "你是
否一直被紧张困扰或是感到焦虑或处在边缘"，这样的问题容易
打开心理症状的门，随后可以由心理学家和精神科医生通过特定
的评估工具细致评估心理症状。

　　一个最近开发的正在通过试验验证的工具是心理障碍的筛查
工具（STOP-D），它是专门为门诊心脏病患者设置的（Young，
Ignaszewski，Fofonoff 和 Kaan 2007）。这是一个简单的 5 项自我
报告，评估前 2 周的时间，并询问如下问题，如：一个人已经被
悲伤、消沉或对生活失去兴趣困扰了多长时间或者已经被焦虑或紧
张困扰了多长时间。量表指出，什么时候心脏科医生应该给予治疗
或转诊给心理健康专业人士。如果需要进一步筛查以帮助做出诊
断，那么可以使用贝克焦虑量表（BAI）、健康问卷调查表（PHQ-
9）和精神障碍诊断与统计手册第 4 版（DSM-IV）。

　　让患者公开谈论他们的生活、情感、关系和压力可减少羞辱
感和焦虑，通过加强联合治疗提高治疗的依从性。总而言之，需
要更多的医学院来开展行为医学培训和医患关系问题培训
（Guise 2000；Olshansky 2007）。

焦虑障碍和抑郁障碍的心理干预

抑郁障碍

非典型抑郁障碍、亚临床抑郁障碍和疲惫，往往也需要干
预，尤其是如果患者既往有抑郁发作或有抑郁障碍家族史。在过

去的 15 年中进行的行为和药物试验主要集中在如何最好地治疗心脏病患者的抑郁障碍（Lesperance 等 2007）（表 8-4）。抑郁障碍的治疗通常分为三个阶段：①急性期减轻症状（6～12 周）；②预防复发的持续阶段（4～9 个月）；③对复发性抑郁障碍患者的维持阶段（长期治疗）（Lesperance 和 Frasure-Smith 2000）。许多抑郁障碍发作出现在急性冠状动脉综合征（例如心肌梗死）的开始，类似于具有较高的自然恢复的适应障碍（Glassman 等 2002）。抑郁障碍的治疗通常需要在心脏康复计划中心理卫生专业人员与内科医生和心脏病医生之间进行仔细的协调。

表 8-4　心脏病患者抑郁障碍治疗的临床试验

试验	疗法	治疗时间	预后
M-HART（Frasure-Smith 等 1997）	心理困扰的家庭护理干预（与常规护理）	1 年	预后：与常规治疗相比没有改善
Roose 及其同事和 Nelson 及其同事	去甲替林与帕罗西汀	6 周	抑郁症：两者均有效 药物安全性：去甲替林有毒
ENRICHD	CBT 与常规治疗	6 个月，11 次课程	抑郁症：CBT 效果有限 预后：与常规治疗没有差异
SADHART（Glassman 等 2002）	舍曲林与安慰剂	24 周	抑郁症：与安慰剂相比有效 安全性：安全
MIND-IT	米氮平与安慰剂	24 周	抑郁症：与安慰剂没有差异 预后：与安慰剂没有差异
CREATE（Lesperance 等 2007）	西酞普兰±IPT	12 周	抑郁症：西酞普兰有效，IPT 无效

　　长期以来一直建议急性冠状动脉综合征患者接受心理治疗，无论是对那些患有抑郁障碍的患者和还是对那些经历了适应困难的患者。心理干预可以在个人基础上或团体或在尽可能的范围内进行，从提供社会支持到更深入的认知行为疗法（Linden 2000）。

　　认知行为疗法通常可以成功地治疗抑郁障碍。这种方法的主要目的是通过患者结构化的和有移情作用的认知和思维过程，修改不正常的想法和情感。对心肌梗死后患有抑郁障碍和（或）社会孤立感的患者进行的大样本（n＝2481）试验，即冠心病改善恢复试验（ENRICHD），观察了认知行为治疗的效果（Berkman 等 2003）。在减少抑郁障碍方面干预是成功的，但对 2 年心脏事件，接受干预的患者（24.2%）相对于常规治疗的对照组（24.1%）患者之间没有任何有益的影响。这是由于不正常的认知在非典型抑郁障碍中扮演一个相对次要的角色，因此认知行为干预措施以外的其他治疗可能对患有非典型抑郁障碍和无望的冠心病患者更为有利。

　　在急性期和维持治疗期，对于心理治疗，认知行为疗法（cognitive-behavior therapy，CBT）和人际心理治疗（interpersonal psychotherapy，IPT）是心理疗法中最有效的（Hollon 等 2002）。IPT 特别适合患有抑郁障碍的心脏病患者。这是一个有时间限制（12～16 周，每周 1 次）的手册式心理疗法，在 20 世纪 70 年代初由 Gerald Klerman 及其同事开发，用于患有单一严重抑郁障碍的门诊患者的干预治疗（Klerman，Weissman，Rounsaville 和 Chevron 1984）。

　　IPT 是基于这样的假设，即人际关系问题会影响心情和情绪，而情绪会损害人际关系。IPT 有三个组成部分使临床抑郁障碍概念化：生物和（或）心理机制所造成的症状的形成，社会功能（包括较显著的与社会上他人的互动）和持久的人格特点（Koszycki 2006）。IPT 干预症状的形成和社会功能障碍，但是由于治疗的时间限制，相对低水平的心理治疗强度，重点治疗目前抑郁发作，中间轴Ⅰ障碍准确评估个性的难度，ITP 并没有解决持久的人格特点（Weissman，Markowitz 和 Klerman 2000）。简洁的治疗结构促使患者和治疗师迅速开展工作，以减轻抑郁症状，并解决当前与抑郁相联系的人际危机，这样减少了患者对治疗师的依赖（Koszycki 2006）。对于每一个患者，治疗侧重于被确定为目前抑郁发作先兆的一个或最多两个人际关系问题。这些问题均来自大量的环境对情绪的影响研究，其特征包括爱人去世后不能解决的悲伤、角色转换（难以调整生活环境的改变）、人际角色冲突（和重要人的冲突）和人际交往的缺陷（缺乏社会网络）。维持重点关注一个人际交往问题是为了防止治疗变得过于分散，并加强治疗师和患者讨论的材料聚焦在相关领域和治疗目标（Koszycki 2006）。IPT 还注重"此时此地"，也就是说，专注于目前可改变的人际交往问题，而不是协调过去未解决的人际交往问题。为避免未来的问题，专注于解决当前人际交往的问题及发展策略，有助于减少抑郁障碍患者沉思于过去的事件和不能被改变的一些经历的倾向，那只会增加患者已经很低的自尊感和烦躁不安（Koszycki 2006）。IPT 的主要目标是通过促进当前人际关系危机的解决使抑郁症状得到缓解。然而，随着治疗的进展，许多患者获得新的人际沟通技巧，可能有助于弥补性格问题。IPT 治疗师应有一个积极的姿态并指导患者在治疗期间讨论相关的材料，探讨存在变化的选择，促进问题的解决，并帮助患者感到更有能力管理生活（Koszycki 2006）。治疗师通过积极支持和安抚患者并在适当的时候提供直接的建议，向患者传达一种可以实现治疗目标的充满希望的态度，以缓解抑郁症状。IPT 的治疗策略和技巧，旨在帮助患者掌握与抑郁障碍相关的人际交往问题。这些技术和用于其他心理治疗中使用的技术是相似的，并包括探索性的技术、鼓励行动、澄清、交流分析，以及使用治疗关系和各种行为改变的技术（Koszycki 2006）。IPT 已经得到了广泛的研究，并证明对治疗急性抑郁障碍和预防重度抑郁障碍是有效的（Weissman 等 1979）。在 1 年随访期间，与那些没有接受这种治疗的患者相比，接受 IPT 的患者有更好的社会心理功能

（Weissman，Klerman，Prusoff，Sholomskas 和 Padian 1981）。
美国国家精神卫生研究所治疗抑郁障碍合作研究项目（NIMH
TDCRP）发现，在一般情况下，IPT 是一种对轻度至中度抑郁障
碍患者有效的单一治疗，但抗抑郁药物治疗应作为重症患者的一线
治疗。抗抑郁药和心理治疗疗效（CREATE）加拿大心脏随机评价
研究表明，对冠心病患者中的重度抑郁障碍患者每周给予西酞普兰
结合临床管理，并没有发现在临床管理基础上使用 ITP 的额外价值
（Lesperance 等 2007）。西酞普兰优于安慰剂，可减少 12 周汉密尔
顿抑郁量表得分（HAM-D）（平均差＝3.3）、缓解率（35.9％比
22.5％）和 BDI-Ⅱ得分（差＝3.6）。没有证据表明 IPT 比临床管理
更有益处，汉密尔顿抑郁量表得分平均差倾向于临床管理
（−2.26）。而 BDI-Ⅱ上的差异并不倾向于临床管理（1.13）。

焦虑症

　　有证据表明，在冠心病患者缓解焦虑和减轻疲惫方面，放松
和呼吸治疗是有效的。更重要的是，这些干预措施还可能成功地
防止再发心肌梗死和冠状动脉血管成形术后的临床再狭窄（Ap-
pels，Bar，Lasker，Flamm 和 Kop 1997）。目前，对患有抑郁障
碍的冠心病患者的放松疗法疗效尚未确定。

　　患者的支持群体可以提供社会支持，减轻焦虑，并教给患者如
何有效地与他们的医生报告症状和沟通。社会孤立是冠心病的危险
因素，往往伴随抑郁障碍出现（Berkman 等 2003）。来自家人和朋
友的社会支持可能有利于抑郁障碍患者的治疗效果和恢复。虽然在
抑郁障碍的早期阶段，患者的社会关系网通常以支持的方式回应，
但是作为抑郁障碍患者不间断要求的结果，这些资源可以耗尽。

　　认知行为疗法（CBT）适合焦虑症的治疗，其循证证据充
分，治疗效果良好，在心脏病治疗的开始即应该实施，这样可以
确保患者了解自己的病情（Barlow，Gorman，Shear 和 Woods
2000）。使用 CBT，可以教导患者重建导致惊恐发作的激起焦虑
的想法，教导患者对抗压力和焦虑的放松技巧，并给予暴露疗

法，使他们对压力刺激不再敏感。其他形式的心理治疗（如心理分析、人际关系和支持性治疗）是有效的辅助疗法，但在焦虑症的治疗方面，还没有进行大量的循证研究以证明其有效性。

结论

冠心病和急性冠状动脉综合征患者抑郁障碍和焦虑症的患病率比一般人群高。虽然与一般人群相比冠心病患者抑郁障碍更多见，但往往难以确诊和得到治疗。在冠心病患者中，抑郁障碍经常表现为乏力和其他自主神经功能紊乱的症状，而不是典型的抑郁障碍的形式。抑郁障碍的初步筛查很有效，可以在大多数医疗环境中采用调查问卷的形式进行，有效的治疗需要多学科参与。冠心病患者中抑郁障碍的漏诊已经干扰了对其进行恰当的治疗。目前使用的问卷调查非常适合作为初步的筛查工具，但随后的对抑郁障碍的临床访谈仍然耗时（约 60 分钟）（Freedland 等 2002），需要改善以便普遍适用于一般医疗实践。

虽然抑郁障碍有时可能会被看作是心肌梗死后创伤反应，但有大量的前瞻性证据表明，抑郁和焦虑早于冠心病并可引起冠心病的发生。调查表明，抑郁障碍参与冠心病的直接生物学过程，并且间接与健康行为相关。医疗方案依从性差和不健康的生活方式（如吸烟、致动脉粥样硬化的饮食和久坐的生活方式）是重要的行为因素，有利于我们观察到抑郁、焦虑和冠心病之间的关系。尽管为了改善冠心病的预后，采取了一些似乎合理的机制，有效的干预措施，但抑郁障碍仍然是难以捉摸的（Frasure-Smith 和 Lesperance 2003）。因此，对冠心病患者抑郁障碍的治疗仍然是一个积极探索的领域。ENRICHD 的研究结果表明，我们需要进一步研究，以更好地识别抑郁障碍改善冠心病的预后所需的改变程度。此外，从抑郁障碍患者中鉴别出具有调整困难的患者，可能会进一步帮助我们明确认知疗法在抑郁障碍和冠心病预后之间的益处。了解把抑郁障碍和冠心病预后连接起来的许多假设的行为和生物途径，我们可能会促进有效的干预措施的发展。因此有必要开展更多的基础研究阐明抑郁障碍和冠心病相关的机制。

可以通过心理和药物干预相结合的方式对抑郁障碍进行有效的治疗。然而，治疗抑郁障碍是否能够改善心血管疾病患者的预后其结果仍有待确定。治疗的形式需要与抑郁障碍的类型相匹配，这样也许可以解释为什么一些干预措施显示了阴性结果（Frasure-Smith 等 1997）。抑郁障碍通过生物过程和不良健康行为对心血管健康产生不利的影响。因此，当症状处理结合抑郁障碍的原因以及伴随的生物学和行为学因素，对冠状动脉疾病患者抑郁障碍的治疗是最有效的。

此外，焦虑在心脏病患者中常见，应当予以治疗以促进恢复和降低患者随后的心血管事件风险。其中将来一个最重要的研究领域是阐明这样一个机制，即焦虑是否能够导致急性心肌梗死患者不良预后。这个机制（无论是生理还是行为），即焦虑是否引起急性心肌梗死患者短期和长期的不良预后尚未被阐明。这方面的研究很重要，可以帮助临床医生确定最好的方法来管理急性心肌梗死患者，从而减少焦虑的负面影响。不理解基本的潜在机制，很难知道治疗是否应该专注于药物治疗（如 β-受体阻断药治疗），降低交感神经系统对焦虑的反应，或更直接的抗焦虑药物治疗。非药物治疗策略，能够减少心理生理的兴奋作用，也应该对其进行研究（Moser 和 De Jong 2006）。

进一步研究以确定一些可能调整焦虑的因素是有必要的，以便于更好地理解急性心肌梗死患者的一些现象，并制订有效的干预措施。急性心肌梗死后焦虑是一种普遍现象。由于焦虑对急性心肌梗死后患者死亡率和生命质量的潜在负面影响，临床医生和研究人员应该继续探索干预措施，以便于治疗焦虑和尽量减少其不良反应（Moser 和 De Jong 2006）。

未来的研究需要解决冠状动脉疾病患者的抑郁、焦虑和不良健康行为之间的因果关系（Kop 和 Ader 2006）。根据 Dimsdale 医师的评论（2010 年），最近发现当精神病学再次重绘诊断和统计手册诊断指南的时候，焦虑诊断又出现了。几十年来，诊断和统计手册已经鉴别了焦虑症和抑郁障碍之间的区别，但是在临床实践中，这些疾病很少单独发生，并且当两组症状同时存在时，与之相关的痛苦便具有协同作用。未来的研究应该分析两个症状及其在心脏病中的协同作用。这对临床实践是有益的，以便于发展治疗焦虑和抑郁相结合的策略，并评估这种治疗方法是否会降低心血管疾病的风险。

最后，尽管有大量证据支持焦虑和抑郁与心血管疾病的发病机制之间有显著和独立的关系，但是 2010 年美国心脏病学院基金会/美国心脏协会指南对无症状成年人（Greenland 等 2010a，b）的心血管风险评估并未考虑其中任何一个。

参考文献

Albert，C. M.，Chae，C. U.，Rexrode，K. M.，Manson，J. E.，& Kawachi，I.（2005）. Phobic anxiety and risk of coronary heart disease and sudden cardiac death among women. *Circulation*，111（4），480-487.

Amin，A. A.，Jones，A. M.，Nugent，K.，Rumsfeld，J. S.，& Spertus，J. A.（2006）. The prevalence of unrecognized depression in patients with acute coronary syndrome. *American Heart Journal*，152（5），928-934.

Appels，A.（1989）. Loss of control，vital exhaustion and coronary heart disease. In A. Steptoe & A. Appels（Eds.），*Stress，personal control，and health*（pp. 215-235）. Brussels：Wiley.

Appels，A.，Bar，F.，Lasker，J.，Flamm，U.，& Kop，W.（1997）. The effect of a psychological intervention program on the risk of a new coronary event after angioplasty：A feasibility study. *Journal of Psychosomal Research*，43（2），209-217.

Aschbacher，K.，Mills，P. J.，von Kanel，R.，Hong，S.，Mausbach，B. T.，Roepke，S. K.，Dimsdale，J. E.，Patterson，T. L.，Ziegler，M. G.，Ancoli-Israel，S.，& Grant，I.（2008）. Effects of depressive and anxious symptoms on norepinephrine and platelet P-selectin responses to acute psychological stress among elderly caregivers. *Brain Behav Immun*，22（4），493-502.

Ballenger, J. C. , Davidson, J. R. , Lecrubier, Y. , Nutt, D. J. , Kirmayer, L. J. , Lepine, J. P. , Lin, K. M. , Tajima, O. , & Ono, Y. (2001). Consensus statement on transcultural issues in depression and anxiety from the International Consensus Group on Depression and Anxiety. *Journal of Clinical Psychiatry*, 62 (Suppl 13), 47-55.

Barefoot, J. C. , Helms, M. J. , Mark, D. B. , Blumenthal, J. A. , Califf, R. M. , Haney, T. L. , et al. (1996). Depression and long-term mortality risk in patients with coronary artery disease. *American Journal of Cardiology*, 78 (6), 613-617.

Barlow, D. (1988). *Anxiety and its disorders*. New York: Guilford. Barlow, D. H. , Gorman, J. M. , Shear, M. K. , & Woods, S. W. (2000). Cognitive-behavioral therapy, imipramine, or their combination for panic disorder: A randomized controlled trial. *JAMA*, 283 (19), 2529-2536.

Barton, D. A. , Dawood, T. , Lambert, E. A. , Esler, M. D. , Haikerwal, D. , Brenchley, C. , et al. (2007). Sympathetic activity in major depressive disorder: Identifying those at increased cardiac risk? *Journal of Hypertension*, 25 (10), 2117-2124.

Batten, S. V. , Aslan, M. , Maciejewski, P. K. , & Mazure, C. M. (2004). Childhood maltreatment as a risk factor for adult cardiovascular disease and depression. *Journal of Clinical Psychiatry*, 65 (2), 249-254.

Beck, A. T. , & Beamesderfer, A. (1974). Assessment of depression: The depression inventory. *Modern Problems of Pharmacopsychiatry*, 7, 151-169.

Beck, A. T. , & Steer, R. A. (1990). *Manual for the beck anxiety inventory*. San Antonio: The Psychological Corporation.

Berkman, L. F. , Blumenthal, J. , Burg, M. , Carney, R. M. , Catellier, D. , Cowan, M. J. , et al. (2003). Effects of treating depression and low perceived social support on clinical events after myocardial infarction: The enhancing recovery in coronary heart disease patients enriched randomized trial. *JAMA*, 289, 3106-3116.

Blumenthal, J. A. , Lett, H. S. , Babyak, M. A. , White, W. , Smith, P. K. , Mark, D. B. , et al. (2003). Depression as a risk factor for mortality after coronary artery bypass surgery. *Lancet*, 362 (9384), 604-609.

Bonnet, F. , Irving, K. , Terra, J. L. , Nony, P. , Berthezene, F. , & Moulin, P. (2005). Anxiety and depression are associated with unhealthy lifestyle in patients at risk of cardiovascular disease. *Atherosclerosis*, 178 (2), 339-344.

Brown, N. , Melville, M. , Gray, D. , Young, T. , Munro, J. , Skene, A. M. , et al. (1999). Quality of life four years after acute myocardial infarction: Short form 36 scores compared with a normal population. *Heart*, 81 (4), 352-358.

Brydon, L. , Magid, K. , & Steptoe, A. (2006). Platelets, coronary heart disease, and stress. *Brain Behavior and Immunity*, 20 (2), 113-119.

Carney, R. M. , Freedland, K. E. , Miller, G. E. , & Jaffe, A. S. (2002). Depression as a risk factor for cardiac mortality and morbidity: A review of potential mechanisms. *Journal of Psychosomatic Research*, 53 (4), 897-902.

Carney, R. M. , Freedland, K. E. , Rich, M. W. , & Jaffe, A. S. (1995). Depression as a risk factor for cardiac events in established coronary heart disease: A review of possible mechanisms. *Annals of Behavioral Medicine*, 17 (2), 142-149.

Carney, R. M. , Rich, M. W. , Freedland, K. E. , Saini, J. , teVelde, A. , Simeone, C. , & Clark, K. (1988). Major depressive disorder predicts cardiac events in patients with coronary artery disease. *Psychosomatic Medicine*, 50 (6), 627-633.

de Jonge, P. , Ormel, J. , van den Brink, R. H. , van Melle, J. P. , Spijkerman, T. A. , Kuijper, A. , et al. (2006). Symptom dimensions of depression following myocardial infarction and their relationship with somatic health status and cardiovascular prognosis. *American Journal of Psychiatry*, 163 (1), 138-144.

Denollet, J. (1993). Emotional distress and fatigue in coronary heart disease: The global mood scale (GMS). *Psychological Medicine*, 23, 111-121.

Dimsdale, J. E. (2010). What does heart disease have to do with anxiety?

Journal of the American College of Cardiology，56（1），47-48.

Dong，M.，Giles，W. H.，Felitti，V. J.，Dube，S. R.，Williams，J. E.，Chapman，D. P.，& Anda，R. F.（2004）. Insights into causal pathways for ischemic heart disease：Adverse childhood experiences study. *Circulation*，110（13），1761-1766.

Frasure-Smith，N.，& Lesperance，F.（2003）. Depression-a cardiac risk factor in search of a treatment. *JAMA*，289（23），3171-3173.

Frasure-Smith，N.，& Lesperance，F.（2008）. Depression and anxiety as predictors of 2-year cardiac events in patients with stable coronary artery disease. *Archives of General Psychiatry*，65（1），62-71.

Frasure-Smith，N.，Lesperance，F.，Prince，R. H.，Verrier，P.，Garber，R. A.，Juneau，M.，et al.（1997）. Randomised trial of home-based psychosocial nursing intervention for patients recovering from myocardial infarction. *Lancet*，350（9076），473-479.

Frasure-Smith，N.，Lesperance，F.，& Talajic，M.（1995a）. Depression and 18-month prognosis after myocardial infarction. *Circulation*，91（4），999-1005.

Frasure-Smith，N.，Lesperance，F.，& Talajic，M.（1995b）. The impact of negative emotions on prognosis following myocardial infarction：Is it more than depression? *Health Psychology*，14（5），388-398.

Freedland，K. E.，Rich，M. W.，Skala，J. A.，Carney，R. M.，Davila-Roman，V. G.，& Jaffe，A. S.（2003）. Prevalence of depression in hospitalized patients with congestive heart failure. *Psychosomatic Medicine*，65（1），119-128.

Freedland，K. E.，Skala，J. A.，Carney，R. M.，Raczynski，J. M.，Taylor，C. B.，Mendes de Leon，C. F.，et al.（2002）. The Depression Interview and Structured Hamilton（DISH）：Rationale，development，characteristics，and clinical validity. *Psychosomatic Medicine*，64（6），897-905.

Gehi，A.，Haas，D.，Pipkin，S.，& Whooley，M. A.（2005）. Depression and medication adherence in outpatients with coronary heart disease：Findings from the Heart and Soul Study. *Archives of Internal Medicine*，165（21），2508-2513.

Giles, D. E. , Perlis, M. L. , Reynolds, C. F. , 3rd, & Kupfer, D. J. (1998). EEG sleep in African-American patients with major depression: A historical case control study. *Depression and Anxiety*, 8 (2), 58-64.

Glassman, A. H. , O' Connor, C. M. , Califf, R. M. , Swedberg, K. , Schwartz, P. , Bigger, J. T. , Jr. , et al. (2002). Sertraline treatment of major depression in patients with acute MI or unstable angina. *JAMA*, 288 (6), 701-709.

Gomez-Caminero, A. , Blumentals, W. A. , Russo, L. J. , Brown, R. R. , & Castilla-Puentes, R. (2005). Does panic disorder increase the risk of coronary heart disease? A cohort study of a national managed care database. *Psychosomatic Medicine*, 67 (5), 688-691.

Greenland, P. , Alpert, J. S. , Beller, G. A. , Benjamin, E. J. , Budoff, M. J. , Fayad, Z. A. , et al. (2010a). 2010 ACCF/AHA guideline for assessment of cardiovascular risk in asymptomatic adults: A report of the American College of Cardiology Foundation/American Heart Association Task Force on Practice Guidelines. *Circulation*, 122 (25), e584-636.

Greenland, P. , Alpert, J. S. , Beller, G. A. , Benjamin, E. J. , Budoff, M. J. , Fayad, Z. A. , et al. (2010b). 2010 ACCF/AHA guideline for assessment of cardiovascular risk in asymptomatic adults: A report of the American College of Cardiology Foundation/American Heart Association Task Force on Practice Guidelines. *Journal of the American College of Cardiology*, 56 (25), e50-103.

Guise, B. J. (2000). Behavioral medicine strategies for heart disease prevention: The example of smoking cessation. *Preventive Cardiology*, 3 (1), 10-15.

Haines, A. P. , Imeson, J. D. , & Meade, T. W. (1987). Phobic anxiety and ischaemic heart disease. *British Medical Journal* (*Clinical Research Ed*), 295 (6593), 297-299.

Hamilton, M. (1959). The assessment of anxiety states by rating. *British Journal of Medical Psychology*, 32 (1), 50-55.

Herrmann, C. (1997). International experiences with the Hospital Anxiety and Depression Scale-areview of validation data and clinical results. *Journal of Psychosomatic Research*, 42 (1), 17-41.

Hirschfeld, R. M. , Keller, M. B. , Panico, S. , Arons, B. S. , Barlow, D. , Davidoff, F. , et al. (1997). The National Depressive and Manic-Depressive Association consensus statement on the undertreatment of depression. *JAMA*, 277 (4), 333-340.

Hollon, S. D. , Munoz, R. F. , Barlow, D. H. , Beardslee, W. R. , Bell, C. C. , Bernal, G. , et al. (2002). Psychosocial intervention development for the prevention and treatment of depression: Promoting innovation and increasing access. *Biological Psychiatry*, 52 (6), 610-630.

Huffman, J. C. , Smith, F. A. , Blais, M. A. , Januzzi, J. L. , & Fricchione, G. L. (2008). Anxiety, independent of depressive symptoms, is associated with in-hospital cardiac complications after acute myocardial infarction. *Journal of Psychosomatic Research*, 65 (6), 557-563.

Jakobsen, A. H. , Foldager, L. , Parker, G. , & Munk-Jorgensen, P. (2008). Quantifying links between acute myocardial infarction and depression, anxiety and schizophrenia using case register databases. *Journal of Affective Disorders*, 109 (1-2), 177-181.

Janeway, D. (2009). An integrated approach to the diagnosis and treatment of anxiety within the practice of cardiology. *Cardiology in Review*, 17 (1), 36-43.

Janszky, I. , Ahnve, S. , Lundberg, I. , & Hemmingsson, T. (2010). Early-onset depression, anxiety, and risk of subsequent coronary heart disease: 37-year follow-up of 49, 321 young Swedish men. *Journal of the American College of Cardiology*, 56 (1), 31-37.

Jiang, W. , Alexander, J. , Christopher, E. , Kuchibhatla, M. , Gaulden, L. H. , Cuffe, M. S. , et al. (2001). Relationship of depression to increased risk of mortality and rehospitalization in patients with congestive heart failure. *Archives of Internal Medicine*, 161 (15), 1849-1856.

Kawachi, I. , Colditz, G. A. , Ascherio, A. , Rimm, E. B. , Giovannucci, E. , Stampfer, M. J. , & Willett, W. C. (1994). Prospective study of phobic anxiety and risk of coronary heart disease in men. *Circulation*, 89 (5), 1992-1997.

Kawachi, I. , Sparrow, D. , Vokonas, P. S. , & Weiss, S. . T. (1994).

Symptoms of anxiety and risk of coronary heart disease. The Normative Aging Study. *Circulation*, 90 (5), 2225-2229.

Kirmayer, L. J. (2001). Cultural variations in the clinical presentation of depression and anxiety: Implications for diagnosis and treatment. *Journal of Clinical Psychiatry*, 62 (Suppl 13), 22-28; discussion 29-30.

Klerman, G., Weissman, M., Rounsaville, B., & Chevron, E. (1984). *Interpersonal psychotherapy of depression*. New York: Basic Books.

Kop, W. J. (1999). Chronic and acute psychological risk factors for clinical manifestations of coronary artery disease. *Psychosomatic Medicine*, 61 (4), 476-487.

Kop, W. J., & Ader, D. N. (2001). Assessment and treatment of depression in coronary artery disease patients. *Italian Heart Journal*, 2 (12), 890-894.

Kop, W. J., & Ader, D. N. (2006). Depression in coronary artery disease: Assessment and treatment. In E. Molinari, A. Compare, & G. Parati (Eds.), *Clinical psychology and heart disease* (pp. 190-120). Italia: Springer.

Koszycki, D. (2006). Interpersonal psychotherapy for depression in patients with coronary heart disease. In E. Molinari, A. Compare, & G. Parati (Eds.), *Clinical psychology and heart disease* (pp. 369-390). Italia: Springer.

Kroenke, K., Spitzer, R. L., & Williams, J. B. (2001). The PHQ-9: Validity of a brief depression severity measure. *Journal of General Internal Medicine*, 16 (9), 606-613.

Kroenke, K., Spitzer, R. L., & Williams, J. B. (2003). The Patient Health Questionnaire-2: Validity of a two-item depression screener. *Medical Care*, 41 (11), 1284-1292.

Kubzansky, L. D., & Kawachi, I. (2000). Going to the heart of the matter: Do negative emotions cause coronary heart disease? *Journal of Psychosomatic Research*, 48 (4-5), 323-337.

Kubzansky, L. D., Kawachi, I., Weiss, S. T., & Sparrow, D. (1998). Anxiety and coronary heart disease: A synthesis of epidemiological, psychological, and experimental evidence. *Annals of Behavioral*

Medicine，20（2），47-58.

Lane, D. , Carroll, D. , Ring, C. , Beevers, D. G. , & Lip, G. Y. (2000). Do depression and anxiety predict recurrent coronary events 12 months after myocardial infarction? *Quarterly Journal of Medicine*，93 (11)，739-744.

Lane, D. , Carroll, D. , Ring, C. , Beevers, D. G. , & Lip, G. Y. (2001). Mortality and quality of life 12 months after myocardial infarction: Effects of depression and anxiety. *Psychosomatic Medicine*，63（2），221-230.

Lesperance, F. , & Frasure-Smith, N. (1996). Negative emotions and coronary heart disease: Getting to the heart of the matter. *Lancet*，347 (8999)，414-415.

Lesperance, F. , & Frasure-Smith, N. (2000). Depression in patients with cardiac disease: A practical review. *Journal of Psychosomatic Research*，48 (4-5)，379-391.

Lesperance, F. , Frasure-Smith, N. , Koszycki, D. , Laliberte, M. A. , van Zyl, L. T. , Baker, B. , et al. (2007). Effects of citalopram and interpersonal psychotherapy on depression in patients with coronary artery disease: The Canadian Cardiac Randomized Evaluation of Antidepressant and Psychotherapy Effi cacy (CREATE) trial. *JAMA*，297（4），367-379.

Lesperance, F. , Frasure-Smith, N. , & Talajic, M. (1996). Major depression before and after myocardial infarction: Its nature and consequences. *Psychosomatic Medicine*，58 (2)，99-110.

Lichtman, J. H. , Bigger, J. T. , Jr. , Blumenthal, J. A. , Frasure-Smith, N. , Kaufmann, P. G. , Lesperance, F. , et al. (2008). Depression and coronary heart disease: Recommendations for screening, referral, and treatment: A science advisory from the American Heart Association Prevention Committee of the Council on Cardiovascular Nursing, Council on Clinical Cardiology, Council on Epidemiology and Prevention, and Interdisciplinary Council on Quality of Care and Outcomes Research: Endorsed by the American Psychiatric Association. *Circulation*，118 (17)，1768-1775.

Lin, K. M. (2001). Biological differences in depression and anxiety across races and ethnic groups. *Journal of Clinical Psychiatry*, 62 (Suppl 13), 13-19; discussion 20-11.

Linden, W. (2000). Psychological treatments in cardiac rehabilitation: Review of rationales and outcomes. *Journal of Psychosomatic Research*, 48 (4-5), 443-454.

Linden, W., Phillips, M. J., & Leclerc, J. (2007). Psychological treatment of cardiac patients: A meta-analysis. *European Heart Journal*, 28 (24), 2972-2984.

Lowe, B., Unutzer, J., Callahan, C. M., Perkins, A. J., & Kroenke, K. (2004). Monitoring depression treatment outcomes with the patient health questionnaire-9. *Medical Care*, 42 (12), 1194-1201.

Maier, K., Chatkoff, D., & Burg, M. M. (2006). Depression and CHD: Prevalence, prognosis; pathology and treatment. In E. Molinari, A. Compare, & G. Parati (Eds.), *Clinical psychology and heart disease* (pp. 85-98). Italia: Springer.

Mallik, S., Krumholz, H. M., Lin, Z. Q., Kasl, S. V., Mattera, J. A., Roumains, S. A., & Vaccarino, V. (2005). Patients with depressive symptoms have lower health status benefits after coronary artery bypass surgery. *Circulation*, 111 (3), 271-277.

Mallik, S., Spertus, J. A., Reid, K. J., Krumholz, H. M., Rumsfeld, J. S., Weintraub, W. S., et al. (2006). Depressive symptoms after acute myocardial infarction: Evidence for highest rates in younger women. *Archives of Internal Medicine*, 166 (8), 876-883.

Martens, E. J., Hoen, P. W., Mittelhaeuser, M., de Jonge, P., & Denollet, J. (2010). Symptom dimensions of post-myocardial infarction depression, disease severity and cardiac prognosis. *Psychological Medicine*, 40 (5), 807-814.

Martens, E. J., Nyklicek, I., Szabo, B. M., & Kupper, N. (2008). Depression and anxiety as predictors of heart rate variability after myocardial infarction. *Psychological Medicine*, 38 (3), 375-383.

Mayou, R. A., Gill, D., Thompson, D. R., Day, A., Hicks, N., Volmink, J., & Neil, A. (2000). Depression and anxiety as predictors of outcome after myocardial infarction. *Psychosomatic Medicine*, 62 (2),

212-219.

McManus, D., Pipkin, S. S., & Whooley, M. A. (2005). Screening for depression in patients with coronary heart disease (data from the Heart and Soul Study). *American Journal of Cardiology*, 96 (8), 1076-1081.

Miyawaki, T., Kawamura, H., Komatsu, K., & Yasugi, T. (1991). Chemical stimulation of the locus coeruleus: Inhibitory effects on hemodynamics and renal sympathetic nerve activity. *Brain Research*, 568 (1-2), 101-108.

Miyawaki, E., & Salzman, C. (1991). Autonomic nervous system tests in psychiatry: Implications and potential uses of heart rate variability. *Integrated Psychiatry*, 7, 21-28.

Moser, D. K., & De Jong, M. J. (2006). Anxiety and heart disease. In E. Molinari, A. Compare, & G. Parati (Eds.), *Clinical psychology and heart disease* (pp. 121-148). Italia: Springer.

Moser, D. K., & Dracup, K. (1996). Is anxiety early after myocardial infarction associated with subsequent ischemic and arrhythmic events? *Psychosomatic Medicine*, 58 (5), 395-401.

Moser, D. K., Mckinley, S., Riegel, B., Doering, L., & Garvin, B. (2002). Perceived control reduces in-hospital complications associated with anxiety in acute myocardial infarction (Abstract). *Circulation*, 106, 369.

Musselman, D. L., Evans, D. L., & Nemeroff, C. B. (1998). The relationship of depression to cardiovascular disease: Epidemiology, biology, and treatment. *Archives of General Psychiatry*, 55 (7), 580-592.

Nabi, H., Shipley, M. J., Vahtera, J., Hall, M., Korkeila, J., Marmot, M. G., et al. (2010). Effects of depressive symptoms and coronary heart disease and their interactive associations on mortality in middle-aged adults: The Whitehall II Cohort Study. *Heart*, 96 (20), 1645-1650.

Olshansky, B. (2007). Placebo and nocebo in cardiovascular health: Implications for healthcare, research, and the doctor-patient relationship. *Journal of the American College of Cardiology*, 49 (4), 415-421.

Orth-Gomer, K., Schneiderman, N., Wang, H. X., Walldin, C., Blom, M., & Jernberg, T. (2009). Stress reduction prolongs life in women with coronary disease: The Stockholm Women's Intervention Trial for Coronary Heart Disease （SWITCHD）. *Circulation: Cardiovascular Quality and Outcomes*, 2 (1), 25-32.

Orth-Gomer, K., Wamala, S. P., Horsten, M., Schenck-Gustafsson, K., Schneiderman, N., & Mittleman, M. A. （2000）. Marital stress worsens prognosis in women with coronary heart disease: The Stockholm Female Coronary Risk Study. *JAMA*, 284 (23), 3008-3014.

Palmatier, M. A., Kang, A. M., & Kidd, K. K. （1999）. Global variation in the frequencies of functionally different catechol-O-methyltransferase alleles. *Biological Psychiatry*, 46 (4), 557-567.

Parakh, K., Sakhuja, A., Bhat, U., & Ziegelstein, R. C. （2008）. Platelet function in patients with depression. *Southern Medical Journal*, 101 (6), 612-617.

Paterniti, S., Zureik, M., Ducimetiere, P., Touboul, P. J., Feve, J. M., & Alperovitch, A. （2001）. Sustained anxiety and 4-year progression of carotid atherosclerosis. *Arteriosclerosis, Thrombosis and Vascular Biology*, 21 (1), 136-141.

Phillips, A. C., Batty, G. D., Gale, C. R., Deary, I. J., Osborn, D., MacIntyre, K., & Carroll, D. （2009）. Generalized anxiety disorder, major depressive disorder, and their comorbidity as predictors of all-cause and cardiovascular mortality: The Vietnam experience study. *Psychosomatic Medicine*, 71 (4), 395-403.

Poland, R. E., Rao, U., Lutchmansingh, P., McCracken, J. T., Lesser, I. M., Edwards, C., et al. （1999）. REM sleep in depression is influenced by ethnicity. *Psychiatry Research*, 88 (2), 95-105.

Poland, R. E., Rubin, R. T., Lesser, I. M., Lane, L. A., & Hart, P. J. （1987）. Neuroendocrine aspects of primary endogenous depression. II. Serum dexamethasone concentrations and hypothalamic-pituitary-adrenal cortical activity as determinants of the dexamethasone suppression test response. *Archives of General Psychiatry*, 44 (9), 790-795.

Pozuelo, L., Tesar, G., Zhang, J., Penn, M., Franco, K., & Jiang, W. （2009）. Depression and heart disease: What do we know, and where are we headed? *Cleveland Clinic Journal of Medicine*, 76 (1), 59-70.

Radloff, L. S. （1977）. The CES-D scale: A self-report depression scale for

research in the general population. *Applied Psychological Measurement*,
1 (3), 385-401.

Rao, U., Poland, R. E., Lutchmansingh, P., Ott, G. E., McCracken,
J. T., & Lin, K. M. (1999). Relationship between ethnicity and sleep
patterns in normal controls: Implications for psychopathology and treat-
ment. *Journal of Psychiatric Research*, 33 (5), 419-426.

Rechlin, T., Weis, M., & Claus, D. (1994). Heart rate variability in
depressed patients and differential effects of paroxetine and amitriptyline on
cardiovascular autonomic functions. *Pharmacopsychiatry*, 27 (3),
124-128.

Rieckmann, N., Gerin, W., Kronish, I. M., Burg, M. M., Chaplin,
W. F., Kong, G., et al. (2006). Course of depressive symptoms and
medication adherence after acute coronary syndromes: An electronic medica-
tion monitoring study. *Journal of the American College of Cardiology*,
48 (11), 2218-2222.

Robins, L. N., Helzer, J. E., Croughan, J., & Ratcliff, K. S. (1981).
National Institute of Mental Health Diagnostic Interview Schedule: Its his-
tory, characteristics, and validity. *Archives of General Psychiatry*, 38
(4), 381-389.

Roest, A. M., Martens, E. J., de Jonge, P., & Denollet, J. (2010).
Anxiety and risk of incident coronary heart disease: A meta-analysis. *Jour-
nal of the American College of Cardiology*, 56 (1), 38-46.

Roest, A. M., Thombs, B. D., Grace, S. L., Stewart, D. E., Abbey,
S. E., & de Jonge, P. (2011). Somatic/affective symptoms, but not
cognitive/affective symptoms, of depression after acute coronary syndrome
are associated with 12-month all-cause mortality. *Journal of Affective
Disorders*, 131 (1-3), 158-163.

Rosal, M. C., Downing, J., Littman, A. B., & Ahern, D. K. (1994).
Sexual functioning post-myocardial infarction: Effects of beta-blockers,
psychological status and safety information. *Journal of Psychosomatic Re-
search*, 38 (7), 655-667.

Rose, S. K., Conn, V. S., & Rodeman, B. J. (1994). Anxiety and self-
care following myocardial infarction. *Issues in Mental Health Nursing*, 15

(4), 433-444.

Rozanski, A., Blumenthal, J. A., Davidson, K. W., Saab, P. G., & Kubzansky, L. (2005). The epidemiology, pathophysiology, and management of psychosocial risk factors in cardiac practice: The emerging fi eld of behavioral cardiology. *Journal of the American College of Cardiology*, 45 (5), 637-651.

Rozanski, A., Blumenthal, J. A., & Kaplan, J. (1999). Impact of psychological factors on the pathogenesis of cardiovascular disease and implications for therapy. *Circulation*, 99 (16), 2192-2217.

Rugulies, R. (2002). Depression as a predictor for coronary heart disease: A review and metaanalysis. *American Journal of Preventive Medicine*, 23 (1), 51-61.

Ruo, B., Rumsfeld, J. S., Hlatky, M. A., Liu, H., Browner, W. S., & Whooley, M. A. (2003). Depressive symptoms and health-related quality of life: The Heart and Soul Study. *JAMA*, 290 (2), 215-221.

Schulz, R., Beach, S. R., Ives, D. G., Martire, L. M., Ariyo, A. A., & Kop, W. J. (2000). Association between depression and mortality in older adults: The Cardiovascular Health Study. *Archives of Internal Medicine*, 160 (12), 1761-1768.

Sirois, B. C., & Burg, M. M. (2003). Negative emotion and coronary heart disease. A review. *Behavior Modifi cation*, 27 (1), 83-102.

Smolderen, K. G., Spertus, J. A., Reid, K. J., Buchanan, D. M., Krumholz, H. M., Denollet, J., et al. (2009). The association of cognitive and somatic depressive symptoms with depression recognition and outcomes after myocardial infarction. *Circulation: Cardiovascular Quality and Outcomes*, 2 (4), 328-337.

Spitzer, R. L., Williams, J. B., Kroenke, K., Linzer, M., deGruy, F. V., 3rd, Hahn, S. R., et al. (1994). Utility of a new procedure for diagnosing mental disorders in primary care: The PRIME-MD 1000 study. *JAMA*, 272 (22), 1749-1756.

Statistics, N. C. f. H. (2000). *Healthy People* 2000 *Review*, 1998-99. Hyattsville: Public Health Service. Strike, P. C., & Steptoe, A. (2004). Psychosocial factors in the development of coronary artery disease.

Progress in Cardiovascular Diseases，46（4），337-347.

Sullivan，M. D.，LaCroix，A. Z.，Spertus，J. A.，&. Hecht，J. （2000）. Five-year prospective study of the effects of anxiety and depression in patients with coronary artery disease. *American Journal of Cardiology*，86 （10），1135-1138，A1136，A1139.

Thombs，B. D.，de Jonge，P.，Coyne，J. C.，Whooley，M. A.，Frasure-Smith，N.，Mitchell，A. J.，et al. （2008）. Depression screening and patient outcomes in cardiovascular care: A systematic review. *JAMA*，300 （18），2161-2171.

van den Broek，K. C.，Nyklicek，I.，van der Voort，P. H.，Alings，M.，Meijer，A.，&. Denollet，J. （2009）. Risk of ventricular arrhythmia after implantable defi brillator treatment in anxious type D patients. *Journal of the American College of Cardiology*，54（6），531-537.

Van der Kooy，K.，van Hout，H.，Marwijk，H.，Marten，H.，Stehouwer，C.，&. Beekman，A. （2007）. Depression and the risk for cardiovascular diseases: Systematic review and meta analysis. *International Journal of Geriatric Psychiatry*，22（7），613-626.

van Melle，J. P.，de Jonge，P.，Spijkerman，T. A.，Tijssen，J. G.，Ormel，J.，van Veldhuisen，D. J.，et al. （2004）. Prognostic association of depression following myocardial infarction with mortality and cardiovascular events: A meta-analysis. *Psychosomatic Medicine*，66（6），814-822.

Walters，K.，Rait，G.，Petersen，I.，Williams，R.，&. Nazareth，I. （2008）. Panic disorder and risk of new onset coronary heart disease，acute myocardial infarction，and cardiac mortality: Cohort study using the general practice research database. *European Heart Journal*，29（24），2981-2988.

Wang，H. X.，Lineweber，C.，Kirkeeide，R.，Svane，B.，Schenck-Gustafsson，K.，Theorell，T.，&. Orth-Gomer，K. （2007）. Psychosocial stress and atherosclerosis: Family and work stress accelerate progression of coronary disease in women. The Stockholm Female Coronary Angiography Study. *Journal of Internal Medicine*，261（3），245-254.

Watkins，L. L.，Blumenthal，J. A.，Babyak，M. A.，Davidson，J. R.，McCants，C. B.，Jr.，O'Connor，C.，&. Sketch，M. H.，Jr. （2010）.

Phobic anxiety and increased risk of mortality in coronary heart disease. *Psychosomatic Medicine*, 72 (7), 664-671.

Watkins, L. L. , Blumenthal, J. A. , &. Carney, R. M. (2002). Association of anxiety with reduced barorefl ex cardiac control in patients after acute myocardial infarction. *American Heart Journal*, 143 (3), 460-466.

Watkins, L. L. , Blumenthal, J. A. , Davidson, J. R. , Babyak, M. A. , McCants, C. B. , Jr. , &. Sketch, M. H. , Jr. (2006). Phobic anxiety, depression, and risk of ventricular arrhythmias in patients with coronary heart disease. *Psychosomatic Medicine*, 68 (5), 651-656.

Weissman, M. M. , Klerman, G. L. , Prusoff, B. A. , Sholomskas, D. , &. Padian, N. (1981). Depressed outpatients. Results one year after treatment with drugs and/or interpersonal psychotherapy. *Archives of General Psychiatry*, 38 (1), 51-55.

Weissman, M. M. , Markowitz, J. C. , &. Klerman, G. L. (2000). *Comprehensive guide to interpersonal psychotherapy*. New York: Basic Books.

Weissman, M. M. , Prusoff, B. A. , Dimascio, A. , Neu, C. , Goklaney, M. , &. Klerman, G. L. (1979). The effi cacy of drugs and psychotherapy in the treatment of acute depressive episodes. *American Journal of Psychiatry*, 136 (4B), 555-558.

Whang, W. , Kubzansky, L. D. , Kawachi, I. , Rexrode, K. M. , Kroenke, C. H. , Glynn, R. J. , et al. (2009). Depression and risk of sudden cardiac death and coronary heart disease in women: Results from the Nurses' Health Study. *Journal of the American College of Cardiology*, 53 (11), 950-958.

Whang, W. , Shimbo, D. , Kronish, I. M. , Duvall, W. L. , Julien, H. , Iyer, P. , et al. (2010). Depressive symptoms and all-cause mortality in unstable angina pectoris (from the Coronary Psychosocial Evaluation Studies [COPES]). *American Journal of Cardiology*, 106 (8), 1104-1107.

Whooley, M. A. , de Jonge, P. , Vittinghoff, E. , Otte, C. , Moos, R. , Carney, R. M. , et al. (2008). Depressive symptoms, health behaviors, and risk of cardiovascular events in patients with coronary heart disease. *JAMA*, 300 (20), 2379-2388.

Wittstein, I. S. (2010). Depression, anxiety, and platelet reactivity in patients with coronary heart disease. *European Heart Journal*, 31（13）, 1548-1550.

Wittstein, I. S. , Thiemann, D. R. , Lima, J. A. , Baughman, K. L. , Schulman, S. P. , Gerstenblith, G. , et al.（2005）. Neurohumoral features of myocardial stunning due to sudden emotional stress. *New England Journal of Medicine*, 352（6）, 539-548.

Young, Q. R. , Ignaszewski, A. , Fofonoff, D. , & Kaan, A.（2007）. Brief screen to identify 5 of the most common forms of psychosocial distress in cardiac patients: Validation of the screening tool for psychological distress. *Journal of Cardiovascular Nursing*, 22（6）, 525-534.

Yusuf, S. , Hawken, S. , Ounpuu, S. , Dans, T. , Avezum, A. , Lanas, F. , et al.（2004）. Effect of potentially modifi able risk factors associated with myocardial infarction in 52 countries（the INTERHEART study）: Case-control study. *Lancet*, 364（9438）, 937-952.

Zafar, M. U. , Paz-Yepes, M. , Shimbo, D. , Vilahur, G. , Burg, M. M. , Chaplin, W. , et al.（2010）. Anxiety is a better predictor of platelet reactivity in coronary artery disease patients than depression. *European Heart Journal*, 31（13）, 1573-1582.

Ziegelstein, R. C.（2001）. Depression in patients recovering from a myocardial infarction. *JAMA*, 286（13）, 1621-1627.

Ziegelstein, R. C. , Kim, S. Y. , Kao, D. , Fauerbach, J. A. , Thombs, B. D. , McCann, U. , et al.（2005）. Can doctors and nurses recognize depression in patients hospitalized with an acute myocardial infarction in the absence of formal screening? *Psychosomatic Medicine*, 67（3）, 393-397.

Zuidersma, M. , Thombs, B. D. , & de Jonge, P.（2011）. Onset and recurrence of depression as predictors of cardiovascular prognosis in depressed acute coronary syndrome patients: A systematic review. *Psychotherapy and Psychosomatics*, 80（4）, 227-237.

Zung, W. W.（1971）. A rating instrument for anxiety disorders. *Psychosomatics*, 12（6）, 371-379.

第9章
D型人格干预措施

Aline J. Pelle，Krista C. van den Broek 和 Johan Denollet

缩略语

CABG	冠状动脉旁路移植术
CAD	冠状动脉疾病
CBT	认知行为疗法
CHF	慢性心力衰竭
CREATE	加拿大心脏病患者随机抗抑郁和心理治疗疗效评估
DS14	D型人格量表
ENRICHD	冠心病患者强化康复措施
EPC	内皮祖细胞
EXIT	疲惫干预试验
HPA	下丘脑-垂体-肾上腺
ICD	植入式心律转复除颤器
IPT	人际心理治疗
MBCT	内观认知疗法
MI	心肌梗死
NIH	美国国家卫生研究院
PAD	外周动脉疾病
PCI	经皮冠状动脉介入术
RCT	随机对照试验
SEARCH	慢性心力衰竭患者支持、教育和调查的研究
SPIRR-CAD	阶梯式心理干预降低冠心病风险
SSRI	选择性 5-羟色胺再摄取抑制剂

STEP-AMI	急性心肌梗死短期心理治疗
TNF	肿瘤坏死因子
WEBCARE	基于互联网的心脏自动体外除颤器植入术后心理干预

临床概述

D 型人格，又称忧伤人格，是指经历消极情感与社交压抑的混合倾向。D 型人格对患者健康具有负面影响，包括增加患病率、死亡率，以及对情绪及健康状态的负面影响。D 型人格患者具有影响健康的行为方式，并存在社交障碍。本章将系统描述 D 型人格的背景、评估及相关临床风险，并对如何采取有效干预措施、改善行为方式进行探讨，最后还将为临床医生提供针对 D 型人格患者的指南。

D 型人格的构成

背景和定义

在现今的心血管领域，各种先进的治疗技术迅猛发展，心血管疾病患者接受着最好的药物治疗，显著改善了疾病的预后（Epstein 等 2008；Krumholz 等 2008）。然而，仍然有相当数量的患者尽管接受了成功的治疗，但其生命质量却并无改善（Koch 等 2007；Mommersteeg，Denollet，Spertus 和 Pedersen 2009）。鉴于生命质量与死亡率的相关性，因此有必要识别出此类潜在的高危患者，人格因素的鉴别在这一过程中发挥着重要作用。

20 世纪 50 年代，某些学者提出 A 型人格人群是心血管疾病的高危人群（Friedman 和 Rosenman 1959，1971），这类人群以高竞争性、极强的控制欲、敌对性、无耐心为特征（Friedman 和 Rosenman 1959）。虽然最初的研究得出了此类人群心血管风险相对高的结果，但随后的研究均认为 A 型人格并不是心血管疾病的危险因素（Razzini 等 2008）。由于这些有争议的结果，过去 20 年针对人格与心血管疾病关系的研究热潮逐渐消退。

20 世纪 90 年代早期，Denollet 提出了 D 型人格这一概念，并认为其对心血管疾病患者的预后会产生负面影响（Denollet，Sys 和 Brutsaert 1995）。在心脏康复门诊，他发现一些患者不愿意表达自己的负面情绪，但同时这些人处于高度的忧伤状态，并不能像其他患者一样顺利康复。根据临床观察及已有的人格理论，Denollet 将此类人群具有的性格定义为忧伤人格（Denollet 等 1995）。

D 型人格有两大特征，即消极情感和社交压抑。消极情感是指这类人群倾向于感受负面情感，包括焦虑、烦躁不安、易激惹（Watson 和 Pennebaker 1989）。他们对自身及周围的世界抱有消极的看法（Watson 和 Pennebaker 1989）。社交压抑指人们在社会交往中压抑自己对情感和行为的表达（Asendorpf 1993）。因为他们与别人接触时感觉紧张、不安全，便会有意识地维持自我压抑的状态（Asendorpf 1993；Friedman 和 Booth-Kewley 1987）。

一些人认为 D 型人格与抑郁难以区分，实际上，两者存在许多不同（Pelle，Denollet，Zwisler 和 Pedersen 2009）。D 型人格患者虽然患抑郁症的风险高，也可能会经历抑郁情绪，但他们感受到更多的是其他类型的情绪，包括焦虑、烦躁（Denollet 2005）。同样，虽然 D 型人格是抑郁症的高危人群（Pedersen，Ong 等 2006；Schiffer 等 2005），但不是所有的 D 型人格个体都处于抑郁状态，也不是所有的抑郁症患者都具有 D 型人格（Denollet，de Jonge 等 2009）。一项研究显示 1/4 的抑郁症患者会同时具有抑郁及 D 型人格，而 74％ 的患者仅存在其中的一种（抑郁或 D 型人格）。因此二者是两种不同的心理状态（Denollet，de Jonge 等 2009）。

另一个突出的区别是稳定性。抑郁症状是一种情绪状态，这种状态会随时间而波动（Kop 1999）。而 D 型人格是一种人格特征，一般比较稳定（Martens，Kupper，Pedersen，Aquarius 和 Denollet 2007；Kupper，Boomsma，de Geus，Denollet 和 Willemsen 2011）。而且，D 型人格与抑郁症对临床的影响不同。例如，D 型人格患者心室功能异常的概率低于抑郁症患者，女性比例相对少于抑郁症患者（Denollet，de Jonge，等，2009）。即便校正了抑郁状态后，D 型人格也仍是对健康造成负面影响的独立危险因素，例如增加死亡率、降低生命质量（Denollet 和 Pedersen 2008；Martens，Mols，Burg 和 Denollet 2010；Mols，Martens 和 Denollet 2010；Pedersen，Herrmann-Lingen，de Jonge 和 Scherer 2010）。最后一点区别在于 D 型人格个体对待负面情绪的方式，即不愿意表达。而抑郁症仅仅是指患者自身的情绪状态，而不是指他消极地处理自己情绪问题的方式。

神经质、外向/内向反映"五大人格特征"中的两个特质，分别代表消极情感和社交压抑。其中神经质和消极情感的差异为 46%～55%，外向和社交压抑的差异为 35%～42%（De Fruyt 和 Denollet 2002；Denollet 2005）。这表明构成中有相当的重合，但也表明其唯一性。神经质中还包括认知因素，如犯罪感、内疚感，而 D 型人格中可能缺乏这些。社交压抑与患者人际方面内向程度密切相关，他们认为世界充满了威胁，所以与人交往时极不自如，尽量逃避可能出现的危险，如别人的拒绝和尴尬的处境（Asendorpf 1993）。他们表面上保持平静，但内心极力控制着自我表达，言谈举止很不自信，在交往中始终与人保持着心理距离。

由于 D 型人格有时被认为是躯体疾病的后果，因此值得探讨反向因果关系或躯体混杂因素。然而，D 型人格在普通人群中也很多见，其患病率达 13%～25%（Aquarius，Denollet，Hamming 和 De Vries 2005；Denollet 2005；Pedersen 和 Denollet 2004），而双胞胎研究结果表明，基因可能在 D 型人格的形成及构成中发挥重要作用，D 型人格中 52% 的个体差异归因于基因（Kupper，Denollet，De Geus，Boomsma 和 Willemsen 2007）。此外，估计消极情感和社交压抑的遗传概率均为 50% 左右（Kupper 等 2011，2007）。环境因素（如育儿风格）也对 D 型人格的形成起到一定作用。被父母高度控制或与父母关系疏离患者中 D 型人格发病率更高（Van den Broek，Smolderen，Pedersen 和 Denollet 2010）。此外，对于心脏病患者的研究表明 D 型人格 与心血管疾病严重程度并无相关性（Pelle，van den Broek，Szabó 和 Kupper 2010；Schiffer 等 2005）。这些发现均证实 D 型 人格是躯体疾病的后果。

评估和发病率

14 条目的 D 型人格量表（DS14）是评价 D 型人格的标准方法 （Denollet 2005）。DS14 是一种简短的自评问卷，便于患者使用（图 9-1）。DS14 包括两个 7 条目分量表，分别评估消极情感和社交压 抑。该量表采用"0＝不符合"到"4＝很符合"的五点记分法，具 有良好的信度和效度。总分在 0～28 分之间。根据临床效标，DS14 将 10 分作为分界点，即将 NA≥10 且 SI≥10 的受测者判断为具有 D 型人格（Emons，Meijer 和 Denollet 2007）。D 型人格的负面影响 不仅在于其消极情感，而且在于不同程度的消极情感加上高度的社 交压抑，最终可能对健康产生负面影响（Denollet，Pedersen，Ong 等 2006）。Denollet 的研究显示，评价消极情感的亚量表的信度系 数为 0.88，评价社交压抑的亚量表的信度系数为 0.86。量表的效 度也较理想，消极情感与神经质程度的相关性在 0.68，社交压抑与 外向程度的相关性为 0.59～0.65（Denollet 2005）。D 型人格在不同 性别的人群中没有差异（如 Barth 等 2009）。DS14 已有多国语言的 版本，包括汉语、英语、德语、意大利语等。

在心脏病患者中，有 1/4～1/3 的患者具有 D 型人格。33％～ 37％的外周动脉疾病（PAD）患者具有 D 型人格（Aquarius 等 2005）。此外，18％～38％的冠心病患者（Al-Ruzzeh 等 2005；De- nollet，Pedersen，Vrints 和 Conraads 2006；Martens 等 2007；Mol- loy，Perkins-Porras，Strike 和 Steptoe 2008；Pedersen，Lemos 等 2004；Pelle 等 2008）、20％～29％的慢性心力衰竭患者（Denollet， Schiffer 等 2009；Pelle，Pedersen，Szabó 和 Denollet 2009；Schiffer， Denollet，Widdershoven，Hendriks 和 Smith 2007；von Känel 等

2009)、20％～25％的心律转复除颤器植入患者（Pedersen，van Domburg，Theuns，Jordaens 和 Erdman 2004；Van den Broek，Nyklicek，Van der Voort，Alings 和 Denollet 2008）及 18％～29％的心脏移植术后患者（Denollet，Holmes，Vrints 和 Conraads 2007；Pedersen，Holkamp 等 2006）均具有 D 型人格。13％～25％的普通人具有 D 型人格（Aquarius 等 2005；Denollet 2005；Pedersen 和 Denollet 2004）。

D 型人格量表（DS14）

姓名　　　　　　　　　日期

下面是人们对自身的描述，请根据自己的情况圈出相应的数字。

答案没有正确或错误之分，唯有你的印象才最重要。

0＝完全不符合，1＝基本不符合，2＝中立，3＝基本符合，4＝完全符合。

1. 我很容易与人交往 ……………………………………… →0　1　2　3　4
2. 我常常对不重要的事情小题大作 …………………… →0　1　2　3　4
3. 我常常与陌生人交谈 ………………………………… →0　1　2　3　4
4. 我常常感到不愉快 …………………………………… →0　1　2　3　4
5. 我常常容易被惹怒，发脾气 ………………………… →0　1　2　3　4
6. 在社会交往中我常常感到拘谨和放不开 ………… →0　1　2　3　4
7. 我对事情的看法很悲观 ……………………………… →0　1　2　3　4
8. 我觉得与别人交谈时很难打开话题 ……………… →0　1　2　3　4
9. 我的心情常常很差 …………………………………… →0　1　2　3　4
10. 我是一个封闭型的人 ……………………………… →0　1　2　3　4
11. 我宁愿与其他人保持一定距离 …………………… →0　1　2　3　4
12. 我觉得自己经常为一些事情担忧 ……………… →0　1　2　3　4
13. 我经常闷闷不乐 …………………………………… →0　1　2　3　4
14. 在社会交往中，我找不到合适的话题来谈论 … →0　1　2　3　4

美国心身医学学会 J. Denollet，2005.

消极情感：累加条目：2＋4＋5＋7＋9＋12＋13

社交压抑：累加条目：1（R）＋3（R）＋6＋8＋10＋11＋14（R＝不符合）

D 型人格：消极情感≥10 且社交压抑≥10

本量表援引自：

Denollet，J.（2005）。DS14：消极情感、社交压抑和 D 型人格的标准评估。心身医学杂志，67，89～97

DS14 经出版商许可转载

图 9-1　D 型人格量表（DS14）

临床意义

不同患者临床预后不同，人格因素可能对这一差异起了决定作用。D 型人格与全因死亡、心血管死亡风险增加呈相关性，且独立于传统危险因素（Aquarius 等 2009；Denollet 等 1995，1996；Denollet，Vaes 和 Brutsaert 2000；Pedersen，Lemos 等 2004）。但也有一些研究有不同的结果（Pelle，Pedersen 等 2010）。D 型人格也与临床事件的发生有关，如主要心血管事件（Denollet，Pedersen，Ong 等 2006；Denollet，Pedersen，Vrints 和 Conraads 2006）、新发心肌梗死（Denollet 和 Brutsaert 1998；Denollet 等 2000）或致命性心律失常（Van den Broek 等 2009）。某研究发现 D 型人格人群中肿瘤的发生率相对高（Denollet 和 Brutsaert 1998）。D 型人格人群心血管风险的增加与某些已知的具有临床风险的疾病有关，如左心室功能下降。D 型人格在心血管的各个领域都会影响患者的预后，包括 PAD（Aquarius，Denollet，Hamming，Van Berge Henegouwen 和 De Vries 2007）、冠心病（Al-Ruzzeh 等 2005；Denollet，Pedersen，Vrints 等 2006；Denollet 等 1996；Denollet 等 2000；Martens 等 2010；Pedersen，Lemos 等 2004）、心力衰竭（Denollet，Schiffer 等 2009）、心律失常（Pedersen，van Domburg 等 2004；Van den Broek 等 2009）和心脏移植术后（Denollet 等 2007）。

除了知道 D 型人格与临床预后差有关外，临床医生更关心的是 D 型人格是如何影响预后的。目前认为可能通过的途径包括行为方式与生理途径。行为途径包括生活方式及人际功能损害。我们将在"健康相关行为"和"人际功能"一节中具体阐述。

生理途径是指人格可能通过影响免疫活性、血压反应性、运动后心率恢复及增高下丘脑-垂体-肾上腺（HPA）轴的反应性发挥作用。既往研究显示 D 型人格以肿瘤坏死因子（TNF）及其可溶性受体增加为特征，标志着其免疫活性增强（Conraads 等 2006；Denollet，Schiffer 等 2009）。此外，D 型人格患者的内皮祖细胞（EPC）有所减少，而 EPC 在伤口愈合、血管修复中发挥着作用（Van Craenenbroeck 等 2009）。TNF 增加及 EPC 的减少与心力衰竭患者的预后差有关（Andreou，Tousoulis，Tento-louris，Antoniades 和 Stefanadis 2006；Feldman 等 2000；Pom-pilio 等 2009）。血压的压力反射增强也是 D 型人格影响预后的机制之一。虽然 D 型人格总体上与大学生的血压压力反射不相关，但其两个人格组分与之呈相关性（Habra，Linden，Anderson 和 Weinberg 2003）。近期的心力衰竭研究显示 D 型人格与运动训练后 1 分钟内心率恢复慢有关（von Känel 等 2009），而运动后心率恢复与心血管死亡呈相关性（Nanas 等 2006）。D 型人格还增加了氧化应激负荷（Kupper，Gidron，Winter 和 Denollet 2009），包括抗氧化物质水平下降等，造成了细胞的破坏（Leopold 和 Loscalzo 2009）。最后，D 型人格人群的 HPA 轴活性可能下降，D 型人格的心肌梗死患者在心肌梗死后几天内出现皮质醇觉醒反应增强（Whitehead，Perkins-Porras，Strike，Magid 和 Steptoe 2007），并且皮质醇分泌的增加会持续到心肌梗死后 4 个月（Molloy 等 2008）。在男性大学生人群中发现，D 型人格的两个组成成分均与皮质醇活性增加有关（Habra 等 2003）。

D 型人格与预后

情绪与健康状态

研究一致认为 D 型人格与心血管疾病患者的情绪与健康状况受损有关，通常会降低患者的生命质量，患者经常会自诉健康状况差（Al-Ruzzeh 等 2005；Denollet 等 2000；Mols 等 2010；Pelle 等 2008；Schiffer 等 2005），常会感到疲乏（Pedersen 等 2007；Pedersen 和 Middel 2001），出现消极情感，如焦虑（Ped-ersen，van Domburg 等 2004；Schiffer，Pedersen，Broers，Widdershoven 和 Denollet 2008；Van den Broek 等 2008；Van Gestel 等 2007），易出现抑郁症（Pedersen，Ong 等 2006；Ped-

ersen，van Domburg 等 2004；Schiffer 等 2005）与创伤后综合征
（Pedersen 和 Denollet 2004）。与非 D 型人格相比，D 型人格患者
更易出现临床相关的情绪问题（Denollet，de Jonge 等 2009；
Schiffer，Pedersen，Broers 等 2008），且更易出现自杀倾向
（Ladwig 等 2010）。

情绪与健康状况受损与临床预后差相关（Mommersteeg 等
2009）。因此，以改善患者自身状态为治疗目标很重要（Spertus
2008）。而且，患者通常关注针对改善生命质量的治疗效果
（Spertus 2008），一些患者更看重生命质量而非生存时间
（Stanek，Oates，McGhan，Denofrio 和 Loh 2000）。

健康相关行为

健康相关行为可能反映了一个机制，即 D 型人格与不良预后
（如死亡）相关。许多研究认为 D 型人格与生活方式因素有关。D
型人格的学生饮食不太合理、不愿意户外活动、尽量避免发生可
能会令他们失望的事情（L. William 等 2008）。D 型人格的健康
男性倾向于久坐不动的生活方式（Borkoles，Polman 和 Levy
2010），无论男性还是女性均不喜好运动（Hausteiner，Klupsch，
Emeny，Baumert 和 Ladwig 2010）。最后，有证据显示具有 D 型
人格的心血管疾病患者吸烟率相对较高（Martens 等 2007；Ped-
ersen，Lemos 等 2004），但各研究结果之间互相矛盾（Pelle 等
2008；Schiffer 等 2005；Van Gestel 等 2007；L. Williams 等
2008）。

D 型人格患者在有关治疗的态度和治疗依从性上有所不同
（Hershberger，Robertson 和 Markert 1999）。有研究显示人格因
素与心脏康复治疗的依从性相关，D 型人格患者的依从性相对差
（Brostrom 等 2007；Williams，O'Connor，Grubb 和 O'Carroll
2011），这一现象更多见于需要严格遵循低钠饮食及药物治疗的
心力衰竭患者。最后，D 型人格患者的咨询行为受损，自我管理
能力较差（Schiffer 等 2007；Pelle，Schiffer，Smith，Widder-

shoven 和 Denollet 等 2010)。

人际功能

D 型人格患者的社交压抑主要表现为社交困难，而社交压抑可能会影响到患者与医生的交流（Roter 和 Ewart 1992）。D 型人格患者的社交压抑可能表现为就诊时咨询不充分及缺乏人际支持，这些行为可能会导致相对较差的预后。

就诊时充分的咨询能使病情得到有效监测并防止再住院的发生。在心力衰竭患者中，神经质与患者随访率低呈相关性（Evangelista，Berg 和 Dracup 2001）。无论是健康人群还是心力衰竭患者，具有 D 型人格的人更易出现与医生交流困难的现象（Pelle，Schiffer 等 2010；Schiffer 等 2007；L. Williams 等 2008），有更多失眠的主诉及更多担心病情的主诉（Hausteiner 等 2010；Schiffer 等 2007）。与非 D 型人格患者相比，表现为咨询困难的 D 型人格患者出现健康状况受损的风险高出 6 倍（Pelle，Schiffer 等 2010）。因此，有必要采取有效措施帮助 D 型人格患者向医生敞开心扉。

人际支持能够缓解生存、患病、死亡的压力，缺乏人际支持的患者预后相对差（Mookadam 和 Arthur 2004）。据报道无论是具有 D 型人格的健康人群（Polman，Borkoles 和 Nicholls 2010；Williams 等 2008），还是心血管疾病患者（Pedersen，Spindler，Erdman 和 Denollet 2009），其社会联系及与亲朋的交往均少于非 D 型人格人群。缺乏人际支持是 D 型人格人群压力大的原因（Pedersen，Spindler，Erdman 和 Denollet 2009），没有伴侣的 D 型人格患者比有人陪伴的非 D 型人格患者更易出现消极情绪（Van den Broek，Martens，Nyklicek，Van der Voort 和 Pedersen 2007）。

D 型人格干预措施

根据美国国家卫生研究院（NIH）院长 Zerhouni 的观点，临床个体化治疗应以患者的个性为引导（Zerhouni 2006）。这一观点暗示应鉴别出患者的人格类型。尽管 D 型人格是指一种人格结构，仍不能简单地认为全面干预 D 型人格就不能达到很好效果。D 型人格有其典型的心理构成，包括消极情感及社交压抑。然而，D 型人格人群遇到的心理问题可能是各不相同的（Denollet 和 Brutsaert 1998；Schiffer，Pedersen，Widdershoven 和 Denollet 2008；Van den Broek 等 2008）。因此，D 型人格的干预措施及心理咨询应有针对性，包括：①情绪及健康状况；②健康相关行为；③人际功能（Sher 2005；Tulloch 和 Pelletier 2008）。图 9-2 是针对 D 型人格的干预措施总览。

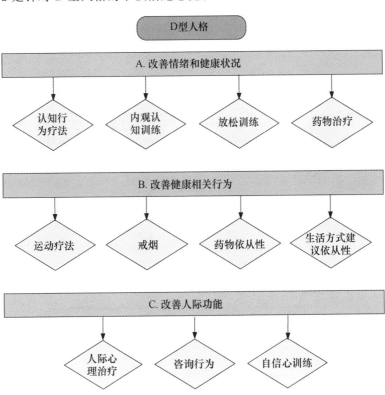

图 9-2　D 型人格干预措施总览

迄今为止，3项观察性研究探讨了 D 型人格在全面心脏康复计划中的作用（Karlsson 等 2007；Pelle 等 2008）。结果显示在完成整个康复计划之后，D 型人格患者有健康状况的改善，但其改善程度仍低于非 D 型人格患者（Karlsson 等 2007；Pelle 等 2008），而且大部分 D 型人格患者的 DS14 评分没有显著变化（Barth 等 2009；Binder，Kohls，Schmid 和 Saner 2007；Pelle 等 2008）。另一项比较一般心脏康复计划与全面康复计划的研究也证实了这一结果（Karlsson 等 2007）。然而，以上研究的设计并非针对 D 型人格，因此其结果的应用范围有限。

目前有 3 项针对 D 型人格的随机对照试验（RCT）正在病例入组阶段。急性心肌梗死短期心理治疗（STEP-AMI）试验旨在评估急性心肌梗死患者进行短期心理干预对其预后的影响（Roncella 等 2009）。另一项德国的试验——阶梯式心理干预降低冠心病风险（SPIRR-CAD）研究旨在评估针对冠心病合并抑郁症患者的心理课程的效果，如果治疗 4 周后经评估患者仍有抑郁症状，将增加 25 课时的认知行为治疗，患者的情绪、健康状况、心血管风险、神经-内分泌及免疫活性、心率变异性、心血管事件都将得到全面评估（Albus 等 2011）。最后一项试验——基于互联网的心脏自动体外除颤器植入术后心理干预（WEBCARE）研究旨在评估基于互联网的行为干预对缓解患者焦虑情绪的效果（Pedersen，Spek，Theuns 等 2009）。

下一节将全面阐述如何针对 D 型人格进行以改善情绪、改变行为方式、改善人际关系为目的的心理干预措施。

改善情绪和健康状况

认知行为疗法

认知行为治疗（CBT）以抑郁症的认知模型为基础（A. T. Beck，Rush，Shaw 和 Emery 1979），是一种在限定时间内有针对性的治疗（J. S. Beck 1995）。CBT 的核心就是识别出对自身、世界、未来的消极思想和观点（Beck 等 1979）。CBT 基于以下两点：①在状况（心脏病）、思想（我的生命是有价值的）及情感（抑郁或焦虑）之间有重要的内在联系（A. T. Beck 等 1979）。②改变不适应的思想或行为。CBT 的基础是认知重建，就是识别出不适应的思想并将其重构为更现实的、更适应实际情况的认知。下一步，患者要寻找证据支持这些思想，既然原来的思想被反驳了，就要找到支持现在思想的现实证据（Beck 1964）。

两项针对心脏病患者的随机对照试验评估了 CBT 对慢性情绪抑郁的作用：分别是冠心病患者强化康复措施（ENRICHD）研究（Berkman 等 2003）和疲惫干预试验（EXIT）（Appels 等 2005）。ENRICHD 研究将心肌梗死后合并抑郁症的患者随机分为 CBT 组及常规康复组。CBT 组在必要时给予选择性 5-羟色胺再摄取抑制剂（SSRI）（Berkman 等 2003）。EXIT 研究评估了对经皮冠状动脉介入术（PCI）后合并疲劳综合征的患者进行综合心理干预的效果，结果显示与常规心脏康复比较，CBT 能够缓解心肌梗死后或 PCI 术后患者的消极情感，改善人际支持（Appels 等 2005），但患者的生存率及心血管事件发生率并未下降（Appels 等 2005；Berkman 等 2003）。尽管这些试验的硬终点均不尽如人意，但消极情感的缓解迄今为止仍被认为是心理干预的主要目标（Krumholz 等 2005；Spertus 2008）。

对于 D 型人格患者来说，由于其相对高的抑郁程度（Schiffer，Pedersen，Broers 等 2008）及不佳的健康状况（Pedersen，Holkamp 等 2006），CBT 被证实是一种针对其人格特征并能够改善其消极情感的有效手段。CBT 还能有效减轻 D 型人格患者的社会孤立程度（Pedersen，Spindler，Erdman 2009），社会孤立来源于 D 型人格患者的另一表现——社交压抑。由于消极情感及社交压抑是 D 型人格患者的两大特征，因此 CBT 对 D 型人格患者的治疗比较有效。

内观认知疗法

内观认知疗法（MBCT）是将 CBT 与 KabatZinn 提出的内观减压计划相结合的治疗方法（1990）。与 CBT 比较，MBCT 重点不在于改变患者的思想，而在于改变对思想的认知。MBCT 中的 CBT 部分在于帮助建立一些"去中心化的观点"，例如"思考不是事实"、"我不是我的想法"等（Teasdale 等 2000）。

MBCT 的目标在于教会患者改善对思想和感觉的认知，将它们放在更广阔、去中心化的背景中。应将思想、感情看做是"心智事件"，而不是对自我方面或现实的反映。通常认为针对消极情感相关的思想或感情培养出一种疏离、去中心化的关系是向患者提供技巧以预防消极思想模式升级的关键（Teasdale，Segal 和 Williams 1995）。由于 MBCT 几乎没有明确强调改变负性自动化思考的内容和特定含义，因此 MBCT 训练也可以在症状缓解的状态下进行，并用每日经历作为训练目标。

MBCT 已被证实能够有效缓解慢性病患者的消极情感（Reibel，Greeson，Brainard，和 Rosenzweig 2001），对于合并慢性抑郁症患者尤其有效（Ma 和 Teasdale 2004）。与应用抗抑郁药物相比，MBCT 能够进一步减轻抑郁症状、降低精神疾病发生并改善生命质量（Kuyken 等 2008）。

最近，一项前瞻性队列研究评估了 MBCT 在心力衰竭患者中的疗效。慢性心力衰竭患者支持、教育和调查的研究（SEARCH）结果显示，与常规治疗比较，8 周的内观认知治疗显著降低了焦虑、抑郁的程度并改善了健康状况，这一结果在 12 周的随访时仍能够看到（Sullivan 等，2009）。尽管如此，该试验中发生死亡及再住院的联合终点在两组间仍无显著差异（Sullivan 等，2009）。

MBCT 还能够减轻 D 型人格患者长期的苦恼情绪。而且，D 型人格患者在治疗过程中感到很放松，因为这一治疗过程主要在于冥想，而不需要与别人进行思想的交流，从而避免了出现社交不适感。

放松疗法

放松疗法有许多种方式，包括肌肉放松、思想放松、自我训练，也可以将几种方式结合。应激处理通常是心脏康复计划中的常规内容，可以进行个体治疗或小组治疗。本书第 6 章详细描述了心脏病患者进行应激处理的细节与技巧。

一项汇集了 15 项试验的荟萃分析显示，增加了放松疗法的心脏康复能够有效缓解抑郁情绪，但其效果尚次于 CBT（Jorm，Morgan 和 Hetrick 2009）。因此，放松疗法可以作为治疗抑郁症的一项简单的一线干预措施。对于在特定时间内对放松疗法无反应的患者，需要为其提供强化心理治疗。放松疗法的优势在于其简单性、低成本及培训时间短（Jorm 等 2009）。

研究显示放松疗法能够有效改善心绞痛患者的心理抑郁和健康状况（Collins 和 Rice 1997；Hattan，King 和 Griffiths 2002；Trzcieniecka-Green 和 Steptoe 1996），并减少心血管事件的发生（Bundy，Carroll，Wallace 和 Nagle 1998；van Dixhoorn 和 Duivenvoorden 1999）。对于心力衰竭患者，放松疗法的有效性仅在老年患者中进行过评价（Kostis，Rosen，Cosgrove，Shindler 和 Wilson 1994；Yu，Lee，Woo 和 Hui 2007）。一项研究显示对轻度心力衰竭患者使用放松疗法后，其运动耐力及情绪状态得到改善（Kostis 等 1994）。最近的研究显示，与接受电话心理支持的治疗方式相比，循序渐进的肌肉放松训练能够更有效地缓解焦虑、抑郁及改善健康状况（Yu 等 2007）。一篇汇集了 27 项临床研究的系统综述显示放松疗法有助于心肌缺血患者的康复，有利于冠心病的二级预防（van Dixhoorn 和 White 2005）。此外，放松疗法还能够改善心脏病患者的社交活动，提高社交质量（Trzcieniecka-Green 和 Steptoe 1996）。

放松疗法对 D 型人格患者应该也会有所帮助，因为这种治疗方法能够同时针对 D 型人格的两种特征，即消极情感及社交压抑。D 型人格应该很愿意接受这种干预方法，因为患者可以直接获得放松并消除与消极情感相关的紧张。而且，放松疗法不依赖于患者与治疗师之间的强化沟通，这对于存在社交压抑的 D 型人格患者来说非常有利。

药物治疗

除了心理治疗，对某些患者还需要根据抑郁水平给予一定的药物。目前有几项试验对 SSRI 用于合并抑郁症的心脏病患者的有效性、安全性进行了评估，结果显示 SSCI 能够改善生命质量及心理状况（Swenson 等 2003；Thombs 等 2008）。然而，数项 RCT 研究均显示 SSRI 并不能改善生存率及降低心血管事件的发生（Berkman 等 2003；Glassman 等 2002；Jiang 等 2008；Lespérance 等 2007；van Melle 等 2007）。

除了改变行为方式及心理状况外，SSRI 还能够改变患者的人格特征，几项 SSRI 治疗抑郁症的临床研究均支持这一结果。这些研究的关注点在于患者的神经质及外向程度的改善，这两点是与消极情感及社交压抑紧密相关的。一项比较对抑郁症患者及健康对照组分别应用 SSRI 的研究显示，SSRI 能够激发人格特征的改变，降低神经质程度的同时增加外向度评分（Du, Bakish, Ravindran 和 Hrdina 2002）。最近的一项 RCT 研究显示对于重度抑郁症患者，与安慰剂组相比，SSRI 及认知治疗均能够降低患者的神经质评分并增加外向评分。重要的是，人格特征的改变是独立于抑郁状态的改善的（Tang 等 2009）。

对于出现临床抑郁的 D 型人格患者建议给予药物治疗。药物能够减少临床相关的抑郁情绪，对于减轻 D 型人格的消极情感、社交压抑及人格构建具有积极作用。

改善健康相关行为

消除危险因素、改善健康相关行为是现今心血管治疗的主要目标。本节将讨论针对 D 型人格，如何采取措施进行健康相关行为的改善。

运动疗法

运动对于防治心血管疾病来说至关重要，运动训练已被证实能够显著改善临床预后，如生存率（Taylor, Unal, Critchley 和

Capewell 2006)、患病率（Williams 等 2006）生命质量（Cohen 等 1999）及心理状态（Denollet 和 Brutsaert 2001）。本书第 13 章详细阐述了如何改变心脏病患者久坐不动的生活方式。

由于 D 型人格患者不愿意从事体力活动，因此运动训练可能对其改善健康更为有效（Borkoles 等 2010；Williams 等 2008）。有研究显示，D 型人格患者在参加全面心脏康复计划后自诉身体状况明显改善（Pelle 等 2008），提示此类康复计划能够改善 D 型人格患者的主观健康状况。

戒烟

吸烟是心脏病发生与发展的主要危险因素（Lloyd-Jones 等 2009），与心脏病患者健康损害密切相关（Riedinger，Dracup 和 Brecht 2000）。因此，戒烟是心脏病一级预防及二级预防的重要目标。本书第 14 章详细描述了心脏病患者的戒烟策略及技巧。

情感抑郁和吸烟的关系是持久的，起初情感抑郁会导致吸烟；随着时间的延长，情感抑郁又会加重吸烟（Orlando，Ellickson 和 Jinnett 2001）。焦虑与抑郁症状均与急性心肌梗死患者出院后的戒烟失败有关（Kuhl，Fauerbach，Bush 和 Ziegelstein 2009；Perez，Nicolau，Romano 和 Laranjeira 2008；Thorndike 等 2008）。总体上说，有消极情感的患者更容易复吸（Abrantes 等 2008），尤其是对于难以耐受抑郁症状的 D 型人格患者（Martens 等 2007；Pedersen，Lemos 等 2004）。研究显示 D 型人格患者吸烟率高，吸烟可能是 D 型人格患者缓解压力的方法。对于戒烟失败的 D 型人格患者来说，寻求其他缓解消极情感的方法有利于预后的改善。

药物依从性

药物治疗是心脏病治疗及康复过程的核心（Esposito，Bagchi，Verdier，Bencio 和 Kim 2009）。良好的药物依从性能够降低护理及其他医疗成本。然而，在遵医嘱服药的过程中往往会出现一系列的问题。

心理困扰与药物依从性相关。荟萃分析显示，在慢性病患者中，抑郁症患者依从性差的概率是非抑郁症患者的 3 倍，而焦虑与依从性的关系尚存在争议（DiMatteo，Lepper 和 Croghan 2000）。一篇综述显示合并抑郁的心脏病患者更易忘记服药（Gehi，Haas，Pipkin 和 Whooley 2005）。心肌梗死后焦虑患者对舌下含服硝酸甘油的依从性更好（Kuhl 等 2009），但焦虑也会导致药物依从性的下降，比如因过度担心副作用而不愿意服药。神经质与心力衰竭患者的药物依从性低有关（Kuhl 等 2009），而具有 D 型人格的睡眠时呼吸困难患者对于正压通气治疗的依从性相对差（Broström 等 2007）。

D 型人格的两大特征即消极情感及社交压抑均与药物依从性有关。可以通过改善苦恼情绪达到提高药物依从性的目的。此外，因为 D 型人格患者存在社会交往障碍的特性，即便对服药过程不理解也不愿意询问，因此向 D 型人格患者详细解释如何服药并帮助其理解药物相关信息也能提高依从性。

生活方式建议的依从性

强烈建议心脏病患者进行生活方式的改善，例如低盐饮食、戒酒，尤其是对于存在体液潴留的心力衰竭患者，其生活方式的调整是极其严格的。除了严格限盐，监测体重，每天还要注意有无凹陷性水肿的体征。据报道心力衰竭患者能够遵循以上内容的程度为低至中等（van der Wal 等 2006）。

无论健康人（Hausteiner 等 2010）还是植入式心律转复除颤器（ICD）植入术后患者（Hausteiner 等 2010），苦恼心理均与饮食调整不良有关。神经质也与心力衰竭患者不遵循饮食调整建议有关（Evangelista 等 2001）。

D 型人格患者似乎不愿意接受生活方式调整的建议（Borkoles 等 2010；Williams 等 2008）。加强监测、询问以及详细的解释能够提高 D 型人格患者的依从性。意识到并努力改善自身抑郁情绪的 D 型人格患者也能够提高其生活方式的依从性。

改善人际功能

人际心理治疗

人际心理治疗（IPT）是一种短期的心理治疗，最初来源于针对严重抑郁症患者出院后的心理干预研究。这项治疗的特征在于将重点放在患者当前的社会及交往背景中，而不探究生理学、遗传学及个体因素在其产生过程中发挥的作用。IPT 是以心理社会压力与情绪之间的互惠为前提的（Klerman，Weissman 和 Rounsaville 1984），鼓励患者切合实际地向前看，并充分利用自己的未来（Markowitz 等 1998）。与其他利用内在的心理治疗方法不同，IPT 利用的是人与人之间交往的方法，通常要识别出一个，至多两个人际关系交往中的障碍点。IPT 治疗中涵盖的所有领域，除了针对丧失亲人后的抑郁情绪治疗外，其他领域的治疗均可用于心脏病患者。人际关系障碍涉及的几个领域被定义为人际角色冲突、角色转换困难、人际关系缺失。例如，心肌梗死后患者可能会经历由于害怕心绞痛发作而不敢像以往一样运动的心理历程，这些困扰可能会导致抑郁情绪。而且，IPT 治疗能够针对社交障碍进行治疗，如心脏病之后的社会孤立等。

IPT 在老年人及慢性病患者中均已被证实能够有效缓解临床抑郁（Markowitz 等 1998；Reynolds 等 1999；van Schaik 等 2006）。一项研究显示 IPT 能够缓解创伤后应激综合征以及抑郁、焦虑症状，并改善社交及健康状况。一项开放性试验评估了 12 周的 IPT 治疗对于稳定型冠心病抑郁患者的有效性（Koszycki，LaFontaine，Frasure-Smith，Swenson 和 Lespérance 2004）。结果显示 IPT 无论是联用药物治疗还是单独使用均可改善抑郁状态。53% 的患者达到了抑郁缓解的标准。在以上研究基础上，加拿大心脏病患者随机抗抑郁和心理治疗疗效评估（CREATE）试验使用了更有力度的设计方法对心理治疗进行评估，然而，CREATE 研究未获得预期的结果。与临床干预比较，IPT 未能成功降低临床抑郁的发生（Lespérance 等 2007）。此阴性结果可能源于试验设计本身，因为在本研究中治疗师既要进行临床干预又要进行心理治疗。治疗师被明确要求不要在临床处理过程中使用心理干预措施，因此本研究中的治疗师的双重角色可能导致了不尽如人意的结果。

IPT 对于 D 型人格患者尤其有效，因为 D 型人格患者更容易出现苦恼情绪（例如，Pedersen，van Domburg 等 2004；Schiffer，Pedersen，Broers 等 2008）及较少的社会交往（例如，Pedersen，van Domburg 等 2004；Schiffer，Pedersen，Broers 等 2008）。而 IPT 能够针对 D 型人格患者的两大主要人格特征。IPT 治疗的核心是使患者从心理上适应心脏病这一状态，角色转换的过程中患者容易出现苦恼情绪，尤其是 D 型人格患者。此外，"患有心脏病"的社会暗示将导致社交压抑，IPT 的另一治疗目标就是针对这一心理的治疗。

自信心训练

D 型人格患者通常被动或适应不良地处理应激情况，例如顺从或退缩（Polman 等 2010），而神经质及外向性格通常与解决问题的策略少有关（Connor-Smith 和 Flachsbart 2007）。"愤怒抑制"常见于具有 D 型人格的冠心病患者（Denollet，Gidron，Vrints 和 Conraads 2010），提示 D 型人格人群的社交压抑可能源于自身。

社会预期与自信心呈相关性（Ames 2008）。D 型人格患者在社会交往中总是预期遭到拒绝，因此被认为存在自卑及社交焦虑。研究显示，自信心训练能够改善心肌梗死后患者的抑郁状态（Cowan 等 2008），而且，自信心训练还能够改善癌症患者的交流技巧（Street 等 2010），减少高危患者心理方面的主诉（Timmerman，Emmelkamp 和 Sanderman 1998），并缓解精神疾病患者的焦虑情绪（Lin 等 2008）。因此，自信心治疗能够使 D 型人格患者的社交更加顺畅，尤其是女性（Barth 等 2009）。社交上的进步反过来有益于患者消极情感的改善。

咨询行为

充分咨询对于心脏病患者的临床恢复非常关键。心理问题与不良的咨询行为有关，D 型人格患者在症状加重时很少向医生进行咨询。觉察到 D 型人格患者的咨询行为存在问题时医生需要采取以下措施。首先，D 型人格患者诉说病情时，医生应该适当地进行询问，引导患者使这一过程更加顺畅。由于 D 型人格患者在病情变化时不愿意咨询专门的医务人员，因此对其定期的随访很重要（Pelle，Schiffer 等 2010；Schiffer 等 2007）。定期随访将使得医患之间充分地沟通，而不会由于 D 型人格个体的社交压抑行为而受到阻碍。

在医生转换工作模式及态度的同时，D 型人格患者也应做出一些改变。D 型人格患者应该把进行临床症状监测并及时咨询这种行为作为一种共享投资。要获得改变，必须要改善闭塞的人际交往、克服社交障碍。这些都是可以通过 CBT、IPT 及自信心训练获得的。

临床实用指南

如何将以上这些行为策略转化为可行的临床实践呢？图 9-3 展示了临床实用指南总览。重要的第一步是高危患者的识别。利用人格类型化的方法，通过简化的 DS14 人格量表可以尽快识别出有损于健康状况的 D 型人格患者。重要的是，心理与心脏病密不可分，因此心理风险分层对于心理科医生及心脏科医生同样重要。下一步就是鉴别出 D 型人格患者的独特个性。由于每个患者的情绪状态、健康状况、相关的行为方式、社交压抑程度均存在差异，因此这一步鉴别比较困难。需要由有经验的医疗专业人员为其量身定制多层面的干预方案。由于存在社交障碍，因此个体独自进行的治疗可能会对 D 型人格患者的心理功能改善起到最好的效果。此外，强烈建议将心理社会干预作为医生及患者的共享目标，因为双方都会对治疗做出贡献（Cowan 等 2008）。由于 D 型人格患者存在社交恐惧且不愿意进行咨询，因此对 D 型人格患

者进行有效治疗的前提是为其提供安全的环境（Schiffer 等
2007）。要制造这样一种安全的环境，需要专门为其营造一种相
对"正常"的就诊环境，在这种环境中，D 型人格患者不会感到
自己和别人不一样，并能避免内在的社交不适感。社会心理治疗
应融入心脏康复的全程，应针对个体问题为 D 型人格患者提供额
外的心理咨询。最后一点针对 D 型人格患者的建议是从心理状况
角度及临床预后角度综合评估心理干预措施的有效性，临床医生
据此也能够增加行为治疗的循证医学证据。

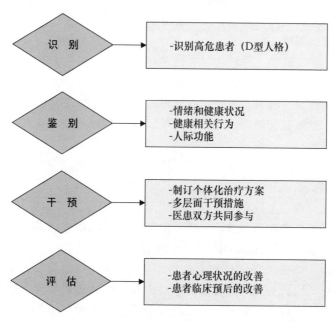

图 9-3　临床实用指南总览

在和患者进行交流的过程中，避免为其贴上"D 型人格"、
"消极情感"或"社交压抑"的标签。以下这样表达可能会更好，
比如"您对感情刺激略微敏感"、"您可能正经历了一些焦虑或抑
郁的感觉"或"您可能压抑了自己的情绪"。通过这些描述，患
者通常能够迅速意识到自身的心理问题，从而有一种放松的感

觉。在与 D 型人格患者用医学名词进行交流时，要知道不是所有
患者都愿意让别人知道自己的情绪状况。逐渐认识到每个患者的
个体差异有利于为其量身定制不同的干预策略，从而有助于改善
其高度苦恼状态。

未来研究建议

在过去的几十年中，大量文献报道了 D 型人格与心脏病的关
系，从全新的角度剖析了 D 型人格对健康状况的影响，并对 D 型
人格如何影响预后的途径进行了探索。尽管如此，目前仍有许多
问题未得到解决。

首先，目前还不清楚 D 型人格与心脏病病因的关系，虽然几
项研究涉及了遗传（Kupper 等，2007）、环境（Van den Broek
等，2010）、反映疾病严重程度的独立指标（Pelle，van den
Broek，等，2010；Schiffer 等，2005），提示 D 型人格可能存在
于心脏病发病之前，但迄今为止尚无明确答案。为了知晓 D 型人
格及心脏病何为因果，需要进行以社区居民为基础的长期的队列
研究，并且此队列中应纳入大量年轻个体。

D 型人格与心理困扰之间的关系已经建立，但结果显示不是
所有的 D 型人格个体都是健康状况不良的高危人群。例如，没有
伴侣的 D 型人格患者的抑郁程度相对高（Van den Broek 等，
2007）。其他人口学因素（如教育程度、性别、年龄）都对 D 型
人格患者的临床预后产生了影响。而且，心理因素——如一般性
焦虑（Van den Broek 等，2009）或疾病特异性焦虑（Pedersen，
Spindler，Johansen，和 Mortensen，2009；Pedersen，Theuns，
Erdman，和 Jordaens，2008），临床因素——如合并症（Peder-
sen，Ong，等，2006）等都会对 D 型人格在预后中的决定性程度
产生影响。建议通过前瞻性研究对这一问题进行探索。

迄今为止，仅有几项探讨具有 D 型人格的个体健康相关行为
的研究，研究对象包括学生及健康人。结果显示与非 D 型人格个
体相比，D 型人格个体的行为方式不够健康。由于健康相关行为

是 D 型人格患者临床预后相对差的重要原因，并且针对健康相关行为，D 型人格患者可以接受许多重要的治疗，因此，在心脏病患者人群中探讨 D 型人格与健康相关行为关系的研究非常有必要。

有关 D 型人格患者低廉高效干预的研究和临床实践仍然处于萌芽阶段。在设计并实施临床随机对照试验之前，观察性研究起了很大作用。从既往进行的 D 型人格心脏病患者改善社会心理功能的干预研究中，我们得到了许多启示（DeMets 和 Califf，2002a，b）。设计良好的随机对照试验应包括以下几个因素：干预措施最佳时机的选择、合适的对照组的选择、临床终点的设定、治疗策略的选择。

最后，D 型人格患者面临不良预后的危险逐渐增加，尽管观察研究的证据似乎很有希望，但针对 D 型人格患者的干预措施能够改善临床终点的实证证据仍然缺乏。本章还列举了能够改善 D 型人格预后、健康相关行为和人际功能的潜在干预策略。D 型人格干预措施应当是未来临床医生和科研人员共同关注的目标。

参考文献

Abrantes，A. M.，Strong，D. R.，Lejuez，C. W.，Kahler，C. W.，Carpenter，L. L.，Price，L. H.，et al.（2008）. The role of negative affect in risk for early lapse among low distress tolerance smokers. *Addictive Behaviors*，33（11），1394-1401.

Albus，C.，Beutel，M.，Deter，H. C.，Fritsche，K.，Hellmich，M.，Jordan，J.，et al.（2011）. A Stepwise Psychotherapy Intervention for Reducing Risk in Coronary Artery Disease（SPIRR-CAD）Rationale and design of a multicenter，randomized trial in depressed patients with CAD. *Journal of Psychosomatic Research*，71，215-222.

Al-Ruzzeh，S.，Athanasiou，T.，Mangoush，O.，Wray，J.，Modine，T.，George，S.，et al.（2005）. Predictors of poor mid-term health related quality of life after primary isolated coronary artery bypass grafting surgery. *Heart*，91（12），1557-1562.

Ames，D. R.（2008）. Assertiveness expectancies：How hard people push depends on the consequences they predict. *Journal of Personality and Social Psychology*, 95 (6), 1541-1557.

Andreou, I., Tousoulis, D., Tentolouris, C., Antoniades, C., & Stefanadis, C. (2006). Potential role of endothelial progenitor cells in the pathophysiology of heart failure: Clinical implications and perspectives. *Atherosclerosis*, 189 (2), 247-254.

Appels, A., Bar, F., van der Pol, G., Erdman, R., Assman, M., Trijsburg, W., et al. (2005). Effects of treating exhaustion in angioplasty patients on new coronary events: Results of the randomized EXhaustion Intervention Trial (EXIT). *Psychosomatic Medicine*, 67 (2), 217-223.

Aquarius, A. E., Denollet, J., Hamming, J. F., & De Vries, J. (2005). Role of disease status and Type D personality in outcomes in patients with peripheral arterial disease. *American Journal of Cardiology*, 96 (7), 996-1001.

Aquarius, A. E., Denollet, J., Hamming, J. F., Van Berge Henegouwen, D. P., & De Vries, J. (2007). Type D personality and ankle brachial index as predictors of impaired quality of life and depressive symptoms in peripheral arterial disease. *Archives of Surgery*, 142 (7), 662-667.

Aquarius, A. E., Smolderen, K. G., Hamming, J. F., De Vries, J., Vriens, P. W., & Denollet, J. (2009). Type D personality and mortality in peripheral arterial disease: A pilot study. *Archives of Surgery*, 144 (8), 728-733.

Asendorpf, J. B. (1993). Social inhibition: A general-developmental perspective. In H. C. Traue & J. W. Pennebaker (Eds.), *Emotion, inhibition, and health* (pp. 80-99). Seattle: Hogrefe & Huber.

Barth, J., Volz, A., Schmid, J. P., Kohls, S., von Kanel, R., Znoj, H., et al. (2009). Gender differences in cardiac rehabilitation outcomes: Do women benefi t equally in psychological health? *Journal of Womens Health (Larchmt)*, 18 (12), 2033-2039.

Beck, A. T. (1964). Thinking and depression. II. Theory and therapy. *Archives of General Psychiatry*, 10, 561-571.

Beck, J. S. (1995). *Cognitive therapy: Basics and beyond.* New York:

Guilford.

Beck, A. T. , Rush, A. J. , Shaw, B. F. , & Emery, G. (1979). *Cognitive therapy of depression*. New York: Guilford.

Berkman, L. F. , Blumenthal, J. , Burg, M. , Carney, R. M. , Catellier, D. , Cowan, M. J. , et al. (2003). Effects of treating depression and low perceived social support on clinical events after myocardial infarction: The ENancing Recovery In Coronary Heart Disease patients (ENRICHD) randomized trial. *Journal of the American Medical Association*, 289 (23), 3106-3116.

Binder, R. , Kohls, S. , Schmid, J. , & Saner, H. (2007). Prevalence and variance of Type D personality in a Swiss cohort during cardiac rehabilitation. *European Journal of Cardiovascular Prevention and Rehabilitation*, 14 (Suppl 1), s86.

Borkoles, E. , Polman, R. , & Levy, A. (2010). Type D personality and body image in men: The role of exercise status. *Body Image*, 7 (1), 39-45.

Brostrom, A. , Stromberg, A. , Martensson, J. , Ulander, M. , Harder, L. , & Svanborg, E. (2007). Association of Type D personality to perceived side effects and adherence in CPAP-treated patients with OSAS. *Journal of Sleep Research*, 16 (4), 439-447.

Bundy, C. , Carroll, D. , Wallace, L. , & Nagle, R. (1998). Stress management and exercise training in chronic stable angina pectoris. *Psychology and Health*, 13 (1), 147-156.

Cohen, R. A. , Moser, D. J. , Clark, M. M. , Aloia, M. S. , Cargill, B. R. , Stefanik, S. , et al. (1999). Neurocognitive functioning and improvement in quality of life following participation in cardiac rehabilitation. *American Journal of Cardiology*, 83 (9), 1374-1378.

Collins, J. A. , & Rice, V. H. (1997). Effects of relaxation intervention in phase II cardiac rehabilitation: Replication and extension. *Heart and Lung*, 26 (1), 31-44.

Connor-Smith, J. K. , & Flachsbart, C. (2007). Relations between personality and coping: A metaanalysis. *Journal of Personality and Social Psychology*, 93 (6), 1080-1107.

Conraads, V. M. , Denollet, J. , De Clerck, L. S. , Stevens, W. J. ,

Bridts，C.，& Vrints，C. J.（2006）. Type D personality is associated with increased levels of tumour necrosis factor（TNF）-alpha and TNF-alpha receptors in chronic heart failure. *International Journal of Cardiology*，113（1），34-38.

Cowan，M. J.，Freedland，K. E.，Burg，M. M.，Saab，P. G.，Youngblood，M. E.，Cornell，C. E.，et al.（2008）. Predictors of treatment response for depression and inadequate social support-the ENRICHD randomized clinical trial. *Psychotherapy and Psychosomatics*，77（1），27-37.

De Fruyt，F.，& Denollet，J.（2002）. Type D personality：A fi ve-factor model perspective. *Psychology and Health*，17（5），671-683.

DeMets，D. L.，& Califf，R. M.（2002a）. Lessons learned from recent cardiovascular clinical trials：Part I. *Circulation*，106（6），746-751.

DeMets，D. L.，& Califf，R. M.（2002b）. Lessons learned from recent cardiovascular clinical trials：Part II. *Circulation*，106（7），880-886.

Denollet，J.（2005）. DS14：Standard assessment of negative affectivity，social inhibition，and Type D personality. *Psychosomatic Medicine*，67（1），89-97.

Denollet，J.，& Brutsaert，D. L.（1998）. Personality，disease severity，and the risk of long-term cardiac events in patients with a decreased ejection fraction after myocardial infarction. *Circulation*，97（2），167-173.

Denollet，J.，& Brutsaert，D. L.（2001）. Reducing emotional distress improves prognosis in coronary heart disease. *Circulation*，104，2018-2023.

Denollet，J.，& Pedersen，S. S.（2008）. Prognostic value of Type D personality compared with depressive symptoms. *Archives of Internal Medicine*，168（4），431-432.

Denollet，J.，Sys，S. U.，& Brutsaert，D. L.（1995）. Personality and mortality after myocardial infarction. *Psychosomatic Medicine*，57（6），582-591.

Denollet，J.，Sys，S. U.，Stroobant，N.，Rombouts，H.，Gillebert，T. C.，& Brutsaert，D. L.（1996）. Personality as independent predictor of long-term mortality in patients with coronary heart disease. *Lancet*，347（8999），417-421.

Denollet, J., Vaes, J., & Brutsaert, D. L. (2000). Inadequate response to treatment in coronary heart disease: Adverse effects of Type D personality and younger age on 5-year prognosis and quality of life. *Circulation*, 102 (6), 630-635.

Denollet, J., Pedersen, S. S., Ong, A. T., Erdman, R. A., Serruys, P. W., & van Domburg, R. T. (2006). Social inhibition modulates the effect of negative emotions on cardiac prognosis following percutaneous coronary intervention in the drug-eluting stent era. *European Heart Journal*, 27 (2), 171-177.

Denollet, J., Pedersen, S. S., Vrints, C. J., & Conraads, V. M. (2006). Usefulness of Type D personality in predicting fi ve-year cardiac events above and beyond concurrent symptoms of stress in patients with coronary heart disease. *American Journal of Cardiology*, 97 (7), 970-973.

Denollet, J., Holmes, R. V., Vrints, C. J., & Conraads, V. M. (2007). Unfavorable outcome of heart transplantation in recipients with Type D personality. *Journal of Heart and Lung Transplantation*, 26 (2), 152-158.

Denollet, J., de Jonge, P., Kuyper, A., Schene, A. H., van Melle, J. P., Ormel, J., et al. (2009). Depression and Type D personality represent different forms of distress in the Myocardial INfarction and Depression-Intervention Trial (MIND-IT). *Psychological Medicine*, 39 (5), 749-756.

Denollet, J., Schiffer, A. A., Kwaijtaal, M., Hooijkaas, H., Hendriks, E. H., Widdershoven, J. W., et al. (2009). Usefulness of Type D personality and kidney dysfunction as predictors of interpatient variability in infl ammatory activation in chronic heart failure. *American Journal of Cardiology*, 103 (3), 399-404.

Denollet, J., Gidron, Y., Vrints, C. J., & Conraads, V. M. (2010). Anger and suppressed anger and risk of adverse events in patients with coronary artery disease. *American Journal of Cardiology*, 105 (11), 1555-1560.

DiMatteo, M. R., Lepper, H. S., & Croghan, T. W. (2000). Depression is a risk factor for noncompliance with medical treatment: Meta-analysis of the effects of anxiety and depression on patient adherence. *Archives of Internal Medicine*, 160 (14), 2101-2107.

Du, L., Bakish, D., Ravindran, A. V., & Hrdina, P. D. (2002). Does fl uoxetine infl uence major depression by modifying fi ve-factor personality traits? *Journal of Affective Disorders*, 71 (1-3), 235-241.

Emons, W. H., Meijer, R. R., & Denollet, J. (2007). Negative affectivity and social inhibition in cardiovascular disease: Evaluating Type D personality and its assessment using item response theory. *Journal of Psychosomatic Research*, 63 (1), 27-39.

Epstein, A. E., DiMarco, J. P., Ellenbogen, K. A., Estes, N. A., 3rd, Freedman, R. A., Gettes, L. S., et al. (2008). ACC/AHA/HRS 2008 guidelines for device-based therapy of cardiac rhythm abnormalities: A report of the American College of Cardiology/American Heart Association Task Force on practice guidelines: Developed in collaboration with the American Association for thoracic surgery and society of thoracic surgeons. *Circulation*, 117 (21), e350-408.

Esposito, D., Bagchi, A. D., Verdier, J. M., Bencio, D. S., & Kim, M. S. (2009). Medicaid beneficiaries with congestive heart failure: Association of medication adherence with healthcare use and costs. *American Journal of Managed Care*, 15 (7), 437-445.

Evangelista, L. S., Berg, J., & Dracup, K. (2001). Relationship between psychosocial variables and compliance in patients with heart failure. *Heart and Lung*, 30, 294-301.

Feldman, A. M., Combes, A., Wagner, D., Kadakomi, T., Kubota, T., Li, Y. Y., et al. (2000). The role of tumor necrosis factor in the pathophysiology of heart failure. *Journal of the American College of Cardiology*, 35 (3), 537-544.

Friedman, H. S., & Booth-Kewley, S. (1987). Personality, Type A behavior, and coronary heart disease: The role of emotional expression. *Journal of personality and Social Psychology*, 53 (4), 783-792.

Friedman, M., & Rosenman, R. H. (1959). Association of specifi c overt behavior pattern with blood and cardiovascular fi ndings: blood cholesterol level, blood clotting time, incidence of arcus senilis, and clinical coronary artery disease. *Journal of the American Medical Association*, 169 (12), 1286-1296.

Friedman, M. , & Rosenman, R. H. (1971). Type A behavior pattern: Its association with coronary heart disease. *Annals of Clinical Research*, 3 (6), 300-312.

Gehi, A. , Haas, D. , Pipkin, S. , & Whooley, M. A. (2005). Depression and medication adherence in outpatients with coronary heart disease: Findings from the Heart and Soul study. *Archives of Internal Medicine*, 165 (21), 2508-2513.

Glassman, A. H. , O'Connor, C. M. , Califf, R. M. , Swedberg, K. , Schwartz, P. , Bigger, J. T. , Jr. , et al. (2002). Sertraline treatment of major depression in patients with acute MI or unstable angina. *Journal of the American Medical Association*, 288 (6), 701-709.

Habra, M. E. , Linden, W. , Anderson, J. C. , & Weinberg, J. (2003). Type D personality is related to cardiovascular and neuroendocrine reactivity to acute stress. *Journal of Psychosomatic Research*, 55 (3), 235-245.

Hattan, J. , King, L. , & Griffi ths, P. (2002). The impact of foot massage and guided relaxation following cardiac surgery: A randomized controlled trial. *Journal of Advanced Nursing*, 37 (2), 199-207.

Hausteiner, C. , Klupsch, D. , Emeny, R. , Baumert, J. , & Ladwig, K. H. (2010). Clustering of negative affectivity and social inhibition in the community: Prevalence of Type D personality as a cardiovascular risk marker. *Psychosomatic Medicine*, 72 (2), 163-171.

Hershberger, P. J. , Robertson, K. B. , & Markert, R. J. (1999). Personality and appointment-keeping adherence in cardiac rehabilitation. *Journal of Cardiopulmonary Rehabilitation*, 19 (2), 106-111.

Jiang, W. , O'Connor, C. , Silva, S. G. , Kuchibhatla, M. , Cuffe, M. S. , Callwood, D. D. , et al. (2008). Safety and effi cacy of sertraline for depression in patients with CHF (SADHART-CHF): A randomized, double-blind, placebo-controlled trial of sertraline for major depression with congestive heart failure. *American Heart Journal*, 156 (3), 437-444.

Jorm, A. F. , Morgan, A. J. , & Hetrick, S. E. (2009). Relaxation for depression (review). *The Cochrane Library*, 1, 1-53.

Kabat-Zinn, J. (1990). *Full catastrophe living: The program of the stress reduction clinic at the University of Massachusetts Medical Center*. New York: Delta.

Karlsson, M. R., Edstrom-Pluss, C., Held, C., Henriksson, P., Billing, E., & Wallen, N. H. (2007). Effects of expanded cardiac rehabilitation on psychosocial status in coronary artery disease with focus on Type D characteristics. *Journal of Behavioral Medicine*, 30 (3), 253-261.

Klerman, G., Weissman, M., & Rounsaville, B. (1984). *Interpersonal psychotherapy of depression*. New York: Basic Books.

Koch, C. G., Li, L., Lauer, M., Sabik, J., Starr, N. J., & Blackstone, E. H. (2007). Effect of functional health-related quality of life on long-term survival after cardiac surgery. *Circulation*, 115 (6), 692-699.

Kop, W. J. (1999). Chronic and acute psychological risk factors for clinical manifestations of coronary artery disease. *Psychosomatic Medicine*, 61 (4), 476-487.

Kostis, J. B., Rosen, R. C., Cosgrove, N. M., Shindler, D. M., & Wilson, A. C. (1994). Nonpharmacologic therapy improves functional and emotional status in congestive heart failure. *Chest*, 106 (4), 996-1001.

Koszycki, D., LaFontaine, S., Frasure-Smith, N., Swenson, J. R., & Lespérance, F. (2004). An open-label trial of interpersonal psychotherapy in depressed patients with coronary disease. *Psychosomatics*, 45, 319-324.

Krumholz, H. M., Peterson, E. D., Ayanian, J. Z., Chin, M. H., DeBusk, R. F., Goldman, L., et al. (2005). Report of the National Heart, Lung, and Blood Institute Working Group on outcomes research in cardiovascular disease. *Circulation*, 111 (23), 3158-3166.

Krumholz, H. M., Anderson, J. L., Bachelder, B. L., Fesmire, F. M., Fihn, S. D., Foody, J. M., et al. (2008). ACC/AHA 2008 performance measures for adults with ST-elevation and non-ST-elevation myocardial infarction: A report of the American College of Cardiology/American Heart Association Task Force on performance measures developed in collaboration with the American Academy of Family Physicians and American College of

Emergency Physicians endorsed by the American Association of Cardiovascular and Pulmonary Rehabilitation, Society for Cardiovascular Angiography and Interventions, and Society of Hospital Medicine. *Journal of the American College of Cardiology*, 52 (24), 2046-2099.

Kuhl, E. A., Fauerbach, J. A., Bush, D. E., & Ziegelstein, R. C. (2009). Relation of anxiety and adherence to risk-reducing recommendations following myocardial infarction. *American Journal of Cardiology*, 103 (12), 1629-1634.

Kupper, N., Denollet, J., De Geus, E. J., Boomsma, D. I., & Willemsen, G. (2007). Heritability of Type D personality. *Psychosomatic Medicine*, 69 (7), 675-681.

Kupper, N., Gidron, Y., Winter, J., & Denollet, J. (2009). Association between Type D personality, depression, and oxidative stress in patients with chronic heart failure. *Psychosomatic Medicine*, 71 (9), 973-980.

Kupper, N., Boomsma, D. I., de Geus, E. J., Denollet, J., & Willemsen, G. (2011). Nine-year stability of Type D personality: Contributions of genes and environment. *Psychosomatic Medicine*, 73 (1), 75-82.

Kuyken, W., Byford, S., Taylor, R. S., Watkins, E., Holden, E., White, K., et al. (2008). Mindfulnessbased cognitive therapy to prevent relapse in recurrent depression. *Journal of Consulting and Clinical Psychology*, 76 (6), 966-978.

Ladwig, K. H., Klupsch, D., Meisinger, C., Baumert, J., Erazo, N., Schneider, A., et al. (2010). Gender differences in risk assessment of death wishes and suicidal ideation in the community: Results from the KORA Augsburg F3 study with 3079 men and women, 35 to 84 years of age. *Journal of Nervous and Mental Disease*, 198 (1), 52-58.

Leopold, J. A., & Loscalzo, J. (2009). Oxidative risk for atherothrombotic cardiovascular disease. *Free Radical Biology and Medicine*, 47 (12), 1673-1706.

Lespérance, F., Frasure-Smith, N., Koszycki, D., Laliberte, M. A., van Zyl, L. T., Baker, B., et al. (2007). Effects of citalopram and interpersonal psychotherapy on depression in patients with coronary artery disease: The Canadian Cardiac Randomized Evaluation of Antidepressant and Psychotherapy Effi cacy (CREATE) trial. *Journal of the American Medical Association*, 297 (4), 367-379.

Lin, Y. R., Wu, M. H., Yang, C. I., Chen, T. H., Hsu, C. C., Chang, Y. C., et al. (2008). Evaluation of assertiveness training for psychiatric patients. *Journal of Clinical Nursing*, 17 (21), 2875-2883.

Lloyd-Jones, D., Adams, R., Carnethon, M., De Simone, G., Ferguson, T. B., Flegal, K., et al. (2009). Heart disease and stroke statistics-2009 update: A report from the American Heart Association Statistics Committee and Stroke Statistics Subcommittee. *Circulation*, 119 (3), e21-181.

Luyster, F. S., Hughes, J. W., & Gunstad, J. (2009). Depression and anxiety symptoms are associated with reduced dietary adherence in heart failure patients treated with an implantable cardioverter defi brillator. *Journal of Cardiovascular Nursing*, 24 (1), 10-17.

Ma, S. H., & Teasdale, J. D. (2004). Mindfulness-based cognitive therapy for depression: Replication and exploration of differential relapse prevention effects. *Journal of Consulting and Clinical Psychology*, 72 (1), 31-40.

Markowitz, J. C., Kocsis, J. H., Fishman, B., Spielman, L. A., Jacobsberg, L. B., Frances, A. J., et al. (1998). Treatment of depressive symptoms in human immunodefi ciency virus-positive patients. *Archives of General Psychiatry*, 55 (5), 452-457.

Martens, E., Kupper, N., Pedersen, S., Aquarius, A., & Denollet, J. (2007). Type D personality is a stable taxonomy in post-MI patients over an 18-month period. *Journal of Psychosomatic Research*, 65 (5), 545-550.

Martens, E. J., Mols, F., Burg, M. M., & Denollet, J. (2010). Type D personality predicts clinical events after myocardial infarction, above and beyond disease severity and depression. *Journal of Clinical Psychiatry*, 71 (6), 778-783.

Molloy, G. J., Perkins-Porras, L., Strike, P. C., & Steptoe, A. (2008). Type D personality and cortisol in survivors of acute coronary syndrome. *Psychosomatic Medicine*, 70 (8), 863-868.

Mols, F., Martens, E. J., & Denollet, J. (2010). Type D personality and depressive symptoms are independent predictors of impaired health status following acute myocardial infarction. *Heart*, 96 (1), 30-35.

Mommersteeg, P. M., Denollet, J., Spertus, J. A., & Pedersen, S. S. (2009). Health status as a risk factor in cardiovascular disease: A systematic review of current evidence. *American Heart Journal*, 157 (2), 208-218.

Mookadam, F., & Arthur, H. M. (2004). Social support and its relationship to morbidity and mortality after acute myocardial infarction: Systematic overview. *Archives of Internal Medicine*, 164 (14), 1514-1518.

Nanas, S., Anastasiou-Nana, M., Dimopoulos, S., Sakellariou, D., Alexopoulos, G., Kapsimalakou, S., et al. (2006). Early heart rate recovery after exercise predicts mortality in patients with chronic heart failure. *International Journal of Cardiology*, 110 (3), 393-400.

Orlando, M., Ellickson, P. L., & Jinnett, K. (2001). The temporal relationship between emotional distress and cigarette smoking during adolescence and young adulthood. *Journal of Consulting and Clinical Psychology*, 69 (6), 959-970.

Pedersen, S. S., & Denollet, J. (2004). Validity of the Type D personality construct in Danish post-MI patients and healthy controls. *Journal of Psychosomatic Research*, 57 (3), 265-272.

Pedersen, S. S., & Middel, B. (2001). Increased vital exhaustion among Type D patients with ischemic heart disease. *Journal of Psychosomatic Research*, 51 (2), 443-449.

Pedersen, S. S., Lemos, P. A., van Vooren, P. R., Liu, T. K., Daemen, J., Erdman, R. A., et al. (2004). Type D personality predicts death or myocardial infarction after bare metal stent or sirolimus-eluting stent implantation: A Rapamycin-Eluting Stent Evaluated At Rotterdam Cardiology Hospital (RESEARCH) registry substudy. *Journal of the American College of Cardiology*, 44 (5), 997-1001.

Pedersen, S. S., van Domburg, R. T., Theuns, D. A., Jordaens, L., & Erdman, R. A. (2004). Type D personality is associated with increased anxiety and depressive symptoms in patients with an implantable cardioverter defi brillator and their partners. *Psychosomatic Medicine*, 66 (5), 714-719.

Pedersen, S. S. , Herrmann-Lingen, C. , de Jonge, P. , & Scherer, M. (2010). Type D personality is a predictor of poor emotional quality of life in primary care heart failure patients independent of depressive symptoms and New York Heart Association functional class. *Journal of Behavioral Medicine*, 33 (1), 72-80.

Pedersen, S. S. , Holkamp, P. G. , Caliskan, K. , van Domburg, R. T. , Erdman, R. A. , & Balk, A. H. (2006). Type D personality is associated with impaired health-related quality of life 7 years following heart transplantation. *Journal of Psychosomatic Research*, 61 (6), 791-795.

Pedersen, S. S. , Ong, A. T. , Sonnenschein, K. , Serruys, P. W. , Erdman, R. A. , & van Domburg, R. T. (2006). Type D personality and diabetes predict the onset of depressive symptoms in patients after percutaneous coronary intervention. *American Heart Journal*, 151 (2), 361-367.

Pedersen, S. S. , Daemen, J. , van de Sande, M. , Sonnenschein, K. , Serruys, P. W. , Erdman, R. A. , et al. (2007). Type D personality exerts a stable, adverse effect on vital exhaustion in PCI patients treated with paclitaxel-eluting stents. *Journal of Psychosomatic Research*, 62 (4), 447-453.

Pedersen, S. S. , Theuns, D. A. , Erdman, R. A. , & Jordaens, L. (2008). Clustering of device-related concerns and Type D personality predicts increased distress in ICD patients independent of shocks. *Pacing and Clinical Electrophysiology*, 31 (1), 20-27.

Pedersen, S. S. , Spek, V. , Theuns, D. A. , Alings, M. , van der Voort, P. , Jordaens, L. , et al. (2009). Rationale and design of WEBCARE: A randomized, controlled, WEb-based Behavioral intervention trial in CARdioverter-dEfi brillator patients to reduce anxiety and device concerns and enhance quality of life. *Trials*, 10, 120.

Pedersen, S. S. , Spindler, H. , Erdman, R. A. , & Denollet, J. (2009). Poor perceived social support in implantable cardioverter defi brillator

(ICD) patients and their partners: Cross-validation of the Multidimensional Scale of Perceived Social Support. *Psychosomatics*，50（5），461-467.

Pedersen，S. S.，Spindler，H.，Johansen，J. B.，& Mortensen，P. T. (2009). Clustering of poor device acceptance and Type D personality is associated with increased distress in Danish cardioverterdefi brillator patients. *Pacing and Clinical Electrophysiology*，32（1），29-36.

Pedersen，S. S.，Herrmann-Lingen，C.，de Jonge，P.，& Scherer，M. (2010). Type D personality is a predictor of poor emotional quality of life in primary care heart failure patients independent of depressive symptoms and New York Heart Association functional class. *Journal of Behavioral Medicine*，33（1），72-80.

Pelle，A. J.，Erdman，R. A.，van Domburg，R. T.，Spiering，M.，Kazemier，M.，& Pedersen，S. S.（2008）. Type D patients report poorer health status prior to and after cardiac rehabilitation compared to non-Type D patients. *Annals of Behavioral Medicine*，36（2），167-175.

Pelle，A. J.，Denollet，J.，Zwisler，A. D.，& Pedersen，S. S.（2009）. Overlap and distinctiveness of psychological risk factors in patients with ischemic heart disease and chronic heart failure: Are we there yet? *Journal of Affective Disorders*，113（1-2），150-156.

Pelle，A. J.，Pedersen，S. S.，Szabó，B. M.，& Denollet，J.（2009）. Beyond Type D personality: Reduced positive affect（anhedonia）predicts impaired health status in chronic heart failure. *Quality of Life Research*，18（6），689-698.

Pelle，A. J.，Pedersen，S. S.，Schiffer，A. A.，Szabó，B. M.，Widdershoven，J. W.，& Denollet，J.（2010）. Psychological distress and mortality in systolic heart failure. *Circulation: Heart Failure*，3，261-267.

Pelle，A. J.，Schiffer，A. A.，Smith，O. R.，Widdershoven，J. W.，& Denollet，J.（2010）. Inadequate consultation behavior modulates the relationship between Type D personality and impaired health status in chronic heart failure. *International Journal of Cardiology*，142（1），65-71.

Pelle，A. J.，van den Broek，K. C.，Szabó，B.，& Kupper，N.（2010）. The relationship between Type D personality and chronic heart failure is not confounded by disease severity as assessed by BNP. *International Journal of Cardiology*，145（1），82-83.

Perez，G. H.，Nicolau，J. C.，Romano，B. W.，&. Laranjeira，R. (2008). Depression: A predictor of smoking relapse in a 6-month follow-up after hospitalization for acute coronary syndrome. *European Journal of Cardiovascular Prevention and Rehabilitation*，15（1），89-94.

Polman，R.，Borkoles，E.，&. Nicholls，A. R. (2010). Type D personality，stress，and symptoms of burnout: The infl uence of avoidance coping and social support. *British Journal of Health Psychology*，15（3），682-696.

Pompilio，G.，Capogrossi，M. C.，Pesce，M.，Alamanni，F.，DiCampli，C.，Achilli，F.，et al. (2009). Endothelial progenitor cells and cardiovascular homeostasis: Clinical implications. *International Journal of Cardiology*，131（2），156-167.

Razzini，C.，Bianchi，F.，Leo，R.，Fortuna，E.，Siracusano，A.，&. Romeo，F. (2008). Correlations between personality factors and coronary artery disease: From Type A behaviour pattern to Type D personality. *Journal of Cardiovascular Medicine（Hagerstown）*，9（8），761-768.

Reibel，D. K.，Greeson，J. M.，Brainard，G. C.，&. Rosenzweig，S. (2001). Mindfulness-based stress reduction and health-related quality of life in a heterogeneous patient population. *General Hospital Psychiatry*，23（4），183-192.

Reynolds，C. F.，3rd，Frank，E.，Perel，J. M.，Imber，S. D.，Cornes，C.，Miller，M. D.，et al. (1999). Nortriptyline and interpersonal psychotherapy as maintenance therapies for recurrent major depression: A randomized controlled trial in patients older than 59 years. *Journal of the American Medical Association*，281（1），39-45.

Riedinger，M. S.，Dracup，K. A.，&. Brecht，M. L. (2000). Predictors of quality of life in women with heart failure. SOLVD investigators. Studies Of Left Ventricular Dysfunction. *Journal of Heart and Lung Transplantation*，19（6），598-608.

Roncella，A.，Giornetti，A.，Cianfrocca，C.，Pasceri，V.，Pelliccia，F.，Denollet，J.，et al. (2009). Rationale and trial design of a randomized，controlled study on short-term psychotherapy after acute myocardial infarction: The STEP-IN-AMI trial (Short TErm Psychotherapy IN Acute Myocardial Infarction). *Journal of Cardiovascular Medicine* (*Hagerstown*), 10 (12), 947-452.

Roter, D. L. , & Ewart, C. K. (1992). Emotional inhibition in essential hypertension: Obstacle to communication during medical visits? *Health Psychology*, 11 (3), 163-169.

Schiffer, A. A. , Pedersen, S. S. , Widdershoven, J. W. , Hendriks, E. H. , Winter, J. B. , & Denollet, J. (2005). The distressed (Type D) personality is independently associated with impaired health status and increased depressive symptoms in chronic heart failure. *European Journal of Cardiovascular Prevention and Rehabilitation*, 12 (4), 341-346.

Schiffer, A. A. , Denollet, J. , Widdershoven, J. W. , Hendriks, E. H. , & Smith, O. R. (2007). Failure to consult for symptoms of heart failure in patients with a Type D personality. *Heart*, 93 (7), 814-818.

Schiffer, A. A. , Pedersen, S. S. , Broers, H. , Widdershoven, J. W. , & Denollet, J. (2008). Type D personality but not depression predicts severity of anxiety in heart failure patients at 1-year follow-up. *Journal of Affective Disorders*, 106 (1-2), 73-81.

Schiffer, A. A. , Pedersen, S. S. , Widdershoven, J. W. , & Denollet, J. (2008). Type D personality and depressive symptoms are independent predictors of impaired health status in chronic heart failure. *European Journal of Heart Failure*, 10 (9), 922-930.

Sher, L. (2005). Type D personality: The heart, stress, and cortisol. *Quarterly Journal of Medicine*, 98 (5), 323-329.

Spertus, J. A. (2008). Evolving applications for patient-centered health status measures. *Circulation*, 118 (20), 2103-2110.

Stanek, E. J. , Oates, M. B. , McGhan, W. F. , Denofrio, D. , & Loh, E. (2000). Preferences for treatment outcomes in patients with heart failure: Symptoms versus survival. *Journal of Cardiac Failure*, 6 (3), 225-232.

Street, R. L. , Jr. , Slee, C. , Kalauokalani, D. K. , Dean, D. E. , Tancredi, D. J. , & Kravitz, R. L. (2010). Improving physician-patient communication about cancer pain with a tailored education-coaching intervention. *Patient Education and Counseling*，80（1），42-47.

Sullivan，M. J.，Wood，L.，Terry，J.，Brantley，J.，Charles，A.，Mc-Gee，V.，et al.（2009）. The Support，Education，And Research in Chronic Heart Failure study（SEARCH）：A mindfulness-based psychoeducational intervention improves depression and clinical symptoms in patients with chronic heart failure. *American Heart Journal*，157（1），84-90.

Swenson，J. R.，O'Connor，C. M.，Barton，D.，Van Zyl，L. T.，Swedberg，K.，Forman，L. M.，et al.（2003）. Infl uence of depression and effect of treatment with sertraline on quality of life after hospitalization for acute coronary syndrome. *American Journal of Cardiology*，92（11），1271-1276.

Tang，T. Z.，DeRubeis，R. J.，Hollon，S. D.，Amsterdam，J.，Shelton，R.，& Schalet，B.（2009）. Personality change during depression treatment：A placebo-controlled trial. *Archives of General Psychiatry*，66（12），1322-1330.

Taylor，R. S.，Unal，B.，Critchley，J. A.，& Capewell，S.（2006）. Mortality reductions in patients receiving exercise-based cardiac rehabilitation：How much can be attributed to cardiovascular risk factor improvements? *European Journal of Cardiovascular Prevention and Rehabilitation*，13（3），369-374.

Teasdale，J. D.，Segal，Z.，& Williams，J. M.（1995）. How does cognitive therapy prevent depressive relapse and why should attentional control（mindfulness）training help? *Behaviour Research and Therapy*，33（1），25-39.

Teasdale，J. D.，Segal，Z. V.，Williams，J. M.，Ridgeway，V. A.，Soulsby，J. M.，& Lau，M. A.（2000）. Prevention of relapse/recurrence in major depression by mindfulness-based cognitive therapy. *Journal of Consulting and Clinical Psychology*，68（4），615-623.

Thombs，B. D.，de Jonge，P.，Coyne，J. C.，Whooley，M. A.，Frasure-Smith，N.，Mitchell，A. J.，et al.（2008）. Depression screening and patient outcomes in cardiovascular care：A systematic review. *Journal of the American Medical Association*，300（18），2161-2171.

Thorndike，A. N.，Regan，S.，McKool，K.，Pasternak，R. C.，Swartz，

S. , Torres-Finnerty, N. , et al. (2008). Depressive symptoms and smoking cessation after hospitalization for cardiovascular disease. *Archives of Internal Medicine*, 168 (2), 186-191.

Timmerman, I. G. , Emmelkamp, P. M. , & Sanderman, R. (1998). The effects of a stress-management training program in individuals at risk in the community at large. *Behaviour Research and Therapy*, 36 (9), 863-875.

Trzcieniecka-Green, A. , & Steptoe, A. (1996). The effects of stress management on the quality of life of patients following acute myocardial infarction or coronary bypass surgery. *European Heart Journal*, 17 (11), 1663-1670.

Tulloch, H. , & Pelletier, R. (2008). Does personality matter at all? Type D personality and its implications for cardiovascular prevention and rehabilitation. *Current Issues in Cardiac Rehabilitation and Prevention*, 16 (2), 1-4.

Van Craenenbroeck, E. M. , Denollet, J. , Paelinck, B. P. , Beckers, P. , Possemiers, N. , Hoymans, V. Y. , et al. (2009). Circulating CD34 +/KDR+ endothelial progenitor cells are reduced in chronic heart failure patients as a function of Type D personality. *Clinical Science*, 117 (4), 165-172.

Van den Broek, K. C. , Martens, E. J. , Nyklicek, I. , Van der Voort, P. H. , & Pedersen, S. S. (2007). Increased emotional distress in Type D cardiac patients without a partner. *Journal of Psychosomatic Research*, 63 (1), 41-49.

Van den Broek, K. C. , Nyklicek, I. , Van der Voort, P. H. , Alings, M. , & Denollet, J. (2008). Shocks, personality, and anxiety in patients with an implantable defi brillator. *Pacing and Clinical Electrophysiology*, 31 (7), 850-857.

Van den Broek, K. C. , Nyklicek, I. , Van der Voort, P. H. , Alings, M. , Meijer, A. , & Denollet, J. (2009). Risk of ventricular arrhythmia after implantable defi brillator treatment in anxious Type D patients. *Journal of the American College of Cardiology*, 54 (6), 531-537.

Van den Broek, K. C. , Smolderen, K. G. E. , Pedersen, S. S. , & Denollet, J. (2010). Type D personality mediates the relationship between remembered parenting and perceived health. *Psychosomatics*, 51 (3),

216-224.

van der Wal, M. H. , Jaarsma, T. , Moser, D. K. , Veeger, N. J. , van Gilst, W. H. , & van Veldhuisen, D. J. （2006）. Compliance in heart failure patients: The importance of knowledge and beliefs. *European Heart Journal*, 27 (4), 434-440.

van Dixhoorn, J. J. , & Duivenvoorden, H. J. P. （1999）. Effect of relaxation therapy on cardiac events after myocardial infarction: A 5-year follow-up study. *Journal of Cardiopulmonary Rehabilitation*, 19 (3), 178-185.

van Dixhoorn, J. , & White, A. （2005）. Relaxation therapy for rehabilitation and prevention in ischaemic heart disease: A systematic review and meta-analysis. *European Journal of Cardiovascular Prevention and Rehabilitation*, 12 (3), 193-202.

Van Gestel, Y. R. , Pedersen, S. S. , Van de Sande, M. , De Jaegere, P. P. , Serruys, P. W. , Erdman, R. A. , et al. （2007）. Type D personality and depressive symptoms predict anxiety 12 months postpercutaneous coronary intervention. *Journal of Affective Disorders*, 103 (1-3), 197-203.

van Melle, J. P. , de Jonge, P. , Honig, A. , Schene, A. H. , Kuyper, A. M. , Crijns, H. J. , et al. （2007）. Effects of antidepressant treatment following myocardial infarction. *British Journal of Psychiatry*, 190, 460-466.

van Schaik, A. , van Marwijk, H. , Ader, H. , van Dyck, R. , de Haan, M. , Penninx, B. , et al. （2006）. Interpersonal psychotherapy for elderly patients in primary care. *American Journal of Geriatric Psychiatry*, 14 (9), 777-786.

von Känel, R. , Barth, J. , Kohls, S. , Saner, H. , Znoj, H. , Saner, G. , et al. （2009）. Heart rate recovery after exercise in chronic heart failure: Role of vital exhaustion and Type D personality. *Journal of Cardiology*, 53 (2), 248-256.

Watson, D. , & Pennebaker, J. W. （1989）. Health complaints, stress, and distress: Exploring the central role of negative affectivity. *Psychological Review*, 96 (2), 234-254.

Whitehead, D. L. , Perkins-Porras, L. , Strike, P. C. , Magid, K. , &

Steptoe, A. (2007). Cortisol awakening response is elevated in acute coronary syndrome patients with Type D personality. *Journal of Psychosomatic Research*, 62 (4), 419-425.

Williams, M. A., Ades, P. A., Hamm, L. F., Keteyian, S. J., LaFontaine, T. P., Roitman, J. L., et al. (2006). Clinical evidence for a health benefi t from cardiac rehabilitation: An update. *American Heart Journal*, 152 (5), 835-841.

Williams, L., O'Connor, R. C., Howard, S., Hughes, B. M., Johnston, D. W., Hay, J. L., et al. (2008). Type D personality mechanisms of effect: The role of health-related behavior and social support. *Journal of Psychosomatic Research*, 64 (1), 63-69.

Williams, L., O'Connor, R. C., Grubb, N., & O'Carroll, R. (2011). Type D personality predicts poor medication adherence in myocardial infarction patients. *Psychology & Health*, 3, 1-10.

Yu, D. S., Lee, D. T., Woo, J., & Hui, E. (2007). Non-pharmacological interventions in older people with heart failure: Effects of exercise training and relaxation therapy. *Gerontology*, 53 (2), 74-81.

Zerhouni, E. (2006). Extracting knowledge from science: A conversation with Elias Zerhouni. Interview by Barbara J. Culliton. *Health Affairs*, 25 (3), w94-103.

第 10 章
心血管疾病患者的减压疗法

Carrie Lukens，Dicle Turkoglu 和 Matthew M. Burg

> 我的命运总是任由怒气摆布。

> 正如他自己所预料的那样，由于圣乔治医院理事会上的一阵勃然大怒，死神不期而至。当时他由于遭到坚定的否决，毅然离开会议室，在隔壁房间发出一声深深的叹息后，倒地而亡。

上面第一段引文出自 18 世纪久负盛名的心脏外科医生及病理学家 John Hunter 博士，第二段引文出自 1897 年由 William Osler 博士发表的演讲"关于心绞痛及其相关情况的讲座"，描述了这位伟大先驱同行 John Hunter 博士去世的情况。两段引文都能引起我们的深思。当我们在谈论应激的时候，我们究竟指的是什么。什么是应激，如何处理它，这是心血管行为医学中的两个前沿问题，两段引文则强调了它们的重要性。在以下的章节里，我们首先会提供一个简短的、有选择的历史背景，专注于我们所相信的对形成应激及其处理概念有影响的因素。接下来，我们会提供一个方便理解的应激模型，强调应激处理干预措施的主要元素和焦点。然后，我们将对各种各样的应激处理技巧做一描述，提供一些简短的经验，以及这些技巧如何实现。

历史回顾

关于应激的早期实例以及我们现在用总结的态度所谈论的某些概念结构，差不多可以追朔到赛尔苏斯时期。据说他在公元 30

年的时候就曾说过，"恐惧和愤怒以及其他精神活动都有可能使脉搏加快"。然而直到 20 世纪 30 年代，著名的内分泌学家 Hans Selye 才提出应激这个术语，并以我们一直沿用至今。Selye 定义应激时的用词，取自于他的工程学同仁，他将应激定义为："机体对所有外界要求的反应"，由此定义可以看出，他主要更关注个体，尤其注重身体方面。他的先驱性研究确认了重要的应激反应系统，下丘脑-垂体-肾上腺（HPA）轴，并展示了这一系统的生理反应要素，即一般适应综合征，对广泛的物理刺激的反应（如寒冷和饥饿）。他的特殊兴趣涉及两方面的因素，一是观察到的反应类型，二是所涉及的身体系统的局限性，例如身体反应能力的耗尽。当机体首次承受应激时，出现了最初的"警报状态"，接着进入一种更持久的"抵御状态"，最后是"耗竭状态"，即系统已基本上无法维持强有力的反应，停止运作。此时，心理学方面的要素并不是 Selye 研究的重点。

　　当然，身体方面的应激在前面关于 Hunter 和 Osler 的引文中已提到。但是很明显，它们的寓意是很深刻的。至少在我们 21 世纪的人听起来，我们听到了某些背景音，也就是 Selye 所说的"应激源"，我们还听到了处于"应激"下的个体所表现出的"交流"。例如，某人是如何倾向于从生理上及心理上做出反应的。实际上，我们从 Osler 对 Hunter 最后时刻的描述中可以看出愤怒是促使他死亡的一个重要因素。Hunter 的性情已经被提到，并且从他对自己的评价也可以看出，他也一定程度上意识到，自己对他人行为的解释及反应习惯使自己陷于无力反击的状态，这最终要了他的命，而对于 Celsus 来说，这一切一点也不奇怪。

　　20 世纪后半期研究的前沿领域引入了心理社会维度，研究者们开始系统地考察应激对于心血管疾病的作用。这个看似杜撰的小故事据说发生在 19 世纪 50 年代，当旧金山的两位心脏病学家 Meyer Friedman 医生和 Ray Rosenman 医生想要更换候诊室家具的时候，他们被告知除了座椅和扶手的前缘外，其他部位都保持得很好。因此，建议在现有的基础上只是重装椅面就够了。在这个事例中，候诊室的家具磨损仅仅出现在前缘部位，表示患者们好像迫不及待地等待被接诊，从而引出了研究的关键线索。这项研究确定了认知、情感及行为方式因素对早发心血管意外的风险。Friedman 和 Rosenman 发明了"A 型行为模式"这个术语来描述这种行为的集合，它可以经由定式临床检查法呈现出来。需要注意的是，尽管随后的研究者和大众媒体将这种情况定格为一种个性风格，但这与该名词的创始人及其研究所关注的视角并不一致。在他们看来，这些仅仅是"征象和症状"，这些外显的行为是"疲于奔命症"的证据，体现在声调方面、说话的风格以及面部表情上，这些都是对临床提问的反应，记住这一点是非常重要的。后来，这些成为一项临床试验的焦点，该研究的设计是要确定治疗或减少 A 型行为是否可以提高心肌梗死患者的存活率。总体而言，他们的"应激处理"干预措施真的影响了随机参与者的最终结果。

也许，第三个学派的工作扩大了我们对于应激的思考，这要归功于 Richard Lazarus 和他的同事们。在 20 世纪 70 年代和 80 年代，Lazarus 和他的团队将焦点由应激转向他们所强调的必要元素——认知和情感。他们引入了"评估"的概念，这是一个特定的环境刺激是否被感知或评价为"应激"的重要成分。然而，不只是对环境的评估非常重要。每个个体在面对某种程度的紧张性刺激（应激源）时，都有其潜在的对自身资源的感觉。因此，个体对于他们的反应系统也有一个评估过程，与他们对应激源的评估相对应。这个持续运行、交互作用的评估系统是一个重要元素，使个体能够适应不断变换的环境的需要。个体与环境之间持续存在相互作用，彼此动态地相互影响着，这些已促进并在最大程度上决定了我们如何处理心血管疾病患者的应激，以及我们如何教他们处理日常应激。

应激模型

我们对心血管疾病患者的应激处理是以认知行为模型为基础

的。这个模型，其基础是 Lazarus 的原创概念，以及过去 30 年来认知心理学运动的治疗文献，模型给治疗者及患者提供了很大的灵活性。如图 10-1 所示，这个模型是多因素且相互作用的，它主要由 4 个部分组成，一方面是环境，另一方面是个体 3 种类型的反应。

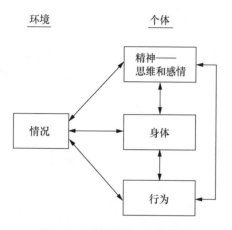

图 10-1 应激的认知行为模型

模型展示了环境中三个个体变量即精神、身体和行为之间复杂的相互作用

在这个模型中，个体被看作是与不断变化的环境进行着持续稳定的相互作用，环境所提供的各种处境可能需要他做什么也可能不需要。个体通常会有三种程度的反应。他（她）持续评估环境—精神活动，并且通过这个评估的过程，识别需要他反应的重要情况。当然，这个评估的过程带着个体的经验史及固有的价值系统和必然性，部分定义了它所包含的环境要求的情况、程度和本质，因此图中的箭头是双向的。评估过程中固有的是认知或基于思维加工以及情感加工，他们彼此之间是相互作用的，而且产生双向影响。实际上，在一个认知框架中很清楚地描述了思维活动是怎样产生感觉的，以及感觉又是怎样导致思维活动的。通过这些，我们指的是一个特殊的评估，可以产生一个情感效价，它

反过来又会促进对其他情况的特殊评价过程。关于精神总体上对应激本质有什么样的作用，还有一些例子，包括当环境背景变得明显时，个体采取积极解决问题策略的有效性。

同样，对环境要求的认知和情感评估，在一定程度上决定了身体既有立即的反射作用，又有一个更微妙的、动态的、持久的反应。这种反应反过来影响正在进行的认知过程，从而开始改变处境。例如：自主神经系统和下丘脑-垂体-肾上腺（HPA）轴的应激反应元素被动员起来，立即增强心血管系统的活动，动员能量储备，为身体进入战斗/逃跑状态做准备，无论反应是什么，都为这个稳定的、有目标的反应而有差别地调整对肌肉的供血。现在，完全准备好的已进入状态的身体有机体，作为整个个体-环境联合体的一部分，已经改变了处境元素。同样，身体的动员过程促进了评估过程，这与情感元素的作用方式大体一致。例如，急速心搏与身体平静，可引起不同类别的思维及感觉，差异激活大脑中各种认知与情感中心，影响正在进行的评估工作。

最后，我们来看看外显的、明确的行为。个体反应的这个组成部分受到认知评估过程的调动和引导（生理功能也一样），最直接地改变了环境，并对进行着的身体反应进行调节。例如，一直以来我们知道，心血管及神经激素对认知要求更高的环境做出反应（如工作或从事艰难的社会交流）时比总体反应环境（伴有躯体成分）对新陈代谢的需求更大。实际上，有一种理论认为这种强化的应激反应强调了应激与心血管事件之间的联系。更具有躯体性质的行为反应能够利用动员起来的身体，从而避免导致可能的有害结果。据说通过运动可以起到这样的作用，这一定程度上加强了这类活动减轻应激及促进健康的结果。同样，重复某些行为会减损身体（和精神）的能力，使它不能对需求进行充分称职的反应。这包括经常吸烟、过度饮酒及过度服用咖啡因。

尽管上述过于简短的描述已经初步展现出，在纸面上看起来简单的某个模型可能具有潜在的复杂性，但这些双向箭头还是能提示一些好的消息。这些箭头说明改变模型的四个要素中任何一个均会使剩下的三部分发生改变。所以，应激处理就像这模型一样是多面性的，那么它就在治疗上向治疗者和患者个人提供了很多选择。在本章的剩余部分，我们将为读者提供其中一些内容的概况。

什么是应激处理?

大量证据表明，心理社会应激加剧了心血管疾病和早期死亡事件的发生，从而使应激处理得到广泛推广。应激处理对降低风险有潜在贡献，这一点在某种程度上已经被最近的一项心血管患者心理干预的荟萃分析所证实。其中发现，心理干预（包括认知行为策略加自我管理）是用来处理应激的典型方法，可以显著改善既往心血管事件的预后（Linden，Philips 和 Leclerc 2007）。

但是确切地说什么是应激处理？应激处理计划具体由哪些部分构成？粗略查看文献可以发现，各种项目以各自的组织方式，采用不同的技巧，观测终点也不尽相同，但都显示了有效的结果。一些方案利用放松疗法使患者实现身体的放松。其他方案则是利用认知策略改变引发应激的想法。还有一些则是利用一种更具有行为色彩的、以具体技巧为基础的方式激励强化个人的整体行为，回应和满足日常生活的需要。通常，一个方案组合了整套特定的技巧，是一种"一揽子"的解决方式。

Ong、Linden 和 Young 最近所做综述（2004）试图界定杂乱的应激处理概念，他们回答了三个核心问题：应激处理中通常使用哪些典型技巧？方案是如何构成的？不同方案足够相似可以进行比较吗？作者们能够确定，大多数研究联合应用减少激发焦虑的技巧和技能构建模式，包括放松、想象、冥想及认知行为治疗技巧。同样的技巧往往有不同的名字，把问题弄得更加复杂。综述发现，应激处理模块由 6～10 次治疗组成，以小组形式进行。在治疗期间，参与者平均有 10～15 小时的会面时间，另外还有家庭作业（回家的练习）。然而，Ong 等总结，对特定患者群体而言，应激处理方案普遍有效，但在具体策略类型及实施方法上却显得过于异彩纷呈。

接下来，我们将对典型应激处理方案的主要特点及其构成进行简短的回顾和描述。

应激处理：聚焦身体技巧

腹式呼吸

利用腹式呼吸或深呼吸作为放松技巧有相当长的历史了（Lapiccirella 1968），并且经常和其他的聚焦身体技巧联用。无论是使用肌肉放松训练，还是沉思或瑜伽，深深地、"净化"地呼吸通常都是一个患者被指导任何聚焦身体的应激处理技巧时首先听到的。深呼吸指的是将空气深吸入肺部，与典型的通过拉伸胸部和肋骨的浅呼吸相反，是通过拉伸膈肌完成的。为了便于深呼吸，患者被教导用一个缓慢且受控的方式扩大腹部，这就要求对膈肌提供一个更加显著的拉伸，以便将空气更加充分、更加深入地吸入肺部。深呼吸的目的不仅仅是充分扩张肺部，而且是减慢呼吸频率，通过这样做，几乎可以立即引起迷走神经/副交感神经介导的心率减慢。

当指导深呼吸时，可能要求患者躺下，或坐在舒适的椅子上，双脚平放在地板上，穿舒适、宽松的衣服可以促进这一进程。一只手放在腹部，另一只放在胸前。患者随后被指导慢慢通过鼻子吸入空气，将空气深深地进入肺部，注意深吸气时，只有在腹部的手可以向外运动，而在胸部的手很大程度上是固定的，从而表明膈肌正在扩展。患者也被教导，通过嘴呼气也应该是缓慢和有控制的，注意在腹部的手此时应该向内运动，配合膈肌的收缩。这个过程将持续几分钟。患者起初学习如何运动他们的膈肌可能会有困难，当他们觉得从通常的浅层次的胸式呼吸方法"转为"腹式呼吸有困难时，有些人会感到很沮丧。通过练习往往可以使患者获得需要的技能。

有几项研究已经证实，深呼吸作为一种独立的应激处理措施，对健康有益。例如，有规律地应用这一技巧可以降低血压，甚至是那些顽固性高血压或难以控制的高血压。Viskoper 等（2003）发现顽固性高血压患者经过 8 周的指导减慢呼吸，在工作及家中血压显著降低了。而且，一个近期的评估证实（Kulur，Helagrahara，Adhikary 和 Jeganathan 2009），正规腹式呼吸 1年，可以增加 145 名男性冠心病患者的副交感神经活性。后一项发现尤其值得注意，因为低副交感活性会增加冠心病患者心血管事件的风险。

渐进式肌肉放松训练

渐进式肌肉放松训练（PMR）是一种通过觉察主要肌群的张力和张弛方法促进放松的技巧，它是由 Edmund Jacobson（Jacobson 1938 年）在 20 世纪 30 年代研发的。此方法包括交替绷紧及放松每一肌肉群。PMR 通常与深呼吸技巧一起配合使用，通常教患者在绷紧某组肌肉之前做 5 次深呼吸。

最初，渐进式肌肉放松训练包括 16 组肌肉群，并分别由 9 个1 小时的专门针对每个肌肉群的训练步骤组成（McCallie，Blum 和 Hood 2006）。这种以 Jacobson 命名的方法后来由 Joseph Wolpe 改进并用于系统脱敏。Wolpe 将此精简为 6 个 20 分钟的课程加每天 2 次各 15 分钟的家庭课程（McCallie，Blum 和 Hood 2006）。Bernstein 和 Borkovec（1973 年），通过加入一套"淡出"步骤，进一步修正了这种基本操作，涉及的肌肉群从 16 块到 7块，然后到 4 块，最后以回忆放松结束。

当进行渐进式肌肉放松训练时，患者想象坐在一张舒适的椅子上，双脚平放在地板上。他们被要求闭上眼睛，进行几次慢而深的深呼吸，然后把注意力转移到第一组肌群。然后，治疗师引导患者绷紧这组肌肉群并保持紧张 5 秒，同时体会这种紧张感。然后，治疗师指导患者释放紧张感，并体会这种轻松感。依此类推，对每一组肌肉群进行锻炼。这样做的目的是使患者体会到肌群部位来自体内的紧张和放松的感觉，同时教会患者通过明确的操作引出使该肌群（相对）放松的状态。在完成所有的肌肉群时，会再要求患者倒数 4 个数，逐步活动四肢，并睁开双眼。

像深呼吸一样，PMR 同样被证实对冠心病患者健康有益。例如：在 Wilk 和 Turkoski（2001）的一个研究中发现，PMR 与静息心率减慢、焦虑状态减轻和患者满意度提高等存在关联。其他研究还发现，从预处理到渐进式放松肌肉训练结束后随访 4 个月时，使用这种技巧的患者血压显著降低了（Garcia-Vera，Sanz 和 Labrador 2004）。

引导想象/可视化

引导想象是将患者的思想或内在专注点引向安全、舒适的地方，如海滩或花园。给患者的指导作为诱发因素，纳入了意象或可视化思维的关键细节，尤其努力纳入尽可能多的感觉。因此，通常的建议包括个体会看到的（如蓝天、淡淡的白云和头顶的阳光），会听到的（如波浪轻轻地拍打岸边的声音、头顶海鸥的鸣叫、远处人群的喧闹），会感觉到的（如温暖的阳光，沙子的质地或脚下的地面，吹在皮肤上轻柔的风），会闻到的（如海上的轻雾，甜蜜芳香的空气）。可视化越详细，患者越会有效地沉浸在一种放松的状态中。这一技巧通常在一次面对面的指导中传授给患者，然后给予指导音频以便在家中练习，但引导想象可以仅仅通过家中练习就得以有效实现。当患者练习这项技巧，而且在没有音频的指导下也能有效实施时，常常可以鼓励他们开发自己特有的可视化内容。

心血管疾病患者利用引导想象作为一种放松技巧的结果通常是积极的，虽然效应值似乎不如其他技巧。Yung、French 和 Leung（2001）比较了渐进式肌肉放松训练（PMR）、伸展放松训练和引导认知想象放松训练在男性高血压患者中的作用。所有三种疗法均降低血压，但想象放松训练效应值要低一些。研究还发现，想象疗法在心脏外科手术前后可有效减少焦虑、减轻疼痛、缩短住院时间。Halpin 等（2002）在将接受心脏手术的患者中，给感兴趣的人引导想象录音带，并在术前 1 周进行练习。患者一天听几次录音，然后等待外科手术。引导想象组与对照组相比，患者住院时间明显缩短，自我报告焦虑感也明显减少。

自律训练

自律训练和 PMR 相似，它也涉及将注意力集中到身体特定部位的关键感觉。它源自 Johannes Schultz (1932) 的工作，他发现让患者专注于四肢温暖和沉重的感觉时，可以产生一种类似催眠下的出神状态；专注沉重感能促进身体的大随意肌放松，专注温暖感能促进外周血管扩张。

对患者的教学设置也和 PMR 相似。让患者采取一个舒适的卧位或坐姿，要求在身体各部位（包括他们的手臂和腿）集中感觉温暖和沉重感。采取一个类似于布娃娃的坐姿，使双手下垂于腰际，从而使血液流向肢体末端，隐隐地增加一种温暖感和沉重感。患者接下来被指示做几次慢而深的呼吸，同时按照一系列的建议进行活动。这些指示被慢慢地重复 4 遍，每一遍大约 5 秒钟，并在每次重复之前停歇 3 秒钟。我的右胳膊很沉……我的右胳膊很沉……我的右胳膊很沉……我的右胳膊很沉……同样对左胳膊进行如此重复，然后是双上肢、右腿、左腿、双腿，最后是双上肢及双腿。然后此情境再次被重复，这时体会沉重感也被体会温暖感所取代。这些指令通常被分成三部分，沉重感、温暖感，以及沉重和温暖感。最后用一句陈述语结束练习："我是平静和放松的"。

研究表明，自律训练和其他形式的放松一样有效，而且可以降低轻度到中度高血压患者的收缩压（Stetter 和 Kupper 2002）。Linden（1994）的综述发现，自律训练预治疗和治疗后生物学、心理学和行为指标改变达到中度效应值，类似于 PMR 的作用。Linden 的综述进一步发现自律训练可降低原发性高血压患者血压，减少自我报告的焦虑感、抑郁、疲劳，并减慢心肌梗死恢复期患者的静息心率。

冥想和内观

冥想是一个过程，努力产生一种放松而有觉察的集中状态。作为一种针对应激处理的方法，冥想已被证明可以有效降低血压、胆固醇，改善血管内皮功能，减少焦虑、抑郁和吸烟行为。有很多不同种类的冥想，包括禅语、内观，而且在瑜伽和太极拳练习中也会用到的冥想。一个流行的禅语被称为超在禅定（TM），出自于吠陀梵语，并在 1955 年被 Maharishi Mahesh Yogi 引入印度。通过受过训练的老师教授，使用一种标准化的方法，包括七个步骤和使用禅语。禅语是在冥想时重复念诵或者吟唱一定的音节、文字，或一组单词。个体一天进行 2 次、每次 15～20 分钟的练习。

一旦确定开始禅语，患者或者坐在一张椅子上，或者在地板上选择一个舒适的坐姿，闭上眼睛并开始缓慢、深深地呼吸。然后他们开始有节奏地、一遍又一遍、默默地或大声地念诵他们的禅语。这些吟唱通常是缓慢而平稳的，经常与呼吸配合。提醒患者，当意念开始扰乱这种放松的状态时，承认它，然后把注意力重新拉回到禅语。所有注意力应集中在禅语上，并要有意识地这样做。

其他类型的冥想包括关注呼吸冥想。这种冥想注重的是呼吸有节奏地起落。当开始走神儿时，注意力被轻轻带回到呼吸。计数呼吸也可以作为关注的方法。如果患者没跟上，他们只需要重新计数即可。在刚开始时，患者可能仅能维持 5 分钟的冥想，然后便会觉得不舒服或沮丧。随着患者学会集中注意和驱除干扰思维，他们就可以逐渐增加坚持冥想的时间，向一个 20～30 分钟的目标努力。

以内观为基础的冥想不同于以禅语为基础的冥想。它涉及培养患者将注意力非判断性地专注于当下的过程。患者被教导如何观察他们每时每刻的思想和情感，而不是判断它们，并且不沉浸在其中。它植根于小乘佛教，并作为通用的应激治疗方法得到推广，是 1979 年由 Jon Kabat-Zin 引入用于特定的医学情况的。一些具体的内观技巧包括聚焦于一个物体并描述它，注意到它的颜色、质地和阴影。注意力完全集中于此时此刻，以及正在观察的物体。当其他想法进入意识时，承认它们而不是压抑或忽视，然后再将注意力带回到现在。这种技巧也可以在其他一些日常生活中使用，如吃饭或洗碗时。患者将注意力集中于他们正在完成的任务，注意到他们当时的所有感觉，不考虑他们将完成的下一个任务，或当天早些时候他们在工作中遇到的事。当那些念头干扰时，再次承认它，然后再将注意力带回到当下。

冥想作为一种应激治疗策略，很少有严谨的临床试验。Ospina 等（2008）的综述中发现，大部分关于冥想的临床试验有显著的设计缺陷，并且影响着内部效度。那些已经完成的研究中，一般都报道减少了心血管疾病危险因素，如降低高血压、糖尿病、心血管疾病患者的血压和胆固醇。Rainforth 等（2007）报道在高血压病史 8 年的患者中降低血压和焦虑方面，超在禅定优于其他形式的冥想和其他形式的应激治疗方法。对以内观为基础的冥想进行研究也得到了积极的结果，包括在普通人群中减少了自我报告的应激、焦虑和心情恶劣，在肿瘤患者中减少了情绪紊乱、焦虑、抑郁和自述应激症状（Bishop 2002；Baer 2003）。尚需更严格设计的试验，来验证冥想作为一个应激处理策略的益处。

瑜伽和太极拳

近几年来，瑜伽和太极拳这两种练习形式引起了从事应激处理的临床医生和研究人员的关注。典型的瑜伽要求精神集中的、静态的拉伸和强化运动，而典型的太极拳涉及缓慢做完一套常规动作。这两项都可以在教练的指导下，个别进行或一组人一起做。在一项关于瑜伽的研究中，42 名冠心病患者被随机分为常规治疗组和常规治疗加瑜伽组。在 1 年后随访，瑜伽组患者心绞痛显著减少，运动能力改善，体重、总胆固醇、低密度脂蛋白胆固醇和三酰甘油减低（Manchanda 等 2000）。瑜伽组患者也显示出更少的血管重建，粥样硬化病变也明显回缩。其他研究者也发现练习瑜伽可降低血压。Murugesan 等（2000）将 33 名高血压患者随机分为常规治疗组和为期 11 周、1 天 2 次的瑜伽练习组。在随访中发现，瑜伽与药物治疗降低血压的效果是一样的，这个结果最近再次被证实（Jayasinghe 2004）。

对太极拳的研究不太普遍。Tsai 等（2003）随机研究了 76 例正常血压或一级高血压患者，进行了为期 12 周、每周 3 次的太极拳组与久坐不动组对照研究。他们发现与对照组相比太极拳可以显著降低血压、空腹血脂水平以及状态焦虑和特质焦虑。Channer 等（1996）在 126 例心肌梗死病史患者中发现了类似的结果。Yeh、Wang、Wayne 和 Phillips（2009）近期所做的一个系统综述，纳入了样本量足够大的 6 个随机对照试验。他们证实一个为期 12 周的太极拳计划有助于降低血压。瑜伽和太极拳在心血管疾病中的效果和效益仍需要更多的随机对照试验来证实。

应激处理：专注认知的技巧

应激的认知模型提示，是对处境的评价或解释，而非处境本身，引起了人的情绪反应、生理反应和相应行为，这些正是我们在相互作用的应激模型中所定义的与处境相关的反应和行为。这些解释（或称自动化思考）通常很快发生，往往是下意识的。尽管自动化思考可以较准确地评估一种情况，在检视不同情况时可以节省时间和精力，但它们也可能是不准确的、错误的和（或）无用的，可能引发更强的应激体验并导致相应的生理激活。这种自动化思考可能误读一个中性或积极的情况，将其误读为威胁或应激。

以认知为核心的应激处理是一种结构化的方法，它将自动化思考纳入意识的觉察，使之接受证据的检验。有意地产生另外的评价或想法，当然也要接受检验，目标是把引起麻烦（诱发应激）的自动化思考替换为更有效的、有功能的思考过程。应激相关的情绪通常很难直接改变，思维和感觉相互关联的本质意味着不同的一套思路会以潜隐的方式即刻改变与先前思维相应出现的情绪。例如：从上司或配偶对某人行动的质疑，可以产生自动化思考，这个人被批评了。这些想法会引起防御、愤怒、焦虑的情绪，争论或退缩的行为。反过来，想到质疑者是因为感兴趣，是由于自己的最初行为引发了他的兴趣，会产生自豪和快乐的感觉，以及促进和谐的行为。

在这方面，自动化思考不同于"思考"。前者是快速的、经常不被识别的，在许多方面代表着每个人一生中直接和间接习得的规则和经验的内化（例如，通过观察到的他人的行为，通常是细微的）。相比之下，"思考"是一种意志活动，本质上是不带任何感情和批判性的，可以用来客观地观察和分析进行着的情况。以认知为核心的技巧，其目标是用思考作为一种手段，使自动化思考短路，从而改变整个应激反应式。

大多数人通常没有意识到他们大部分思考的自动本质，没有意识到他们的思想、感情和行动相互关联的本质。因而，介绍并概述认知模型是很有帮助的。作为介绍的一部分，让患者描述一个最近的情况对你是有所帮助的，让他们表达他们当时经历的自动化思考和与之相关联的情绪。一个引出例子的好办法是从强烈的情绪或有力的行动开始，往回找。因为情绪（如愤怒、悲伤或焦虑）更容易被患者观察到，它们更有可能被用来描述认知模型。如果一个患者甚至连一个过去的例子也提不出来，则可以要求他说出当时的情绪（如挫折、混乱），并协助他认识当下的自动化思考（如"我无法做到"，和"我太愚蠢了"）。很多时候，认知扭曲是可以被识别的，这就是在其信念中通常有系统性的负面偏见。可以列举出一些最常见的认知扭曲类型介绍给患者。列举之后，要使用患者自己的例子对认知扭曲做一个解释（c. f.，Beck 1995）。

一旦患者显示出通过个人的例子理解了这种认知模型，下一步就是帮助他们建立习惯，即习惯于监测和识别自己的自动化思考及其诱发的相关情绪。他们也逐渐加上对自己行为的监测，行为是继思维-情绪组合而出现的，正是这些行为导致了与最初应激处境相对应的结果。这可以通过记正式的日记做到，在记录的诸多因素中应包括记录负面的（和正面的）情绪波动，即这些情绪发生的情境因素。

持续这样记录 1～2 周后，认知应激处理的下一步是学习平心静气地、批判性地评价自动化思考。通过考察环境中那些支持或不支持自动化思考准确性的证据（如包括其他人的行为），来"挑战"识别出的自动化思考。教给患者表述自动化思考"优点和缺点"的正式程序。此外，这有助于识别假定和信念，正是通过这些信念产生了对环境背景的体验，并且促进了自动化思考的产生。彻底地评价自动化思考和识别借以产生自动化思考的错误信念，自然会导致最后一步，即产生更准确、更有帮助、更有利于适应的替代想法。这个步骤可以是简单地问患者"更有助于解决这个问题的另一种思考方式是什么？"当患者回应这个问题有困难时，治疗师可以使用苏格拉底提问法促进这一进程。如果患者对苏格拉底提问法无反应，对最初想法或信念进行检测的行为试验可能会有帮助。例如，一个患者有这样的想法，"如果我上交任务迟了，会被我的主管公开羞辱"，要求他有意迟交任务，从而检验他最初的导致无助的自动化思考。通过反复练习，患者就学会了在整个减压努力中加入这一套新技巧，使用认知元素来减轻应激。

要确定单独采用认知减压技巧的疗效很困难，尽管确切的证据表明这些技巧在治疗焦虑、抑郁和愤怒等方面是有效的（转引自 Roy-Byrne 等 2010；Gibbons 等 2010）。作为应激处理综合方法的一部分，已有证据证明这些方法能降低 A 型行为与改善既往心肌梗死患者的无心脏事件生存率（Friedman 等 1982，1987），减少心理和情绪问题引发的心肌缺血，提高无心脏事件生存率（Blumenthal 等 1997）并降低卫生保健成本（Blumenthal 等 2002）。

应激处理：专注行为的技巧

结构化地解决问题

在相互作用的应激模型背景下，个体应对日常产生的要求反应方式，其回应方式和反应的有效性，可以增加或减少环境对个人的要求。有时个体对实际问题的反应，可能是短视的或是其自身对要求的解释，在本质上是感性的。有些患者是总体上缺乏解决问题的能力，有些则是暂时被某个问题难住了，因为他们被同时存在大量要求弄得不知所措。用结构化的方法来解决问题可以帮助你管理这些量多而复杂的要求。

大约在40年前，Goldfried 和 D'Zurilla 发表了结构化解决问题方法（D'Zurilla 和 Goldfried 1971），该方法已经用于有效治疗全科医疗中的抑郁症患者（Unutzer 等 2002）和急性冠状动脉综合征后陷入抑郁的患者（Davidson 等 2010）。在这一框架内，有效解决问题分为五个步骤：

1. 定义问题　有效解决问题的第一个步骤是客观、具体地定义问题，突出基本要素，包括它是否真的为个人所控制，而不是笼统地去定义它。强调问题的行为方面是有帮助的，这样可以把问题纳入更容易观察的领域，而且有必要把一个大问题分解成许多小的组成部分。最后，重要的是为定义好的问题建立现实的和可以达成的目标。

2. 头脑风暴法——生成多个可替代的解决方案　有效解决问题的第二步，是对提出的问题生成多个解决方案。此时，就必须向患者传达头脑风暴的目标是找到尽可能多的解决方案，需要特别注意的是此时不要去判断或评估它们。至少必须找到三个备选方案。这促进了思考的灵活性，而这是在解决未来问题时必须要掌握的技能。

3. 权衡利弊得失　找到多个解决方案之后，患者和治疗师开始进行讨论，客观仔细地识别每个可能的解决办法的优、缺点。

有些事情是需要考虑的，解决方案的实用性，患者本身是否拥有需要的技巧，以及所需耗费的财务、能量、时间和情感成本。此时，让患者列出解决方案的优势和不足是有帮助的，进而可以组织讨论和选择解决方案。

4. 选择和执行一个方案　第三步是在总结利弊的基础上进行分析，选择最好的方案并执行它。

5. 评估效果　最后，第四步涉及评估执行解决方案的结果。问题解决了吗？解决问题时出现新的因素了吗？现在情况怎样？基于这样一个客观的评价，患者可以继续进行下一个问题，调整他们最初选定的方案，或者放弃这个解决方案，根据需要考虑其他的选项。从本质上讲，这一步开始了新一轮的问题解决过程。

需要注意的是，对医疗人群随机试验的结果表明，问题解决疗法，作为专注行为的应激治疗方法，简便易学，只需简短的课程就可以学会。因此，问题解决疗法为应激处理提供了一个相当重要的组成部分。

时间管理

大多数人都面临着多种要求，必须以并行的而不是序贯的方式来处理。此外，许多要求很复杂，涉及多个要素和多个步骤。能以有效的方式"安排"要做的事情，才能更有效地面对人们面临的多种需求。与有效地解决问题相似，时间管理可以把需求分解为不连续的行为元素，以形成一个结构，知道何时完成及其处于过程中的哪一步。

与其名称不符的是，时间管理实际上更注重的是结果而不只是时间。时间是一个抽象的概念，而结果却是具体可循的。只有当我们有一个目标，其结果有赖于某些节点"按时"完成时，时间才成为问题。因此，结果才是最重要的。因为他们是客观可循的，可以追踪，并且可以认证是否完成。

重点集中在结果上而不是时间上的另一个要求是，明确纳入患者的目标。鼓励患者识别短期、中期及长期目标，让他们在遭遇的环境要求时明确意识到他们想要的是什么。它允许患者在一个更广阔的背景中观察这些要求，使他们意识到他们面对这些要求时做了什么样的选择和产生了什么样的影响。目标可以"嵌套"，即完成更大的或长期的目标，其基础是较早完成的短期的或更小的目标。因此，"子目标"提供两种功能。他们是成功路上的里程碑，为达到大目标提供鼓励，为成就大目标提供强化和反馈。子目标在成就最终目标的路上，突出了一个个的小成功。对于结果的管理，重要的是确定首字母为 SMART 的目标，即具体有针对性的（specific）、可衡量的（measurable）、可实现的（attainable）、现实的（realistic）、按时的（time-bounding）。

在时间或结果管理中的另一个关键概念是，确定诸多目标的优先顺序。优先顺序让患者做出明智的决定，决定有限的精力如何分配。结果管理涉及的另一个关键概念是，区别迫切性和重要性。每一天，总会有迫切性的情形。根据定义，这些情况需要我们立即加以关注；然而，紧迫并不等于重要。集中注意力、精力、时间在紧急却无关紧要的任务上，是一种常见的时间管理错误，也是糟糕的结果管理。在这样的情况下，前面讨论的，确定目标的优先顺序是有帮助的。这就为我们提出了一个如何确定优先顺序的问题。通过识别自身价值，能够让患者区分哪些是重要的，哪些仅仅是紧急的。事物的价值可以通过思考明晰起来，也可以通过研究现有的目标得以明确，因为价值通常存在于目标中。

沟通技巧培训

虽然沟通一般不作为应激处理的一种方法，大多数要求高的情况却需要沟通，因此，清晰的沟通非常有利于预防或减少应激。我们定义，有效的沟通存在三个重要元素。

1. 积极的倾听 是良好沟通的基础，以开放的心态倾听其他人在说什么，要求放下任何潜在的程式，内心映射所听到的，确保别人说的和自己听到的相同步。积极的聆听具体包括：

（1）不打断地倾听。

（2）保持良好的目光接触，使用非言语鼓励，如点头。

（3）观察说话者的非言语的线索。

（4）映射：检查听到内容的准确性和理解的准确性。

（5）利用开放性的提问向发言人探询细节。

（6）总结和澄清。

（7）响应。

2. 非言语沟通　在交流中利用含蓄的或明显的面部表情和肢体姿势/动作。在谈话时，意识到面部表情和肢体动作所沟通的内容是必不可少的，因为它们可以弱化或强化一个人的话语。在言语交流中表现得沉静、自制、对对方感兴趣，可以提高双向交流的有效性，特别是在提出要求和回应要求时尤其如此。同样，逐渐学会在说话时意识到自己的面部表情和肢体语言，当沟通并试图加强自己信息的影响力和清晰度时，可以用来减弱于事无补的情绪负荷。

3. 谈吐风格　在提出或回应要求时尤其重要。风格包括被动的、攻击性的、被动攻击的和果断的。果断也许是进行有效沟通最有效的方法。简单地说，果断包括清楚地陈述你的要求和需要。它也包括，当提出要求和陈述个人需求时认可他人的角度，并确保听众理解自己所做出的要求及回应的本质。果断在提出及回应要求时是很重要的，可以自由地拒绝要求而无需特意的借口。角色扮演有助于学习沟通技巧。一些使谈吐果断的障碍是存在的，如害怕被拒绝，各种形式的思维歪曲（如非黑即白，"应当"，猜心思等），这需要治疗师和患者一起来解决。

此外，患者应该注意到，还有一些阻碍有效沟通的障碍，包括：

（1）"我也是"陈述：开始讲述自己生活中也是如何的例子，忽视对方的谈话。

（2）道德化（上纲上线），说教，下判断。

（3）不恰当的提问，提问只是用来满足听众的好奇心而不能促进讨论。

（4）对方没有专门问到，就擅自给建议。

（5）打断别人的谈话。

（6）防御性：对所说的不能融会贯通，灵活思考。

（7）仅仅倾听事实，而不关注感受：过于关注交谈的事实内容，不够关心说话者的情感意图。

（8）只听见想听到的（预料中的），而不是谈过的内容。

（9）自动忽视。

简而言之，开放地倾听和清晰地讲述，将确保沟通双方更清楚地意识到彼此的观点、要求及需求，从而预防和（或）缓和应激。

病例分析

约翰是一个52岁的已婚男人，有3个孩子。他受雇担任当地一家食品杂货店的经理，负责监管工作。到医院常规筛查急性心肌梗死时，他自己解释说，自从去年被升为经理后，他就经常在工作中面临过大的应激。而他现在对健康的担心也增加了紧张情绪。约翰参与了当地的一个心脏康复计划，作为一项辅助程序，约翰可以参加一个每周面授一次的应激处理计划，共6次课程。这个计划传授一系列认知-行为技能，包括关注身体、关注行为以及关注认知的一系列技巧。

第一课

第一次课程，约翰和其他4个人互相介绍并认识组长。与会期间，向参与者介绍认知行为应激模型。组长用这个模型来说明应激影响的不仅仅是身体、生理，还有思想、情感和行为等。组长随后探讨了在接下来的会议中可能会涉及的话题。第一次课程剩下的部分是用来教授腹式呼吸，组长演示了正确的技巧，并让参与者练习。在练习之前，组长让每个人评定放松水平，尺度从1（最低）到10（最高）。约翰将他的放松水平评定为4。在练习中，他因放松膈肌遇到困难而变得沮丧。组长告诉约翰，想象一个充满气的气球在他的腹部。几分钟后，约翰能更为稳定地鼓肚子了。组长说，许多人通常使用胸部浅呼吸，需要花些时间练习，才能进行腹式呼吸。经过 10 分钟的练习，她让每个人重新评定他们的放松等级。约翰评定为 7。之后一周的家庭作业是，练习腹式呼吸，1 天 2 次，每次 5～10 分钟，注意之前和之后的放松水平。

第二课

第二课从回顾前一周作业情况开始。约翰报告持续放松膈肌时仍有些困难，但比先前好多了。他注意到，自己的放松水平通常每次提高 2～3 个点。在和每位成员交流后，组长很快复习了腹式呼吸，并且在开始新一周的"时间管理"课程前让每一位成员进行了 5 分钟的练习。时间管理的关键是关注结果，而不是关注时间，确定优先顺序，以及使用首字母 SMART 表述目标（具体有针对性的、可衡量的、可实现的、现实的、按时的）。约翰自愿描述了一个典型的工作日，在那样的日子里，他经常有较多任务要完成，他没有那么多时间能做完。组长帮约翰确定各项工作的优先次序，将大的任务分解为较小的、易于操作的小任务，然后组织它们，这样他就能更有效率地工作。例如，约翰报告说，为了完成不同类型的任务，他常常需要从商店的一头跑到另一头，浪费大量时间。通过每天早上的优选任务，约翰可以看到什么是优先需要完成的，然后可以在商店的同一区域同时完成几个任务。下周的家庭作业是继续练习腹式呼吸，每天 2 次，每次 5～10 分钟，利用 SMART 工作表作为辅助手段练习时间管理技巧。

第三课

第三课从回顾前一周的作业情况开始。约翰报告腹式呼吸正在持续改进，变得更容易了，虽然他偶尔仍然在伸缩膈肌时有一些困难。他还指出，他的放松水平每次改进 3～4 个点。约翰报告，他成功地使用了时间管理技巧。他每天早上花 10～15 分钟确定优先任务和组织它们，这样可以效率更高。但他也认识到他经常会着手一些更适合别人来完成的任务。他还是没有能够完成他想要完成的足够多的任务，这导致一天结束的时候产生更高的应激，但是每天早晨他的整体应激水平明显改进了。

第三课关注的焦点是沟通技巧。组长讨论了为表达自己的需求，使用果断风格进行沟通的重要性。采用果断的风格在互动时能减轻应激，因为这样尊重每个人，更有可能使你的需要得到满足，不大可能导致采用攻击或被动的风格，那常常会引起愤怒和怨恨。组长介绍了各种风格的例子，并且讨论了可能影响有效沟通的常见障碍。约翰指出，他与下属沟通的风格常常是被动的，导致他的要求被忽视。他的挫折感会达到一个"沸点"，变得富有进攻性，在一天结束的时候常常使他大叫。约翰接着举了一个例子，介绍一个他不得不对属下提出的典型要求。他与另一个小组成员进行角色扮演，练习用一种果断的风格提出要求。

在课程的最后一部分时间，介绍了渐进式肌肉放松（PMR）。组长引导队员进行自下而上的放松，从双脚的紧张和放松开始，依次顺延至头部。约翰的放松水平在训练之前是5，之后增长到了10。参与者均被赠送了一个引导渐进式肌肉放松训练的光盘。接下来一周的家庭作业是练习果断地提出要求，以及每天2次练习PMR。

第四课

在回顾家庭作业的时候，约翰说他真的很喜欢渐进式肌肉放松法，而且可以通过使用这种方法使肌肉达到完全放松。他还说，在工作中果断地提出要求也使他获得成功，使他的下属更愿意完成任务，而且使整个沟通"冷静了下来"。他还报告说，由于他可以更好地委派任务，自己就能够完成更多的工作，因此，他总体的应激水平降低了。

随后介绍了一项新技巧——认知重建。组长再次回顾了应激模型，又一次阐述了应激与个体的生理反应、思想、情感和行为如何发生内在联系。然后她介绍了认知重建的第一部分——自动化思考，并通过成员们的具体事例说明，它是怎样与我们的情感相关，并最终增加我们的应激。约翰想到这样一个情形，某天，他的老板说当天晚些时候想找约翰谈话，约翰说他不由自主地想："我肯定是做错什么事了，他是不是要开除我啊?"在接下来的时间里，他背负了沉重的负面情绪和应激，直到老板把他叫过去谈话。其实，老板只是想问问，他刚得了心肌梗死，回来工作是否还适应。随后他们集体讨论了约翰的自动化思考，它又是怎样使他感受到了不必要的应激。为了在接下来一周内让成员们记录自己的自动化思考，给每个人配备了思维记录册。还要求他们记录当时的情绪，事情的结局（即他们的行为）。依旧要求成员们继续按照光盘进行每天 2 次的 PMR 训练，并记录前后的放松水平。

第五课

在回顾家庭作业情况时，约翰报告他使用 PMR 继续获得成功，同时也说了使他产生自动化思考的情境本质上均是灾难性的，这使得他的应激增加。组长使用这些例子来介绍认知重建的第二部分，评估和改变负面的自动化思考。通过使用工作表，列出一系列问题，测试自动化思考精确性及是否有根据，组长描述了怎样考察支持或不支持一个想法的证据。然后，她描述了针对这样的情况，如何使用证据产生一个更现实的想法。利用他们家庭作业中的一些实例，团队成员们练习了这一过程。约翰决定用他和妻子上周的一次争吵作为练习。他忘记了该轮到他去接学足球的女儿放学，足足迟到了 25 分钟。她的妻子问他为什么会迟到，而他们的谈话最终演变为一场争吵。约翰这样描述他当时的自动化思考："我一直是最差劲的父亲"，"我的妻子永远不会做这么不负责任的事情"。他的情绪是内疚、羞愧和愤怒的。结果是他对妻子提出的问题产生了抵触情绪，导致发生了争吵。成员们评估了约翰当时的自动化思考"我的妻子绝不会做这么不负责任的事情"，让他提供一些证据来支持或者反驳这一想法。约翰说他的妻子确实是一位了不起的母亲，她的组织能力很强，时间观念很强，她要是快迟到的话肯定会打电话通知一声的。只有当一些成员指出没有人是完美的时，约翰才举出了一个他妻子曾经不负责任的例子。当对约翰所提出的支持和否定他的自动化思考的证据进行评估后，组长让约翰提出一个新的、更实际的想法来取代他当时的想法。他表示，如果说成这样可能会更恰当些："我忘了接女儿是有些不负责任，但是每个人都可能有这样的时候，将来我要把事情写下来以便记住它们。"他同时也表明他很爱自己的孩子们，并为此提供了大量的证据。在这节课的最后，介绍了引导想象放松训练，并给了一个光盘以便回家练习。家庭作业是练习评估负面自动化思考，并用一个更积极、更现实的想法取代它。

第六课

在回顾家庭作业情况时，约翰报告有时他可以成功地及时觉察到自己的负面自动化思考，评估并使用其他想法取代它们的能力增强。组长进一步解释，如果进行持续的训练，约翰和其他成员们会做得更好，但是总是会在有的时候，会觉得自己的自动化思考失控。组长类推得出，原则不外是持之以恒。然后她回顾了他们已经学过的技巧，并让每个人制订自己的应激处理计划。约翰认定，PMR对他来说是最有效的关注身体的技巧。他指出，在工作中，他可以更敏锐地觉察到他的肩膀和脖子肌肉的紧绷及紧张。他会绷紧-放松这些肌群，并且注意到应激当时就减低了。他还感到，下班回家后做一个全身性的PMR是很有用的，那样他会感觉整晚都很轻松。他还介绍他正在成功地使用时间管理技能，并将继续在每天早上确定优先要处理的任务并分解它们。他在工作中仍感到较高水平的应激，每天仍然总是有太多工作需要完成，弄得他不舒服。约翰承认在用果断的风格去沟通方面比以前好多了，但是他仍旧需要在这方面努力。他优先选择在这方面多加练习。最后，约翰说，认知重建有助于减低他的应激水平，特别是在家里的时候。他把认知重建作为另一项需要继续加以练习的技巧。每个小组成员都写下了个性化的应激处理计划，并在课程结束的时候把它们带回家。课程结束时，每位成员都对他们一起实现的目标表达了认可和感谢。

结论

本章没有详尽地描述繁多的各种应激处理方法，而是进行了各有侧重的回顾，更有针对性地描述了有显著作用的具体实践，强调了应激中的生理、行为和认知要素。其他在文献中提到的方法还有按摩、香薰按摩、音乐疗法以及针灸疗法等。尽管这些技巧可能显示出一些益处，它们作为一项应激处理策略在心血管疾病方面的证据仍然很少。有大量文献基础，但这里没有介绍的应激处理策略还包括生物反馈技巧，研究显示它对肢端动脉痉挛症（雷诺病）有一定益处，在更普遍的层面，对患者采用放松呼吸以减轻应激的学习中有帮助。研究发现，尽管生物反馈对高血压是有效的，但是需要配合其他疗法（诸如深呼吸、冥想、意向等方法）才能显著降低血压（Nakao 等 2003）。有鉴于此，再加上生物反馈的设备要求往往是很昂贵的，把它作为心血管疾病患者的应激处理方法在成本效益方面并不是很划算。

在决定何种应激处理计划最适合介绍给你的患者使用时，除了相对有效性以外，还有很多因素需要考虑。选择最好的计划更多取决于以下因素：你想要实现的目标，你期盼的效果其观察终点是什么，以及每个患者执行时受到哪些局限。

参考文献

Baer，R. A. (2003). Mindfulness training as a clinical intervention：A conceptual and empirical review. *Clinical Psychology*：*Science and Practice*，10 (2)，125-143.

Beck，J. S. (1995). *Cognitive therapy*：*Basics and beyond*. New York：Guilford.

Bernstein，D. A. ，& Borkovec，T. D. (1973). *Progressive relaxation training*：*A manual for the helping profession*. Champaign：Research Press.

Bishop，S. (2002). What do we really know about mindfulness-based stress reduction？*Psychosomatic Medicine*，64 (1)，71-83.

Blumenthal, J. A., Wei, J., Babyak, M. A., Krantz, D. S., Frid, D. J., Coleman, R. E., Waugh, R., Hanson, M., & Appelbaum, M. (1997). Stress management and exercise training in cardiac patients with myocardial ischemia. *Archives of Internal Medicine*, 15, 72213-72223.

Blumenthal, J. A., Wei, J., Babyak, M. A., O'Connor, C., Waugh, R., Eisenstein, E., Mark, D., Sherwood, A., Woodley, P. S., Irwin, R. J., & Reed, G. (2002). Usefulness of psychosocial treatment of mental stress induced myocardial ischemia in men. *The American Journal of Cardiology*, 89, 164-168.

Channer, K. S., Barrow, D., Barrow, R., Osborne, M., & Ives, G. (1996). Changes in haemodynamic parameters following tai chi chuan and aerobic exercise in patients recovering from acute myocardial infarction. *Postgraduate Medical Journal*, 72, 349-351.

D'Zurilla, T. J., & Goldfried, M. R. (1971). Problem solving and behavior modifi cation. *Journal of Abnormal Psychology*, 78, 107-126.

Davidson, K. W., Rieckmann, N., Clemow, L., Schwartz, J. E., Shimbo, D., Medina, V., Albanese, G., Kronish, I., Hegel, M., & Burg, M. M. (2010). Enhanced depression care for patients with acute coronary syndrome and persistent depressive symptoms: Coronary psychosocial evaluation studies randomized controlled trial. *Archives of Internal Medicine*, 170, 600-608.

Friedman, M., Thoresen, C. E., Gill, J. J., Powell, L. H., Ulmer, D., Thompson, L., Price, V. A., Rabin, D. D., Breall, W. S., Dixon, T., Levy, R., & Bourg, E. (1987). Alteration of type A behavior and reduction in cardiac recurrences in postmyocardial infarction patients. *American Heart Journal*, 108, 237-248.

Friedman, M., Thoresen, C. E., Gill, J. J., Ulmer, D., Thompson, L., Powell, L., et al. (1982). Recurrent coronary prevention project study: Methods, baseline results and preliminary fi ndings. *Circulation*, 66, 83-92.

García-Vera, M., Sanz, J., & Labrador, F. (2004). Blood pressure variability and stress management training for essential hypertension. *Behav-

ioral Medicine, 30 (2), 53-62.

Gibbons, C. J., Fournier, J. C., Stirman, S. W., Derubeis, R. J., Crits-Christoph, P., & Beck, A. T. (2010). The clinical effectiveness of cognitive therapy for depression in an outpatient clinic. *Journal of Affective Disorders*, 125 (1-3), 169-176.

Halpin, L. S., Speir, A. M., Capobianco, P., & Barnett, S. D. (2002). Guided imagery in cardiac surgery. *Outcomes Management*, 6 (3), 132-137.

Jacobson, E. (1938). *Progressive relaxation: A physiological and clinical investigation of muscular states and their significance in psychology and medical practice*. Chicago: University of Chicago Press.

Jayasinghe, S. (2004). Yoga in cardiac health (a review). *European Journal of Cardiovascular Prevention and Rehabilitation*, 11 (5), 369-375.

Kulur, A. B., Haleagrahara, N., Adhikary, P., & Jeganathan, P. S. (2009). Effect of diaphragmatic breathing on heart rate variability in ischemic heart disease with diabetes. *Arquivos Brasileiros De Cardiologia*, 92 (6), 423-429, 440-447, 457-463.

Lapiccirella, V. (1968). Anxiety states, altered diaphragmatic breathing, coronary disease. *Japanese Heart Journal*, 9 (4), 321-331.

Linden, W. (1994). Autogenic training: A narrative and quantitative review of clinical outcome. *Biofeedback and Self-Regulation*, 19 (3), 227-264.

Linden, W., Phillips, M., & Leclerc, J. (2007). Psychological treatment of cardiac patients: A metaanalysis. *European Heart Journal*, 28 (24), 2972-2984.

Manchanda, S. C., Narang, R., Reddy, K. S., Sachdeva, U., Prabhakaran, D., Dharmanand, S., Rajani, M., & Bijlani, R. (2000). Retardation of coronary atherosclerosis with yoga lifestyle intervention. *The Journal of the Association of Physicians of India*, 48, 687-694.

McCallie, M. S., Blum, C. M., & Hood, C. J. (2006). Progressive muscle relaxation. *Journal of Human Behavior in the Social Environment*, 13 (3), 51-66.

Murugesan, R., Govindarajulu, N., & Bera, T. K. (2000). Effect of selected yogic practices on the management of hypertension. *Indian Jour-*

nal of Physiology and Pharmacology，44，207-210.

Nakao，M.，Yano，E.，& Kuboki，T.（2003）. Blood pressure-lowering effects of biofeedback treatment in hypertension: A meta-analysis of randomized controlled trials. *Hypertension Research*，26（1），37-46.

Ong，L.，Linden，W.，& Young，S.（2004）. Stress management: What is it? *Journal of Psychosomatic Research*，56（1），133-137.

Ospina，M. B.，Bond，K.，Karkhaneh，M.，Buscemi，N.，Dryden，D. M.，Barnes，V.，Carlson，L. E.，Dusek，J. A.，& Shannahoff-Khalsa，D.（2008）. Clinical trials of meditation practices in health care: Characteristics and quality. *Journal of Alternative and Complementary Medicine*，14（10），1199-1213.

Rainforth，M.，Schneider，R.，Nidich，S.，Gaylord-King，C.，Salerno，J.，& Anderson，J.（2007）. Stress reduction programs in patients with elevated blood pressure: A systematic review and meta-analysis. *Current Hypertension Reports*，9（6），520-528.

Roy-Byrne，P.，Craske，M. G.，Sullivan，G.，Rose，R. D.，Edlund，M. J.，Lang，A. J.，Bystritsky，A.，Welch，S. S.，Chavira，D. A.，Golinelli，D.，Campbell-Sills，L.，Sherbourne，C. D.，& Stein，M. B.（2010）. Delivery of evidence-based treatment for multiple anxiety disorders in primary care: A randomized controlled trial. *Journal of the American Medical Association*，303，1921-1928.

Schultz，J. H.（1932）. *Das Autogene Training-Konzentrative Selbstentspannung*. Leipzig: Thieme. Stetter，F.，& Kupper，S.（2002）. Autogenic training: A meta-analysis of clinical outcome studies. *Applied Psychophysiology and Biofeedback*，27（1），45-98.

Tsai，J. C.，Wang，W. H.，Chan，P.，Lin，L. J.，Wang，C. H.，Tomlinson，B.，Hsieh，M. H.，Yang，H. Y.，& Liu，J. C.（2003）. The benefi cial effects of tai chi chuan on blood pressure and lipid profi le and anxiety status in a randomized controlled trial. *Journal of Alternative and Complementary Medicine*，9，747-754.

Unützer，J.，Katon，W.，Callahan，C. W.，Williams，J. W.，Hunkeler，E.，Harpole，L.，Hoffi ng，M.，Della Penna，R. D.，Hitchcock No? l，P.，Lin，E. H. B.，Areán，P. A.，Hegel，M. T.，Tang，L.，Belin, T. R., Oishi, S., & Langston, C. (2002). Collaborative care management of late-life depression in the primary care setting: A randomized controlled trial. *Journal of the American Medical Association*, 288, 2836-2845.

Viskoper, R., Shapira, I., Priluck, R., Mindlin, R., Chornia, L., Laszt, A., Dicker, D., Gavish, B., & Alter, A. (2003). Nonpharmacologic treatment of resistant hypertensives by device-guided slow breathing exercises. *American Journal of Hypertension*, 16 (6), 484-487.

Wilk, C., & Turkoski, B. (2001). Progressive muscle relaxation in cardiac rehabilitation: A pilot study. *Rehabilitation Nursing*, 26 (6), 238-243.

Yeh, G. Y., Wang, C., Wayne, P. M., & Phillips, R. (2009). Tai chi exercise for patients with cardiovascular conditions and risk factors. *Journal of Cardiopulmonary Rehabilitation and Prevention*, 29, 152-160.

Yung, P., French, P., & Leung, B. (2001). Relaxation training as complementary therapy for mild hypertension control and the implications of evidence-based medicine. *Complementary Therapies in Nursing & Midwifery*, 7 (2), 59-65.

第 11 章
冥想和瑜伽在心血管疾病中的疗效

Sonia Suchday，Maria Dziok，Miriam Katzenstein，Erica Kaplan 和 Michelle Kahan

心血管疾病是一种慢性疾病，病因和病程涉及生理、行为和心理方面的因素。由于其具有多种致病因素，对于心血管疾病的管理需要全方位，包括对所有危险因素的关注。研究显示，改变危险因素中的一个（如饮食），并不会使其他危险因素（如运动）自动获益（Prochaska，Nigg，Spring，Velicer 和 Prochaska 2010）。因此，需要同时关注生理和心理两种因素。例如，医疗方案中不仅需要增加生活方式的改变（包括饮食和运动），心理社会因素［如抑郁、敌意和压力（应激）］也在心血管疾病的发病和死亡中起着关键作用，需要单独进行处理。心血管疾病的治疗同时重视生理和心理干预，可产生积极效果，使心身疗法在该领域具有号召力。心身医学作为补充和替代疗法，在美国医疗人群中使用非常广泛（美国国家卫生研究院 2004）。心身医学包括冥想、瑜伽、放松、视觉想象、生物反馈、气功、认知行为疗法、团体支持疗法、太极拳和精神信仰。本章将重点介绍得到广泛研究和应用的干预措施：瑜伽和冥想。

流行病学证据

心身疗法已在心血管疾病治疗中得到广泛应用。最近一项研究显示，大约 1/3 的急性冠状动脉综合征患者接受了某种形式的心身疗法（Leung，Tamim，Stewart，Arthur 和 Grace 2008）。

这些疗法在接受过更高层次教育的非白人妇女中更常见，她们定期锻炼，有吸烟史和精神健康状况不良（Leung 等 2008）。心身疗法对许多危险因素（如使疾病恶化的胰岛素抵抗）有着显著的影响。

简介：冥想和瑜伽的定义

一些记述显示，冥想和瑜伽在印度和其他东方文化中已经流行了几个世纪，没有必要将二者看作截然不同的两种独立的方法。简要地说，它们是一种生活方式和日常生活的一部分。瑜伽和冥想生活方式可以使头脑、身体和精神之间变得和谐，使遵守原则的人能平静面对生活。呼吸（调息）被认为是这两种方法中非常重要的元素。专注的瑜伽练习者每天早上从 1～2 小时的包括瑜伽、冥想和呼吸在内的练习开始一天的生活。这种清晨的练习能够导入一种沉静的觉察状态，使人能够承受白天将遇到的所有情况。传统上认为以食用蔬菜为主的素食有助于瑜伽练习，而要避免厚重的调料对身体和精神造成的不利影响。在精神方面，练习瑜伽也意味着接受因果报应的理念或采取正确的行动而不被诱惑，从计较行动的报酬或利益中解脱出来（Jayasinghe 2004）。东方医药系统印度草药学，常常利用瑜伽、冥想和调息的准则治疗疾病并实现最佳的健康和福祉。值得注意的是，这种传统生活方式的做法并不是把瑜伽、冥想或调息视为预防性治疗，而是把它们当作一种达到最佳功能状态的途径。

西方文化采用了这些东方的做法，以它们作为对抗疗法或是西医治疗的一种替代或补充，也可以作为一种恢复精力的活动，一种锻炼方式，或是应激处理技术的一种形式。据认为，瑜伽和冥想通过对应激产生有益的影响，从而成为防治疾病的强有力的机制。不论瑜伽和冥想在科学上的有效性怎样，大量的事例证据都显示，它们具有积极的减压效果。当然，应当注意东西方之间存在一个重要的区别，就是西方把瑜伽和冥想视为补充技术，而东方则把它们看成是一种生活方式。

冥想

在定义瑜伽和冥想上的主要挑战是，西方社会已经普及了许多种不同的形式，包括禅语冥想、内观冥想、哈他瑜伽和自制瑜伽等（Ospina 等 2008；Innes 等 2007）。本章的目的是定义两种最流行的冥想方式：超在禅定和内观冥思。

1. 超在禅定　超在禅定（TM）的基础是禅语冥想（mantra meditation），重复一些禅语（词语、声音、符号）是其主要的组成部分。其潜在指导思想是，重复一些词语、符号或声音来阻止其他认知活动而使注意力集中。除了超在禅定外，禅语冥想的其他形式还包括放松反应（RR）、临床标准冥想（CSM）和雅肯静坐。目前，有许多冥想往往结合其他放松技术进行，如渐进式肌肉放松训练（PMR）、自律训练和生物反馈治疗。

2. 内观冥想　内观被定义为专注此刻，进行不加判断的观察。内观冥想包括对身体、思想、情绪和环境的强化觉察与认识，不加质疑、不加判断地接受。内观冥想并不局限于某一单一的刺激，如词语、禅语或是物体等。相反，重点是客观地观察自己内部和外部正在发生的刺激，看它们怎样发展，不下判断，并且不试图去改变、逃避或避免它们。例如，练习者的注意力可能集中在呼吸、心搏、思想、本体的感觉，以及外部的视觉和听觉刺激。内观冥想的实践在美国很普遍，被认为是一种不受宗教和文化渊源影响的世俗形式的冥想。

内观冥想纳入了引导想象、调息练习、光瑜伽以及其他技术。将内观冥想整合于其中的最广为人知的疗法有：以内观为基础的减压疗法（Kabat-Zinn 1990）、以内观为基础的认知疗法（Segal，Williams 和 Teasdale 2002）、辩证行为疗法（DBT）（Linehan 1993a，b）、接纳与承诺疗法（ACT）（Hayes，Strosahl 和 Wilson 1999）。内观冥想与禅宗冥想也体现了内观的原则（Ospina 等 2008）。不管采用哪种形式，对内观概念的研究都确认了以下体验要件：①对内部体验（情绪、思想等）不予反应；②注意体会感觉、知觉、思想和感受；③对行动/行为的觉察；④描述当下体验；⑤对当下体验不做判断（Lutz，Greischar，Rawlings，Ricard 和 Davidson 2004）。

瑜伽

瑜伽是一种古老的身心运动，被认为是一种与冥想结合的生活方式。纵观历史，在许多国家和地区（如印度和西藏），瑜伽通过专注于整合思想、身体和精神，成为一条发掘人类潜能、获得平和启迪的途径。瑜伽把肌肉活动（瑜伽姿势）同对内在的关注（内观）及有控制的呼吸（调息）结合起来制造一种沉静的状态（LaForge 1997）。瑜伽背后的理念是，经过多年的练习，这种修炼出来的沉静状态帮助锻炼者与周围的世界相互作用。这种沉静状态，对于区别瑜伽与其他东方活动形式及传统的以人体为中心的有氧和肌肉健身，是非常关键的（LaForge 1997）。最近几十年，在西方工业化国家，瑜伽练习者的数量稳步攀升。目前有许多瑜伽的形式和分支，它们绝大部分都是由不同的姿势、专注点和呼吸方法组成的。瑜伽的七个主要分支包括印度瑜伽、哈他瑜伽（强有力的）、自制瑜伽（经典的）、禅语瑜伽等，也许是瑜伽最著名的和最广为普及的形式。每一种类型的瑜伽侧重于不同的方面。例如，哈他瑜伽和自制瑜伽强调特殊的姿势（体式），包括主动和放松姿势，伴随着控制呼吸（调息）、集中精神（凝念）、冥想（内观）。哈他瑜伽是西方工业化国家中最常见的锻炼方法，它包括多种不同的风格（如 Iyengar、Kundalini、Ashtanga、Integral 和 Bikram 等瑜伽类型）。它还把禅语或念诵、净化练习（心身净化法）和特殊的手势结合起来，成为自己的一部分（Innes 等 2007）。

治疗机制

一次心脏意外后的康复治疗，除药物治疗之外，一般还包括饮食、锻炼和心理社会干预，包括应激处理干预。有趣的是，传统形式的瑜伽和冥想锻炼同样包括饮食、心理社会和体能部分，如姿势（体式）、禅定（冥想）、调息（呼吸练习）和饮食（适当素食）。总的来说，冥想和瑜伽被描述为多层面的进程，影响到认知、感觉、情感和生物的进程（Newberg 和 Iversen 2003）。研究调查了瑜伽和冥想对总体健康以及对诸如冠心病患者、糖尿病患者、原发性高血压患者、癌症患者等的影响。最近的文献关注瑜伽对慢性疾病的改善作用，如肥胖以及血压、血糖和胆固醇升高（Yang 2007）。除了生理因素，研究还发现练习瑜伽和冥想与心理健康的关联。

心理途径

心血管疾病的心理危险因素包括抑郁、愤怒/敌意、焦虑和应激。应激作为最具影响力的危险因素，是心理社会、行为和心理因素的函数，包括生物和遗传成分，在生命的全过程中相互作用（McEwen 和 Gianaros 2010）。有证据表明，在控制了传统危险因素的条件下，这些因素是心血管疾病发病的促进因素（Figuedero 2009）。

流行文化常常将瑜伽和冥想视为帮助人们减轻压力的理想方法。《美国研究》中的《瑜伽杂志》2008 年确认，美国人用于瑜伽的花费达 57 亿美元，其中包括瑜伽课程和瑜伽产品，如装备、服装、DVD、书籍和杂志。此外，在过去的 4 年中，对瑜伽感兴趣的人群几乎增加了 3 倍。许多网站（如 yogaawakening.com 和 onlinemeditation.org）都宣传说，已经证实瑜伽和冥想能够有效地减轻应激和焦虑（《瑜伽杂志》2008）。

现有科学文献证实，瑜伽和冥想在缓解应激方面卓有成效（Rozanski，Blumenthal，Davidson，Saab 和 Kubzansky 2005），对心血管健康有正面效果。实验证据指出，重度抑郁症（MDD）、广泛性焦虑症（GAD）、感知的敌意和愤怒是冠状动脉事件和冠心病的催化剂。已发现冠心病患者存在抑郁（Lett 等 2004），而中年女性抑郁症状预示着代谢综合征（冠心病危险因素集群）

（Raikkonen，Matthews 和 Kuller 2007）。除了抑郁，最近的数据显示，焦虑与冠心病之间也存在关联。冠心病患者若同时有 MDD 或 GAD 之中的任何一种疾病，遭遇心脏意外的风险就增加了 2 倍多（Frasure-Smith 和 Lesperance 2007）。Goodwin，Davidson 和 Keyes（2009）进行的一项研究确认，在考虑调整了各种抑郁障碍的影响后，冠心病患者罹患焦虑障碍（包括广泛性焦虑症、惊恐障碍或特殊恐惧症）的风险增加。大量研究还发现，敌意和愤怒的检出率与冠心病的患病率及反复出现心脏事件的频率有关联（Rozanski 等 2005）。尤其值得注意的是，瑜伽和冥想可以缓解上述心理问题。因此，心身疗法有可能通过各种心理机制对心血管健康产生积极的影响。

冥想

超在禅定（TM）不仅有利于缓解心理社会应激和焦虑，而且对处理烟、酒滥用也有帮助（Rainforth 等 2007）。

多年来，许多应激处理计划常常利用内观技术来帮助减压。1990 年，美国麻省州立大学医学中心的 Jon Kabat-Zinn 首先提出了内观减压训练（MBSR）。MBSR 是一个标准的 8 周治疗计划，结合内观冥想技术、光瑜伽和心理教育讨论应对和减轻压力（Olivo，Dodson-Lavelle，Wren，Fang 和 Oz 2009）。研究表明，MBSR 治疗能够减少焦虑、抑郁和疲劳症状（Carlson 和 Garland 2005；Carlson，Speca，Patel 和 Goodey 2003；Carlson，Speca，Patel 和 Goodey 2004；Carlson，Ursuliak，Goodey，Angen 和 Speca 2001；Carlson，Speca，Patel 和 Goodey 2003；Speca，Carlson，Goodey 和 Angen 2000）。Kabat-zinn 等报告，在患有广泛性焦虑症和惊恐障碍（无论是否伴有场所恐惧症）的患者中，8 周 MBSR 计划使焦虑和抑郁症状减少。值得注意的是，症状的缓解可以维持长达 3 年（Miller，Smith，Turner，Guijarro 和 Hallet 1996）。

针对内观冥想对心血管疾病相关心理问题的效果，已经有一些研究。Jayadevappa 等（2007）的研究表明，在患有充血性心力衰竭的非裔美国人中发现，TM 能够减轻抑郁症状。针对承受了极端高危应激以及患有应激相关障碍的医学生、硕士课程的护理专业学生和医学预科学生进行了一项研究，将 1 个月的内观冥想训练与身体放松相对照。结果显示两组受试者都不再那么痛苦，与没有接受任何干预的对照组相比，两组受试者积极情绪都得到增强。然而，内观冥想比身体放松能更有效地强化积极的情绪状态，减少注意分散。与什么也不做的对照组相比，内观冥想更能减少思维反刍和重复行为（Jain 等 2007；Shapiro，Schwartz 和 Bonner 1998）。此外，在诊断为心血管疾病的女性患者中，与未参加计划的女性患者相比，接受 8 周内观冥想训练可促进焦虑、悲哀和愤怒的减少（Tacon，McComb，Caldera 和 Randolph 2003）。

　　总的来说，这些研究显示，冥想对于冠心病患者和没有明确疾病但长期处于压力之下的人们（如医学院校的人）在心理上有强大的效果。研究采用了全球通用的心理测量方法，它们提供证据证明，内观冥想提高了方方面面的心理功能。看起来，似乎内观冥想与逐步肌肉放松训练（一种通过交替紧张和放松肌肉以降低焦虑的技术）或心理治疗的效果相当。最后，据推测，内观冥想可以促进对症状的长期自我管理（Kabat-Zinn，Lipworth 和 Burney 1985）。

瑜伽

　　瑜伽带来的安宁舒泰的感觉，能够减轻应激的影响。2004 年，West 及其同事们对哈他瑜伽与非洲舞蹈进行了一项对比研究，检测两组人群唾液中皮质醇的含量，这是测试应激水平的一种方法（West 等 2004）。结果发现，参与瑜伽的个体皮质醇水平降低，这证明了瑜伽具有令人放松的效果。使用阿斯汤加瑜伽练习治疗广泛焦虑症显著有效，对于同时患有广泛焦虑症和抑郁症的女性患者尤其如此（Javnbakht，Hejazi Kenari 和 Ghasemi 2009）。

　　瑜伽干预的有效性是依靠对身体觉察的不断增强，从而形成对抑郁和紧张的内观冥想（Javnbakht 等 2009）。对焦虑和生理反应觉察的强化，促进有意的放松努力，达到健康和安宁。对瑜伽和相关传统练习疗法的对比研究表明，瑜伽疗法显著地缩短了完成专注任务所需的时间（Manjunath 和 Telles 2001）。上述研究进一步支持了以下观念，瑜伽练习允许参与者识别和跟踪他们的关注，因此增加了内观，使健康问题更现实、更容易管理。因此，瑜伽的基本性质即帮助实践者确立心理上健康的生活方式，有效地减少了心血管问题的危险因素。

生理途径

心身疗法通过多种生理途径降低冠心病的风险，促进心血管健康。现有文献表明，冥想对于改善冠心病危险因素、疾病的标志物和临床意外有益。它还会降低心肌缺血、颈动脉粥样硬化及死亡率（Paul-Labrador 等 2006）。瑜伽通过降低 HPA（下丘脑-垂体-肾上腺）轴的交感神经肾上腺系统的激活和反应性对心血管健康产生影响，减轻应激，改善神经-内分泌状态、代谢功能以及减轻炎症反应（Innes 等 2007；McEwen 和 Gianaros 2010）。总的来说，现存诸多文献综述表明，瑜伽和冥想通过对神经系统、生化、自主神经功能和肺功能的影响改善了心血管健康。

神经功能：下丘脑-垂体-肾上腺轴调节/应激缓冲

应激反应既包括感知和评估威胁，也包括应对中的生理和行为反应，它被大脑结构中复杂的神经生物学网络所控制，包括下丘脑、杏仁核、前额叶皮质。根据发育史，这些结构能够调节应激评估，以及应激的生理/行为反应。在短时间内，这些过程有助于个体适应和应对压力。然而，随着时间的推移，这些系统可以由于过度激活变得妨碍适应。这项由于滥用或耗竭产生的系统失效被称为适应负荷过重（McEwen 和 Gianaros 2010）。在应激的感知、生理反应方面，瑜伽和冥想有较好的效果，从而减少个体的适应负荷或损耗。数据表明，瑜伽能帮助调节 HPA（下丘脑-垂体-肾上腺）轴，证据是瑜伽减少皮质醇和儿茶酚胺的分泌（Innes 等 2007；Kamei 等 2000；McEwen 1999）。同样，冥想/放松的实践中有隐含的精神成分（如瑜伽、超在禅定或禅宗冥想），被证明能有效降低应激激素的水平（Seeman，Dubin 和 Seeman 2003）。超在禅定练习的调节机制涉及应激相关的神经生理、神经-内分泌和应激生理学，并且这些机制与其他生活方式的调整相比（包括减重饮食、有氧运动、限制饮酒、限制摄入钠盐），能同样或更显著地降低收缩压和舒张压（Rainforth 等 2007）。

迷走神经刺激

迷走神经是人体最长的脑神经，把边缘系统和身体各个部分连接起来，其中就包括心脏。迷走神经具有减慢心率、安定身体或使"战斗或逃跑"反应失活的作用。迷走神经刺激是最近引入的一种操作，在药物治疗无效情况下，用于减少抑郁症状和惊厥发作。通过植入刺激器的方法，能够达到兴奋颈部左侧迷走神经的作用。令人惊讶的是，特殊的心身疗法同样能够达到刺激迷走神经的功能。2006 年，Paul-Labrador 和他的合作者发现冥想实践同样能够产生刺激迷走神经的作用，提示冥想产生乙酰胆碱能作用，具有缓冲慢性应激影响的效果（Innes 等 2007）。同样，瑜伽能够兴奋副交感神经的传出，使自主神经系统转而有利于副交感神经系统，促进心脏-迷走神经的功能（Innes 等 2007）。瑜伽和冥想可以通过缓冲慢性应激的影响和通过修复交感-迷走神经平衡，或修复交感神经-副交感神经活动产生的自主控制，使可能恶化心血管疾病的不良系统变化得到补偿（Innes 等 2007）。

大脑解剖学

当前的研究专注于应用 PET 和功能磁共振成像技术，探索冥想和瑜伽的神经和神经化学效应。这些研究已经确认，冥想与特定神经结构具有直接的关系。如发现冥想练习显著增加了海马的活动（如前所述是与 HPA 轴的激活直接相联系的）（Lazar 等 2000）。Lazar 等（2000）所进行的研究确认，冥想能够直接增加下丘脑活动，并增加 GABA 传输（Newberg 和 Iversen 2003），这两种情况都能够帮助降低心血管意外的风险。

生物化学：高血压

高血压是指收缩压超过 140mmHg 和舒张压超过 90mmHg。高血压是心血管疾病的主要危险因素。即使对于原发性高血压前期人群，收缩压为 130～139mmHg，舒张压为 85～89mmHg（Vasan 等 2001），高血压也显著增加了发病风险。瑜伽和冥想是有效的技术，能够显著降低成年人（Rainforth 等 2007）和青少年（Barnes，Treiber 和 Davis 2001）的血压。与瑜伽和冥想的效果相比，其他行为疗法（如简单的生物反馈、放松生物反馈、逐步肌肉放松训练和应激处理培训）的降压效果并不明显（Rainforth 等 2007）。

冥想与血压

对超在禅定的研究结果显示，它能够降低正常青少年和存在心脏风险的青少年的心率和静息非卧位血压（Barnes，Davis，Murzynowski 和 Treiber 2004；Barnes，Johnson 和 Treiber 2004）。对于血压偏高-正常的年轻人，进行持续 3 个月、每天 2 次、每次 15 分钟的超在禅定练习，能够显著降低心血管对应激的反应程度（CHD 的假定标志）（Barnes 等 2001）。即使在成人参与者中，冥想也可以降低血压以及降低血压对应激的反应（Seeman 等 2003）。由于 TM 能够有效地降低血压，有理由向血压升高者推荐将 TM 作为预防原发性高血压的手段，对于已经诊断为原发性高血压和冠心病的患者，TM 也是一个有理由推荐的治疗选择（Rainforth 等 2007）。

瑜伽与血压

针对不同人群的众多研究发现，瑜伽练习与血压调节存在着显著的相关性。在瑜伽练习者中高血压发病率显著低于普通锻炼者（Murugesan，Govindarajulu 和 Bera 2000）。一项研究发现，33～65 岁的健康成人进行持续 11 周、每天 1 小时的瑜伽锻炼，其降压效果与药物治疗相同（Murugesan 等 2000）。瑜伽除了能有效降低血压外，特殊的瑜伽姿势（如头高位或倾斜的头低位）

还能够显著有效地恢复压力反射的敏感性（压力变化诱发的一种反射），这种反射的缺乏是原发性高血压的一个主要病因（Selvamurthy 等 1998；Jayasinghe 2004）。研究还发现，瑜伽实践还能够有效调节慢性高血压造成的并发症，尤其是左心室肥大（Jayasinghe 2004）。在年龄为 17～18 岁的健康年轻成人中，2 周的肩立形瑜伽（一种头部低位、身体高位的瑜伽）显著降低了左心室容量，这是提示心脏肌肉强健有力的指标（Konar，Latha 和 Bhuvaneswaran 2000）。因此，研究提示，瑜伽练习作为治疗和预防手段，同时有益于高血压、临界高血压以及健康人群。

血脂水平

冠心病的基本危险因素是血清胆固醇、低密度脂蛋白胆固醇和三酰甘油水平增高，预防冠心病与改善这些基本危险因素相关（Manninen 等 1992）。大多数研究倾向于饮食、锻炼或药物治疗，但瑜伽和冥想却可以改善参与者的血脂水平。Manchanda 等（2000）的研究发现，冠状动脉造影确诊的男性冠心病患者经过 1 年的瑜伽练习和包括饮食、运动在内的生活方式的干预，血清总胆固醇、低密度脂蛋白胆固醇、三酰甘油含量显著降低。事实上，这也表明瑜伽和生活方式的干预可以延缓动脉粥样硬化的过程（Manchanda 等 2000）。除了降低冠心病患者血脂水平，简短的 8 天瑜伽锻炼还能够在易患冠心病的高风险人群中显著降低总三酰甘油和低密度脂蛋白胆固醇，增加高密度脂蛋白胆固醇的水平（Bijlani 等 2005）。在这个研究中，3～4 小时的干预包括瑜伽练习、针对个人的咨询、团队支持和关于瑜伽日常锻炼的讲座（Bijlani 等 2005）。

Vyas 和 Dikshit（2002）使用多种心血管疾病标记研究了自制瑜伽冥想练习的效果，他们比较了长期、短期冥想和不参与冥想者。与不冥想者相比，参与长期和短期冥想的人，总胆固醇水平显著改善，然而高密度脂蛋白胆固醇水平各组间却没有明显不同。Vyas 和 Dikshit（2000）指出，这种改变的原因是参与者应对压力的能力增强了。有趣的是，虽然大多数研究表明，可以通过饮食疗法或处方药治疗这一类型的高血脂，而这项研究中几乎所有的参与者均为素食者，有效地排除了饮食这一潜在的高血脂原因。2008 年，Vyas，Raval 和 Dikshit 使用同样的方法研究绝经后女性，发现类似的低密度脂蛋白胆固醇和总胆固醇水平改变。

血糖水平

血糖水平持续升高是心脏疾病的基本危险因素，并可导致 2 型糖尿病的进展。虽然对血糖的治疗已经了解得很多，但对于有些人来说，维持良好的治疗依从性仍存在较大困难。药物治疗联合瑜伽/冥想，有益于处于糖尿病前期的人和已经被诊断为 2 型糖尿病的患者血糖的控制。在一项为期 40 天的针对 2 型糖尿病患者的瑜伽干预研究中发现，包括瑜伽体式和调息在内的瑜伽生活方式干预措施不仅能够降低空腹血糖水平，而且能够降低餐后血糖水平。研究者们关注呼吸控制，相信这种练习能够对血糖控制的机制产生影响（Singh，Malhotra，Singh，Madhu 和 Tandon 2004）。Bijlani 及其同事（2005）发现，健康成人连续进行 8 天每天 3～4 小时的瑜伽生活方式干预，可以降低空腹血糖水平。这进一步支持，对于 2 型糖尿病患者，可搭配瑜伽配合西药治疗，改善血糖控制，从而辅助治疗心血管疾病。

自主神经调节

冥想和瑜伽可通过自主神经通路影响心血管系统。通过降低交感神经对于应激的反应可以降低心血管的反应性，通过促进副交感神经的激活，可以改善应激后心血管的反应性。例如，Kubota 等（2001）的研究表明，禅定任务需要持续维持注意，参与禅定任务的患者在完成任务期间，外周的交感和副交感神经活动都增强了；而且发现，交感神经中枢额正中 θ 节律增加，交感神经系统活动减慢。在前面提到的 40 天瑜伽干预措施中，Singh 等（2004）发现，瑜伽能够使参与者的校正 QT 间期缩短，此项测试用于诊断心脏自主神经病变。总的来说，副交感神经系统激活能够缓解应激反应。

肺功能

研究人员对比了传统锻炼和冥想、瑜伽训练人群肺功能的情况。Agarwal 和 Gupta（2006）在一项针对 30 名健康男性的研究中确定，与常规锻炼或不锻炼人群对照组相比，超在禅定练习能够增加最大呼气流量。与常规锻炼对照组相比，进行瑜伽锻炼的成人在肺活量和有氧代谢能力方面有明显改观（Ray et al.，2001）。在一项研究中，纳入了 20 个社区的青少年（12～16 岁），一半人被随机分配到瑜伽干预组，另一半人被分配到花园锻炼活动组（Telles 和 Srinivas 1998）。研究人员发现，除了瑜伽特有的对身体的觉察和放松，花园锻炼活动与瑜伽活动效果平行（如伸展和弯曲）。结果提示，瑜伽干预降低了参与者的呼吸速率，常规锻炼组则没有变化。

下面的示意图概括了瑜伽和冥想作用于心血管健康的生理和心理机制（图 11-1）。

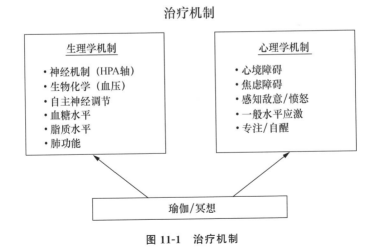

图 11-1　治疗机制

临床病例

以下介绍的是对心脏术后患者开展为期8周的结构式内观冥想课程。患者通常每周进行一次小组会，在小组会上教授冥想和觉察技术并进行练习。小组会的地点是患者进行心脏康复的所在地，这增加了转诊和参加的人数。有慢性复杂病史的患者常常由于交通、慢性疼痛和疲乏而难于坚持任何一种方案。所以，方便的小组会地点有助于患者持续参加小组会。尽管实际重点是出席人数，但把课程结构确定下来还是有帮助的，这样每周提供技术指导可以是非叠加式的，这种方式能促进有慢性疾病困难的患者参与，而他们才是能够从中获益最多的群体。虽然下面介绍的是一种典型的、限定时间的小组形式干预，但具体疗程可以压缩或扩展，只要内容适当修改就可以了。

在第一次培训期间，成员们互相自我介绍。然后，向他们教授冥想及内观的概念，以及应激、情感和心血管功能的相互作用。鼓励患者探讨冥想能如何帮助他们改进自己的生活，尤其是在调节情绪方面，如调节愤怒和焦虑。开始部分的介绍还包括讨论在学习内观技术中练习的重要性。许多患者在第一次练习内观时感到受挫，因为他们不能克服催促自己的感觉，难以使思想平静下来，或者难以保持心境澄澈。在这种情况下，需要安慰患者持续存在思虑和疲乏都是正常的过程。获得内观需要时间，而且，当一个人从练习中脱落出来时，无论是持续几秒还是几年，都可以简单地重新开始新的一刻，不要去判断。接下来的几次课程既包括指导下的练习，也包括讨论。一开始，由于许多患者刚接触冥想，练习时间应维持在几分钟为佳。随着一周周的推进，患者将能够冥想更长时间。

每堂课进行的练习包括专注于呼吸和客观地描述呼吸情况。一些患有肺部并发症的患者，发现深度呼吸有难度。在这种状况下，鼓励患者无需做任何调整，只是继续专注于自己的呼吸。锻炼还可以包括关注心脏或动脉搏动的感觉。这种锻炼可能引起情感反应，需要加以讨论。例如，一个患者对于心血管疾病感到愤怒和挫折，因为他认为心血管疾病导致他身体欠佳，使他有病。这个患者被鼓励讨论他的经历。针对心血管系统进行引导下的积极想象对这种情况也有帮助。在关注呼吸和情绪反应的练习之后，组织者扩展了训练，让患者关注并标记外部的声音、气味、味道和触觉以及内部的感觉，如疼痛和想法。鼓励患者想象一种他们认为可以帮助他们拂去杂念的可视形象，如海浪、气球或是云彩。通常认为这些视觉图像是与应激的气氛不符的。

一个需要考虑的问题是，某些患者发现冥想困难或者对其存在恐惧感，是因为对失去控制感到不安。对于有创伤史的患者尤其如此。在这种情况下，患者会发现在冥想过程中使眼睛保持睁开是有帮助的，能够找到一种安全感。

其余的课程集中学习其他的冥想技术，如集中注意在某个词语或禅语上，计数，或引导下的想象。组织者发现，如果患者感到即兴创作有困难，让他们写下自己喜欢的文句来慢慢读有一定帮助。

在讨论中，帮助患者发现在日常生活中如何去应用这些技术是有益的。例如，一个患者谈到自己在工作地点应用这些技术。尽管他的工作给他带来了极大的心理压力，但是由于家庭和经济的原因，他未能考虑其他职业。在治疗组的帮助下，他终于能够在工作地点确定一个他为自己指定的安静处所，在午餐时或有特殊压力时进行 60 秒的内观调息。

偶尔，冥想练习会在患者中引起令人烦恼的情绪和想法，在讨论中会提到这些想法。一些经常提到的话题包括与体形或减重作斗争，缺乏社会支持，存在疼痛和婚姻问题。一个特别的挥之不去的想法经常出现在心脏手术后的患者中，那就是担心猝死。组织者鼓励患者应用内观应对这些想法，把这些想法当作另一种体内的一过性感觉来体验。然而在很多情况下，小组会常常花一定的时间来讨论这些问题，那就是与应激源相关的抑郁和焦虑对心血管功能的影响。小组成员互相帮助，深刻理解问题的本质，并发现应对的策略。如果现场没有有资质的精神健康专业人士或者患者需要更彻底的治疗，可能就有必要将患者转诊到有资质的专业人员那里。

治疗方法的基本原理

目前，战胜心脏疾病、促进心脏健康的重心已经由药物治疗方式转向强调行为改善和全面健康的生活方式。发表在《内科医学档案》的"欧洲癌症与营养的前瞻性调查"调查了23153名德国人，发现坚持四项简单健康生活方式即不吸烟、体重指数（BMI）低于30、每星期进行3.5小时或者更多体育活动和坚持健康的饮食原则显著降低了慢性疾病（如心肌梗死、糖尿病、脑卒中及癌症）的发病风险（Gonzalez 1997）。同样，INTER-HEART研究确定了促成急性心肌梗死90%风险的9种危险因素，它们是吸烟、血脂、高血压、腹部肥胖、饮食缺少水果和蔬菜、体育活动、饮酒、糖尿病和心理社会因素，在全世界都是这一标准，不分地区、年龄和性别。这项研究还建议，预防心血管疾病应纳入行为疗法，强调改变生活方式是预防心脏病发作的最好途径（Yusuf等2004）。

心身疗法的力量不仅仅在于有经验证据支持，还在于有实施优势。瑜伽和冥想计划适用于各个年龄段的男性和女性。在青年、中年和老年人群中都有实验证据支持，在这三个年龄组都有积极的结局。瑜伽和冥想也是经济划算的，适合不能负担起昂贵药物治疗的低收入人群。另外，常用心血管药物有令人不快的副作用，心身疗法却没有这种风险。而且，研究表明，瑜伽和冥想对INTERHEART 9项危险因素中的6项具有积极的影响，因此，瑜伽和冥想既可以用作综合治疗，又是有效的预防措施（表11-1，11-2）。

表 11-1 瑜伽研究总结

研究(最近研究精选)	样本(n)	瑜伽干预	对照/比较	结果测量	结论	方法学评估	临床注解
在瑜伽基础上的广泛的生活方式的教育课程序(Bijlani 等 2005)	98 名患者, 20~74 岁, 26 例 HTN, 25 例 CHD	8 天的门诊课程, 3~4 小时的教学和生活方式的教育	无	禁食时的血糖, 血脂, 主观健康和焦虑	在基线胆固醇最大值超过 200mg/dl 的患者中血脂标志的改善, 主观症状的改善, 健康改善	没有对照组, 短期研究	获得瑜伽使生物标志物和主观健康改善的证据
在放松技术上瑜伽对心率变异性的影响(Sarang 和 Telles 2006)	42 例健康男性, 18~48 岁	2 天的冥想和仰卧休息循环平衡进行	无	心率变异性	在瑜伽姿势中心率加快, 在引导放松和 CM 之后心率减慢, 在瑜伽姿势中交感神经支配活跃, 在休息时副交感神经支配活跃	反应的改变可使其放松, 而不是瑜伽自身影响的形式	坐式瑜伽是一种锻炼, 增加了交感神经的反应性, 引导放松减少了生理上的觉醒

续表

研究（最近研究精选）	样本（n）	瑜伽干预	对照/比较	结果测量	结论	方法学评估	临床注解
在具有 CVD 危险因素的 HIV 患者中，瑜伽生活方式的干预能够降低血压（Cade 等 2010）	60 名 HIV 成年患者	20 个星期的瑜伽指导	标准治疗：没有改变身体行为和药物治疗的患者定期去看医生	身体成分、空腹血脂/脂蛋白、静息血压，CD4 值、血浆 HIVR-NA、SF-36 及与健康有关的 QOL 总评分带有胰岛功能监测的 2 小时口服葡萄糖耐量试验	瑜伽组静息时收缩压和舒张压改善更多。免疫和病毒学情况并没有产生不利的影响	小样本、基线 CVD 危险低	对感染 HIV 及具有中度 CVD 危险因素的成年人，瑜伽能降低高血压、前期的血压
恢复性瑜伽在成年人代谢综合征中的作用（Cohen、Grady、Chang 和 Kanaya 等，2008）	26 例过于活跃的低活动重男性和女性	超过 10 周，每次 15～90 分钟的瑜伽课程	对照组等待名单	BMI、血压、胰岛素敏感性、血糖、CES-36、PSS、CESD、身体活动以及营养	降低血压的趋势（p=0.01）、能量水平显著增加	小规模样本、非双盲、研究不够长以致不能测量预后、没有纳入其他干预	恢复性的瑜伽对增加代谢综合征人能量水平有帮助、健康状态（p<0.12）和压力（p<0.12）有改善的趋势

续表

研究（最近研究精选）	样本 (n)	瑜伽干预	对照/比较	结果测量	结论	方法学评估	临床注解
有氧运动训练和瑜伽对压力感受器的影响（Bowman 等 1997）	26 例健康成年人	6 周的瑜伽练习	有氧运动	血压和交感/副交感神经标志物	在两组中血压没有明显改变，在交感标志物上有阳性发现	小规模样本，效果可能来自于有氧活动瑜伽	交感与副交感神经志物受到不同的影响，有着不同的机制
瑜伽练习对躯体和精神健康的影响（Ray 等 2001）	54 例健康成年人	10 个月的瑜伽气功	6 个月后开始瑜伽训练	血压和交感神经标志物	在瑜伽组，交感神经活性的降低优于对照组，反射功能和心理功能均改善	效果不能普及到整个医疗人群	显著改善心理和生理参数
多种治疗结合的自然疗法项目的影响（Fields 等 2002）	46 例健康患者	12 周的瑜伽和饮食、散步	常规治疗、饮食、锻炼、教育、营养补充剂	胰岛素抵抗指数、血压、血脂	与对照组比较，所有指数均明显改变	小规模样本	多种治疗项目结合减少了未动脉硬化的病灶

续表

研究（最近研究精选）	样本 (n)	瑜伽干预	对照/比较	结果测量	结论	方法学评估	临床注解
瑜伽和冥想对心肺功能的影响（Harinath 等 2004)	30 例健康成年人	3 个月的瑜伽气功	灵活性、有氧运动	血压和交感神经标志物	血压有明显变化，交感/副交感神经标志物方面有明显降低	小规模样本	一些研究表明瑜伽和冥想在改进自主神经调节，呼吸功能及整体调节方面的积极作用
基于社区的非药物预防 HTN 的随机对照试验的调查（Saptharishi 等 2009)	113 名高血压前期及高血压年轻患者（20~25 岁）	进行为期 8 周的每天 30~45 分钟，至少每周 5 次的瑜伽练习	身体锻炼；减少钠盐摄入；控制	血压	对照组在血压方面（SBP/DBP0.2/0.5mmHg）没有显著改变、体力运动最有效（单独被考虑）、减少盐的摄入及瑜伽同样有效	没有一个好的方法来规范有个性化每个个体的干预级别	再次干预中较小的消耗和率表明患者对完成生活方式改变计划还是依从的

续表

研究(最近研究精选)	样本 (n)	瑜伽干预	对照/比较	结果测量	结论	方法学评估	临床注解
高血压前期和1级高血压患者辅助瑜伽和常规治疗的比较	57例高血压前期及1级高血压患者	为期12周的辅助瑜伽	增强常规治疗(食物补充剂)	血压	6周和12周后两组间没有显著差异,但是24小时的血压在两组内有显著差异	消耗率高,对瑜伽方案较难,需要进行的更持久的研究	研究结果的评估较困难

表 11-2　冥想研究总结

研究(最近研究精选)	样本 (n)	冥想干预	对照/比较	结果测量	结论	方法学评估	临床注解
伴正常高限血压的青年中超觉静坐对静息和急性应激状态下CV影响的比较(Barnes等2001)	青少年15~18岁,伴有正常高限血压,17例试验组,18例对照组	TM(超觉静坐)	健康教育	两个应激源(模拟驾驶汽车/人际关系的社会应激)带来的血压净变化、心率变化和静息心排血量,*记录干预前后所有改变	TM组:显著降低静息下的SBP,TM组/驱动应激源:显著降低了SBP、HR、CO反应性。TM组/人际关系应激源:显著降低了SBP	随机对照试验;充分的基线血压评估,使用对照组,对照持续时间=2个月,大多数为非洲裔美国青少年(n=34)	TM对在静息和一定血压力下青少年高血压的心血管功能有着积极的作用

续表

研究（最近研究精选）	样本（n）	冥想干预	对照/比较	结果测量	结论	方法学评估	临床注解
减压对非洲裔美国青年血压波动的影响（Barnes 等 2004）	100例青年，50例试验组，50例对照组	TM	健康教育	血压的改变，*血压在测试前、2个月、4个月，4个月后后被分别记录	TM组：显著降低了日间SBP和DBP	随机对照试验：充分的基线血压评估，使用对照组，持续时间＝4周	TM降低了具有高血压危险的美洲非青裔年的血压
减压1年对非洲裔美国青年患者原发性高血压治疗效果的随机对照试验（Schneider 等 2005）	154例美籍非洲男性和女性，54例试验组，44例对照组	TM 或PMR	健康教育	血压的改变，*血压在治疗后的3个月、6个月，9个月、12个月被分别记录	TM组：显著降低了SBP和DBP，相当于PMR和健康教育，减少了抗高血压药物的使用（其他两组均增加）	随机对照试验：充分的基线血压评估，使用对照组，持续时间＝1年	TM降低了有超过1年高血压病史的美洲非青裔年的血压。TM对女性具有很大的影响（与PMR和健康教育有关）

续表

研究（最近研究精选）	样本 (n)	冥想干预	对照/比较	结果测量	结论	方法学评估	临床注解
IM 对代谢综合征 CHD 患者影响的随机对照试验 (Paul-Labrador 等 2006)	103 例稳定型 CHD 患者，39 例随机对照试验组，45 例对照组	TM	健康教育	血压的改变、脂蛋白谱、胰岛素抵抗	TM 组：收缩压降低、胰岛素抵抗减少、心率变异性减低	随机对照试验：充分的基线血压评估。使用对照组，持续时间 16 周	TM 会降低冠心病患者的血压。TM 可能会影响生理反射，提高冠心病的风险
慢性心力衰竭患者放松反应随机试验 (Chang 等 2005)	95 例中、重度心力衰竭患者	本森放松反应	健康教育、常规治疗	生命质量	放松反应相对于普通护理：精神平静与易激动情绪的生命质量评分均有显著改善；放松反应相对于健康教育：无显著差异	随机对照试验。单盲法。持续时间＝15 周	在临床中有显著改善，但是有一定的限度：短期休息联合一定的人工干预能够治疗提高生命质量

续表

研究（最近研究精选）	样本 (n)	冥想干预	对照/比较	结果测量	结论	方法学评估	临床注解
简化太极拳对心力衰竭患者心功能的改善作用（Wei 和 Liu 2004）	70 例伴 CHF 患者、NYHA II～III 级	杨氏 24 式简化太极拳，12 周	常规治疗	左室射血分数	提高了左室射血分数	随机对照试验；存在一些明显的偏差，可能会影响最终的结果	牛津质量评分系统 = +1
太极拳和抗阻力量训练对中国老年患者的作用（Thomas 等 2005）	老年患者平均年龄 69 岁，61% 高血压，59% 糖耐量减低，14% 糖尿病	杨氏 24 式简化太极拳，12 周	渐进式力量/抗阻力训练；普通活动	血压、胆固醇、空腹血糖、血红蛋白	舒张压降低，收缩压降低，总胆固醇、低密度脂蛋白、三酰甘油改变，在所有者组别中、空腹血糖及血红蛋白 A_1 降低	纵向、随机对照试验，存在一些不太明显的偏差可能会影响结果	牛津质量评分系统 = +3

续表

研究（最近研究精选）	样本 (n)	冥想干预	对照/比较	结果测量	结论	方法学评估	临床注解
内观身体扫描冥想对自主神经和心血管的短期影响（Ditto、Eclache 和 Goldman（2006）* 研究 #1	32 例健康青年，（23 名女性，9 名男性）	内观身体扫描冥想（7 周，3 个月）；渐进式肌肉放松组（7 周，3 个月）	对照组等待名单（平静坐姿）9 名女性，3 名男性	血压、心率、呼吸性窦性心律不齐	在血压中没有显著差异，心率低于对照组，冥想最大 RSA（最大 RSA 改变）自基线至治疗期的增加	随机分配	在身体内观冥想中大多数发生了生理功能改变
内观身体扫描冥想对自主神经和心血管短期影响（Ditto 等研究 2006）* 小说一位（7 周，8 个月）#2	30 例健康青年（15 名女性，15 名男性）；冥想第一位（8 周，7 个月）	内观身体扫描冥想	一本流行小说的录音磁带	心率、心脏 RSA、血压、阻抗心动描记测定	冥想时 RSA 增加，通过冥想心脏前时血压减少；女性：冥想时更大限度降低舒张压，男性：冥想时更大限度增加心排血量	受试者内设计，均衡	心脏交感神经和副交感神经活动的同时增加能够解释对心率的影响缺乏，内观身体冥想和其他冥想放松活动在生理学反应方面的类似和差异

续表

研究（最近研究精选）	样本(n)	冥想干预	对照/比较	结果测量	结论	方法学评估	临床注解
超越冥想对患有慢性心力衰竭的非裔美国人功能能力和生命质量的有效性（Jayadevappa等2007）	23例至少55岁的非裔美国患者，他们因射血分数小于40%的2级或3级慢性心力衰竭而入院	TM	健康教育	6分钟步行试验，一般和特殊疾病健康相关的健康质量，感觉到的压力水平，CES-D再住院率，B型尿钠肽皮质醇	TM：步行试验的改善，SF-36的改善，心力衰竭明尼苏达达到生存质量评分的改善，CES-D减少，再住院率降低	3～6个月的治疗后随后较基线改变	TM整体改善了患有慢性心力衰竭的非裔美国人的生命质量和功能能力

CV，心血管；Exp，实验组；ctrl，对照组；TM，超在禅定；TC，太极拳；LVEF，左室射血分数；CHD，冠心病；QOL，生命质量；慢性心力衰竭；RCT，随机对照试验；PMR，渐进式肌肉放松；RSA，呼吸性窦性心律不齐；JADAD scoring 牛津质量评分系统；血量；BP，血压；SBP，收缩压；DBP，舒张压；HR，心率；CO，心排血量；CHF，

* 组织目的

总结 / 结论

　　研究显示，各种形式的冥想和瑜伽与西药并用，可使心脏病患者获得巨大收益。虽然实施的频度和持续时间可能会影响结果，但无论是短短 8 天的短期研究（Bijlani 等 2005），还是长达 5 年的长期研究（Bharshankar，Bharshankar，Deshpande，Kaore 和 Gosavi 2003），都得出了阳性结果。然而，时间因素会影响依从性，随着频率和持续时间的增加，时间因素会阻止患者坚持下去。

　　关于瑜伽和冥想在心血管疾病中的有效性，当前研究还存在较多实验上的局限性。几个荟萃分析表明，强烈需要在这一领域进行一些更严谨的研究。事实上，在一个为美国国家补充和替代医学中心进行的著名荟萃分析中，只有 10% 的研究被认为是优质的（Ospina 等 2008）。具体的局限性包括选择偏倚、暴露于多种干预措施、在定义术语上不一致以及少有纵向研究（Ospina 等 2008；Rainforth 等 2007）。然而很显然，采用心身疗法的患者在心理和生理上所获得的益处会直接和间接改善他们的整体健康。

参考文献

Agarwal，V.，& Gupta，B. (2006). Physiological effects of transcendental meditation and physical exercise. *Indian Journal of Traditional Knowledge*，5 (2)，181-184.

Baer，R. (2003). Mindfulness training as a clinical intervention: A conceptual and empirical review. *Clinical Psychology: Science and Practice*，10 (2)，125-143.

Barnes，V. A.，Davis，H. C.，Murzynowski，J. B.，& Treiber，F. A. (2004). Impact of meditation on resting and ambulatory blood pressure and heart rate in youth. *Psychosomatic Medicine*，66 (6)，909-914.

Barnes，V. A.，Johnson，M. H.，& Treiber，F. A. (2004). Impact of transcendental meditation on ambulatory blood pressure in African American adolescents. *American Journal of Hypertension*，17 (4)，366-369.

Barnes, V. A. , Treiber, F. A. , & Davis, H. (2001). Impact of tran-scendental meditation on cardiovascular function at rest and during acute stress in adolescents with high normal blood pressure. *Journal of Psychosomatic Research*, 51, 597-605.

Barnes, V. A. , Treiber, F. A. , & Johnson, M. H. (2004). Impact of stress reduction on ambulatory blood pressure in African-American adolescents. *American Journal of Hypertension*, 17 (4), 366-369.

Bharshankar, J. R. , Bharshankar, R. N. , Deshpande, V. N. , Kaore, S. B. , & Gosavi, G. B. (2003). Effect of yoga on cardiovascular system in subjects above 40 years. *Indian Journal of Physiology and Pharmacology*, 47, 202-206.

Bijlani, R. L. , Vempati, R. P. , Yadav, R. K. , Ray, R. B. , Gupta, V. , Sharma, R. , et al. (2005). A brief but comprehensive lifestyle education program based on yoga reduces risk factors for cardiovascular disease and diabetes mellitus. *Journal of Alternative and Complementary Medicine*, 11 (2), 267-274.

Bowman, A. J. , Clayton, R. H. , Murray, A. , Reed, J. W. , Subhan, M. M. F. , & Ford, G. A. (1997). Effects of aerobic exercise training and yoga on the barorefl ex in healthy elderly persons. *European Journal of Clinical Investigation*, 27, 443-449.

Cade, W. T. , Reeds, D. N. , Mondy, K. E. , Overton, E. T. , Grassimo, J. , Tucker, S. , et al. (2010). Yoga lifestyle intervention reduces blood pressure in HIV-infected adults with cardiovascular disease risk factors. *HIV Medicine*, 11 (6), 379-388.

Carlson, L. E. , & Garland, S. (2005). Mindfulness-based stress reduction (MBSR) on sleep quality in cancer patients. *International Journal of Behavioral Medicine*, 12 (4), 278-285.

Carlson, L. E. , Speca, M. , Patel, K. , & Goodey, E. (2003). Mindfulness-based stress reduction in relation to quality of life, mood, symptoms of stress, and immune parameters in breast and prostate cancer outpatients. *Psychosomatic Medicine*, 65, 571-581.

Carlson, L. E. , Speca, M. , Patel, K. , & Goodey, E. (2004). Mindfulness-based stress reduction in relation to quality of life, mood, symptoms of stress and levels of cortisol, dehydroepiandrosterone sulfate (DHEAS) and melatonin in breast and prostate cancer outpatients. *Psychoneuroendocrinology*, 29, 448-474.

Carlson, L. E., Ursuliak, Z., Goodey, E., Angen, M., & Speca, M. (2001). The effects of a mindfulness-based stress reduction program on mood and symptoms of stress in cancer outpatients: Six-month follow-up. *Supportive Care in Cancer*, 9 (2), 112-123.

Chang, B. H., Hendricks, A., Zhao, Y., Rothendler, J. A., Locastro, J. S., & Slawsky, M. T. (2005). A relaxation response randomized trial on patients with chronic heart failure. *Journal of Cardiopulmonary Rehabilitation*, 25, 149-157.

Cohen, D. L., Bloedon, L. T., Rothman, R. L., Farrar, J. T., Galantino, M. L., Volger, S., et al. (2009). Iyengar yoga versus enhanced usual care on blood pressure in patients with prehypertension to stage I hypertension: A randomized controlled trial. *Evidence Based Complementary and Alternative Medicine* (Epub ahead of print).

Cohen, B. E., Chang, A., Grady, D., & Kanaya, A. M. (2008). Restorative yoga in adults with metabolic syndrome: A randomized, controlled pilot trial. *Metabolic Syndrome and Related Disorders*, 6 (3), 223-229.

Ditto, B., Eclache, M., & Goldman, N. (2006). Short-term autonomic and cardiovascular effects of mindfulness body scan meditation. *Annals of Behavioral Medicine*, 32 (3), 227-234.

Fields, J. Z., Walton, K. G., Schneider, R. H., Nidich, S., Pomerantz, R., Suchdev, P., et al. (2002). Effect of a multimodality natural medicine program on carotid atherosclerosis in older subjects: A pilot trial of maharishi vedic medicine. *The American Journal of Cardiology*, 89, 952-958.

Figuedero, V. M. (2009). The time has come for physicians to take notice: The impact of psychosocial stressors on the heart. *The American Journal of Medicine*, 122, 704-712.

Frasure-Smith, N., & Lesperance, F. (2007). Depression and heart disease. *Cleveland Clinic Journal of Medicine*, 74 (1), 63-66.

Gonzalez, C. A. (1997). Dietary patterns in Europe-preliminary results of dietary habits in the EPIC Study. European prospective investigation on cancer and nutrition. *European Journal of Cancer Prevention*, 6 (2), 125-126.

Goodwin, R. D. , Davidson, K. W. , & Keyes, K. (2009). Mental disorders and cardiovascular disease among adults in the United States. *Journal of Psychiatric Research*, 43 (3), 239-246.

Harinath, K. , Malhotra, A. S. , Pal, K. , Prasad, R. , Kumar, R. , Kain, T. C. , et al. (2004). Effects of hatha yoga and omkar meditation on cardiorespiratory performance, psychologic profi le, and melatonin secretion. *Journal of Alternative and Complementary Medicine*, 10 (2), 261-268.

Hayes, S. C. , Strosahl, K. D. , & Wilson, K. G. (1999). *Acceptance and commitment therapy: An experimental approach to behavior change.* New York: Guilford. Innes, K. E. , Vincent, H. K. , & Taylor, A. G. (2007). Chronic stress and insulin resistance- related indices of cardiovascular disease risk, part 2: A potential role for mind-body therapies. *Alternative Therapies in Health and Medicine*, 13 (5), 44-51.

Jain, S. , Shapiro, S. L. , Swanick, S. , Roesch, S. C. , Mills, P. J. , Bell, I. , & Schwartz, G. E. (2007). A randomized controlled trial of mindfulness meditation versus relaxation training: Effects on distress, positive stress of mind, rumination, and distraction. *Annals of Behavioral Medicine*, 33 (1), 11-21.

Javnbakht, M. , Hejazi Kenari, R. , & Ghasemi, M. (2009). Effects of yoga on depression and anxiety of women. *Complementary Therapies in Clinical Practice*, 15, 102-104.

Jayadevappa, R. , Johnson, J. C. , Bloom, B. S. , Nidich, S. , Desai, S. , Chhatre, S. , et al. (2007). Effectiveness of transcendental meditation on functional capacity and quality of life of African-Americans with congestive heart failure: A randomized control study. *Ethnic Disparities*, 17 (1), 72-77.

Jayasinghe, S. (2004). Yoga in cardiac health (a review). *European Journal of Cardiovascular Prevention and Rehabilitation*, 11 (5), 369-375.

Kabat-Zinn, J. (1990). *Full catastrophe living: using the wisdom of your body and mind to face stress, pain, and illness.* New York: Bantam Dell.

Kabat-Zinn, J., Lipworth, L., & Burney, R. (1985). The clinical use of mindfulness meditation for the self-regulation of chronic pain. *Journal of Behavioral Medicine*, 8 (2), 163-190.

Kabat-Zinn, J., Massion, A. O., Kristeller, J., Peterson, L. G., Fletcher, K., Pbert, L., Linderking, W., & Santorelli, S. F. (1992). Effectiveness of a meditation-based stress reduction program in the treatment of anxiety disorders. *American Journal of Psychiatry*, 149, 936-943.

Kamei, T., Toriumi, Y., Kimura, H., Ohno, S., Kumano, H., & Kimura, K. (2000). Decrease in serum cortisol during yoga exercise is correlated with alpha wave activation. *Perceptual and Motor Skills*, 90 (3, pt 1), 1027-1032.

Konar, D., Latha, R., & Bhuvaneswaran, J. S. (2000). Cardiovascular responses to head-downbody-up postural exercise (Sarvangasana). *Indian Journal of Physiology and Pharmacology*, 44 (4), 392-400.

Kubota, Y., Sato, W., Toichi, M., Murai, T., Okada, T., & Hayashi, A. (2001). Frontal midline theta rhythm is correlated with cardiac autonomic activities during the performance of an attention demanding meditation procedure. *Cognitive Brain Research*, 11, 281-287.

LaForge, R. (1997). Mind-body fi tness: encouraging prospects for primary and secondary prevention. *Journal of Cardiovascular Nursing*, 11 (3), 53-65.

Lazar, S. W., Bush, G., Gollub, R. L., Fricchione, G. L., Khalsa, G., & Benson, H. (2000). Functional brain mapping of the relaxation response and meditation. *Autonomic Nervous System*, 11 (7), 1581-1585.

Lett, H. S., Blumenthal, J. A., Babyak, M. A., Sherwood, A., Strauman, T., Robins, C., & Newman, M. F. (2004). Depression as a risk factor for coronary artery disease: Evidence, mechanisms, and treatment. *Psychosomatic Medicine*, 66, 305-315.

Leung, Y. W., Tamim, H., Stewart, D. E., Arthur, H. M., & Grace, S. L. (2008). The prevalence and correlates of mind-body therapy practices in patients with acute coronary syndrome. *Complementary Therapies in Medicine*, 16, 254-261.

Linehan, M. M. (1993a). *Cognitive-behavioral treatment of borderline personality disorder*. New York: Guilford.

Linehan, M. M. (1993b). *Skills training manual for treating borderline personality disorder*. New York: Guilford.

Lutz, A., Greischar, L. L., Rawlings, N. B., Ricard, M., & Davidson, R. J. (2004). Long-term meditators self-induce high-amplitude gamma synchrony during mental practice. *Proceedings of the National Academy of Sciences of the United States of America*, 101 (46), 16369-16373.

Manchanda, S. C., Narang, R., Reddy, K. S., Sachdeva, U., Prabhakaran, D., Dharmanand, S., et al. (2000). Retardation of coronary atherosclerosis with yoga lifestyle intervention. *Journal of the Association of Physicians of India*, 48 (7), 687-694.

Manjunath, N. K., & Telles, S. (2001). Improved performance in the tower of London test following yoga. *Indian Journal of Physiology and Pharmacology*, 45 (3), 351-354.

Manninen, V., Tenkanen, L., Koskinen, P., Huttunen, J. K., Manttari, M., Heinonen, O. P., & Frick, M. H. (1992). Joint effects of serum triglyceride and LDL cholesterol and HDL cholesterol concentrations on coronary heart disease risk in the helsinki heart study. Implications for treatment. *Circulation*, 85 (1), 37-45.

McEwen, B. S. (1999). Allostasis and allostatic load implications for neuropsychopharmacology. *Neuropsychopharmacology*, 22 (2), 108-124.

McEwen, B. S., & Gianaros, P. J. (2010). Central role of the brain in stress and adaptation: Links to socioeconomic status, health, and disease. *Annals of the New York Academy of Sciences*, 1186, 190-222.

Miller, T. Q., Smith, T. W., Turner, C. W., Guijarro, M. L., & Hallet, A. J. (1996). A meta-analytic review of research on hostility and physical health. *Psychological Bulletin*, 119, 322-348.

Murugesan, R., Govindarajulu, N., & Bera, T. K. (2000). Effect of selected yogic practices on the management of hypertension. *Indian Journal of Physiology and Pharmacology*，44，207-210.

National Institutes of Health. (2004). *Expanding horizons of Health Care National Center for Complementary and Alternative Medicine Strategic Plan* 2005-2009. Bethesda：National Institutes of Health.

Newberg，A. B. ，& Iversen，J. (2003). The neural basis of the complex mental task of meditation：Neurotransmitter and neurochemical considerations. *Medical Hypotheses*，61 (2)，282-291.

Olivo，E. L. ，Dodson-Lavelle，B. ，Wren，A. ，Fang，Y. ，& Oz，M. C. (2009). Feasibility and effectiveness of a brief meditation-based stress management and intervention for patients diagnosed with or at risk for coronary heart disease：A pilot study. *Psychology，Health & Medicine*，14 (5)，513-523.

Ospina，M. B. ，Bond，K. ，Karkhaneh，M. ，Buscemi，N. ，Dryden，D. M. ，Barnes，V. ，et al. (2008). Clinical trials of meditation practices in health care：Characteristics and quality. *Journal of Alternative and Complementary Medicine*，14 (10)，1199-1213.

Paul-Labrador，M. ，Polk，D. ，Dwyher，J. H. ，Velasquez，I. ，Nidich，S. ，Rainforth，M. ，et al. (2006). Effects of a randomized control trial of transcendental meditation on components of the metabolic syndrome in subjects with coronary heart disease. *Archives of Internal Medicine*，166，1218-1224.

Prochaska，J. J. ，Nigg，C. R. ，Spring，B. ，Velicer，W. F. ，& Prochaska，J. O. (2010). The benefits and challenges of multiple health behavior change in research and in practice. *Preventive Medicine*，50 (1)，26-29.

Raikkonen，K. ，Matthews，K. A. ，& Kuller，L. H. (2007). Depressive symptoms and stressful life events predict metabolic syndrome among middle-aged women：A comparison of World Health Organization，Adult Treatment Panel III，and International Diabetes Foundation definitions. *Diabetes Care*，30 (4)，872-877.

Rainforth，M. V. ，Schneider，R. H. ，Nidich，S. I. ，Gaylord-King，C. ，Salerno，J. W. ，& Anderson，J. W. (2007). Stress reduction programs in patients with elevated blood pressure：A systematic review and meta-analysis. *Current Hypertension Reports*，9 (6)，520-528.

Ray，U. S.，Mukhopadhyaya，S.，Purkayastha，S. S.，Asnani，V.，Tomer，O. S.，Prashad，R.，et al.（2001）. Effect of yogic exercises on physical and mental health of young fellowship course trainees. *Indian Journal of Physiology and Pharmacology*，45 (1)，37-53.

Ray，U. S.，Sinha，B.，Pathak，A.，Dasgupta，T.，& Selvamurthy，W.（2001）. Aerobic capacity and perceived exertion after practice of Hatha yogic exercises. *The Indian Journal of Medical Research*，114，215-221.

Rozanski，A.，Blumenthal，J. A.，Davidson，K. W.，Saab，P. G.，& Kubzansky，L.（2005）. The epidemiology，pathophysiology，and management of psychosocial risk factors in cardiac practice：The emerging fi eld of behavioral cardiology. *Journal of the American College of Cardiology*，45 (5)，637-651.

Saptharishi，L. G.，Soudarssanane，M. B.，Thiruselvakumar，D.，Navasakthi，D.，Mathanraj，S.，Karthigeyan，M.，& Sahai，A.（2009）. Community-based randomized controlled trial of nonpharmacological interventions in prevention and control of hypertension among young adults. *Indian Journal of Community Medicine*，34 (4)，329-334.

Sarang，P.，& Telles，S.（2006）. Effects of two yoga based relaxation techniques on heart rate variability. *International Journal of Stress Management*，13 (4)，460-475.

Schneider，R. H.，Alexander，C. N.，Staggers，F.，Orme-Johnson，D. W.，Rainforth，M.，Salerno，J. W.，et al.（2005）. A randomized controlled trial of stress reduction in the in African Americans treated for hypertension for over one year. *American Journal of Hypertension*，18，88-98.

Seeman，T. E.，Dubin，L. F.，& Seeman，M.（2003）. Religiosity/spirituality and health：A critical review of the evidence for biological pathways. *American Psychologist*，58 (1)，53-63.

Segal，Z. V.，Williams，J. M. G.，& Teasdale，J. D.（2002）. *Mindfulness-based cognitive therapy for depression：A new approach to preventing relapse*. New York：Guilford.

Selvamurthy, W. , Sridharan, K. , Ray, U. S. , Tiwary, R. S. , Hegde, K. S. , Radhadrishan, U. , & Sinha, K. C. (1998). A new physiological approach to control essential hypertension. *Indian Journal of Physiology and Pharmacology*, 42 (2), 205-213.

Shapiro, S. L. , Schwartz, G. E. , & Bonner, G. (1998). Effects of mindfulness-based reduction on medical and premedical students. *Journal of Behavioral Medicine*, 21 (6), 581-599.

Singh, S. , Malhotra, V. , Singh, K. P. , Madhu, S. V. , & Tandon, O. P. (2004). Role of yoga in modifying certain cardiovascular functions in type 2 diabetic patients. *The Journal of the Association of Physicians of India*, 52, 203-206.

Speca, M. , Carlson, L. E. , Goodey, E. , & Angen, E. (2000). A randomized, wait-list controlled clinical trial: The effect of a mindfulness meditation-based stress reduction program on mood and symptoms of stress in cancer outpatients. *Psychosomatic Medicine*, 62, 613-622.

Tacon, A. M. , McComb, J. , Caldera, Y. , & Randolph, P. (2003). Mindfulness meditation, anxiety reduction, and heart disease: A pilot study. *Family & Community Health*, 26 (1), 25-33.

Telles, S. , & Srinivas, R. (1998). Autonomic and respiratory measures in children with impaired vision following yoga and physical activity programs. *International Journal of Rehabilitation and Health*, 4 (2), 117-122.

Thomas, G. N. , Hong, A. W. L. , Tomlinson, B. , Lau, E. , Lam, C. W. , Sanderson, J. E. , & Woo, J. (2005). Effects of Tai Chi and resistance training on cardiovascular risk factors in elderly Chinese subjects: A 12-month longitudinal, randomized, controlled intervention study. *Clinical Endocrinology*, 63, 663-666.

Vasan, R. S. , Larson, M. G. , Leip, E. P. , Evans, J. C. , O' Donnell, C. J. , Kannel, W. B. , & Levy, D. (2001). Impact of high-normal blood pressure on the risk of cardiovascular disease. *The New England Journal of Medicine*, 345, 1291-1297.

Vyas, R. , & Dikshit, N. (2002). Effect of meditation on respiratory system, cardiovascular system and lipid profi le. *Indian Journal of Physiol-*

ogy and Pharmacology, 46 (4), 487-491.

Vyas, R., Raval, K. V., & Dikshit, N. (2008). Effect of raja yoga meditation on the lipid profi le of post-menopausal women. *Indian Journal of Physiology and Pharmacology*, 52 (4), 420-424.

Wei, L., & Liu, H. Y. (2004). The effect of simplifi ed Tai Chi on improvement of cardiac function in patients with heart failure. *Chinese Journal of Clinical Rehabilitation*, 7, 1460-1461.

West, J., Otte, C., Geher, K., Johnson, J., & Mohr, D. C. (2004). Effects of hatha yoga and African dance on perceived stress, affect, and salivary cortisol. *Annals of Behavioral Medicine*, 28 (2), 114-118.

Yang, K. (2007). A review of yoga programs for four leading risk factors of chronic diseases. *Evidence-Based Complementary and Alternative Medicine*, 4 (4), 487-491.

Yeh, G. Y., Wang, C., Wayne, P. M., & Phillips, R. (2009). Tai chi exercise for patients with cardiovascular conditions and risk factors. *Journal of Cardiopulmonary Rehabilitation and Prevention*, 29, 152-160.

Yoga Journal (2008). 2008 *Yoga in America study*. California: Dayna Macy.

Yusuf, S., Hawken, S., Onupuu, S., Dans, T., Avezum, A., Lanas, F., INTERHEART Study Investigators, et al. (2004). Effect of potentially modifi able risk factors associated with myocardial infarction in 52 countries (the INTERHEART study): Case-control study. *Lancet*, 364 (9438), 937-952.

第12章
心脏病患者的工作应激和超负荷工作

En-Young Nicole Cho and Roland von Känel

引言

本章总结了工作应激和心脏疾病的关系，尤其是与冠心病（CHD）之间关系的研究进展。最近数十年来，现代社会的工作应激已显著增加，而且工作和雇佣关系的本质也有了显著的变化。例如，普遍对健康不利的工作环境从物质方面转变为精神和情感方面的应激源（Siegrist 和 Rödel 2006；Marmot，Theorell 和 Siegrist 2002；Schrijvers，van de Mheen，Stronks 和 Mackenbach 1998）。以计算机为基础的信息处理是快速增长的工种之一，同时第三产业持续增长。在宏观经济背景下，随着全球化时代的到来，工作岗位越来越没有保障，失去工作岗位也越来越普遍，工作应激显著增加（Siegrist 和 Rödel 2006）。而且，妇女和老年人组成一支不断增长的劳动力大军，兼职工作和灵活就业也有所增加。由于过早和非自愿的退休，很大一部分中年男性、女性不再参与到劳动力市场中（Brugiavini 2001）。提前退休往往是因为罹患与工作应激相关的精神和身体疾病，包括心血管疾病（CVD）。例如，疲劳综合征被认为是诸多症状的复合体，主要表现为精力耗竭，是工作中的长期情绪应激和人际关系压力造成的（Maslach，Schaufeli 和 Leiter 2001）。在北美居民中，疲劳综合征的发病率为18％～82％（Prins 等 2007）。重要的是，并不是所有工作都是有组织机构的，自雇人士甚至是那些在家里工作的人们，也同样感受到来自工作方面的压力问题，这些人也面临着超负荷工作和精力耗竭的风险。

长期以极度疲劳、精力耗竭为特征的状况通常被认为是由严重应激导致的，因为它们往往伴随着医疗问题，尤其是增加的冠心病风险和较高的经济成本（Melamed，Shirom，Toker，Berliner 和 Shapira 2006）。工作中付出与回报失衡（van Vegchel，de Jonge，Bosma 和 Schaufeli 2005；Tsutsumi 和 Kawakami 2004；Kuper，Singh-Manoux，Siegrist 和 Marmot 2002；Stansfeld，Bosma，Hemingway 和 Marmot 1998；Stansfeld，Fuhrer，Shipley 和 Marmot 1999；Ostry，Kelly，Demers，Mustard 和 Hertzman 2003）与心身失调的健康问题呈正相关，包括自述的健康受损（Stansfeld 等 1998；Niedhammer，Tek，Starke 和 Siegrist 2004；Godin 和 Kittel 2004；Pikhart 等 2001）、糟糕的幸福感（de Jonge，Bosma，Peter 和 Siegrist 2000）和抑郁（Tsutsumi，Kayaba，Theorell 和 Siegrist 2001）。英国公务员中，无论男女，付出与回报失衡和工作中糟糕的人际关系，都预示着不良的身体、心理和社会功能。女性在工作中难以承受心理上的压力，男性缺乏情感支持，这些都预示着功能不良。因此，在工作中保持付出与回报的平衡，对于维持白领精神健康相关的生命质量非常重要（Stansfeld 和 Candy 2006）。高度紧张的工作不仅与活力下降、精神健康受损相关，而且与疼痛增加以及身体和情感功能受限的危险增加相关。孤立的高度紧张的工作（即高度紧张且与工作相关的社会支持较低）进一步增加了这些风险。缺少工作、冗余任务和无聊越来越被认为是工作中的压力，对于白领而言尤其如此，因为这样他们对自己工作的满意度较低。工作岗位无保障还预示着较差的主观健康状态。在低资质的职位上，个人的幸福感更有可能会受损。女性雇员在工作中的决定权小，对她们的要求高，而其得到的相关社会支持少，这一切与她们在基线水平的健康状况不佳相关，并与随后 4 年内将出现的更大的功能下降密切相关。面临着独特工作应激的群体是中层管理人员，他们感受到工作等级中上级与下属两方面的压力。最大的功能下降来自于以孤立的高度紧张为特征的工作（Amick 等 1998）。超负荷工作与男性肌肉骨骼痛（Sprigg，Stride，Wall，Holman 和 Smith 2007；Joksimovic，Starke，von dem Knesebeck 和 Siegrist 2002）、抑郁（Tsutsumi 等 2001；Watanabe，Irie 和 Kobayashi 2004；Bonde 2008；Rockenbauch，Meister，Schmutzer 和 Alfermann 2006）、精神障碍（Stansfeld 和 Candy 2006）、抱怨心身失调（van Vegchel 等 2005；Godin 和 Kittel 2004）和自述健康问题有关（Niedhammer 等 2004）。德国居民对生活不满的原因中，超负荷工作占最大的百分比，远远超过了付出与回报失衡和组织问题（Rockenbauch 等 2006）。工作的小时数直接关系到工作的压力，而这又是由工作中付出与回报失衡造成的。年轻的内科医生身体和心理健康程度及生活满意度，与付出回报失衡和超负荷工作密切相关。对这些关系应引起重视，因为它们可能预示着精力耗竭的风险不断增加。

　　也许不仅仅是工作应激影响着心血管健康，有病的心脏也会影响一个人的工作功能。例如，重返工作岗位是疾病康复在行为和功能测评角度的一个重要指标（Picard 等 1989；Rost 和 Smith 1992）。一个有趣的研究表明：如果患者认为其心肌梗死将有严重和长期的后果，则重返工作将会被延迟，并将会有更高的残疾水平（Petrie，Weinman，Sharpe 和 Buckley 1996）。患者对自己心脏病发作的理解方式可以强烈地影响其康复的进程（Leventhal，Meyer 和 Nerenz 1980）。疾病的认知表示法有五个主要方面：特征的认同（患者认同某种疾病名称和症状为其疾患的一部分）、病因、病程（患者认为疾病会持续多长时间）、患者认为自己对疾病的控制程度，以及患者认为疾病将给自己生活带来的影响（Lau 和 Hartman 1983；Leventhal 等 1984）。最近的研究把与疾病共融性（患者感到自己对病情有多了解）、对治疗控制的认识（知道需要多少治疗措施才能控制病情）和情绪表现（疾病在多大程度上影响着患者的情绪）增加到对疾病认知的评估中

（Kaptein 和 Broadbent 2007）。患者感到心脏遭受了更大的损害，可以比任何生物医学危险因素更准确地预测患者可以恢复到怎样的工作状态（Broadbent，Petrie，Ellis，Ying 和 Gamble 2004）。造成心肌梗死的原因（如长期应激或吸烟）也与重返工作（Bar-On 1987；Bar-On，Gilutz，Maymon，Zilberman 和 Cristal 1994；Billing，Bar-On 和 Rehnqvist 1997a）和恢复到什么样的生活行为方式有关（Billing，Bar-On 和 Rehnqvist 1997b；French，James，Horne 和 Weinman 2005；Weinman，Petrie，Sharpe 和 Walker 2000）。那些感觉自己心脏状况差、症状较重且后果严重的患者，那些认为他们了解自己的病情并可以控制它的人，以及那些认为不健康的生活方式是心脏疾病部分病因的人，更有可能参加心脏康复治疗（French，Cooper 和 Weinman 2006；Cooper，Lloyd，Weinman 和 Jackson 1999）。先前的研究表明，对心肌梗死后的患者进行某种简短的住院期间心理干预，可以成功地改变其对疾病的认识，加速康复，包括更快地重返工作（Petrie，Cameron，Ellis，Buick 和 Weinman 2002）。

工作应激的定义

关于工作应激的理论不同于如何定义和量化工作环境中的"痛苦"元素。传统上，工作心理学和组织心理学强调工作条件和工作环境的客观作用对健康和幸福感到底有哪些影响（Mohr 和 Udris 1997；Ulich 2001；Levi 等 2000）。不久前，研究人员使用不同的理论模型开始评估长期工作应激所造成的具体情况以及它们对身体健康带来的影响（Semmer 和 Mohr 2001；Siegrist 2002；Karasek 和 Theorell 1990）。两个突出的模型获得了特别的关注，因为它们具有可操作性，允许临床医生和研究人员等探索工作应激和不良健康结果之间的关系。第一个模型是由 Karasek 和 Theorell（1990）提出的职业紧张模型，此模型将"岗位要求（压榨）"、"岗位掌控"和"社会支持"确定为工作环境中关键的三个维度。第二个是 Siegrist（1986，1996）开发的付出与回报失衡及超负荷工作模型。

岗位要求/掌控和社会支持模型

1979 年，Karasek 引入的要求-掌控或"职业紧张"模型（Karasek 1979）已成为工作应激研究中探讨心理社会工作状况和健康问题最常用的模型之一（Karasek 和 Theorell 1990；Karasek 1979）。职业紧张模型假设工作中较高的心理压榨和较低的掌控感结合（"高紧张"），会导致身体和精神疾患（Karasek，Baker，Marxer，Ahlbo 和 Theorell 1981；Karasek 等 1988）。此模型的两个核心维度是"工作对心理的压榨"和"决定的自由"或"掌控"，后来增加了第三个维度，即工作中的社会支持（Johnson 和 Hall 1988；Johnson，Hall 和 Theorell 1989）。面临较高的职业紧张和较低支持（所谓孤立紧张）的人群，出现不良健康后果的风险最高。例如，流水线工人、非技术工业工人、城市公交车或电车司机和初级文职人员，面临着高度紧张的工作条件。

心理压榨（要求）维度包括工作量、精神要求、时间限制，如时间压力、工作节奏和最后期限等。决定的自由维度包括是否可能通过探索新的方式方法来完成自己的工作任务，从而在工作中发挥自己的影响；是否有可能继续学习、独立负责、开发和使用自己的知识技术；是否允许去体会采用不同工作方式带来的变化（Lundberg 2000）。工作自主权的高低及心理压榨的高低相互作用，产生四种不同的心理社会工作特征：高紧张度的工作（高要求和低掌控），积极的工作（高要求和高掌控），低紧张度的工作（低要求和高掌控），被动工作（低要求和低掌控）。

职业紧张模型强调要求和掌控之间的相互作用造成了不良的健康结果：高心理要求本身并不损害健康，但是如果它们与较低水平的自主决定权同时出现（高度紧张），就将对健康造成不良影响。这种情况将产生被动感、习得的无助感以及在工作中缺乏参与感（Schnall，Landsbergis 和 Baker 1994）。比较讨人喜欢的工作状态是由高要求和高自主决定权相结合产生的（积极的工作）。这种可人的工作状态是许多领导岗位（如首席执行官和经理的工作）的特点，它与主动学习和提高工作技能相关联（Schwarzer，Knoll，& Rieckmann，2003）。雇员如果面临岗位要求低、掌控也低的处境，则会成为被动员工，因为他们被所谓的被动岗位陷住了。最后，以低要求和高掌控感为特点的工作状况被定义为低紧张度工作。低紧张度和积极的工作环境对雇员健康最为有利（Karasek 和 Theorell 1990）。测试职业紧张模型的典型问卷条目是"我的岗位要求工作非常努力"（岗位要求），和"在我的工作岗位上，我几乎没有自由决定如何去做我的工作"（岗位掌控）。

缺乏社会支持（社会孤立）成为该模型的第三个维度。它定义了重要的"孤立紧张"的工作处境，即高要求、低自主性岗位，并且社会支持差（Johnson 和 Hall 1988）。在高要求和低掌控的情况下，社会支持一直是一个潜在的中介变量（Karasek 和 Theorell 1990；Johnson 和 Hall 1988；Johnson 等 1989）。在概念上，工作方面的社会支持包括一个人在工作场所得到的来自同事和上司的支持。社会支持通常可分为实用支持和情感支持（Schwarzer 等 2003）。实用支持是指在完成一项任务或达到某一项目标的过程中获得的直接援助，例如，一位雇员从他上司那儿获得的指导或操作帮助。社会情感支持的重点在于与另一个人面对面的交流互动，通常分为同事的支持和上司给予的支持两种（Karasek 和 Theorell 1990）。工作以外的社会支持（如来自家人或朋友的支持）通常不包括在该模型中，虽然我们也一直认为这种类型的社会支持与冠心病的风险相关（Barth，Schneider 和 von Känel 2010）。工作中的社会支持可以通过不同的方式调节工作条件和幸福感之间的关系。例如，社会支持可作为一个"压力缓冲"，从而减轻心理和心理生理挑战对健康的不利影响（Karasek 和 Theorell 1990）。如果考虑社会支持因素，职业紧张模型将有 8 种类型的工作应激。上文中已提到了四种原始类型，将它们与有无社会支持各自组合就得到 8 种。

付出-回报失衡和超负荷工作模型

1986 年，为了预测和解释工作应激对心血管疾病发病率的影响，Siegrist（1986）提出了付出-回报失衡模型。ERI 模型有它的医学社会学起源，它强调社会利益互惠的原则，根据该原则，雇员投入精力，期待回报（Marmot，Siegrist，Theorell 和 Feeney 1999）。换句话说，ERI 模型假设，在工作中努力，但只能得到很少的回报，这之间的不平衡很可能引起周期性的消极情感和持续的（生理）应激反应，暴露在这种危险状况下的员工其冠心病发病尤其与此密切相关（Siegrist 1996，2002）。评估 ERI 的问卷条目包括："由于繁重的工作任务，我持续感到时间上的压力（努力）"，"在我的工作中存在很多中断和干扰（努力）"，"我的工作晋升前景不好（回报）"和"我在困难时刻，得到了足够支持"。

工作场所为员工提供机会获得自我效能（如成功的工作表现）、自尊（如认可）和自我整合（如属于重要的群体）。根据该模型，努力工作这种付出是社会契约的一部分，理想情况下应当能保障这些努力换得足够的回报（Siegrist 1986；Siegrist 和 Peter 2000）。与工作有关的回报可分为三种类型：金钱、尊严和控制地位。控制地位差的例子包括晋升无望、被迫变换工作、工作不稳定和工作无保障。

高付出、低回报的工作状况将在下列情形中维持下去：①如果雇员在劳动力市场上别无选择（如由于技能水平低、缺乏流动性、不稳定的劳动力市场）；②如果雇员出于策略上的考虑接受这种不平衡（如期待未来的收益，放长线钓大鱼）；③如果雇员表现出一种特殊的认知和动机模式，其特征是以过分的工作投入来应对要求（"超负荷工作"）（Siegrist 2002）。过劳员工低估了岗位要求，高估了自己的应对资源，而且没有觉察到自己对付出与回报失衡所起的作用（Siegrist 2002）。评估超负荷工作的问卷条目例子包括："我总是难以放下工作，当我上床睡觉时，它仍然在我的脑海里（无力放下工作）"和"我很容易被工作上的时间压力压倒（不相称的烦躁）"。超负荷工作被看做一整套态度、行为和情感，其基础是所谓 A 型行为模式的认知和动机元素，A 型行为代表着过高的志向与得到认可、尊重的需要组合在一起（Hanson，Schaufeli，Vrijkotte，Plomp 和 Godaert 2000；Siegrist 1998）。超负荷工作量表的条目最初来自"掌控的需要"这一概念（即需要被认可、竞争力、不相称的烦躁不安和无法放下工作）。通过超负荷工作的概念，ERI 模型不仅包括针对处境的和与工作相关的外在维度（即付出和回报），而且包括针对个人的内在组成部分（Siegrist 2001）。图 12-1 说明了付出-回报失衡和超负荷工作模型（Siegrist 1996）。

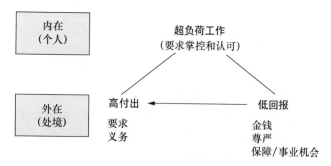

图 12-1　付出-回报失衡模型（根据 Siegrist 1996）

付出-回报失衡模型设定了下列三种假设，允许临床医生和研究人员将可能对健康产生影响的工作应激描述为三类特定的集群（van Vegchel 等 2005）。

1. 外在付出-回报失衡假设　工作上高付出与低回报间的不匹配造成对健康的不利影响。

2. 内在超负荷工作假设　在工作低回报的条件下，个人的努力导致持续过度付出，对健康造成不利的影响（即使不存在付出-回报失衡）。

3. 相互作用假设　经历失衡（集群 1）且超负荷工作（集群 2）的员工，患病风险相对最高。

两个模型在概念及方法上存在明显的差异。如果说付出-回报失衡模型既包括外在（处境）的特征，又包括内在（个人）的特征，那么岗位要求/掌控模型就仅仅局限于从心理社会视角看到的工作环境的结构特征。另外，两种应激理论的不同导向（掌控与回报）在制订政策上有着明显不同的含义。掌控方式指向劳动分工，回报范式则涉及分配的公平和正义（De Vogli，Ferrie，Chandola，Kivimäki 和 Marmot 2007）。

工作应激的其他模型

Kasl（1992）提出，工作应激如果满足下列四个条件，就可以被看作是健康和福祉的长期风险：①压力状况是长期的；②适应很困难，因为要求有持续的适应和专心；③如果未能满足要求，将会产生严重的后果；④这些问题影响到生活的其他领域，带来累积效应。从长远来看，个体日益脆弱，导致资源不断减少，形成一个恶性循环，而个体却需要更多的资源来迎接外部挑战（Schönpfl ug，1987）。

工作场所的不公平，也可能会给心血管健康带来不利的后果（De Vogli 等 2007）。一项职业研究关注了一个特别的问题，即个人（主观感到的）具体情况（如消极情感）（Watson 和 Clark 1984；Watson 和 Pennebaker 1989）、A 型行为模式（Contrada 等 1982；Krantz 等 1988）、D 型人格（Pedersen 和 Denollet 2003）或自我调节的过程（如乐观和目标）（Schwarzer 1999）。此外，深度疲劳状态（所谓生命的耗竭）同时伴有激惹、普遍的病感和士气沮丧，也被用来说明超过个人应对资源的持续工作压榨造成的后果（Appels 2004）。

流行病学证据

工作应激是可预测冠心病事件的危险因素

很少有研究调查过是否高工作应激是心脏事件复发的一个预测因子。相比之下，一个纳入 33 项研究的综述显示，研究报告职业紧张是冠心病事件的危险因素（Eller 等 2009）。然而，针对处境的应激源和针对个人的应激源与资源之间的相互作用，使工作和心脏健康的关系变得更加错综复杂（Mohr 和 Semmer 2002；Levine 和 Ursin 1991）。

传统的危险因素至多能解释冠心病发病因素中的 2/3，这一事实使大家对冠心病和心理社会因素之间的关系越来越感兴趣。基于此，研究最彻底的五个方面是慢性应激、社会经济地位（SES）、个性、抑郁和社会支持（Rozanski，Blumenthal，Davidson，Saab 和 Kubzansky 2005）。全球性研究 INTERHEART 调查了近 25 000 例心肌梗死患者和对照组。他们发现，心理社会危险因素占心肌梗死人群可归因风险的 33％，大于上述个别的传统心血管疾病危险因素（Yusuf 等 2004）。在 INTERHEART 研究中，对心理社会应激进行的评估分为工作及家庭压力、财务紧张、在过去一年中的重大生活事件等方面，同时也评估了控制点和抑郁。具体地说，据报告，与对照组相比，工作应激给心肌梗死患者带来较高的相对危险度，若干时期的工作应激比值比为 1.38（99％可信区间 1.19～1.61），而持久工作应激比值比为 2.14（1.73～2.64）。所有的分析都针对年龄、性别、地域和吸烟做了调整（Rosengren 等 2004）。

大多数研究关注工作中的付出回报失衡（ERI）和冠心病相关健康之间的关联，包括第一次心肌梗死、慢性心力衰竭（CHF）和系统性高血压（Marmot 等 2002；van Vegchel 等 2005；Tsutsumi 和 Kawakami 2004；Siegrist 2002；Siegrist 和 Peter 2000）。最近的一项综述（van Vegchel 等 2005）总结了 24 项研究心血管疾病预后的数据，发现高付出低回报的条件一再地使冠心病事件的相对危险度增加了 1.2～8.9 倍（Bosma，Peter，Siegrist 和 Marmot 1998；Kivimaki 等 2002；Niedhammer 等 1998；Siegrist，Peter，Junge，Cremer 和 Seidel 1990；Peter，Alfredsson，Knutsson，Siegrist 和 Westerholm 1999）。超负荷工作与心血管疾病发病甚至死亡的相对危险度增加 1.2～4.5 倍有

关（Kristensen 1996）。

迄今为止，已经发表了约 50 项将心血管疾病设定为主要研究对象的工作应激研究，其中 1/3 是前瞻性研究。这些实证研究中大部分支持特别低的工作自主权与心血管疾病风险有关。很少有研究关注岗位要求（压榨）和岗位掌控之间的相互作用，一些研究表明，职业紧张可以使心血管疾病的风险增加 1.2～5.0 倍。有作者回顾了职业紧张与心血管疾病方面的文献（Schnall 等 1994；Belkic，Landsbergis，Schnall 和 Baker 2004；Kristensen 1989，1996）。表 12-1 是相关大规模流行病学研究成果概览。

表 12-1　工作应激与心血管疾病风险相关文献概览

作者（年份）	研究对象和设计	主要成果
Karasek 等（1981）	1461 名瑞典男性工作者；前瞻性队列	岗位要求（压榨）增加了出现冠心病症状和体征的风险，以及过早的冠心病-心血管疾病死亡。自主权低也与增加的心血管疾病风险有关
Alfredsson，Spetz，和 Theorell（1985）	958 096 名 20～64 岁的男性和女性受试者；前瞻性队列	男性中，处于大部分工作时间很忙乱、学习新知识机会少的职位的雇员比其他工作岗位上的男性更常因心肌梗死住院
Siegrist，Peter，Junge，Cremer 和 Seidel（1990）	416 名男性蓝领工人；前瞻性队列	付出与回报不平衡明显的男性动脉硬化 4 年中显著发展。高 OC 增加了心血管疾病的风险
Siegrist，Peter，Motz 和 Strauer（1992）	416 名男性蓝领工人；前瞻性队列	高 ERI 可以预测致命或非致命性心脑血管疾病（急性心肌梗死、脑卒中），高 OC 增加了血管病的风险
Siegrist 和 Peter（1994）	416 名男性蓝领工人；前瞻性队列	工作中高 ERI 与冠状动脉事件呈正相关

续表

作者（年份）	研究对象和设计	主要成果
Lynch 和 Krause（1997）	1797 名成年男性；前瞻性队列	工作中高 ERI 与冠状动脉事件的发生呈正相关
Appels，Siegrist 和 de Vos（1997）	79 名男性急性心肌梗死患者，132 名对照者；回顾性队列	长期工作在心肌梗死患者和对照者中有区别
Bosma 等（1998）	10 308 名公务员；前瞻性队列	心血管疾病的症状和危险因素与高 ERI 和低工作控制呈正相关
Hammar，Alfredsson 和 Johnson（1998）	瑞典男性及女性（8833 个病例，24 931 名对照者）；病例对照研究	就职于以低决定权为特点岗位的（青年）男性和女性心肌梗死事件发生率增加。对于男性，这一增长的主要原因还包括他们的高心理需求（高职业紧张）和工作中低社会支持
Joksimovic 等（1999）	106 名男性冠心病患者；前瞻性队列	OC 是经皮冠状动脉腔内成形术后冠状动脉再狭窄的一个独立预测因素
Kivimäki 等（2002）	812 名工厂员工（包括铸造工人、行政职员等）；前瞻性队列	工作中高 ERI 与冠状动脉事件的发生呈正相关。高 OC 与血管事件风险的增加相关
Kuper，Singh-Manoux，Siegrist 和 Marmot（2002）	10 308 名公务员；前瞻性队列	高 ERI 与冠状动脉事件的风险呈正相关
Peter，Siegrist，Hallqvist，Reuterwall，Theorell 和 SHEEP 研究小组（2002）	951 名心肌梗死工人，1147 名对照者；回顾性队列	高 ERI 与冠状动脉事件的风险呈正相关。高 OC 与心血管疾病的风险增加有关
Guimont 等（2006）	8359 名白领；前瞻性队列	过多渐增的职业紧张显著影响男性收缩压。工作中社会支持低的男性和女性，血压升高的风险较大

续表

作者（年份）	研究对象和设计	主要成果
Kivimäki 等（2006）	83 014 名员工；回顾和荟萃分析；前瞻性队列	观测数据表明，工作应激大的员工将来患冠心病的额外风险平均增加 50%
Kornitzer 等（2006）	21 111 名中年欧洲男性；前瞻性队列	心理需求的规模，作为新兴的重要组成部分，与工作应激一起预测急性冠状动脉事件
Aboa-Eboulé 等（2007）	972 名 35～59 岁的男性和女性，首次心肌梗死康复后重返工作；前瞻性队列	首次心肌梗死后长期工作应激增加冠心病复发的风险
André-Petersson，Engström，Hedblad，Janzon 和 Rosvall（2007）	瑞典的 4707 名女性，3063 名男性；前瞻性队列	对女性来说，工作中的社会支持是心肌梗死和脑卒中一个独立的预测因子
Ohlin，Berglund，Rosvall 和 Nilsson（2007）	488 名男性及女性；前瞻性队列	随访 6.5 年发现对男性来说（而不是对女性而言），工作应激预示着血压增高
De Vogli 等（2007）	5726 名英国男性，2572 名英国女性；前瞻性队列	不公正是冠状动脉事件增加和健康功能受损的一个独立预测因子
Alves，Chor，Faerstein，Werneck 和 Lopes（2009）	1819 名女性，横断面队列	工作应激与高血压相关
Leineweber 等（2009）	2755 名男性；前瞻性队列	在工作中遇到不公正待遇忍气吞声，与心肌梗死或心脏性猝死事件的风险有关
Xu，Zhao，Guo，Guo 和 Gao（2010）	320 名中国人；横断面队列	ERI 与冠状动脉病变相关

CHD，冠心病；CVD，心血管疾病；ERI，付出与回报失衡；MI，心肌梗死；OC，超负荷工作

关于职业紧张和冠心病之间相关联的证据存在一个主要的问题，就是即使设计最好的前瞻性研究也没有考虑到早期生活因素的累积效应，其实这可能会影响成年期对压力的感知（Stansfeld等1998，1999）。这些早期因素对成年期冠心病风险和压力感知都有影响，成为现有证据的混杂因素，冲击职业紧张在成年人冠心病危险因素中的地位。事实上目前还不清楚，职业紧张和冠心病之间的关联是否要部分归因于童年或青春期经历的影响。

关于心血管风险的前瞻性芬兰青年研究（Kivimäki等2007）探讨了青春期男性的生理、家庭和社会经济危险因素是否加强工作应激与成人颈动脉内膜中层厚度之间的关联，而颈动脉内膜中层厚度是动脉硬化的标志（O'Leary和Polak 2002；van Trijp等2006；Tzou等2005），也是有效的临床前冠心病的标记。大部分青春期危险因素预测了成人内膜中层厚度。调整年龄后，较高的职业紧张和更大的内膜中层厚度之间也呈现了量效关系。

尽管如此，仍有若干大规模研究的结果表明，职业紧张与心血管疾病预后的联系仍无法得到证实（Hlatky等1995）。最近，Belkic和他的同事们根据预先定义项目的选择程序，回顾了17例纵向研究（van Vegchel等2005），其中9例是病例对照研究，8例是横断面研究。作者总结：关于工作应激和心血管疾病之间存在联系（对男性而言尤其如此）的问题，我们已找到一致和确凿的证据。研究为工作应激与男性心血管疾病的心肌梗死患病率和自我感觉到的心绞痛之间的联系提供了更多的证据（Belkic等2004）。50岁以下（劳动人群）的长期工作应激与冠心病的关联是最强的（Britton等2008）。

起码，就低决定权方面而言，这一结论与其他职业紧张模型的研究结果是一致的（Schnall等1994；Siegrist和Peter 2000；Landsbergis等2001），尤其是在男性、蓝领工人、55岁以下的人群方面，最为一致。某几项研究只关注工作应激对女性心血管疾病的风险。例如，过去一年经历财务紧张的女性，复发心血管事件的风险增加，包括全因死亡率、新发急性心肌梗死和随访中出现的不稳定型心绞痛。财务紧张是女性冠心病患者复发事件的一个预测因子，独立于常用的 SES 指标（如教育和家庭收入等）之外（Georgiades，Janszky，Blom，László 和 Ahnve 2009）。

　　流行病学研究表明，精力耗竭是男女两性冠心病事件及其复发的一个独立危险因素（von Känel，Bellingrath 和 Kudielka 2009a）。在成功的经皮冠状动脉介入治疗后，已经证实精力耗竭可以预测新的心脏事件（Kop，Appels，Mendes de Leon，de Swart 和 Bär 1994）。已经确定精力耗竭是预测包括心血管疾病在内的不良健康结果的一个独立危险因素（Melamed 等 2006；Levine 和 Ursin 1991；Rozanski，Blumenthal 和 Kaplan 1999）。在职业研究中，有研究显示，工作条件（加班、工作过量、对工作场合不良的物理条件、负面的同事行为、资质潜力和来自同事的社会支持）和精力耗竭之间存在关系（Rozanski 等 1999）。尤其是加班可以预测精力耗竭和心肌梗死的关系（von Känel，Bellingrath 和 Kudielka 2009b）。许多研究者发现，过度疲劳和普遍的病感是心肌梗死和心脏性猝死的常见前兆。提出精力耗竭概念的想法，源自了解急性心肌梗死患者发病前常见的不同寻常的疲劳和倦怠到底本质是什么的兴趣。Ad Appels（Appels 和 Mulder 1989）最初提出精力耗竭这个概念时，其推理是，假定持久地感受到不可控的压力导致精力耗竭。由此提示，精力耗竭是一种精神状态，当人们适应压力的资源崩溃时，就会进入这种状态。

工作应激的病理生理学

　　工作应激可能与确定的心血管疾病危险因素（吸烟、酗酒、缺乏体力活动、不健康的饮食习惯、肥胖和糖尿病）及其他冠心病心理社会危险因素（如抑郁症、睡眠障碍、精力耗竭、低社会支持）相伴随，在一定程度上它也与不同的病理生理特征相关。工作应激也与工作过程中血压升高（Steptoe 和 Willemsen 2004）和出现代谢综合征相关（Chandola，Brunner 和 Marmot 2006）。而这两者都是心血管疾病的重要危险因素。此外，工作应激大的心脏病患者，在心脏保健方面依从性较差（Antonovsky 1979，1987；Udris 1990）。

相对而言，工作应激作为可能增加动脉硬化出现、进展的危险因素，可能增加外显为临床心血管疾病症状的危险，其心理生理机制到底是什么，我们知之甚少。尽管如此，已经提出了一些涉及大脑处理应激的潜在途径：HPA 轴和自主神经系统以及标志动脉粥样硬化风险增加的血管及循环生物标记（图 12-2）。

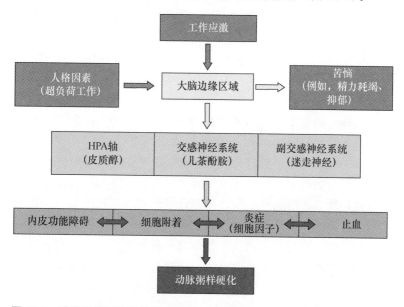

图 12-2   动脉粥样硬化相关精神、神经、内分泌和免疫系统之间的相互作用

确认这些心理生理机制的研究方法包括自然状态的动态监测、实验研究、在高危人群的流行病学研究中分析创新的生物医学标记（例如嵌套的对照研究）以及脑成像研究。对于后者最近的研究包括：神经与有回报的经历的关系、与预示回报的鼓励刺激的关系，以及与阻碍预期回报的关系。未获得预期回报被证明与多巴胺能大脑区域活动相对减少有关。不同脑区对回报敏感的多巴胺能系统活性的增强，可以解释为那些有慢性社会回报挫折

的患者调节大脑活性的能力打了折扣（Siegrist 等 2005）。在过去几年中，学者们研究了作为潜在中介的几种生物标志，如高血压和收缩压（Peter 和 Siegrist 1997；Peter 等 1998；Steptoe，Siegrist，Kirschbaum 和 Marmot 2004；Vrijkotte，van Doornen 和 de Geus 1999；Vrijkotte，van Doornen 和 de Geus 2000），导致动脉粥样硬化的血脂（例如增加的总胆固醇、高浓度低密度胆固醇）（Peter 等 1998），受损的纤维蛋白溶解［例如组织纤溶酶原激活剂（t-PA）活性降低和抗纤维蛋白溶解纤溶酶原激活物抑制剂（PAI-1）活性增加］（Peter 等；Vrijkotte 等 1999），24 小时血压变化，心率，心率变异性（Vrijkotte 等 2000）和皮质醇（Steptoe 等 2004；Wirtz 等 2010）。

具体来说，超负荷工作已影响到纤维蛋白溶解受损（Vrijkotte 等 1999）、心血管反应性过度（Vrijkotte，van Doornen 和 de Geuset al. 2004）、高血压（Vrijkotte 等 2000，2004）、（女性中）较高的低密度脂蛋白胆固醇（Siegrist 和 Matschinger 1989）、较高的早晨（Steptoe 等 2004）和下午皮质醇水平（Wirtz 等 2010），并预示心脏患者冠状动脉血管成形术后再狭窄的风险（Joksimovic 等 1999）。付出-回报失衡与血压升高（Vrijkotte 等 2000），导致动脉粥样硬化的血脂异常（Peter 等 1998）、纤维蛋白溶解受损（Siegrist，Peter，Cremer 和 Seidel 1997）、血清高密度脂蛋白（HDL）水平降低有关（Irie，Tsutsumi，Shioji 和 Kobayashi 2004）。关于职业紧张模型，几项研究发现压榨或掌控与心血管疾病的危险因素（如高血压、致动脉粥样硬化的血脂和纤维蛋白原）之间存在关系（Schnall 等 1994；Peter 等 1999）。

在纳入了 18 项研究的一篇综述中，职业紧张主要被定义为岗位压榨与决定的自由（即岗位掌控）之间的不相匹配，或者是在工作中付出和回报之间的失衡，这种失衡以超负荷工作的性格特质为中介（von Känel et al.，2001）。在较大的工作应激和凝血环境之间发现了可靠的关联，凝血系统与应激的关系反应为促凝血分子（即纤维蛋白原和凝血因子Ⅶ）功能增强以及纤溶能力降低（即 t-PA 活性下降和 PAI-1 活性增加）。许多研究发现上述关联独立于可能的混杂因素。然而，与代谢综合征相关的因素说明，女性中（但不适用于男性）工作紧张和 PAI-1 之间呈正相关（Brostedt，de Faire，Westerholm，Knutsson 和 Alfredsson 2004）。尽管大多数研究是横断面研究，但仍显示在会计人员中，凝血因子Ⅶ、凝血因子Ⅷ和纤维蛋白原水平以及腺苷和凝血酶诱导的血小板聚集，在工作繁重时期都比普通时段有所增加（Frimerman，Miller，Laniado 和 Keren 1997）。在教师中，超负荷工作与因急性心理社会应激产生的持续高凝状态有关，在假期尤其明显（von Känel 等 2009b）。

　　血浆纤维蛋白原可以是联系工作应激与增加的冠心病风险的重要媒介（Theorell 2002）。对 24 家比利时企业、年龄在 35～54 岁之间的 16 335 名男性和 5084 名女性雇员展开的横断面研究发现，教育水平最低的男性中，岗位要求（压榨）与纤维蛋白原呈正相关，所有男性中，职业紧张（即高压榨、低掌控）与纤维蛋白原之间呈正相关，而女性却并非如此（Kittel 等 2002）。日本男性的职业紧张也与血浆纤维蛋白原水平呈正相关，而女性则并非如此。对潜在的混杂因素（包括总胆固醇和 C 反应蛋白）进行调整后，男性高岗位要求和升高的纤维蛋白原之间依然存在联系（Hirokawa，Tsutsumi，Kayaba 和 Jichi 医学院队列组 2008）。在比利时男性工人中，岗位掌控和纤维蛋白原之间呈负相关，不受社会人口因素、传统心血管危险因素和药物因素影响（Clays 等 2005）。尽管这项研究看起来提示工作应激比较容易使男性表现出纤维蛋白原的增加，也有研究表明在男女两性中都存在这种联系，结果取决于研究涉及的具体国家和男女比例（Theorell 2002；Tsutsumi，Theorell，Hallqvist，Reuterwall 和 de Faire 1999）。与岗位压榨相比，岗位掌控与纤维蛋白原的联系不同研究结果更一致，这可能是因为岗位掌控可能补进了前面讨论的社会经济地位和纤维蛋白原之间的反比关系（Steptoe 和 Willemsen 2004）。

在以前的系统综述中，皮质醇觉醒反应与工作应激呈正相关，与疲劳、精疲力尽和精力耗竭呈负相关（Chida 和 Steptoe 2009）。工作中缺少控制预示皮质醇水平较高，即便是在周末，这也意味着工作应激的生理恢复受损（Berset，Semmer，Elfering，Amstad 和 Jacobshagen 2009）。针对 ERI 模型等，已报告清晨皮质醇水平和工作应激之间呈正相关（Alderling，Theorell，de la Torre 和 Lundberg 2006；Kunz-Ebrecht，Kirschbaum 和 Steptoe 2004；Steptoe 2000）。对于工作应激，唾液皮质醇水平（HPA 轴反应）的结果并不一致，有报告皮质醇反应钝化的（Peter 和 Siegrist 1997；Bellingrath，Weigl 和 Kudielka 2008；Bellingrath 和 Kudielka 2008；Wirtz，Siegrist，Rimmele 和 Ehlert 2008），有报告强化的（Steptoe 等 2004），也有报告不变的（Siegrist 1998；Irie 等 2004）。很明显，还需要从唾液皮质醇水平的角度更多地同步研究这两个模型，以便可以明确解释这些不同的结果（Hurwitz Eller，Netterstrøm 和 Hansen 2001）。这似乎是很重要的，因为这两个模型组成令人紧张的工作环境中相互结合、相互补充的不同方面（Maina，Bovenzi，Palmas 和 Larese Filon 2009）。

对预期压力的认知评估似乎可以在遭遇应激后调节单核细胞炎症活动（Wirtz 等 2007）。对于健康人，工作应激似乎也能改变特定的血清儿茶酚胺代谢产物（脑源性神经因子、血浆 3-甲氧基-4-羟苯乙二醇硫酸酯）水平（Mitoma 等 2008）。一般生活应激与较差的心血管恢复相关。然而，从交感神经和副交感神经系统而言，血流动力学应激反应或恢复能力与工作应激之间没有直接的联系（Chida 和 Hamer 2008）。

处理工作应激的行为方法

关于如何减少工作场所心理社会应激（即高压榨、低决定权、低社会支持和低回报）及相关的健康影响，如何开发和实施这样的预防干预，目前缺少有关文献。

　　某研究回顾了 20 年来预防干预的文献，总结出干预措施主要是针对个人而非工作组织的，是通过执行应激处理方案来实施的，而不是通过减少工作中不良的心理社会因素实现的（Kompier 和 Kristensen 2001）。许多学者声称，组织途径的方法比个人方法更有效，受益更持久（Bond 和 Bunce 2001）。的确有研究关注调整工作安排的结果，考察工作掌控改善后，是否能改变应激相关的后果。例如，某化学处理厂根据"授权开始"实行战略裁员 4 年后，Parker 等（1997）发现掌控感的增加和工作满意度间存在着重要的联系。遗憾的是，很多这类研究（Cordery，Mueller 和 Smith 1991；Murphy 和 Hurrell 1987；Pierce 和 Newstrom 1983；Wall 和 Clegg 1981）没有设立对照组、没有随访，因此对研究结果的解释存在疑问。少数使用这两个重要设计的研究（Griffin 1991；Jackson 1983；Landsbergis 和 Vivona-aughan 1995；Wall，Kemp，Jackson 和 Clegg 1986）又不能提供有效证据证明，促进掌控感和重新安排工作的动议对改变应激相关的结果有效。事实上，只有 Wall 等人（1986）和 Griffin（1991）采用纵向、准实验设计的研究显示，采用这种计划可以在研究终点观察到应激相关结果显著改善。具体来说，Wall 等（1986）采取自治工作组的干预方式，在其 30 个月的随访中，个人内在工作满意度显著改善，而 Griffin（1991）的干预试图增加自主权和其他工作特点（例如，任务的连贯性），在 48 个月的随访中，提高了上级对下属的评价。Schaubroeck 等（Schaubroeck，Ganster，Sime 和 Oilman 1993）证明，工作上进行重新安排的干预形式可以提高一所大学商学院管理人员的工作满意度。然而，他们并不是通过提高人们的工作掌控感来达到这样的结果的，其干预包括一个角色（任务）澄清计划。Bunce 与 West（1996）以及 Bond 与 Bunce（2000）进行了两项研究，表明干预可以改善人们的幸福感，如果可能的话，可以鼓励他们减少工作应激源，例如，要求个人澄清所期望的角色（任务）。

　　然而据观察，在评估改善工作中个别心理社会因素的研究中

发现，反映精神健康状况的症状（如抑郁、焦虑和病假）下降了
9％～55％（Bond 和 Bunce 2001；Morel-Kopp 等 2009）。在强调
参与的行为干预性研究中，随访 1 年发现，干预显著改善了人们
的精神健康、因病缺勤率和自评表现。岗位掌控感增强是上述改
进发生的机制或中介（Bond 和 Bunce 2001）。

　　目前我们还不清楚，针对工作应激的干预措施是否能改善心
血管健康，是否真的能降低死亡率。然而，以心血管疾病的风险
标志为指标，一项旨在提高雇员幸福感的研究发现，针对管理者
进行 60 小时的培训课程，讲授工作环境中的心理社会因素，1 年
后员工（但不是管理者）血清皮质醇降低（Theorell，Emdad，
Arnetz 和 Weingarten 2001）。一项行为心脏病学平行研究表明，
处理心理社会因素确实可能导致心血管疾病风险状况的有利变
化。例如，对于抑郁但没有心血管疾病的门诊患者，心理疗法和
抗抑郁药物似乎能同样有效地减少血小板活化（Morel-Kopp 等
2009）。对于稳定型冠心病患者，应激处理改善了血管内皮功能
障碍（Blumenthal 等 2005）。然而，另一项研究发现，与常规治
疗相比，它并没有改变凝血功能（Claesson 等 2006）。

针对存在工作应激患者个人的临床方法

　　对于任何一种工作场所的干预计划而言，应考虑到应激是一
个非常具有个人色彩的过程（Siegrist 2002；Lazarus 和 Folkman
1984；Lazarus 1991，1999；McEwen 1998）。处理伴有工作应激
的心脏病患者时，需要了解工作相关的应激源和个人资源（如协
调一致的感觉）（Antonovsky 1979，1987）、所感到的交情和支
持（Siegrist 和 Peter 2000），才能开发出适宜的应对策略。通常，
工作应激的相关治疗必须覆盖多个角度。锁定岗位应激相关因素
的具体行为干预（如减少工作压榨、增加工作掌控感），可用于
支持患者努力应对挑战。行为疗法应系统地评估以下 5 个会增加
工作应激的主要因素（表 12-2）。

表 12-2　临床评估工作应激适当的开放性问题

工作应激：5 个主要因素	适当的开放性提问
1. 岗位要求	你的工作对你有什么要求？每周工作多少个小时？在周末工作感觉怎么样？
2. 岗位掌控感	你对工作有多大的控制权？在工作时间，你何时小憩？
3. 工作中的社会支持	你如何感受同事和上司给你的支持？
4. 工作中的回报	在工作中，你认为自己得到了什么类型的回报？你的职业生涯中机会怎样？
5. 超负荷工作	你的工作对你有多重要？如果我想请你的伙伴告诉我你有多投入，他或她会怎样说呢？

　　基于上述因素，可以开发出针对患者的个性化解释模型。下一步，会要求患者积极地针对他（或她）感受到的工作应激对解释模型提出可行的修改。治疗师可以通过询问患者以下问题来支持这个过程："你是否已经积极地尝试与你的老板建立沟通？你能否有午休？当你觉得工作过劳的时候，你是否有机会参加职业培训？您是如何从工作中抽出精力的？你是如何保持你的工作和生活平衡的？"

　　下一步，在可预知的一段时间内，将会设定一些微小的、明确可界定的、现实可实现的改变。需要指出的是一般宿命论（"今天的工作条件不能有任何方式的改变"）对职业紧张来说并不适合。针对雇员和（或）他的上司，可能的干预措施都列在表 12-3 中。

表 12-3　适当的干预措施

目标	干预措施
从雇员的角度	
要求工作需求减少	避免加班，偶尔休息一会，坚持执行时间表，学会委派任务
增加工作中的社会支持	从同事/上级那里寻求社会支持

目标	干预措施
减少超负荷工作	提高应激处理技巧，审视过高的自我期望和要求，（重新）建立工作与生活的平衡
从主管的角度	
增加工作自主权	分配岗位责任，推广专业培训，让员工参与决策和工作运作流程
增加工作中的社会支持	估计工作成就，创造一个积极的工作氛围，防止在工作场所的欺凌行为
增加工作回报	促进职业发展，口头赞扬，增加工资，发起员工健康计划

　　如果可行的话，治疗师也许会征得患者的同意，与他的老板或上司取得联系。而且，其上司可能会参加一次治疗会议。在一般情况下，这种参与对于正在进行着的治疗过程是非常有价值的，治疗师和患者应事先做好充分的准备。

　　一对一的面谈可以强化自我反省，思考对个人造成应激的工作处境［对工作中的人际冲突，患者起了什么作用？患者高度倾向超负荷工作有着怎样的个人机制（例如，被爱和认可的需要，只有通过工作的成功才能实现）？患者期望从他的上司那得到什么］。

　　治疗师也许需要检查与工作相关的不切实际的期待，挑战扭曲的看法，给予更多有利于适应的解释，帮助患者采取更灵活的应对方式，增强一些可控的感觉，重构和练习有支持作用的默念，并引导患者处理愤怒。治疗师应特别关注患者因某种原因（如申请晋升职位不成功）对雇主和同事表达的愤怒和失望。有时候，特别是在陷入僵局时，改变工作是很有帮助的。

　　进一步非特定的应激处理活动［如定期进行的放松练习，非竞争性的耐力运动，与好友的非正式聚会，短而提神的午睡］将平衡过度活跃的交感神经系统，帮助从围绕工作的想法中将注意力转移出来。总的来说，治疗师应鼓励患者培养全面健康的生活方式，如定期进行体育活动，戒烟及不过量饮酒，摄取均衡的富含蔬菜和水果的饮食，以及睡眠卫生。工作应激的其他重要来源及可能的应对策略也可以传达给个体患者，包括典型的默念，它是主导行为、相关价值观及其设想的基础；努力工作（及感到健康的疲劳）与长期过度工作之间的区别；早期疲劳症状的识别及其处理；工作成为回避方式，用来应付焦虑、低自尊和关系上的困难；改变工作方法，恢复兼职，轻松工作；契约上的相关权利；使用职业介绍和利用社工服务；为赚额外的钱工作"只是因为可以赚"。

有时需要使用药物支持，尤其是存在并存病（如抑郁症、焦虑症、睡眠障碍、倦怠和肌肉骨骼痛）时，可以用来改善情绪、睡眠和疼痛症状。同时辅以基本的支持性心理治疗（如睡眠保健）和替代性疼痛处理技巧（如放松技巧）。

治疗师应定期首肯和验证患者的感受，即工作处境可能很严峻和难以承受。同时，应尽可能地鼓励患者考虑改变这种状况的现实途径。

根据"工作与生活平衡"的概念，患者应接受这一观点：除了工作以外的其他生活领域（如运动、休闲爱好或社交活动），都是值得坚持或需要恢复的。也应识别其他与工作不相关的应激源（如婚姻和家庭压力），因为它们可能加重工作应激，从而加剧整体的痛苦水平。在此背景下，许多研究认为一个稳定的社交网络是成功的应激处理的关键部分之一。

最后，临床医生在治疗心脏病患者工作应激问题时，要注意"处于应激状态的医生"本身的工作场所气氛会产生负面影响，进而会使患者感觉到在医院有压力（Billing 等 1997a）。对临床医生进行专业化的培训和支持，可以减少和防止职业紧张，从而提高医生和患者的生命质量。

临床病例

M 先生，一名已知罹患冠心病 5 年的 51 岁男子，在 2009 年 10 月第二次心肌梗死后，由心脏康复门诊专家推荐给大内科心身医学部。转诊的原因是持续的间歇性胸痛、左肩痛和运动耐受性异常，所有这些症状都是患者的冠心病所无法解释的。在心脏康复期间，他被发现过度活跃和超负荷工作。作为冠心病的心理社会危险因素日常检查的一部分，M 先生在开始心脏康复时就接受了心脏心理健康自测（图 12-3）。正如 M 先生的自测结果所示，其躯体生命质量得分低，精力耗竭得分高。在 D 型（"苦恼"）人格问卷中其消极情感和社交压抑得分也相当高。

入院时，M 先生说他胸痛、向左肩部放射，弄得他什么也干不了，已经有 15 年以上了。他报告称，疼痛定期伴随着恐惧、愤怒、不安感和弥漫性腹部不适的感觉。他强调，他是能够区分这些慢性的不适和冠心病症状的。M 先生有高血压病史、2 型糖尿病和高胆固醇血症。他的日常用药是培哚普利 5mg，双氢克尿噻 25mg，氨酰心安 25mg，阿司匹林 100mg，辛伐他汀 20mg。

M 先生以前吸烟，有早发冠心病家族史。在 2004 年，他经历了第一次心肌梗死，但完全恢复了，并重返工作。就他的专业情况而言，他担任几个养老院的经理。在过去的几年中，他一直与他的妻子和孩子分开生活。

刚住院时，M 先生不能接受他患病的现实，他感到愤世嫉俗，担心治疗的进展和进一步的检查结果。体检、实验室检查、休息时心电图、应激测试、直立试验、胸部 X 线检查，以及不同相关专业进一步的评估，显示一切结果正常。没有证据提示有新的缺血性心脏事件。当被告知检查结果正常，保证他的不适不会威胁生命时，他明显放松了。

在感知应激的心理生理反应（如心悸、胸部异常感觉）后，M 先生在应对上有明显困难，他往往把这些症状当作心脏事件复发的先兆。定式生物反馈项目帮助他在运动时保持建议的心率。

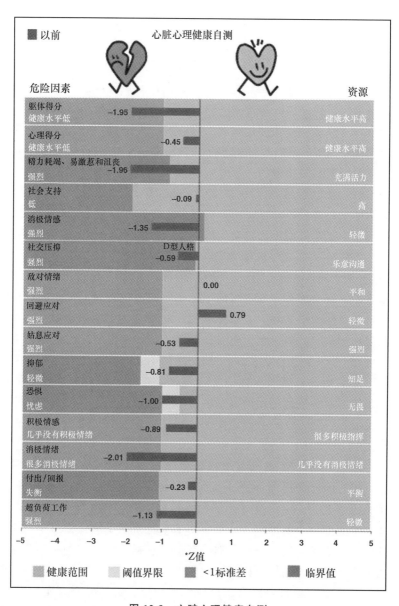

图 12-3 心脏心理健康自测

通过这种方式，M 先生能够改善他的身体状况。住院期间的心理心脏病学检查发现，他在过去 3 年面临着很高的岗位要求，这是他的工作持续在进行重组的结果。他抱怨感觉决定权低，被他的机构压榨，他们希望他按执委会出台的新管理规定执行。多年来，M 先生一直在为他的职位而挣扎，同时也很努力地工作。有趣的是，尽管他的双心图显示高度过劳，仍没有多少证据显示出与临床相关的付出和回报失衡。然而，患者自评所感受到的工作应激和半定式面谈中获得的相应信息之间的分歧，清晰地突显出在临床背景下后者的重要性。患者还报告，在工作中来自同事或上司的社会支持低，他未来的职业前途尚不清楚。似乎这与他的 D 型人格特质一致，他性格孤僻，不愿谈工作的压力、婚姻冲突以及他目前的生活状况引发的负面情绪。

在为期 12 周的门诊患者心脏康复方案中，M 先生和心理心脏病学专家进行了六次会谈，他和专家讨论了他投入的工作作风和岗位压榨。很明显，"有生以来"，M 先生一直在试图与他的父亲竞争，他的父亲以前是一位非常成功的企业家，对他的父亲来说家族拥有的企业是生命的意义。很遗憾，M 先生一直认为他从来没有被他的父亲所接受，在 M 先生 30 岁时，他父亲死于癌症，临死之前，他父亲因 M 先生拒绝作为他的继承人经营家族企业而表达了失望之情。使 M 先生感到非常有帮助的是，他意识到，他承担更多的工作，超出自己实际上能处理的，背后的主要动机是试图向父亲证明，作为一个儿子他也同样工作勤奋。经商定，M 先生同意了一份工作时间表，这份时间表允许他为工作和生活平衡花更多的时间，其中包括肌肉放松训练的时间。作为实现这一意图的具体手段，他联系并告知自己的上司，自己会马上卸下两个养老院的责任。令 M 先生惊讶的是，他的上司没有拒绝就接受了他的声明。M 先生确认这一经历已经向他证明，他的工作是被人欣赏的，甚至就是现在的付出水平也行，他曾经认为这样远远不够获得父亲的好评。

总结

本章是关于心脏病患者，特别是冠心病患者工作应激的一个概述。在过去的30年里，已经积累了大量令人印象深刻的研究。它们强烈提示，工作应激是冠心病的一个重要危险因素。虽然这种联系可以部分地解释为在较高的职业紧张下个人的不良生活方式造成的，同时我们也发现工作应激与心血管疾病额外的心理社会危险因素相关联，而且我们还日益明确了直接把工作应激与动脉粥样硬化机制挂钩的心理生理途径。两个工作应激模型：工作压榨/掌控感及社会支持模型、付出-回报失衡及超负荷工作模型——在研究工作应激方面应用最广泛，它们也为面临工作应激的心脏病患者的个人行为疗法提供了合适的框架。通过在组织层面和个人层面实行岗位应激干预可以改善员工的生命质量和心理健康，虽然这一点已经很清楚，但目前还不清楚这种干预是否可以降低心血管疾病的发病率和死亡率。

参考文献

Aboa-Eboulé, C., Brisson, C., Maunsell, E., Masse, B., Bourbonnais, R., Vézina, M., Milot, A., Théroux, P., & Dagenais, G. R. (2007). Job strain and risk of acute recurrent coronary heart disease events. *The Journal of the American Medical Association*, 298 (14), 1652-1660.

Alderling, M., Theorell, T., de la Torre, B., & Lundberg, I. (2006). The demand control model and circadian saliva cortisol variations in a Swedish population based sample (The PART Study). *BMC Public Health*, 6, 288.

Alfredsson, L., Spetz, C. L., & Theorell, T. (1985). Type of occupation and near-future hospitalization for myocardial infarction and some other diagnoses. *International Journal of Epidemiology*, 14, 378-388.

Alves, M. G., Chor, D., Faerstein, E., Werneck, G. L., & Lopes, C. S. (2009). Job strain and hypertension in women: Estudo Pro-Saúde

(Pro-Health Study). *Revista de Saúde Pública*，43（5），893-896.

Amick，B. C.，III，Kawachi，I.，Coakley，E. H.，Lerner，D.，Levine，S.，& Colditz，G. A.（1998）. Relationship of job strain and iso-strain to health status in a cohort of women in the United States. *Scandinavian Journal of Work*，*Environment & Health*，24（1），54-61.

André-Petersson，L.，Engström，G.，Hedblad，B.，Janzon，L.，& Rosvall，M.（2007）. Social support at work and the risk of myocardial infarction and stroke in women and men. *Social Science & Medicine*，64（4），830-841. Epub November 22，2006.

Antonovsky，A.（1979）. *Health*，*stress and coping*. San Francisco：Jossey-Bass. Antonovsky，A.（1987）. *Unraveling the mystery of health*. *How people manage stress and stay well*. San Francisco：Jossey-Bass.

Appels，A.（2004）. Exhaustion and coronary heart disease：The history of a scientifi c quest. *Patient Education and Counseling*，55（2），223-229. Review.

Appels，A.，& Mulder，P.（1989）. Fatigue and heart disease. The association between 'vital exhaustion' and past，present and future coronary heart disease. *Journal of Psychosomatic Research*，33（6），727-738.

Appels，A.，Siegrist，J.，& de Vos，J.（1997）. 'Chronic workload'，'need for control' and 'vital exhaustion' in patients with myocardial infarction and control：A comparative test of cardiovascular risk profi les. *Stress Medicine*，13，117-121.

Bar-On，D.（1987）. Causal attributions and the rehabilitation of myocardial infarction victims. *Journal of Social and Clinical Psychology*，5，114-122.

Bar-On，D.，Gilutz，H.，Maymon，T.，Zilberman，E.，& Cristal，N.（1994）. Long-term prognosis of low-risk，post-MI patients：The importance of subjective perception of disease. *European Heart Journal*，15，1611-1615.

Barth，J.，Schneider，S.，& von Känel，R.（2010）. Lack of social support in the etiology and the prognosis of coronary heart disease：A systematic review and meta-analysis. *Psychosomatic Medicine*，72（3），

229-238.

Belkic, K. L., Landsbergis, P. A., Schnall, P. L., & Baker, D. (2004). Is job strain a major source of cardiovascular disease risk? *Scandinavian Journal of Work*, *Environment & Health*, 30 (2), 85-128.

Bellingrath, S., & Kudielka, B. M. (2008). Effort-reward-imbalance and overcommitment are associated with hypothalamus-pituitary-adrenal (HPA) axis responses to acute psychosocial stress in healthy working schoolteachers. *Psychoneuroendocrinology*, 33 (10), 1335-1343. Epub September 5, 2008.

Bellingrath, S., Weigl, T., & Kudielka, B. M. (2008). Cortisol dysregulation in school teachers in relation to burnout, vital exhaustion, and effort-reward-imbalance. *Biological Psychology*, 78 (1), 104-113. Epub February 2, 2008.

Berset, M., Semmer, N. K., Elfering, A., Amstad, F. T., & Jacobshagen, N. (2009). Work characteristics as predictors of physiological recovery on weekends. *Scandinavian Journal of Work*, *Environment & Health*, 35 (3), 188-192. Epub April 28, 2009.

Billing, E., Bar-On, D., & Rehnqvist, N. (1997a). Causal attribution by patients, their spouses and the physicians in relation to patient outcome after a fi rst myocardial infarction: Subjective and objective outcome. *Cardiology*, 88, 367-372.

Billing, E., Bar-On, D., & Rehnqvist, N. (1997b). Determinants of lifestyle changes after a fi rst myocardial infarction. *Cardiology*, 88, 29-35.

Blumenthal, J. A., Sherwood, A., Babyak, M. A., Watkins, L. L., Waugh, R., Georgiades, A., Bacon, S. L., Hayano, J., Coleman, R. E., & Hinderliter, A. (2005). Effects of exercise and stress management training on markers of cardiovascular risk in patients with ischemic heart disease: A randomized controlled trial. *The Journal of the American Medical Association*, 293 (13), 1626-1634.

Bond, F. W., & Bunce, D. (2000). Mediators of change in emotion-focused and problem-focused worksite stress management interventions. *Journal of Occupational Health Psychology*, 5, 156-163.

Bond, F. W. , & Bunce, D. (2001). Job control mediates change in a work reorganization intervention for stress reduction. *Journal of Occupational Health Psychology*, 6 (4), 290-302.

Bonde, J. P. (2008). Psychosocial factors at work and risk of depression: A systematic review of the epidemiological evidence. *Occupational and Environmental Medicine*, 65 (7), 438-445.

Bosma, H. , Peter, R. , Siegrist, J. , & Marmot, M. (1998). Two alternative job stress models and the risk of coronary heart disease. *American Journal of Public Health*, 88 (1), 68-74.

Britton, A. , Brunner, E. , Hemingway, H. , Malik, M. , Kumari, M. , Badrick, E. , Kivimaki, M. , Marmot, M. , & Chandola, T. (2008). Work stress and coronary heart disease: What are the mechanisms? *European Heart Journal*, 29, 640-648.

Broadbent, E. , Petrie, K. J. , Ellis, C. J. , Ying, J. , & Gamble, G. (2004). A picture of health-myocardial infarction patients' drawings of their hearts and subsequent disability: A longitudinal study. *Journal of Psychosomatic Research*, 57, 583-587.

Brostedt, E. M. , de Faire, U. , Westerholm, P. , Knutsson, A. , & Alfredsson, L. (2004). Job strain and plasminogen activator inhibitor-1: Results from the Swedish WOLF Study. *International Archives of Occupational and Environmental Health*, 77, 341-344.

Brugiavini, A. (2001). Early retirement in Europe. *European Review*, 9, 501-510.

Bunce, D. , & West, M. A. (1996). Stress management and innovation at work. *Human Relations*, 49, 209-232.

Chandola, T. , Brunner, E. , & Marmot, M. (2006). Chronic stress at work and the metabolic syndrome: Prospective study. *BMJ*, 332 (7540), 521-525. Epub January 20, 2006.

Chida, Y. , & Hamer, M. (2008). Chronic psychosocial factors and acute physiological responses to laboratory-induced stress in healthy populations: A quantitative review of 30 years of investigations. *Psychological Bulletin*, 134 (6), 829-885.

Chida, Y. , & Steptoe, A. (2009). Cortisol awakening response and psychosocial factors: A systematic review and meta-analysis. *Biological Psychology*, 80 (3), 265-278. Epub October 30, 2008.

Claesson, M., Birgander, L. S., Jansson, J. H., Lindahl, B., Burell, G., Asplund, K., & Mattsson, C. (2006). Cognitive-behavioural stress management does not improve biological cardiovascular risk indicators in women with ischaemic heart disease: A randomized-controlled trial. *Journal of Internal Medicine*, 260 (4), 320-331.

Clays, E., de Bacquer, D., Delanghe, J., Kittel, F., van Renterghem, L., & de Backer, G. (2005). Associations between dimensions of job stress and biomarkers of infl ammation and infection. *Journal of Occupational and Environmental Medicine*, 47, 878-883.

Contrada, R. J., Glass, D. C., Krakoff, L. R., Krantz, D. S., Kehoe, K., Isecke, W., Collins, C., & Elting, E. (1982). Effects of control over aversive stimulation and type A behavior on cardiovascular and plasma catecholamine responses. *Psychophysiology*, 19 (4), 408-419.

Cooper, A., Lloyd, G., Weinman, J., & Jackson, G. (1999). Why patients do not attend cardiac rehabilitation: Role of intentions and illness beliefs. *Heart*, 82, 234-236.

Cordery, J. L., Mueller, W. S., & Smith, L. M. (1991). Attitudinal and behavioral effects of autonomous group working: A longitudinal fi eld study. *The Academy of Management Journal*, 34, 464-474.

de Jonge, J., Bosma, H., Peter, R., & Siegrist, J. (2000). Job strain, effort-reward imbalance and employee well-being: A large-scale cross-sectional study. *Social Science & Medicine*, 50 (9), 1317-1327.

De Vogli, R., Ferrie, J. E., Chandola, T., Kivimäki, M., & Marmot, M. G. (2007). Unfairness and health: Evidence from the Whitehall II Study. *Journal of Epidemiology and Community Health*, 61 (6), 513-518.

Eller, N. H., Netterstrɸm, B., Gyntelberg, F., Kristensen, T. S., Nielsen, F., Steptoe, A., & Theorell, T. (2009). Work-related psychosocial factors and the development of ischemic heart disease: A systematic review. *Cardiology in Review*, 17 (2), 83-97. Review.

French, D. P., Cooper, A., & Weinman, J. (2006). Illness perceptions predict attendance at cardiac rehabilitation following acute myocardial infarction: A systematic review with meta-analysis. *Journal of Psychosomatic Research*, 61, 757-767.

French, D. P., James, D., Horne, R., & Weinman, J. (2005). Casual beliefs and behaviour change post-myocardial infarction: How are they related? *British Journal of Health Psychology*, 10, 167-182.

Frimerman, A., Miller, H. I., Laniado, S., & Keren, G. (1997). Changes in hemostatic function at times of cyclic variation in occupational stress. *The American Journal of Cardiology*, 79, 72-75.

Georgiades, A., Janszky, I., Blom, M., László, K. D., & Ahnve, S. (2009). Financial strain predicts recurrent events among women with coronary artery disease. *International Journal of Cardiology*, 135 (2), 175-183. Epub July 11, 2008.

Godin, I., & Kittel, F. (2004). Differential economic stability and psychosocial stress at work: Associations with psychosomatic complaints and absenteeism. *Social Science & Medicine*, 58 (8), 1543-1553.

Griffi n, R. W. (1991). Effects of work redesign on employee perceptions, attitudes, and behaviors: A long-term investigation. *The Academy of Management Journal*, 34, 425-435.

Guimont, C., Brisson, C., Dagenais, G. R., Milot, A., Vézina, M., Masse, B., Moisan, J., Lafl amme, N., & Blanchette, C. (2006). Effects of job strain on blood pressure: A prospective study of male and female white-collar workers. *American Journal of Public Health*, 96 (8), 1436-1443. Epub June 29, 2006.

Hammar, N., Alfredsson, L., & Johnson, J. V. (1998). Job strain, social support at work, and incidence of myocardial infarction. *Occupational and Environmental Medicine*, 55, 548-553.

Hanson, E. K., Schaufeli, W., Vrijkotte, T., Plomp, N. H., & Godaert, G. L. (2000). The validity and reliability of the Dutch effort-reward imbalance questionnaire. *Journal of Occupational Health Psychology*, 5 (1), 142-155.

Hirokawa, K., Tsutsumi, A., Kayaba, K.; & Jichi Medical School Cohort Group. (2008). Psychosocial job characteristics and plasma fi brinogen in Japanese male and female workers: The Jichi Medical School cohort study. *Atherosclerosis*, 198, 468-476.

Hlatky, M. A. , Lam, L. C. , Lee, K. L. , Clapp-Channing, N. E. , Williams, R. B. , Pryor, D. B. , Califf, R. M. , & Mark, D. B. (1995). Job strain and the prevalence and outcome of coronary artery disease. *Circulation*, 92 (3), 327-333.

Hurwitz Eller, N. , Netterstrφm, B. , & Hansen, A. M. (2001). Cortisol in urine and saliva: Relations to the intima media thickness, IMT. *Atherosclerosis*, 159 (1), 175-185.

Irie, M. , Tsutsumi, A. , Shioji, I. , & Kobayashi, F. (2004). Effort-reward imbalance and physical health among Japanese workers in a recently downsized corporation. *International Archives of Occupational and Environmental Health*, 77 (6), 409-417.

Jackson, S. E. (1983). Participation in decision making as a strategy for reducing job-related strain. *Journal of Applied Psychology*, 68, 3-19.

Johnson, J. V. , & Hall, E. M. (1988). Job strain, work place social support, and cardiovascular disease: A cross-sectional study of a random sample of the Swedish working population. *American Journal of Public Health*, 78 (10), 1336-1342.

Johnson, J. V. , Hall, E. M. , & Theorell, T. (1989). Combined effects of job strain and social isolation on cardiovascular disease morbidity and mortality in a random sample of the Swedish male working population. *Scandinavian Journal of Work, Environment & Health*, 15 (4), 271-279.

Joksimovic, L. , Siegrist, J. , Meyer-Hammer, M. , Peter, R. , Franke, B. , Klimek, W. , Heinzten, M. , & Strauer, B. (1999). Overcommitment predicts restenosis after coronary angioplasty in cardiac patients. *International Journal of Behavioral Medicine*, 22 (441-449).

Joksimovic, L. , Starke, D. , von dem Knesebeck, O. , & Siegrist, J. (2002). Perceived work stress, overcommitment, and self-reported musculoskeletal pain: A cross-sectional investigation. *International Journal of Behavioral Medicine*, 9 (2), 122-138.

Kaptein, A. , & Broadbent, E. (2007). Illness cognition assessment. In

S. Ayers, A. Baum, C. McManus, S. Newman, K. Wallston, J. Weinman, & R. West (Eds.), *Cambridge handbook of psychology, health & medicine* (2nd ed., pp. 268-272). Cambridge: Cambridge University Press.

Karasek, R. A. (1979). Job demands, job decision latitude, and mental strain: Implications for job redesign. *Administrative Science Quarterly*, 24, 285-307.

Karasek, R. A., & Theorell, T. (1990). *Healthy work. Stress, productivity, and the reconstruction of working life*. New York: Basic Books.

Karasek, R. A., Theorell, T., Schwartz, J. E., Schnall, P. L., Pieper, C. F., & Michela, J. L. (1988). Job characteristics in relation to the prevalence of myocardial infarction in the US Health Examination Survey (HES) and the Health and Nutrition Examination Survey (HANES). *American Journal of Public Health*, 78 (8), 910-918.

Karasek, R., Baker, D., Marxer, F., Ahlbo, A., & Theorell, T. (1981). Job decision latitude, job demands, and cardiovascular disease: A prospective study of Swedish men. *American Journal of Public Health*, 71 (7), 694-705.

Kasl, S. V. (1992). Surveillance of psychological disorders in the workplace. In G. P. Keita & S. L. Sauter (Eds.), *Work and well-being: An agenda for the 1990s* (pp. 73-95). Washington, DC: APA.

Kittel, F., Leynen, F., Stam, M., Dramaix, M., de Smet, P., Mak, R., De Backer, G., & Kornitzer, M. (2002). Job conditions and fibrinogen in 14226 Belgian workers: The Belstress Study. *European Heart Journal*, 23, 1841-1848.

Kivimäki, M., Hintsanen, M., Keltikangas-Järvinen, L., Elovainio, M., Pulkki-Råback, L., Vahtera, J., Viikari, J. S., & Raitakari, O. T. (2007). Early risk factors, job strain, and atherosclerosis among men in their 30s: The Cardiovascular Risk in Young Finns Study. *American Journal of Public Health*, 97 (3), 450-452. Epub January 31, 2007.

Kivimäki, M., Leino-Arjas, P., Luukkonen, R., Riihimäki, H., Vahtera, J., & Kirjonen, J. (2002). Work stress and risk of cardiovascular mortality: Prospective cohort study of industrial employees. *British*

Medical Journal, 325 (7369), 857-861.

Kivimäki, M., Virtanen, M., Elovainio, M., Kouvonen, A., Väänänen, A., & Vahtera, J. (2006). Work stress in the etiology of coronary heart disease-a meta-analysis. *Scandinavian Journal of Work, Environment & Health*, 32 (6), 431-442.

Kompier, M., & Kristensen, T. S. (2001). Organizational work stress interventions in a theoretical, methodological and practical context. In J. Dunham (Ed.), *Stress in the workplace: Past, present and future* (pp. 164-190). London/Philadelphia: Whurr.

Kop, W. J., Appels, A. P., Mendes de Leon, C. F., de Swart, H. B., & Bär, F. W. (1994). Vital exhaustion predicts new cardiac events after successful coronary angioplasty. *Psychosomatic Medicine*, 56, 281-287.

Kornitzer, M., deSmet, P., Sans, S., Dramaix, M., Boulenguez, C., DeBacker, G., Ferrario, M., Houtman, I., Isacsson, S. O., Ostergren, P. O., Peres, I., Pelfrene, E., Romon, M., Rosengren, A., Cesana, G., & Wilhelmsen, L. (2006). Job stress and major coronary events: Results from the job stress, absenteeism and coronary heart disease in Europe study. *European Journal of Cardiovascular Prevention and Rehabilitation*, 13 (5), 695-704.

Krantz, D. S., Contrada, R. J., Durel, L. A., Hill, D. R., Friedler, E., & Lazar, J. D. (1988). Comparative effects of two beta-blockers on cardiovascular reactivity and type A behavior in hypertensives. *Psychosomatic Medicine*, 50 (6), 615-626.

Kristensen, T. S. (1989). Cardiovascular diseases and the work environment. A critical review of the epidemiologic literature on nonchemical factors. *Scandinavian Journal of Work, Environment & Health*, 15 (3), 165-179.

Kristensen, T. S. (1996). Job stress and cardiovascular disease: A theoretic critical review. *Journal of Occupational Health Psychology*, 1 (3), 246-260.

Kunz-Ebrecht, S. R., Kirschbaum, C., & Steptoe, A. (2004). Work stress, socioeconomic status and neuroendocrine activation over the working day. *Social Science & Medicine*, 58 (8), 1523-1530.

Kuper, H., Singh-Manoux, A., Siegrist, J., & Marmot, M. (2002). When reciprocity fails: Effort reward imbalance in relation to coronary heart disease and health functioning within the Whitehall II Study. *Occupational and Environmental Medicine*, 59 (11), 777-784.

Landsbergis, P. A., & Vivona-Vaughan, E. (1995). Evaluation of an occupational stress intervention in a public agency. *Journal of Organizational Behavior*, 16, 29-48.

Landsbergis, P. A., Schnall, P. L., Belkic, K. L., Baker, D., Schwartz, J., & Pickering, T. G. (2001). Work stressors and cardiovascular disease. *Work*, 17 (3), 191-208.

Lau, R. R., & Hartman, K. A. (1983). Common sense representations of common illnesses. *Health Psychology*, 2, 167-185.

Lazarus, R. S. (1991). *Emotion and adaptation*. New York: Oxford Press. Lazarus, R. S. (1999). *Stress and emotion. A new synthesis*. New York: Springer. Lazarus, R. S., & Folkman, S. (1984). *Stress, appraisal, and coping*. New York: Springer.

Lineweber, C., Westerlund, H., Theorell, T., Kivimäki, M., Westerholm, P., & Alfredsson, L. (2009). Covert coping with unfair treatment at work and risk of incident myocardial infarction and cardiac death among men: Prospective cohort study. *Journal of Epidemiology and Community Health*, 65 (5), 420-425.

Leventhal, H., Meyer, D., & Nerenz, D. R. (1980). The common sense representation of illness danger. In S. Rachman (Ed.), *Medical psychology* (Vol. 2, pp. 7-30). New York: Pergamon.

Leventhal, H., Nerenz, D. R., & Steele, D. S. (1984). Illness representations and coping with health threats. In A. Baum & J. E. Singer (Eds.), *Handbook of psychology and health* (pp. 221-252). New York: Erlbaum.

Levi, L., Bartley, M., Marmot, M., Karasek, R., Theorell, T., Siegrist, J., Peter, R., Belkic, K., Savic, C., Schnall, P., & Landsbergis, P. (2000). Stressors at the workplace: Theoretical models. *Occupational Medicine*, 15 (1), 69-106.

Levine, S., & Ursin, H. (1991). What is stress. In M. R. Brown, G.

F. Koob, & C. Rivier (Eds.), *Stress-neurobiology and neuroendocrinology* (*pp.* 1-21). New York: Marcel Dekker.

Lundberg, U. (2000). Workplace stress. In G. Fink (Ed.), *Encyclopedia of stress*. San Diego: Academic.

Lynch, J., & Krause, N. (1997). Workplace conditions, socio-economic status, and the risk of mortality and acute myocardial infarction: The kuopio heart disease risk factor study. *American Journal of Public Health*, 87 (4), 617-623.

Maina, G., Bovenzi, M., Palmas, A., & Larese Filon, F. (2009). Associations between two job stress models and measures of salivary cortisol. *International Archives of Occupational and Environmental Health*, 82 (9), 1141-1150. June 25, 2009 [Epub ahead of print].

Marmot, M. G., Siegrist, J., Theorell, T., & Feeney, A. (1999). Health and the psychosocial environment at work. In M. G. Marmot & R. Wilkinson (Eds.), *Social determinants of health* (pp. 105-131). New York: Oxford University Press.

Marmot, M., Theorell, T., & Siegrist, J. (2002). Work and coronary heart disease. In S. Stansfeld & M. Marmot (Eds.), *Stress and the heart* (pp. 50-71). London: BMJ Books.

Maslach, C., Schaufeli, W. B., & Leiter, M. P. (2001). Job burnout. *Annual Review of Psychology*, 52, 397-422.

McEwen, B. S. (1998). Stress, adaptation, and disease. Allostasis and allostatic load. *Annals of the New York Academy of Sciences*, 840, 33-44.

Melamed, S., Shirom, A., Toker, S., Berliner, S., & Shapira, I. (2006). Burnout and risk of cardiovascular disease: Evidence, possible causal paths, and promising research directions. *Psychological Bulletin*, 132 (3), 327-353.

Mitoma, M., Yoshimura, R., Sugita, A., Umene, W., Hori, H., Nakano, H., Ueda, N., & Nakamura, J. (2008). Stress at work alters serum brain-derived neurotrophic factor (BDNF) levels and plasma 3-methoxy-4-hydroxyphenylglycol (MHPG) levels in healthy volunteers: BDNF and MHPG as possible biological markers of mental stress? *Progress in Neuro-Psychopharmacology & Biological Psychiatry*, 32 (3), 679-

685. Epub November 17, 2007.

Mohr, G. , & Semmer, N. K. (2002). Arbeit und Gesundheit: Kontroversen zu Person und Situation. *Psychologische Rundschau*, 53, 77-84.

Mohr, G. , & Udris, I. (1997). Gesundheit und Gesundheitsf? rderung in der Arbeitswelt. In R. Schwarzer (Ed.), *Gesundheitspsychologie* (pp. 553-573). Göttingen: Hogrefe.

Morel-Kopp, M. C. , McLean, L. , Chen, Q. , Tofl er, G. H. , Tennant, C. , Maddison, V. , & Ward, C. M. (2009). The association of depression with platelet activation: Evidence for a treatment effect. *Journal of Thrombosis and Haemostasis*, 7 (4), 573-581. Epub January 13, 2009.

Murphy, L. R. , & Hurrell, J. J. (1987). Stress management in the process of organizational stress reduction. *Journal of Managerial Psychology*, 2, 18-23.

Niedhammer, I. , Goldberg, M. , Leclerc, A. , David, S. , Bugel, I. , & Landre, M. F. (1998). Psychosocial work environment and cardiovascular risk factors in an occupational cohort in France. *Journal of Epidemiology and Community Health*, 52 (2), 93-100.

Niedhammer, I. , Tek, M. L. , Starke, D. , & Siegrist, J. (2004). Effort-reward imbalance model and self-reported health: Cross-sectional and prospective fi ndings from the GAZEL cohort. *Social Science & Medicine*, 58 (8), 1531-1541.

O'Leary, D. H. , & Polak, J. F. (2002). Intima-media thickness: A tool for atherosclerosis imaging and event prediction. *The American Journal of Cardiology*, 90 (10C), 18L-21L. Review.

Ohlin, B. , Berglund, G. , Rosvall, M. , & Nilsson, P. M. (2007). Job strain in men, but not in women, predicts a signifi cant rise in blood pressure after 6. 5 years of follow-up. *Journal of Hypertension*, 25 (3), 525-531.

Ostry, A. S. , Kelly, S. , Demers, P. A. , Mustard, C. , & Hertzman, C. (2003). A comparison between the effort-reward imbalance and demand control models. *BMC Public Health*, 3 (1), 10.

Parker, S. K. , Chmiel, N. , & Wall, T. D. (1997). Work characteristics and employee well-being within a context of strategic downsizing. *Journal* of *Occupational Health Psychology*, 2, 289-303.

Pedersen, S. S. , & Denollet, J. (2003). Type D personality, cardiac e-vents, and impaired quality of life: A review. *European Journal of Cardiovascular Prevention and Rehabilitation*, 10 (4), 241-248.

Peter, R. , & Siegrist, J. (1997). Chronic work stress, sickness absence, and hypertension in middle managers: General or specific sociological explanations? *Social Science & Medicine*, 45 (7), 1111-1120.

Peter, R. , Alfredsson, L. , Hammar, N. , Siegrist, J. , Theorell, T. , & Westerholm, P. (1998). High effort, low reward, and cardiovascular risk factors in employed Swedish men and women: Baseline results from the WOLF Study. *Journal of Epidemiology and Community Health*, 52 (9), 540-547.

Peter, R. , Alfredsson, L. , Knutsson, A. , Siegrist, J. , & Westerholm, P. (1999). Does a stressful psychosocial work environment mediate the effects of shift work on cardiovascular risk factors? *Scandinavian Journal of Work*, *Environment & Health*, 25 (4), 376-381.

Peter, R. , Siegrist, J. , Hallqvist, J. , Reuterwall, C. , & Theorell, T; SHEEP Study Group. (2002). Psychosocial work environment and myocardial infarction, Improving risk estimation by combining two complementary job stress models in the SHEEP study. *Journal of Epidemiology and Community Health*, 56, 294-300.

Petrie, K. J. , Cameron, L. D. , Ellis, C. J. , Buick, D. , & Weinman, J. (2002). Changing illness perceptions after myocardial infarction: An early intervention randomized controlled trial. *Psychosomatic Medicine*, 64, 580-586.

Petrie, K. J. , Weinman, J. , Sharpe, N. , & Buckley, J. (1996). Role of patients' view of their illness in predicting return to work and functioning after myocardial infarction: Longitudinal study. *BMJ*, 312, 1191-1194.

Picard, M. H. , Dennis, C. , Schwartz, R. G. , Ahn, D. K. , Kraemer, H. C. , Berger, W. E. , III, et al. (1989). Cost-benefit analysis of early return to work after uncomplicated acute myocardial infarction. *The American Journal of Cardiology*, 63, 1308-1314.

Pierce, J. L. , & Newstrom, J. W. (1983). The design of fl exible work schedules and employee responses: Relationships and processes. *Journal of Occupational Behavior*, 4, 247-262.

Pikhart, H. , Bobak, M. , Siegrist, J. , Pajak, A. , Rywik, S. , Kyshegyi, J. , Gostautas, A. , Skodova, Z. , & Marmot, M. (2001). Psychosocial work characteristics and self rated health in four postcommunist countries. *Journal of Epidemiology and Community Health*, 55 (9), 624-630.

Prins, J. T. , Gazendam-Donofrio, S. M. , Tubben, B. J. , van der Heijden, F. M. , van de Wiel, H. B. , & Hoekstra-Weebers, J. E. (2007). Burnout in medical residents: A review. *Medical Education*, 41 (8), 788-800. Review.

Rockenbauch, K. , Meister, U. , Schmutzer, G. , & Alfermann, D. (2006). Life satisfaction of graduates in medicine. *Chirurg*, (Suppl), 188-194. German (incl. in Pubmed/Medline).

Rosengren, A. , Hawken, S. , Ounpuu, S. , Sliwa, K. , Zubaid, M. , Almahmeed, W. A. , Blackett, K. N. , Sitthi-amorn, C. , Sato, H. , Yusuf, S. , & INTERHEART investigators. (2004). Association of psychosocial risk factors with risk of acute myocardial infarction in 11119 cases and 13648 controls from 52 countries (the INTERHEART Study): Case-control study. *Lancet*, 364 (9438), 953-962.

Rost, K. , & Smith, R. (1992). Return to work after an initial myocardial infarction and subsequent emotional distress. *Archives of Internal Medicine*, 152, 381-385.

Rozanski, A. , Blumenthal, J. A. , & Kaplan, J. (1999). Impact of psychological factors on the pathogenesis of cardiovascular disease and implications for therapy. *Circulation*, 99, 2192-2217.

Rozanski, A. , Blumenthal, J. A. , Davidson, K. W. , Saab, P. G. , & Kubzansky, L. (2005). The epidemiology, pathophysiology, and management of psychosocial risk factors in cardiac practice: The emerging fi eld of behavioral cardiology. *Journal of the American College of Cardiology*, 45 (5), 637-651. Review.

Schönpfl ug, W. (1987). Beanspruchung und Belastung bei der Arbeit-

Konzepte und Theorien. In U. Kleinbeck & J. Rutenfranz (Eds.), *Arbeitspsychologie*. Göttingen: Hogrefe.

Schaubroeck, J., Ganster, D. C., Sime, W. E., & Oilman, D. (1993). A fi eld experiment testing supervisory role clarifi cation. *Personnel Psychology*, 46, 1-25.

Schnall, P. L., Landsbergis, P. A., & Baker, D. (1994). Job strain and cardiovascular disease. *Annual Review of Public Health*, 15, 381-411.

Schrijvers, C. T., van de Mheen, H. D., Stronks, K., & Mackenbach, J. P. (1998). Socioeconomic inequalities in health in the working population: The contribution of working conditions. *International Journal of Epidemiology*, 27 (6), 1011-1018.

Schwarzer, R. (1999). Self-regulatory processes in the adoption and maintenance of health behaviors: The role of optimism, goals, and threats. *Journal of Health Psychology*, 4 (2), 115-127.

Schwarzer, R., Knoll, N., & Rieckmann, N. (2003). Social support. In A. Kaptein & J. Weinman (Eds.), *Introduction in health psychology*. Oxford: Blackwell.

Semmer, N. K., & Mohr, G. (2001). Arbeit und Gesundheit: Konzepte und Ergebnisse der arbeitspsychologischen Stressforschung. *Psychologische Rundschau*, 52, 150-158.

Siegrist, J. (1986). *Soziale Krisen und Gesundheit*. Göttingen: Hogrefe.

Siegrist, J. (1996). Adverse health effects of high-effort/low-reward conditions. *Journal of Occupational Health Psychology*, 1 (1), 27-41.

Siegrist, J. (1998). Adverse health effects of effort-reward imbalance at work: Theory, empirical support and implications for prevention. In C. L. Cooper (Ed.), *Theories of organizational stress* (pp. 190-204). Oxford: Oxford University Press.

Siegrist, J. (2001). A theory of occupational stress. In J. Dunham (Ed.), *Stress in the workplace: Past, present and future* (pp. 52-66). London: Whurr.

Siegrist, J. (2002). Effort-reward imbalance at work and health. In P. Perrewe & D. Ganster (Eds.), *Research in occupational stress and well being* (pp. 261-291). New York: JAI Elsevier.

Siegrist, J., & Matschinger, H. (1989). Restricted status control and cardiovascular risk. In A. Steptoe & A. Appels (Eds.), *Stress, personal control and health* (pp. 65-82). Chichester: Wiley.

Siegrist, J., & Peter, R. (1994). Job stressors and coping characteristics in work-related disease: Issues of validity. *Work and Stress*, 8, 130-140.

Siegrist, J., & Peter, R. (2000). The effort-reward imbalance model. In P. Schnall, K. Belkic, P. Landsbergis, & D. Baker (Eds.), *The workplace and cardiovascular disease. Occupational medicine: State of the art reviews*. Philadelphia: Hanley & Belfus.

Siegrist, J., & Rödel, A. (2006). The role of work and employment. *Scandinavian Journal of Work, Environment & Health*, 32 (6), 473-481.

Siegrist, J., Menrath, I., Stöcker, T., Klein, M., Kellermann, T., Shah, N. J., Zilles, K., & Schneider, F. (2005). Differential brain activation according to chronic social reward frustration. *Neuroreport*, 16 (17), 1899-1903.

Siegrist, J., Peter, R., Cremer, P., & Seidel, D. (1997). Chronic work stress is associated with atherogenic lipids and elevated fi brinogen in middle-aged men. *Journal of Internal Medicine*, 242 (2), 149-156.

Siegrist, J., Peter, R., Junge, A., Cremer, P., & Seidel, D. (1990). Low status control, high effort at work and ischemic heart disease: Prospective evidence from blue-collar men. *Social Science & Medicine*, 31 (10), 1127-1134.

Siegrist, J., Peter, R., Motz, W., & Strauer, B. E. (1992). The role of hypertension, left ventricular hypertrophy and psychosocial risk in cardiovascular disease: Prospective evidence from bluecollar men. *European Heart Journal*, 13 (suppl. D), 89-95.

Sprigg, C. A., Stride, C. B., Wall, T. D., Holman, D. J., & Smith, P. R. (2007). Work characteristics, musculoskeletal disorders, and the mediating role of psychological strain: A study of call center employees. *Journal of Applied Psychology*, 92 (5), 1456-1466.

Stansfeld, S. A., Bosma, H., Hemingway, H., & Marmot, M. G. (1998). Psychosocial work characteristics and social support as predictors of SF-36 health functioning: The Whitehall II Study. *Psychosomatic Medicine*, 60 (3), 247-255.

Stansfeld, S. A. , Fuhrer, R. , Shipley, M. J. , & Marmot, M. G. (1999). Work characteristics predict psychiatric disorder: Prospective results from the Whitehall II Study. *Occupational and Environmental Medicine*, 56 (5), 302-307.

Stansfeld, S. , & Candy, B. (2006). Psychosocial work environment and mental health-A meta-analytic review. *Scandinavian Journal of Work*, *Environment & Health*, 32 (6), 443-462.

Steptoe, A. (2000). Stress effects: Overview. In G. Fink (Ed.), *Encyclopedia of stress*. San Diego: Academic.

Steptoe, A. , & Willemsen, G. J. (2004). The infl uence of low job control on ambulatory blood pressure and perceived stress over the working day in men and women from the Whitehall II cohort. *Journal of Hypertension*, 22 (5), 915-920.

Steptoe, A. , Siegrist, J. , Kirschbaum, C. , & Marmot, M. (2004). Effort-reward imbalance, overcommitment, and measures of cortisol and blood pressure over the working day. *Psychosomatic Medicine*, 66 (3), 323-329.

Theorell, T. (2002). Job stress and fi brinogen. *European Heart Journal*, 23, 1799-1801.

Theorell, T. , Emdad, R. , Arnetz, B. , & Weingarten, A. M. (2001). Employee effects of an educational program for managers at an insurance company. *Psychosomatic Medicine*, 63 (5), 724-733.

Tsutsumi, A. , & Kawakami, N. (2004). A review of empirical studies on the model of effortreward imbalance at work: Reducing occupational stress by implementing a new theory. *Social Science & Medicine*, 59 (11), 2335-2359.

Tsutsumi, A. , Kayaba, K. , Theorell, T. , & Siegrist, J. (2001). Association between job stress and depression among Japanese employees threatened by job loss in a comparison between two complementary job-stress models. *Scandinavian Journal of Work*, *Environment & Health*, 27 (2), 146-153.

Tsutsumi, A. , Theorell, T. , Hallqvist, J. , Reuterwall, C. , & de Faire, U. (1999). Association between job characteristics and plasma fi brinogen in a normal working population: A cross sectional analysis in referents of the SHEEP Study. Stockholm heart epidemiology program. *Journal of Epidemiology and Community Health*, 53, 348-354.

Tzou, W. S. , Douglas, P. S. , Srinivasan, S. R. , Bond, M. G. , Tang, R. , Chen, W. , Berenson, G. S. , & Stein, J. H. (2005). Increased subclinical atherosclerosis in young adults with metabolic syndrome: The Bogalusa Heart Study. *Journal of the American College of Cardiology*, 46 (3), 457-463.

Udris, I. (1990). Organisationale und personale Ressourcen der Salutogenese-Gesund bleiben trotz oder wegen Belastung? *Zeitschrift für die gesamte Hygiene*, 36, 453-455.

Ulich, E. (2001). *Arbeitspsychologie*. Zürich: vdf Hochschulverlag.

van Trijp, M. J. , Uiterwaal, C. S. , Bos, W. J. , Oren, A. , Grobbee, D. E. , & Bots, M. L. (2006). Noninvasive arterial measurements of vascular damage in healthy young adults: Relation to coronary heart disease risk. *Annals of Epidemiology*, 16 (2), 71-77. Epub November 21, 2005.

van Vegchel, N. , de Jonge, J. , Bosma, H. , & Schaufeli, W. (2005). Reviewing the effort-reward imbalance model: Drawing up the balance of 45 empirical studies. *Social Science & Medicine*, 60 (5), 1117-1131 .

von Känel, R. , Bellingrath, S. , & Kudielka, B. M. (2009a). Association of vital exhaustion and depressive symptoms with changes in fi brin D-dimer to acute psychosocial stress. *Journal of Psychosomatic Research*, 67 (1), 93-101. Epub March 31, 2009.

von Känel, R. , Bellingrath, S. , & Kudielka, B. M. (2009b). Overcommitment but not effort-reward imbalance relates to stress-induced coagulation changes in teachers. *Annals of Behavioral Medicine*, 37 (1), 20-28. Epub January 30, 2009.

von Känel, R. , Dimsdale, J. E. , Ziegler, M. G. , Mills, P. J. , Patterson, T. L. , Lee, S. K. , & Grant, I. (2001). Effect of acute psychological stress on the hypercoagulable state in subjects (spousal caregivers of patients with Alzheimer's disease) with coronary or cerebrovascular disease and/ or systemic hypertension. *The American Journal of Cardiology*, 87 (12), 1405-1408.

Vrijkotte, T. G. , van Doornen, L. J. , & de Geus, E. J. (1999). Work stress and metabolic and hemostatic risk factors. *Psychosomatic Medicine*, 61 (6), 796-805.

Vrijkotte, T. G. , van Doornen, L. J. , & de Geus, E. J. (2000). Effects of work stress on ambulatory blood pressure, heart rate, and heart rate variability. *Hypertension*, 35 (4), 880-886.

Vrijkotte, T. G. , van Doornen, L. J. , & de Geus, E. J. (2004). Overcommitment to work is associated with changes in cardiac sympathetic regulation. *Psychosomatic Medicine*, 66 (5), 656-663.

Wall, T. D. , & Clegg, C. W. (1981). A longitudinal fi eld study of group work redesign. *Journal of Occupational Behavior*, 2, 31-41.

Wall, T. D. , Kemp, N. J. , Jackson, P. R. , & Clegg, C. W. (1986). Outcomes of autonomous workgroups: A long-term fi eld experiment. *The Academy of Management Journal*, 29, 280-304.

Watanabe, M. , Irie, M. , & Kobayashi, F. (2004). Relationship between effort-reward imbalance, low social support and depressive state among Japanese male workers. *Journal of Occupational Health*, 46 (1), 78-81.

Watson, D. , & Clark, L. A. (1984). Negative affectivity: The disposition to experience aversive emotional states. *Psychological Bulletin*, 96, 465-490.

Watson, D. , & Pennebaker, J. W. (1989). Health complaints, stress, and distress: Exploring the central role of negative affectivity. *Psychological Review*, 96 (234-254).

Weinman, J. , Petrie, K. , Sharpe, N. , & Walker, S. (2000). Causal attributions in patients and spouses following fi rst-time myocardial infarction and subsequent lifestyle changes. *British Journal of Health Psychology*, 5, 263-273.

Wirtz, P. H. , Siegrist, J. , Rimmele, U. , & Ehlert, U. (2008). Higher overcommitment to work is associated with lower norepinephrine secretion before and after acute psychosocial stress in men. *Psychoneuroendocrinology*, 33 (1), 92-99. Epub November 26, 2007.

Wirtz, P. H., Siegrist, J., Schuhmacher, A., Hoefels, S., Maier, W., & Zobel, A. W. (2010). Higher overcommitment to work is associated with higher plasma cortisol but not ACTH responses in the combined dexamethasone/CRH test in apparently healthy men and women. *Psychoneuroendocrinology*, 35 (4), 536-543. Epub October 8, 2009.

Wirtz, P. H., von Känel, R., Emini, L., Suter, T., Fontana, A., & Ehlert, U. (2007). Variations in anticipatory cognitive stress appraisal and differential proinfl ammatory cytokine expression in response to acute stress. *Brain, Behavior, and Immunity*, 21 (6), 851-859. Epub April 6, 2007.

Xu, W., Zhao, Y., Guo, L., Guo, Y., & Gao, W. (2010). The association between effort-reward imbalance and coronary atherosclerosis in a Chinese sample. *American Journal of Industrial Medicine*, 53 (7), 655-661. March 19, 2010 [Epub ahead of print].

Yusuf, S., Hawken, S., Ounpuu, S., Dans, T., Avezum, A., Lanas, F., McQueen, M., Budaj, A., Pais, P., Varigos, J., Lisheng, L., & INTERHEART Study Investigators. (2004). Effect of potentially modifi able risk factors associated with myocardial infarction in 52 countries (the INTERHEART Study): Case-control study. *Lancet*, 364 (9438), 937-952.

第13章
心脏病患者睡眠障碍的处理

Jaan Reitav

引言

睡眠障碍普遍存在于心脏病患者中，治疗睡眠障碍对于降低风险和提高生活质量均有重要作用。本章将系统回顾支持上述观点的临床证据，并将指导处于心脏病治疗前沿的医疗人员（医生、心理学家和护士）来解决这些问题。

肥胖流行与失眠问题高发在北美大体上相同。1900年，每个美国人的平均睡眠时间为每晚9小时。到了20世纪中叶，人类发明了电灯，电走进千家万户，出现了数字革命和全天候消费社会。每一次进步都意味着睡眠的减少和睡眠干扰的增多。目前每个美国成人的平均睡眠时间为每晚6~7小时，而当前推荐的成人最短睡眠时间仍为每晚8小时。

2005年，美国国家精神卫生研究所（NIMH）和美国国家卫生研究院（NIH）医学应用研究所联合主办了一次有关临床治疗成人慢性失眠的研讨会（美国国家卫生研究院关于成人慢性失眠的临床表现和治疗的学术研讨会声明）。会上专家组回顾了很多领域的临床研究，搜集的证据包括慢性失眠后果、发病率、共存病以及与之相关的公共卫生负担等。该委员会发表的共同声明强调，失眠是很多健康问题（包括心脏病）的独立危险因素，而且失眠必须作为一个独立的共病情况来处理，而不仅是作为其他疾病（如抑郁症）的一个特征。

美国国家科学院医学研究所在会议结束后发表了一份研究报告（Colton 和 Altevogt 2006），报告认为：睡眠障碍普遍未得到诊断，呼吁基层医护人员能够更加积极地筛查并治疗这些问题，并提供资源材料来完成这一目标。另外，美国医学专业委员会最近批准增加了一项家庭医生在睡眠医学方面的附加资格证书。

美国精神病学会目前正在修改和发表第 5 版诊断与统计手册（DSM-V）。修订版强调，对睡眠障碍必须进行评估和治疗。DSM-V 的第 1 版传阅稿包括至少七个新的睡眠障碍诊断，全书自始至终强调解决并发睡眠障碍的重要性。

令人感到反常的是，似乎睡眠障碍仅仅发生在睡眠治疗领域，心脏康复文献鲜有提及。睡眠障碍仍不被认为是心脏病的一个危险因素。在过去的 30 年里，睡眠障碍很少作为一个应当得到治疗的心脏病危险因素被提及，即便是对逝去的人也是如此。例如，INTERHEART 研究（Yusuf 等 2004）应该是关于心脏病危险因素最全面的国际研究，却将睡眠与应激合并研究。他们没有直接测评睡眠，而是把它包括在应激测评之内（Rosugren 等 2004）。

40 年的流行病学证据表明，睡眠障碍与心脏病及其他病因的死亡率相关（Prior，Francis 和 Reitav 2009）。过去的 10 年是最令人兴奋的 10 年，因为隐藏在不断增加的心脏病风险背后的病理生理学机制已经通过基础及临床试验获得阐明。

所有这些发展使认真检讨对睡眠障碍缺乏重视成为可能，并为对心脏病患者进行有的放矢的临床干预提供了理论基础。直到 2008 年，没有任何一项心脏康复（CR）指南将解决睡眠障碍作为临床治疗心脏病的一项重要内容（Somers 等 2008）。这种状况将被改变。

本章向医疗工作者提供了处理心脏病患者睡眠障碍的背景资料及临床策略。在这些主题中，我们将了解老年人"正常的"睡眠，回顾评估及诊断标准，并介绍最常见的两种睡眠障碍的行为疗法原理。

对于老年患者，行为和心理疗法是强有力和有效的（C. M.
Morin 等 2006），而且还将继续成为所有医疗人员治疗心脏病患者全部措施中必不可少的一部分。解决这一人群的睡眠障碍是健康心理学在有严重疾病负担群体中的重要应用。完全了解这些原则要求我们额外阅读生理学、病理生理学及行为睡眠学的相关资料。本章旨在为感兴趣的读者展开更长的旅程提供所需的历史背景及科学背景。

通过回顾已有的关于行为干预处理心脏病患者睡眠的文献，揭示了一个不寻常的矛盾。虽然失眠这一心脏病患者中最常见的睡眠障碍一直被忽略，至少睡眠呼吸暂停终于被认为是一种严重的健康问题。

本章将提供由作者研发的、用来评估和解决心脏病患者最常见的睡眠障碍的临床方法。该资料的基础是作者 25 年治疗一般睡眠障碍的经验，并且过去 5 年专注于发展针对心脏病患者睡眠障碍的更好的干预措施。其基础是作者接受过临床和健康心理学培训，以及睡眠行为医学的专门培训。今后，本章介绍的内容将会获得更多的关注。

本章介绍的干预方法，出自多伦多康复研究所开发的心脏康复（CR）计划——大学健康网络。该心脏康复计划在治疗心脏疾病方面有 40 年的创新史，目前每年有超过 1600 名患者在此接受治疗。其中大部分患者患有心肌梗死，做过心脏外科手术或血管成形术，但该计划也为心力衰竭、心脏移植、糖尿病和脑卒中患者提供服务。本章将向读者介绍作者在 CR 患者中应用效果良好的一些核心策略和临床技能。

流行病学证据

以人群为基础的正常睡眠的研究

"正常睡眠"难以界定，因人而异，然而要想对临床状况做出正确的判断，确定常态参照是必需的。就睡眠现象来讲，它是一种内在变量，清晰了解正常值对于临床评估至关重要。临床医生治疗老年患者最好的参考资料是"心脏健康睡眠研究"（Walsleben 等 2004），这是一个入选 470 例 40～91 岁患者的常态研究。入选人群平均受教育年限为 15 年，平均体重指数（BMI）为 25，其中女性占 65.1％。它还对样本中出现的各种各样的慢性疾病做了保留，以提供更现实的常模。

男性和女性严重并存疾病的基线率是不同的。他们的样本由 306 名女性和 164 名男性组成。心血管疾病标记物和睡眠障碍两方面的基线率，男性均是女性的 2 倍。11％的女性和 25％的男性存在习惯性打鼾，其他指标相应分别为糖尿病 2％和 8％；曾有心肌梗死 2％和 7.5％；仍有心绞痛 3％和 6％，高血压 26％和 35％。

对于临床医生来讲，常模中有心脏病患者是非常重要的。队列中存在有代表性数量的慢性疾病，使这些睡眠常模成为临床工作的合理参照。重要的一个信息是正常组中的睡眠状况（即使正常组包括有代表性数量的慢性疾病）并不提示存在有临床意义的睡眠紊乱。该项研究结果表明，老年人的睡眠像预测的一样，是持续的，大多数受试者自述醒后休息好了、有精神。

自述睡眠时间为平时每晚 7.2 小时，周末每晚 7.7 小时。这些受试者在睡眠实验室的试验结果表明，普通老年人都有一个仅仅不到 20 分钟的睡眠潜伏期（sleep latency，SL，也称入睡的时间），他们的睡眠效率为 85％（他们每晚在床上大约躺 8 小时，估计睡眠时间 7.2 小时）。

每晚的自述总睡眠时间（TST）略高于在睡眠实验室的观测值。睡眠实验室测试表明，每人平均睡 6.2 小时，其中 50％为 6.4 小时。总的来说，健康老年人的 TST 低于典型的用于界定年轻人失眠的标准（睡眠少于 6.5 小时）（Walsleben 等 2004）。

临床上失眠症可以定义为夜间持续出现难以入睡状况（SL>30 分钟），整晚持续保持睡眠中觉醒（WASO）>30 分钟，每晚

WASO≥2 次，SE<85％，并且 TST<6.5 小时。虽然普通老年人的睡眠在 TST 方面处于或低于失眠症定义值，并且易受多种觉醒因素影响，但是大多数老年人可以很快入睡，具有良好的睡眠效率，睡醒后精神充沛地度过这一天没有问题。多数老年人不会仅仅因为他们上了年纪，就符合失眠症的标准（Ohayon，Carskadon，Guilleminault 和 Vitiello 2004）。

根据该研究的发现可以看出，与年龄相关的睡眠变化相对缓和。过了 40 岁后 TST 每 10 年减少 6 分钟，而 SE 减少 1.6％。换句话说，对于普通人来说睡眠时间 90 岁时比 40 岁时仅仅减少 30 分钟。以绝对值计算这并不是个很明显的改变，但是一个人过了 50 岁，仅仅夜间睡眠而无小睡已经不能保证白天精力充沛。总而言之，年龄的增长使睡眠的质和量逐渐降低，对男性来说尤其如此。

心脏病患者睡眠障碍的患病率

一份流行病学调查的综述回顾了睡眠失调对心脏症状、心脏事件和心源性死亡的影响，并提供了关于睡眠受损与心因死亡率相关的 4 条主要证据，这 4 点集中的证据分别是：

1. 倒班工作者的健康风险（间歇睡眠失调）。
2. 对短时睡眠者和长时睡眠者的研究。
3. 心脏病患者的失眠（慢性睡眠失调）。
4. 对睡眠呼吸暂停（慢性睡眠障碍）的研究。

所有研究都显示，睡眠障碍是一个严重的危险因素，增加了心脏病风险。

倒班工作对健康的影响

Boggild 和 Knutsson 回顾了关于心血管疾病（CVD）和倒班工作的研究。证据表明，倒班工作者比白班工作者的冠心病风险增加 40％。有心肌梗死的男性和女性倒班工作者的比值比都是 1.3（Boggild 和 Knutsson 1999）。

以人群为基础的睡眠时间和冠心病的研究

一份广泛的以人群为基础的文献调查了睡眠时间和死亡率的关系。这些研究的综述（Prior 等 2009）提供了有力的证据证明，短时睡眠者（每晚睡眠≤5h）有更高的发生冠状动脉事件的风险（校正的相对危险度可信区间 1.45＜RR＜1.79）。长时睡眠者（睡眠时间≥9h）显示同样的结果（校正的相对危险度可信区间：1.38＜RR＜1.79）。

即使将糖尿病患者和高血压患者剔除分析，这些影响依然存在。这些发现背后的机制正是我们研究的课题。当前研究最活跃的领域正在明确基本生理功能的昼夜节律对心脏功能的影响（见下一节）。据估计，与 8 小时睡眠者相比，5％人群的睡眠时间小于 5 小时，他们发生充血性心脏病的风险增加了 39％，而 21％人群的睡眠时间为 6 小时，他们发生充血性心脏病的风险则增加了 18％。更具体地说，相对较年轻的人（≤60 岁）更容易受短时睡眠的影响（心脏事件的相对危险度 RR＝1.62 vs. 1.43）而产生心脏事件，而较年长的老年人（＞60 岁）更容易受长时睡眠的影响（心脏事件的相对危险度 RR＝1.39 vs. 1.82）而产生心脏事件。

失眠症

心肌梗死患者失眠症发病率的前瞻性系列研究

20 年的研究证实，心脏病患者据报告有更多的睡眠障碍。1987 年，Appel 报道在患有心肌梗死的患者中睡眠障碍非常常见。在心脏病事件发生前的数周至数月内，50％的患者报告有失眠症，高于因其他病情住院的患者（其失眠症比例为 33％）。这两者都显著高于最近估计的以社区为基础的样本失眠症发生率 12％（M. M. Ohayon 2002）。

Carney 在一系列前瞻、连续的伴有新发心肌梗死意外的患者中评估其睡眠障碍频率。对连续入选的 70 名年龄小于 70 岁的心肌梗死患者，按诊断访谈表来标准化评估抑郁症和失眠症（Carney，Freedland 和 Jaffe 1990）。他们发现 39％的心肌梗死患者在心肌梗死前罹患失眠症，这是普通社区患病率的 3 倍。

在失眠症患者中，一半符合抑郁症的 DSM-Ⅲ-R 标准，另一半则不符合。另外，关于服用影响睡眠药物的多少，失眠患者和其他人一样，失眠与患者的年龄或并存病无关。作者得出结论，"如果失眠症和抑郁症对于心肌梗死起到病原学的作用，则尚不清楚是抑郁症是关键因素，还是睡眠障碍仅次于或者独立于抑郁症而最为重要"（Carney 等 1990，p. 607）。我们仍不能回答这一关键问题。因为目前尚没有研究把这两者作为独立变量加以分析。

睡眠时间合并白天苦恼和冠心病

最近，关于短时睡眠与高血压，以及短时睡眠与 CHD 的关系得到进一步的澄清。Vgontzas 及其团队做了一项大型流行病学研究，随机抽取了 1741 名社区居住的男性和女性。对所有样本进行了多导睡眠扫描检查研究。受试者被分成三组：①睡眠时间≥6 小时（占样本的 50％）；②睡眠时间为 5～6 小时（占样本的 25％）；③睡眠时间＜5 小时（占样本的 25％）。将失眠症定义为任何主诉在过去 1 年或者更长的时间内出现的睡眠困难。高血压的最大风险存在于失眠症群体中，这一群体"也"是短时睡眠者：①睡眠时间＜5 小时（比值比 OR＝5.1）；②睡眠时间为 5～6 小时（比值比 OR＝3.5）。他们得出结论：失眠症患者与睡眠中呼吸紊乱患者患高血压的风险相同。

Whitehall Ⅱ 队列研究（Chandola，Ferrie，Perski，Akbaraly 和 Marmot 2010）应用了同样的方法，共入选了 10 264 名患者，其中男性占 56％，女性占 44％。研究获得了睡眠时间和主诉睡眠受干扰两种数据。在 15 年的时间里，上述两项因素无论是分开来还是合并在一起，都增加了罹患心脏病的风险。两种因素都显示出与冠心病意外存在量效关系，而且这种关系在男性和女性患者中都很明显。

当去除混杂变量（年龄、性别和种族）和中介变量（高血压、血脂、体重指数、糖尿病及吸烟）两方面因素后，经过数据校正，其中（短时睡眠或受干扰的睡眠）任何一项单独存在均与CHD无关。然而，两者的结合预示着在之后的 15 年中将患 CHD。

在对混杂变量校正后，这些患者由于受干扰与短时睡眠的相互作用导致的相对过量的危险因素（relative excess risk due to intervention，RERI）比其他群组高 37％（$P < 0.05$）。当去除其他所有的标准危险因素（高血压、糖尿病、吸烟、体重指数和胆固醇）后，RERI 在这些男性和女性中仍然比其他群组高出 26％，但无统计学意义（$P = 0.10$）。

睡眠呼吸暂停

心肌梗死患者

Hung 连续入选了 101 名初次患心肌梗死并幸存的男性患者，评估睡眠呼吸暂停（sleep apnea，SA）事件与心肌梗死（myo-cardio inforction，MI）的关系。对所有患者都进行了多导睡眠扫描检查的研究（Hung，Whitford，Parsons 和 Hillman 1990）。MI 幸存者的窒息指数（AI）高于同等年龄的对照组。在对年龄、体重指数、高血压、吸烟和胆固醇水平校正后，AI 最高四分位数（AI > 5.3）是 MI 的独立预测因子。MI 患者在 AI 最高四分位数和最低四分位数之间的相对危险度为 23.3（95％ CI 3.9～139.9）。

增加的睡眠呼吸暂停意外发生率不会必然导致在睡眠呼吸暂停发生后立即转化为急性心脏事件。Marin 随访了 ICU 中心肌梗死后的患者（Marin，Carrizo 和 Kogan 1998），其中 55 名为 OSA 患者，196 名为非 OSA 患者。在 ICU 的第一个整天，对 MI 幸存者持续观测 ECG 和 SpO_2。尽管所有患者在心肌梗死意外的并发症、住院时间或 30 天死亡率方面没有差别，但 OSA 患者在睡眠记录中确实有更多的室性期前收缩和成对室性期前收缩。

心力衰竭患者

已经有 5 项有关 SA 患病率的研究报道（Javaheri 2010）。这5 项研究总共连续入选了 1250 名患有收缩性心力衰竭的患者。共有 50％的心力衰竭（HF）患者存在睡眠呼吸暂停低通气指数（AHI≥15）；其中 30％的原因是中枢性睡眠呼吸暂停综合征（CSA），20％的原因是 OSA。Javaheri 强调 HF 患者通常并不自诉困倦。但是在做一个客观的睡意测试时，他们表现出强烈的睡意！

以上研究结果有两个关键的临床用途。首先，睡眠呼吸暂停在这类人群中被低估了。为了恰当地评估睡意，临床医生应当经常性地要求 HF 患者做一个简单的觉醒状态行为测试，如保持觉醒测试。第二，由于坚持使用正压通气治疗往往要依赖患者在使用机械时有清醒的意识，因此，这些患者并没有感觉好一些。知道 HF 患者更有可能停止这种治疗后，临床医生可以采取更加积极的方式来教育这些患者。

早期识别及治疗睡眠呼吸障碍是非常重要的，不仅是因为这可以降低死亡率，还因为反复的缺氧发作会导致不可逆的执行功能降低（Simmons 和 Clark 2009）。目前已有乳头体（记忆功能）细胞坏死和小脑构造细胞坏死（影响运动、协调和信息加工速度）的记录。

这些不断增加的证据表明 OSA 和心脑血管事件间存在因果关系，促使美国心脏病学会（AHA）和美国心脏病研究学会（ACC）发表了一份联合意见书，总结了与睡眠呼吸暂停和心脏健康相关的研究证据（Somers 等 2008）。该文件指出，OSA 是 CHD 的独立危险因素。此外，美国心脏病学会提议，对于 HF 患者治疗 SA（AHI≥15）的标准临床规范应该设定为 AHI≥5。这项标准的应用，意味着大约 2/3 的 HF 患者将满足 PAP（posltive airway pressure）治疗的标准。文章得出结论，考虑到实验结果强烈支持 SA 与 MI 和脑卒中之间的关系，要求对患者常规筛查 SA。

最后，近期美国心脏病学会的另一项科学声明（Riegel 等 2009）强烈推荐一种自我照顾法，作为使患者更多投入自己治疗的一种方式。自我照顾是指一种自然而然做决定的过程，可以教育患者保持健康，并在一些症状发生时能够更及时地做出反应。

这些作者声称，改善 HF 患者的睡眠可能会改善其认知功能，而认知功能的改善会进一步促进自我照顾的改进。这种假设是可验证的，但尚有待评估（Riegel 等 2009）。

血管事件的昼夜分布节律

尽管存在以上提到的四个方面增加风险的证据，但在临床上治疗心脏病时，并不将睡眠障碍作为心脏病的危险因素。考虑到心脏和血管事件发生的时间，更证明了睡眠因素能够增加风险。例如，虽然抑郁和焦虑不是按昼夜周期反复出现的，但是根据定义，昼夜节律是存在的。有证据显示这些心脏事件不仅仅更多发生在那些有睡眠障碍的患者中，而且这些事件并不是随机发生的，更多地聚集在一些可预测的昼夜节律（睡眠-觉醒）循环的时间点上。

心源性死亡、心肌梗死、心绞痛和血栓性卒中

Muller 第一个清晰地描述了心肌梗死的昼夜分布，大多数死亡都发生在上午 7～11 点（Muller 等 1987）。图 13-1 的底端行清楚地显示出心肌梗死的昼夜分布模式，同时也显示出短暂心肌缺血和出血性卒中的昼夜分布模式。图 13-1 同样也描述出这些心脏病事件在病理生理学上所包含的一些昼夜节律因素的重要作用（图 13-1 的前 5 行），这将在病理生理学一节中进一步加以探讨。

有报道室性心动过速存在晨峰现象，符合同样的昼夜节律模式（Mallavarapu 等 1995）。有研究回顾了 390 名植入埋藏式心脏复律除颤器的患者所经受的 2692 次室性心动过速或心室颤动发作，总结了除颤器激活模式。发病的高峰在上午 10～11 点，而低峰则在下午 2～3 点。不仅较多的事件发生在这一时间段，而且对这些患者的上午发作，"第一次放电"更有可能会失败，相较于其他时间窗往往需要更大的能量终止快速性心律失常的发作。

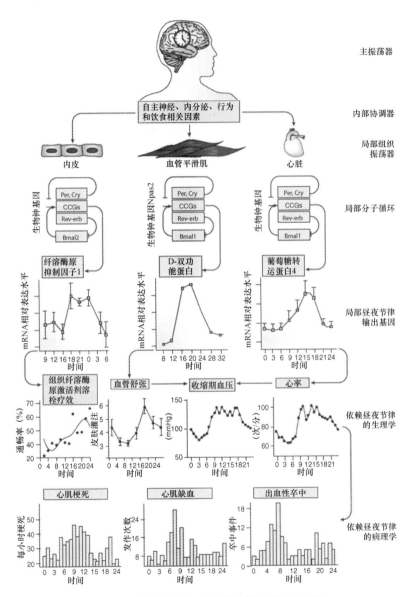

图 13-1　昼夜节律与心血管疾病的病理生理学

（经麦克米伦出版公司：Hastings MH，Reddy AB 和 Maywood ES，2003，P. 658 批准转载）

处理心脏病患者的启示

对于所有涉及心脏康复的人来说，更宽泛的问题是累积的证据是否足以提出新的处理心脏病患者的指南。虽然睡眠障碍通常被看作是焦虑或抑郁的一个共病特征，但是最近的研究显示专门治疗抑郁或者焦虑，并不总是能够治疗睡眠障碍。Manber 证明，对于同时存在抑郁心情和睡眠障碍的患者，仅仅治疗抑郁是没有效果的，增加针对睡眠障碍的治疗对于改善临床结局是有必要的（Manber 等 2008）。

虽然 AHA 的意见书（Somers 等 2008）支持常规检测有睡眠障碍的患者，但是这仅仅针对睡眠呼吸暂停。最近研究显示，慢性不规律的睡眠（倒班工作和失眠）对于心脏健康不利。刚刚发表的第 3 版《加拿大指南》（表 13-1）得出结论，针对所有心脏病患者，推荐更广泛地筛查所有睡眠障碍，包括做一个常规而简短的睡眠评估。据估计，涵盖睡眠呼吸暂停和睡眠障碍的睡眠指南很快会在其他领域出现。

表 13-1 《加拿大指南》睡眠问题管理指南

- 对心脏康复患者均应筛查潜在睡眠障碍（必须）
- 对存在潜在睡眠障碍的心脏康复患者应通过有效筛查工具（如 STOP-BANG 问卷）筛查睡眠呼吸暂停（必须）
- 所有心脏康复计划均应包括一个简短的综合睡眠评估，以识别那些可能导致患者未来重度抑郁发作的临床显著的失眠症（必须）
- 对心脏康复患者若睡眠障碍筛查呈阳性，应转诊至专业评估和治疗睡眠障碍的中心进行治疗（酌情）

本表经《心脏康复和预防心血管疾病加拿大指南：将知识转化为行动》第 3 版，2009，加拿大心脏康复协会（p. 177）许可转载

本章稍后将通过讲述两个临床案例，阐述如何应用这些指南帮助实际生活中的心肌梗死患者恢复健康。同样地，我将会充分讨论如何筛查睡眠呼吸暂停。共患失眠症和抑郁症的案例将阐述失眠的治疗（同时坚持一个积极的锻炼计划）怎样显著减少抑郁，帮助患者重返工作。

病理生理学

对于所有的生物而言，生活在地球上意味着不得不适应 24 小时的昼夜交替以及潮汐涨落。这种昼夜交替节律为所有生命有机体的生存和活动提供了环境背景。过去 20 年的生理学研究已经揭示了这种内在的细胞"基因生物钟"机制，这种机制包含在身体的每一个细胞中，调节每一个生理系统对环境做出反应。这种细胞的昼夜节律性给每一个器官提供了一种内在感觉，即什么时候出现昼夜节律，这具有极大的适应性，可以利用昼夜节律计划活动和休息。这种内在生物钟有助于：①按时醒来；②白天保持能量水平；③在夜间使器官系统进入休眠状态，从而再次休息。读者可以参阅睡眠研究学会的《睡眠指南基础》，它极好地回顾了这种内部昼夜节律系统的基础生理学（Scheer 和 Shea 2009）。

人体内一个从不会完全休息的器官就是心脏。从出生前直至死亡，心肌持续地收缩和舒张，连续搏动，给生命提供氧气和养料。心脏搏动维持着人体内 50 兆个细胞的鲜活。既然这样，心脏是怎样"休息"的呢？

要保持心脏健康，需要具备能够针对各种环境和活动相应改变负荷水平的能力。任何一种帮助心脏促进对可预测的负荷循环反应的机制，都将为有机体提供一种巨大的竞争优势。每一个细胞都有"细胞生物钟基因"（图 13-1 第 3～4 行），这使得有机体能够在负荷需求改变前提前做出预计（Scheer 和 Shea 2009；Young 2009）。而这就使得整个有机体在 24 小时的活动周期中，允许每一个器官系统都能够有机会同步化它的生物活动。这种细胞生物钟基因具有帮助心脏保持更加健康的潜力，但是这仅仅局限于器官系统之间及其与周围环境之间同步时的情况。

在上一节，有证据显示短时睡眠不足与 CHD 和死亡率增加相关。基础睡眠科学的进步使我们了解到，细胞基因生物钟如何给其他生物系统提供基础，如心血管系统。当器官系统的工作休息周期持续不统一时，这些过程的节律变得不同步，心脏健康受损并增加了罹患 CHD 和死亡的风险。

细胞生物钟基因和视交叉上核

人类体内的每一个细胞都有其内在的生物钟去遵循时间，器官系统有外围的（或者局部的）生物钟，而整个昼夜节律系统有一个中央联合协调员。这种昼夜节律系统是一种多水平系统，按层级方式组织起来。视交叉上核（SCN）——我们叫它主生物钟，协调机体所有器官系统的活动和休息周期（Ko 和 Takahashi 2006）。

这一过程由 SCN 发出信号，经由自主神经系统与内分泌途径，再通过松果体，来调节整个机体的所有器官系统。SCN 反过来接收来自光感受器的信号，保持机体与外界的同步（图 13-1 第 1 行）。

心血管系统的昼夜节律

心血管系统同样有基本的昼夜节律，能影响心脏健康（图 13-1 第 2 行）。尽管多年前就发现了实验室动物的经常性节律，但关于人类心脏生物钟基因的固定节律才刚刚有所记录（Leibet-seder 等 2009）。研究者报告称，心脏组织的 mRNA 生物钟基因的昼夜节律幅度比迄今为止发现的其他任何人体组织的节律都更特殊。然而对比临床各组（正常组、冠心病组和心肌病组）之间的节律性，并没有发现各组的节律存在任何幅度上的不同。

生物钟基因周期进而激活了其他基础的心血管生理功能，如激活蛋白质合成的级联与其他心理生理反应（图 13-1 第 5 行）。它们包括心率、动脉血压、肾血浆流量、尿量和肠蠕动能力（Schibler 2006），最终这些级联整合形成宏观行为，如进食和睡眠觉醒模式。虽然这些生物钟基因调节很多信号级联，但是本节将其限制在心血管功能方面。

视交叉上核驱动心脏功能

近10年，从解剖和功能情况角度对心脏功能调控的了解获得了明显进展，现有结果明确提示昼夜节律是心血管输出的控制机制（Scheer，Kalsbeek和Buijs 2003）。

最近已经发现了SCN进行这种控制的机制。在一系列大鼠试验中，Scheer通过将SCN损毁发现，它是通过自身发出的多突触路径来影响心脏功能的。利用染色技术，Scheer证实SCN通过位于下丘脑的室旁核（PVN）向心脏直接发送信号（Scheer，Ter Horst，van Der Vliet和Buijs 2001）（图13-1，第1行控制第2行）。

SCN利用这种神经通路，在夜间通过副交感神经系统抑制心脏活动，在白天通过交感神经激活心脏活动。实际上，已发现有与此类似的发源于SCN的多突触路径控制其他器官系统，这表明SCN通过自主路径使很多器官系统协调地结合在了一起。

SCN通过这种多突触自主路径系统分区影响身体各部位。这种（尚未被完全了解的）路径系统是为很多局部器官系统的同步化提供普遍节律来源的主干。每天SCN驱动交感神经系统活动，并导致皮质醇夜间释放达到每日的峰值，从而开始使体温升高，最终将个体从睡梦中唤醒。交感神经活动支持白天持续的活动，而太阳落山后又促使褪黑素释放，从而减慢新陈代谢，激活副交感神经系统，减慢活动直至能够开始睡眠，并在深度睡眠阶段促使心脏重新获得合成代谢。

这种级联输出的成分之一就是基础心率（BHR）。BHR有一种内在的生理节奏节律，心率大概为6.5次/分（6.5bpm），这也意味着夜间的BHR比白天的水平减少6.5次。在夜晚，夜间休息阶段完全由SCN通过心脏副交感神经系统传出驱动。它并不受交感神经传出、更重要的自发活动水平或睡眠觉醒模式影响。

SCN还有其他的路径来影响BHR，如为白天活动调整好心脏。当人体在夜间暴露在光线下时，光线增加BHR和皮质醇水平。但是只有深夜或黎明的光线才会起到这种作用，如果出现在白天的晚些时候，则不会起作用。黎明时的光线可以增加 BHR，人们发现这一现象是通过心脏交感神经系统传出驱动来实现的。总而言之，SCN 与心脏有直接的联系，并通过副交感神经系统和交感神经系统来调节心脏活动（图 13-1 第 1、2 行）。

当大鼠的 SCN 被损毁后，BHR 在整个 24 小时的时间段中都是不变的，保持在日常最高水平和最低水平的中间值左右。为什么呢？因为 SCN 被孤立开了，BHR 受深部脑信号支配。夜间没有副交感神经传出驱动减慢 BHR，而白天也没有交感神经传出驱动增加 BHR。因此，BHR 总是保持在中间水平。

区分昼夜节律与睡眠觉醒活动模式

长期以来，人们已经确认不良心血管事件的高峰发生在上午 10 点左右（图 13-1 第 6 行），但尚不清楚这是由于行为转换（由睡眠到觉醒）的缘故，还是由于潜在的生理昼夜节律（心率、血小板聚集等）原因。哈佛医学院的 Steven Shea 和他的团队目前正在进行一系列的研究来解开这些问题。

在"每天的生活背景"中，我们的睡眠觉醒行为周期完全与由我们的 SCN 产生的潜在生理昼夜节律重叠。然而，潜在起作用的 SCN 和其他附带的生理周期对每天的时间节律移动（或连带移动）不超过 1 小时。因此，如果给正常受试者安排一个每天 28h 的时间表（每"天"的活动延长至 17 小时 40 分钟，并且每个睡眠周期为 10 小时 20 分钟），睡眠觉醒模式转换为 28 小时周期时，潜在的 SCN 生理周期及其所协调生理活动（体温、激素表达等）仍然锁定在 24 小时周期。

结果，SCN 生理周期脱离了睡眠觉醒行为周期。用这种"强迫的非同步性"方法在尽可能长的时间里记录持续的生理数据。然后，不管数据是 28 小时周期的（睡眠觉醒行为节律），还是 24 小时周期的（昼夜节律），都被集合起来放入一个"篮子"进行分析。如果研究的这些变量显示出更多与行为周期的一致性，那么这些功能则被描述为受睡眠觉醒行为节律控制，但是如果它们持续以 24 小时为周期，那么它们就被描述为显示出真正的昼夜节律性（由昼夜节律系统驱使，而非行为模式，如觉醒或进食等）。

血压

Scheer 证实，独立的血压内在昼夜节律峰值发生在晚上 9 点，恰恰是在褪黑素释放前（Scheer 等 2010）。褪黑素通过减慢整个代谢系统来为休息阶段做准备。Scheer 让受试者在整个强迫非同步阶段执行一个标准化的锻炼方案。心脏和自律系统做出不同的反应，这取决于肾上腺昼夜节律时相、交感神经和迷走神经活动以及收缩压。这些结果引起了心脏康复专家的极大兴趣，因为它们包括了在整个昼夜节律周期中不同时间对锻炼任务进行标准化的处理。

血管系统

早期发现认为迷走神经调节的压力感受器反射和交感神经调节的体位反射都有昼夜节律变动（Hossmann，Fitzgerald 和 Dollery 1980），现在研究者和临床医生逐渐开始明白昼夜节律、血管以及应激系统之间存在复杂的相互关系（图 13-1 第 1、2 行）。在血管反应（包括 eNOS 活动）、内皮功能、血管生成以及血栓风险中都存在着基本的昼夜节律性［欲了解全面的讨论请参阅最近的综述（Paschos 和 FitzGerald 2010；Rudic 2009）］。

心率变异性

心率变异性（HRV）被看作是一个心脏健康的指标。在心力衰竭患者中，HRV 是心脏性猝死的预测因子（La Rovere 等 2003）。在 2004 年报道的一项研究中，Hu、Ivanov 以及他们的团队证实心搏动力学表现出一种昼夜节律变动（Hu 等 2004）。具体地说，心率在夜间达到平稳，最大心率出现在晚上 9 点前，最小心率出现在早上 5 点。HRV 在夜间睡眠时表现出一种增加的、变动的、重要的昼夜节律。

Hu 提到 DFAα（用统计学方法取自 HRV 动态监测的一个系

数）比 HRV 本身对心脏事件更具预测价值（Hu 等 2004）。DFAα
的最好（最低）值出现在副交感神经传出驱动最高的睡眠中期（凌
晨 2 点 α＝0.8），而最差值出现在交感神经传出驱动达到峰值时的
清晨（上午 10 点 α＝1.2）。作者们最后得出结论，内在的昼夜节
律对心脏控制有影响（而不仅仅是行为睡眠阶段转换一项），观察到
的心脏性死亡的清晨模式中它可能起关键作用（图 13-1 第 6 行）。

肾上腺激素

同样由这个团队最近阐明，这些过程极其复杂，并且它们可
能结合起来构成心血管事件的危险因素（Sheer 等 2010）。他们证
实，在早晨来自肾上腺的对自主神经的刺激激增影响血压，血浆
肾上腺素和去甲肾上腺素明显激增。虽然仅仅这个因素不能解释
Muller 报道的心脏病发作的模式（图 13-1 第 6 行），但是将黎明
肾上腺素迅速释放和上午副交感神经传出驱动的迷走神经消退结
合在一起，确实能够产生一个关于两个关键的心脏昼夜节律因素
概念的简单模型（图 13-1 第 5 行），预测 24 小时内 MI 发生的高
峰和低谷（第 6 行）。

他们提出的"交感-迷走神经反应性"假说，强调了交感神
经流出和副交感神经流出之间相互作用的重要性，为在人体研究
中进行行为治疗干预措施提供了具体、可验证的昼夜节律性目
标。这些观点指导了本章作者提出的行为治疗干预措施，它将在
本章的最后一部分加以阐述。

昼夜节律驱动应激系统日间活动

自主神经系统和下丘脑-垂体-肾上腺轴

应激系统的各个部分合在一起受昼夜节律系统的控制。应激
系统的日常功能是激活有机体，使其一整天保持行为能力。心理
学家通常关注其辅助功能，即一种"应急"功能，或者说是用于
自我保护行动的后备系统。应急功能在个体遭遇突然威胁的情况
下，提供加倍的及时反应。

　　虽然心理学家常常认为应激与"应急"功能同义，但是很明显，这与它更重要的每日功能所呈现的情况不相一致。在正常生活中，肾上腺素、皮质醇、葡萄糖、胰岛素和褪黑素水平表现出昼夜节律，从而为机体全天的活动提供持续的能量。所有这些个别的周期性变化的激素，促成反复的有规律的周期，促进活动-休息的转换，或者因变得去同步化而损害健康。

　　应激系统每天忙于活化或者去活化有机体。Meerlo 和他的团队指出（Meerlo，Sgoifo 和 Suchecki 2008），睡眠剥夺是应激性的，部分原因是由于它破坏了有规律的、可预测的应激激素模式。对动物研究更重要的发现是睡眠被打断的时间越长，下丘脑-垂体-肾上腺（HPA）轴功能改变越明显；随着时间的推移，睡眠限制逐渐减少 CRH 和血清受体应急调节的敏感性。

　　Martino 和他的研究团队证明，持续破坏正常的 24 小时睡眠觉醒节律导致小鼠 SCN 基因循环改变，并伴随关键心脏功能（肥大路径的基因）的下调。对病理状态的表型援救被定义为对不正常的病理基因状态的逆转或者衰减，而这仅仅在正常的外部昼夜节律恢复时才会发生。作者们得出结论，这些结果证实了昼夜节律作为心脏疾病决定因素的重要性，破坏的节律加剧了器官功能失调的进展。

　　最重要的是 Martino 的研究显示，睡眠觉醒节律的再同步化可以使患病心脏的生理功能恢复至正常。也就是说，恢复正常睡眠可以有效地治疗心脏病（Martino 等 2007）。目前睡眠觉醒节律的再同步化还没有对人类心脏病患者进行过试验。可以通过系统行为干预方案来检测这种可能性，这个方案可以同时监测昼夜节律生理功能以及日间行为（包括睡眠觉醒模式和能量消耗）的有效再同步化。这种方法的各个要素将在本章晚些时候讨论。

　　尽管还需要更多的以人类为受试者的试验，但很明显仅仅慢性睡眠剥夺一项，就可以导致大脑的改变，进而可能影响神经-内分泌的反应性和应激敏感性。个体处理挑战，则他的应激源"应急"功能受损，使他（或她）进入一个恶性循环中，即更差的睡眠，更强的应激反应，白天疲惫，结果是睡眠进一步变差等。最终使激素和睡眠觉醒系统变得不同步，以及处理应激源的"应急"缓冲系统失效。最后，来自动物模型的证据证明，恢复正常的睡眠觉醒周期可使心脏功能失调恢复。

睡眠与传统危险因素之间关系的总结

人体研究已经证实，睡眠紊乱可能影响心血管事件的发生。这些事件的原因在动物试验研究中更加明显，干扰昼夜节律的后果严重影响了传统的危险因素，如血脂异常（Young 2009）、高血压（Hermida 2007）、肥胖（Green，Takahashi 和 Bass 2008）和糖尿病（Scheer，Hilton，Mantzoros 和 Shea 2009；Shea，Hilton，Orlova，Ayers 和 Mantzoros 2005）。Sole 和 Martino 认为，昼夜节律失调对心脏病患者临床结果的全部作用才刚刚被人们所理解，目前需要通过人体试验评估昼夜节律因素对心脏病所起的作用（Sole 和 Martino 2009）。

行为睡眠医学

行为睡眠医学领域是从另外两个研究领域演变而来的，即健康心理学（行为医学）和睡眠障碍医学（Stepanski 和 Perlis 2000）。每个学科都发展了一个知识库，可以评估临床问题，也都提供了处理这些紊乱的干预技术和策略。

行为睡眠医学旨在帮助临床医生理解这些使睡眠障碍得以进展或持续的心理（认知和行为）因素，并研发行为干预措施，以有效地处理特殊患病群体的睡眠障碍。在本章的最后几节，我们将概括介绍应用这些临床技能如何能够改善心脏病患者的睡眠紊乱。

处理心脏病患者睡眠紊乱的一般临床技巧

本章重点关注如何处理危害心脏康复患者的两种最常见的睡眠障碍，即评估与处理睡眠呼吸暂停（SA）和慢性失眠。

睡眠障碍诊断

临床上，治疗技术一般要基于诊断技术。没有适当的诊断，治疗反应就会是无规律的。严重睡眠紊乱的诊断存在广泛的可能性（包括主要睡眠障碍，如睡眠呼吸暂停、原发性失眠、发作性睡病和周期性肢体运动），背后也可能是一系列的疾病问题，如甲状腺问题和精神疾病（如抑郁症）。

每一个治疗心脏睡眠障碍的临床医生都迫切需要熟悉美国睡眠医学会出版的《2005 年睡眠障碍国际分类》（第 2 版）（ICSD-2）。易于操作的《睡眠医学案例》突出介绍了 6 组共 70 例不同的睡眠紊乱，包括失眠、与睡眠相关的呼吸障碍、昼夜节律失调、睡眠过度及其他睡眠障碍，它是一本很好的介绍睡眠障碍的参考书。

虽然失眠可以通过充分的临床回顾及睡眠病史获得最好的诊断，但其他主要睡眠障碍只能在睡眠实验室里获得评估。目前有不少开展彻底调查睡眠紊乱的优秀总结（C. Morin 1993；Reitav 和 Dickstein 2001；Wilson 2008）。评估将包括采用结构严谨的临床访谈和完成 1~2 周的睡眠日记，以及有选择地完成纸笔测验以评估诱发因素和持续因素。

在主要睡眠障碍中，最常见于心脏病患者的是 OSA、周期性肢体运动和不宁腿综合征（参见 Walters 和 Rye 2009）。以上每一种疾病都以独特的生物标记为特征，这些生物标记在睡眠实验室里可以获得明确无误的检测，但是对患者来说却是"看不见"的。然而，检测这些潜在问题可能是临床医生的主要任务。

治疗心脏病患者的临床医生需要不断熟悉所有的睡眠诊断，但是他们首先需要掌握两种最重要的技能，即直接提问，检查患者是否存在失眠和（或）睡眠呼吸暂停。尽管 SA 只能在睡眠实验室里才能确诊，但并不是每一位主诉睡眠障碍的患者都要被送去实验室诊断。临床医生的一个重要的作用，就是预先筛查患者的 SA 特征，并得到其 SA 特征的"临床可疑指数"。Collop（Collop 等 2007）认为临床医生的首要任务就是回答下面这个问题，即患者在预先检测中是否存在较高概率的中度或重度 SA？

睡眠呼吸暂停

呼吸暂停（SA）意味着患者停止呼吸至少 10 秒，并伴随着血氧饱和度下降 3％～4％。类似呼吸事件（呼吸不足、呼吸暂停和呼吸觉醒）的数量叠加并平均至睡眠的每一个小时。轻微呼吸暂停被定义为每小时类似事件≥5 次，中度 SA 被定义为每小时≥15 次，重度 SA 则为每小时≥30 次。造成 SA 的原因可能是由于大脑"忘记"用力去呼吸（被称为中枢性睡眠呼吸暂停，CSA）；或者由于咽喉背侧的阻塞，因为咽喉背侧的气道非常柔软，很容易塌陷（被称为阻塞性睡眠呼吸暂停，OSA）；或者由于前两者的合并，称为复杂型（或者混合型）呼吸暂停（CA）。这三种类型的频率大约是 OSA 为 84％，CA 为 15％，CSA 为 1％（Morgenthaler，Kagramanov，Hanak，& Decker，2006）。本章的重点将集中在对 OSA 的处理上，因为它是最常见的一种呼吸暂停。

治疗疑似呼吸暂停的首要任务：改善可疑指数

对于心脏病患者来说，睡眠障碍中最致命的是 SA（Marin，Carrizo，Vicente 和 Agusti 2005）。用来筛查呼吸暂停的纸笔测验共有 5 项，它们是柏林问卷、美国麻醉学家学会一览表、威斯康辛睡眠问卷、睡眠呼吸暂停综合征临床分数（SACS 或克莱门斯标准）以及 STOP 和 STOP-BANG 筛查法（Chung 等 2008a，b）。验证数据是在一个普通外科患者人群中采集的（Chung 等 2008a），但是以上所有的测验工具都没有在心脏病患者中得到过验证。

这些测验涉及三个临床方面，如果有两个是阳性的，那么患者就处于较高风险中，需要进行睡眠评估。这三个方面分别是：①打鼾；②白天嗜睡；③高血压。与其依赖于纸笔测验，本章作者建议更应对每个领域做一个简短的临床询问。

大声打鼾

很多患者并没有觉察到自己在打鼾。有时候他们会记得醒来时大口喘着气呼吸，但并不总是这样。询问患者是仰卧位还是侧卧位睡觉，是不是睡醒时伴有口干（由于用口呼吸），或者是否有头痛（夜间缺氧症），是进一步了解这方面情况的有效提问。

白天嗜睡

大多数患者能明确觉察这一情况，但是心力衰竭患者几乎不怎么报告白天嗜睡。鼓励他们做一个有关他们实际睡眠行为的测验是非常有帮助的。与白天嗜睡行为等价的行为包括，询问车祸或夜间看电视时睡着。询问患者采用何种策略来战胜嗜睡也同样重要，如饮用大量咖啡，大量使用其他含咖啡因食品，大量吸烟或者食用甜食。

高血压

很多 SA 患者伴有血压升高，甚至顽固性高血压。然而，有很多身体状况预示潜在的慢性 SA，包括（来自持续感染的）慢性疼痛、痛风或在床上端坐睡觉。Bradley 最近证实，久坐的生活方式与肥胖同样具有预示作用：询问活动量和夜间是否有踝部水肿，可以提示临床上有睡眠呼吸暂停（Redolfi 等 2011）。

一旦确定患者有高度可能性，就应该到一家被认可的睡眠实验室进行睡眠实验检测，在那里将由有认证资格的专业睡眠医学专家对患者进行测试。最近在没有相应设备服务的地区，便携式监护仪（PM）系统涌现出来，代表出现了一种可信的诊断 SA 的替代方法（Berry，Hill，Thompson 和 McLaurin 2008）。虽然对家庭评估技术的价值一直存在很大的争议，但是新技术的发展为证实临床推断提供了很多替代方法。然而，在临床上每晚帮助患者适应和应用治疗比获得诊断更重要，或者说更具挑战性。

应用设备的挑战

一旦睡眠检测证实是 SA，患者适应正压通气（PAP）设备的过程就开始了。开始时首先是选择面罩和设备，然后是持续气道正压通气（CPAP）水平调定，最后当患者适应了他们的 CPAP 设备，这个过程就完成了。对于大多数人来说，这个过程要花上 90 天。虽然 PAP 设备并不是唯一的治疗备选方案，但是对于大多数 SA 患者来说它却是最有效的方法，是一线治疗方法。

　　适应治疗失败意味着患者完全不想使用这种设备。坚持治疗失败被定义为，患者不能按校正其气道问题的最低时间要求坚持使用设备。坚持成功一般被定义为，使用 CPAP 设备 5 晚（1 周的 70％），每晚使用 4 小时以上。这也同样被称为"医疗保险标准"。因为医疗保险仅仅在患者满足这一标准时才会支付设备使用费。

　　使用这一标准，一项研究发现被诊断为 OSA 的患者中，20％在一开始就拒绝 CPAP（不依从），而另外 16％的患者在使用 2 周后放弃了 CPAP（不坚持），到 30 个月时，仅仅 50％的患者每晚使用 3.6 小时 CPAP 设备。对这种挽救生命的治疗，使用上令人沮丧的结果导致很多研究都在探讨如何改进现在刚凑合的坚持率。

　　Lewis 随访了连续就诊的 80 名被诊断为 OSA 的患者（Lewis，Seale，Bartle，Watkins 和 Ebden 2004）。他们追踪患者的焦虑、抑郁，患者在治疗刚刚开始时（CPAP 调定阶段，为患者确定最佳压力水平）遇到的问题，以及患者是否独自生活。焦虑和抑郁分数不能预测坚持方面的问题，而治疗开始时存在的问题、独自生活以及近期的生活事件却可以预测坚持方面的问题。

　　有趣的是，那些独自生活和近期发生生活事件的人不太可能接受这种治疗。作者们提到有生活事件的患者可能仍然在应付那些应激源，采用 PAP 时表现出更多的困难。然而，预测较弱坚持力的最有效的办法，就是在开始时询问患者一个简单的问题：在你使用 CPAP 的第一个晚上你遇到什么问题了吗？

　　Richards 想知道在治疗开始时，给新诊断的 OSA 患者提供结构化的信息咨询是否可以帮助他们坚持（Richards，Bartlett，Wong，Malouff 和 Grunstein 2007）。作者入选了连续就诊的 100 名诊断为 OSA 的患者，进行一项教育课程（ES）试验，然后与普通治疗（TAU）组进行对比。治疗进入第 28 天时，ES 组使用 CPAP 为 5.4 小时，而 TAU 组使用时间是前者的一半，或每晚少用 2.5 小时。总的来说，88％的 ES 组患者达到了 4 小时的治疗目标，而 TAU 组仅 39％达到。

Stepnowsky 对 528 名使用 CPAP 的患者随访了 5 个月：63％的患者不能达到每晚使用 4 小时的规定标准！21％的患者使用 CPAP 为 4～6 小时，而仅仅有 16％的患者使用超过 6 小时（Stepnowsky 和 Dimsdale 2002）。那么，多长时间才算够？大多数该领域的从业者都同意这个回答："每晚，整晚"。

在所有的睡眠障碍中，SA 是最容易确诊的，但是对于许多患者来说，这个病也是最难坚持治疗的。一些患者在找到合适的面罩方面有困难。其他一些人在夜间用嘴呼吸，使用面罩时会有令人不快的漏气。还有患者因为可怕的窒息感诱发惊恐发作而在夜间醒来。进行 2～6 次帮助患者适应 PAP 治疗的课程，通常可以有效地解决这些问题。

仍将有一些患者不能适应 CPAP。对这些病例，还有其他非常有帮助的替代方法，包括牙科器械和口腔手术。将患者转诊至那些有资质的评估者，他们将与患者一起对这些替代疗法选项进行讨论。本章的重点是提出八个关键问题的轮廓，帮助患者适应 SA 治疗。

干预过程的步骤

教育和拒绝改变

对于大多数患者来说，规律使用 PAP 是生活方式的一项主要改变。就像所有生活方式的主要改变一样，干预的第一阶段是评估患者实际使用面罩的动机。很多人发现这种设备笨重且使用起来别扭。一些人将它等同于他们的心脏问题，是健康恶化的另一个迹象，或者认为它对于他们的配偶来说很讨厌。他们最初的反应是宁愿去死也不愿使用这种设备。临床医生的挑战是，帮助患者明白这是他们需要面对的选择。本章作者则强调增加心脏病进一步发作的风险、脑卒中和早逝的风险（详见下面的临床案例）。

可以在第一次会见患者时给他安排家庭作业，即谷歌搜索"睡眠呼吸暂停"，并带回一份关于其风险和益处的报告。此项努力的结果对于测试患者是否准备好参与使用 PAP 有关的严肃谈话起指导作用。

另一个处理 SA 患者的极好资源就是临床处理不能坚持 CPAP 患者的治疗手册《增强动机》（Aloia，Arnedt，Riggs，Hecht，& Borrelli 2004）。该手册提供了一个清晰的干预轮廓，通过两个 45 分钟课程促使患者理解克服障碍使用 PAP 的重要性。

发动支持

让患者与配偶、家人以及朋友谈论 PAP，通过找出不支持的、不确定的或重要的支持者，可以使潜在的问题更快地浮出水面。探讨采用治疗方法方面潜在的障碍，对于长远的成功是很重要的。另一方面，这项练习也可以帮助识别支持和鼓励的来源。

确认疾病负担

在基线阶段，患者通过睡眠日记追踪他们的睡眠情况是很重要的，尤其是评估每天的精力强弱水平、打盹次数和开会时有睡意等。当患者疲倦时要求患者观察是否他们不得不跳过特定的活动，使患者更能意识到 SA 在其日常活动中造成的实际负担。这对促使摇摆不定的患者采取行动最有效果。

在治疗的最初几周，很多患者多数在夜间都不能保持佩戴面罩超过一两个小时。要采取鼓励的态度并专注于已完成的成绩，同时提醒患者 SA 可以威胁生命，使他们患病。告诉他们其最大的努力对于他们的身体健康和情绪健康都是很重要的。

当他们开始一周有一两个晚上坚持成功时（使用 4～6 小时），告诉患者关注当天的精力。虽然并不是所有相关的 SA 症状都会迅速改善，但是至少有一两个会。当它们出现时，努力使它们向好的方面发展很重要。其他症状的改善会稍晚一些，还有一些则根本不会改变。一个早期的改善迹象通常是患者不必再起夜。一旦患者开始体验到以往困难中至少真的有一个改善了，这个过程就变得容易多了。

确认设备方面的挑战

其他临床问题可能会使已有的进步打折扣。适应面罩、用嘴呼吸和焦虑反应如果得不到迅速解决，都会变成适用设备的严峻挑战。临床医生应该主动询问患者关于使用设备、面罩舒适性以及用嘴呼吸的问题。

关于面罩适应的问题，患者应该了解头套皮带有一个最佳的松紧度，过紧并不好，因为皮带过紧会损害密封圈，使面罩漏气。同样，使用鼻枕会导致鼻炎（流涕）。所有这些如果没有适当的指导，都会变得令人非常气馁。在这个阶段，最好推荐患者去咨询一个大批量的供应商，他对指导有困难的患者如何选择适用面罩常常有更多的办法和经验。应该鼓励患者积极参与做出这些决定。

惊恐发作和窒息恐惧

常见有些患者在半夜醒来，感觉窒息。患者醒的时候可能认为"这个 PAP 设备使我窒息"。这种情况的发生可能是因为幽闭恐惧的感觉，也可能是因为客观、真实的面罩问题激发出窒息的感觉。

具体地说，戴着鼻罩张嘴会导致口部的漏气，产生一种窒息的感觉。对于鼻功能正常的患者，他会闭上嘴从而纠正异常的漏气。然而，对于有鼻功能障碍或者习惯张嘴呼吸的患者，上述纠正不会发生。

这些用嘴呼吸的患者常常在改为使用全面罩后受益。但另一方面，因为这些全面罩型号较大（更突兀并且面部覆盖更多），一些患者在佩戴全面罩时就会感觉更加幽闭恐惧。对于这类患者，睡前尝试使用缓和的盐溶液冲洗鼻部（如洗鼻壶 Netipot）或者使用吸鼻器（如 HydraSense）能够为大多数患者纠正这一问题。如果这些措施无效，鼻或鼻窦矫正外科手术可能有帮助。患者应该清楚这种外科手术不能纠正他们的 OSA，它只能允许患者使用不那么突兀的鼻面罩。

另外，由于各种各样的解剖学因素，一些患者需要相当高的 CPAP 压力，这就产生了耐受问题。在这些案例中，采用特定的咽部手术［如悬雍垂腭咽成形术（UPPP）］，可能没有治疗作用，但是可以允许患者使用较低的 PAP 压力。与之类似，很多需要较高 PAP 压力的患者睡眠采取仰卧式。因此，如果需要的压力过高，另一个策略就是把适当降低压力（由 CPAP 调定来决定）和姿势调整（使患者侧卧位）结合起来。

虽然心理因素导致幽闭恐惧症，或者说是一种窒息感，这确实是真实的，但是人们必须同时了解一些实际的 CPAP 应用和拟合问题有可能模拟了它们。如果幽闭恐惧症是关键问题，对患者简短解释在呼吸暂停事件出现时所发生的事，就有助于使患者的感觉恢复正常，促使他们更加接受这个设备。

准确区分惊恐反应的真实原因是重要的，因为这些感觉可能非常强烈，并且对于患者而言绝对真实。忽略这些感觉或者关注其他事物，对于患者来说通常是不可信的。事实上，在整个治疗过程中反复对患者灌输 CPAP 是拯救生命的治疗方法是有帮助的。不断重复这些信息，并且伴随着关注点的不断改变，将逐渐帮助患者更深入地理解 CPAP 对于他们的精神和身体健康是多么重要。当然，做这些指导需要临床策略和时机，并且尽可能保持幽默。

最后，除了并发焦虑症外，还可能产生失眠伴随睡眠呼吸暂停。Luyster 近期的一项分析研究评估了 OSA 患者队列中失眠症状的存在。他发现失眠的发病率为 39%～55%，取决于使用的失眠定义标准（Luyster，Buysse 和 Strollo 2010）。作者们强调未发现并发失眠将使接受 CPAP 的治疗变得复杂，注意失眠对接受 CPAP 治疗的潜在影响，对于这些患者的长期处理是非常重要的。对于这些患者，可以增加使用本章下一节要提到的干预措施。

放松训练

理解惊恐发作的心理动力来源不足以终止惊恐反应。它们是自发的内脏反应，能够持续数月都有发作。为了帮助患者克服这些焦虑反应，进行深呼吸和逐步肌肉放松训练可能非常有用。同样，针对个人定制的每周步行 5 天的"运动处方"对控制焦虑也很有帮助。

大多数患者需要 4～6 周来获得一种可靠的感觉，即他们可以调整自己的焦虑。当这种感觉出现时，他们将开始对自我控制焦虑的能力产生信心，通常开始第一次报告夜间使用设备达到或者超过 6 小时。

培训患者放松的另一种替代方法，就是有一台具有"加速"功能（即每 30 分钟逐渐增加空气压力）的设备，或者在 2 周的调整时期内让患者服用催眠药。催眠药在最初阶段将帮助很多患者迅速度过惊恐感觉达到入睡状态。过了 2 周后，如果患者整晚都使用设备，那么关于窒息的潜在焦虑反应通常就消除了。如果没有，这可能仍是一个问题，需要在更长的时间里继续服用催眠药。

认知缺陷

另一个可能出现的并发症就是患者主诉认知损害。这可能仅次于未治疗的 OSA 的长期效应，或者它可能是痴呆的开始，可能与家庭风险、吸烟或者其他危险因素有关，只是因为 OSA 而恶化。不管怎样，评估患者的认知能力通常都是很重要的。《蒙特利尔认知评估（MoCA）》（Nasreddine 等 2005）能比简明精神状态检查（MMSE）更敏感地发现早期智力减退。它很容易执行，并且因临床、教育和研究目的而免费使用。

对于认知下降的患者，应该鼓励其积极活动，白天尽可多地晒太阳，继续使用 CPAP 和其他睡眠保健策略，以使他们的睡眠模式最优化。近期的研究也强调了坚持可靠的日常活动模式对改进功能的重要性。

追踪"好日子"

一旦完成了所有临床任务，回顾"优质睡眠"日子的精力水平变得更加有意义。患者会对自己的结果更感兴趣，并开始体验更加规律成功的睡眠。然而，通常也会有退步。

临床案例：睡眠呼吸暂停

Bob，51 岁已婚男性，因为一次轻度心肌梗死产生反复的心绞痛。他接受了支架置入术，并被推荐进行心脏康复（CR）。Bob 婚后有三个年幼的孩子，是一名建筑师，工作很忙乱，过去 1 年由于日常人员不足，他的工作压力在逐步增加。

心肌梗死 5 个月后，Bob 向心理服务机构提出会诊要求，说"我很难接受这件事"。因为那么年轻就患了心肌梗死，他尤其担心自己的将来。

病史：Bob 以前一直健康且很活跃。Bob 说他在 21 岁前曾经历过大约 20 次死亡。这其中最重要的一次，就是他在 10 岁时母亲因患癌症去世。就在他患心肌梗死之前，他的继母也去世了。

他没有糖尿病，不肥胖，从不吸烟，仅在社交场合饮酒，并且仅仅在每年的健康体检时看过医生。他的家庭医生很担心他的打鼾和劳累，6 年前曾经推荐他做过一次睡眠测试。从 2004 年到 2009 年，Bob 共做了 4 次睡眠测试。所有的测试都表现出严重的 OSA，但是 Bob 感到很困惑，拒绝所有治疗。

第一位为他评估睡眠呼吸暂停的医生建议做外科手术切除他的软腭，但是这对 Bob 来说很难接受。第二个睡眠测试显示他患有 OSA 和周期性肢体运动，但是 Bob 不清楚他需要何种治疗，如果有的话。第三位医生告诉他，他必须使用 CPAP 设备。他选择了一台设备，得知自己是用口呼吸。他选择了全面罩，但是喘气仍然有问题，感觉像是"强风在吹"。更困难的是他总是反复惊醒，并且有窒息感。在一次惊恐中，他本能地摘下了 CPAP。他说那感觉就像有人将枕头按在了他的嘴上。

在 Bob 面临不确定是否需要 CPAP、使用设备困难和处理其他生活压力（忙乱的家庭生活、继母的过世和工作压力）的挑战期间，他完全停止了使用 CPAP。他觉得他在过去的 6 年中共使用 CPAP 6 个月，而去年患 MI 前后至今，他一点也没用过。

他的睡眠模式显示睡眠较差。大多数晚上他醒来 2～4 次，每晚至少去 1 次卫生间。通常他很容易再次入睡，但是偶尔会醒数小时。他评价他的睡眠质量为大多数晚上低于平均水平。

Bob 在 MI 后出现心悸，并且对他的健康状况更加感到焦虑。

他曾经在治疗期间因为担心他的心脏去过一次急诊，并开始关注他的心脏活动。

规划：Bob 担心他的心脏，有中度焦虑，但是并没有满足DSM 中睡眠障碍之外的任何诊断。他被诊断为 OSA 已有 6 年，但是由于采用 PAP 治疗的三个主要障碍，仍未得到治疗：①未能理解不使用 PAP 的死亡风险；②使用 PAP 在开始睡觉时产生明显惊恐；③用嘴呼吸。针对这三种适用障碍将采取相应的治疗措施。

通过回顾 Marin 的纵向数据，修正了死亡风险，他在发病后12 年内心脏病发作或脑卒中的风险为 33%，而且其中半数为死亡风险（即死亡风险为 17%）。这个结果对他影响很大。后来他说就是这个特殊的原因使他开始努力使用 CPAP 的。

第二个障碍就是在午夜时的惊恐反应。这需要结合教育和放松训练。健康教育告诉他，多年来夜里他的身体如何激活应激反应，帮助他醒来，从而开始再次呼吸。这种长时间的模式将他推向每夜惊恐发作的大门。另外，练习膈式呼吸，这帮助他保持平静，减少交感神经兴奋。

第三个障碍是设备问题。他被建议再次联系他的供应商，参观并试用其他类型的面罩。还建议他给睡眠诊所打电话，预定一个重新测定压力的时间。

随访 Bob 3 个月，监控他的进步。在 1 周内，他就开始每晚佩戴面罩。然而面罩通常在 1 个小时内就被摘除了。Bob 却很少能清醒回忆这最初是如何发生的。随着时间的变化，他意识到自己缺乏耐心在半夜时再戴上这个设备。

慢慢地，Bob 获得了更多的成功，大多数晚上他能够使用这个设备达 3 小时。他注意到他不再需要在夜间起床去小便，但是白天精力仍然没有更好。

他继续做着随意的呼吸锻炼。当给他做每分钟呼吸计数时，他每分钟仅呼吸 10 次。大多数正常呼吸的人每分钟呼吸 10～12次，但是那些采取浅呼吸、面临换气过度风险并能触发惊恐发作的患者，呼吸频率为 16～24 次/分。这种惊恐感觉持续了约 6 周，逐渐消除。

2 周后，他每周使用 CPAP 5 晚。鼻塞仍然是个反复出现的问题，但是在其他晚上，他能够坚持 2～4h。在 2 个月后，他几乎每晚都在使用 CPAP，通常使用 4～6 小时。

Bob 在第 10 周时满足了医疗保险条件（每周 70％的晚上使用 PAP，至少 4 小时）。在治疗 3 个月后，他大多数晚上使用 CPAP 达到 6 小时。

他受到激励继续坚持治疗，但是确实存在一些退步。当他患伤风时，他 1 周都不能使用机器。刚刚恢复，他就急于开始再次使用 PAP 设备。这时候，就可以很容易地向 Bob 指出，通常他夜间使用设备的时间越长，早晨他对自己睡眠和精力水平的评价就越好。这帮助他意识到这是一个漫长的过程。他通常的睡眠模式为从晚上 11：00 睡到早上 6：45，中间只醒 1 次，通常为一两分钟，早晨醒来时觉得精力充沛。

失眠的行为治疗

很多行为睡眠医学中使用的技术对于健康心理学家来说都是熟知的，如使用逐步肌肉放松疗法 PMR，为治疗进程设计时间表等。其他技术方法对于睡眠障碍领域来说比较独特，如使用睡眠保健指导、睡眠刺激控制、睡眠限制（Hauri 1991；C. Morin 1993）或睡眠压缩（Lichstein，Riedel，Wilson，Lester 和 Aguillard 2001）。

特定技术和策略的选择有赖于慎重评估患者的睡眠障碍。大多数行为睡眠医生使用的定式评估框架是《斯皮尔曼失眠行为模式》（Lichstein，Riedel，Wilson，Lester 和 Aguillard 2001）。临床医生通过理解睡眠过程有负面影响对的因素，确定最可能导致睡眠障碍的根本原因、诱因和持续因素（Reitav 和 Dickstein 2001；Wilson 2008）。

系列干预措施

目前存在一大批可用于治疗睡眠障碍的临床干预方法。决定哪种手段对哪种患者最有效，很大程度上取决于经验和技巧。另外，处理老龄患者是一项特殊的挑战。

为了更好地处理上述问题，读者应当参阅大量资料来指导自己适应老龄人群的工作。基于 Morin 的早期工作（C. M. Morin 2004）建立了有效的针对老年人的失眠认知行为疗法，Lichstein 和 Morin 发表了一篇关于晚年失眠的专题论文（Lichstein 和 Morin 2000）。近期也有一篇综述文章（Dzierzewski 等 2010）提供了可用于治疗的一系列干预方法，并细致地评价了治疗老年人时遇到的一些临床问题。

心脏病患者昼夜节律再同步化

改良的认知行为治疗模型

早在 2003 年，证明昼夜节律振荡器影响心血管健康（及其预后）的证据就已经逐步增加。Hastings 针对睡眠障碍直接提出新的治疗干预措施，尤其是当昼夜节律基因表达紊乱是发病的一个重要原因时（Hastings，Reddy 和 Maywood 2003，p. 649）。

面对心脏病患者的独特挑战，是否有必要对这些干预措施做出修改？对于这个问题，在过去的 10 年中，没有人做出回答。已经证实，针对失眠的认知行为治疗模式（CBTi）是治疗所有年龄段失眠的一种稳健模式。该模式的基本原则对于伴有失眠的功能良好的心脏病患者依然有效，但是对于有更严重病理问题的患者，则需要加以额外修改。如 Luyster 等（2010）提到失眠与 SA 经常共同出现，这些复杂的临床挑战就需要修改过的、组合的疗法进行治疗。

心脏病患者的睡眠觉醒障碍

需要考虑的两个主要问题是：治疗伴有失眠的心脏病患者是否不同于治疗单纯失眠的患者？有睡眠障碍的心脏病患者是否不

同于伴有其他躯体疾病的患者？使这些问题变得复杂的是，事实上"心脏病患者"是一个广泛的范畴（Dzau 等 2006a，b），从高血压、冠心病、心绞痛、心律失常、心肌梗死患者到糖尿病、心力衰竭、肾病患者。要使对如此广泛范围的患者治疗有效，方案必须对每个患者表现出的多重挑战敏感，同时还要易于实施，并且对绝大多数患者有效。

例如，心力衰竭患者可能同时表现为睡眠呼吸暂停和失眠。对这些患者的评估需要同时考虑睡眠呼吸暂停的类型（阻塞型、中枢型或者混合型）和严重性（轻度、中度或者重度），并确定睡眠障碍的其他原因。治疗通常需要分阶段引入 PAP 治疗和行为干预来改进睡眠。在本书作者治疗该类人群经验的基础上，标准 CBTi 的适应版被推荐给心脏功能受损的心脏病患者。具体地说：

（1）对于那些一直在使用药物进行康复，并且心脏功能受损的较脆弱患者（如 MI、HF 和器官移植患者），治疗需要关注脆弱的心脏功能，这是出于安全考虑。

（2）治疗可能首先需要通过增加白天打盹和睡眠的机会，有针对性地治疗疲乏和日间困倦，随后重点关注改进夜间睡眠。

（3）经常在心脏病患者中并发的健康问题（肥胖、糖尿病和内科合并症等），可能需要在基础的 CBTi 之上增加适应性。

可能需要修改步骤的患者是，那些心血管疾病患者中最脆弱的，如心脏置换患者、肾病患者、心力衰竭患者、既往曾做心脏瓣膜手术或 CABG 外科手术的患者和其他心脏功能受损的患者。

干预措施

第 1 阶段：恢复睡眠

心脏康复患者有广泛的范围，包括开放式心脏外科手术术后恢复的患者和患有心肌梗死后心肌严重受损的患者。上述系列中更加脆弱的患者更有可能主诉过度的睡眠和虚弱而不是睡眠障碍，但是两者常常同时发生。因此，分检患者及诊断评估就成为一个更加复杂的过程。例如，心脏移植患者所经受的疾病负担增加了他们睡觉的意愿。这可能是由于外科手术本身的影响，包括普通感染、身体去适应、年龄或者多种新型药物的生理负担。有许多重要的过渡阶段是恢复过程的一部分，需要在治疗中给以支持（本书第 5 章和第 7 章）。

在这个阶段，临床医生必须评估睡眠、日间嗜睡和疲乏。在临床上，睡意和疲乏之间重要的区别就在于白天打盹会缓解睡意，但是不会缓解疲乏。在这一阶段另一件重要的事情是，支持患者进行持续的个性化锻炼计划。规律的体育活动是帮助在疾病中挣扎的患者建立自身能力的方法之一（本书第 14 章）。

评估患者具体问题的有效标准是使用觉醒维持测试的修改形式（Doghramji 等 1997）。对于复杂的病例，在治疗开始时对患者的嗜睡和疲倦进行行为评估是非常有帮助的。它通过对患者做一项标准化的操作步骤，可以对不同种族和背景的患者进行比较。当他们说"嗜睡"或者"疲倦"时，可能意味着完全不同的东西。

以上述测验结果为基础，医生可以开始为患者的康复设定目标。建议患者将首要目标设定为获得身体所需的睡眠可能是有益的。该评估将帮助确定患者是否需要一个额外的清晨休息阶段，或者对于特定的患者需要两段或者更多的休息。患者同样也可以参与决定他们的最佳休息时间。然而，下午 3 点以后休息是不被允许的，除非患者有不适。

第 2 阶段：基本昼夜节律的再同步

治疗的再同步阶段包括教育患者昼夜节律的影响。教给患者深呼吸、逐步肌肉放松训练，以学会放松身体，激活副交感神经系统。这一阶段的干预措施是 Perlis 的 CBTi 方案（Perlis，Jungquist，Smith 和 Donn 2005）。

然而，严格坚持睡眠限制干预措施可能不安全，还有其他的有效替代措施。Lichstein 提供了一种替代睡眠压缩模式，这种模式中睡眠限制窗口的调定通过 5 周时间逐步完成（Lichstein 等 2001）。他发现这种措施对于老年患者是有效的，尤其是对于那些伴有轻度日间疲倦的患者。然而，对于伴有高度疲倦的患者则是教授其有效的放松策略效果较好。

对于心脏病患者，最初的重点放在患者照顾好自己这方面。教患者膈式呼吸、逐步肌肉放松训练，可以增强他们使放松、平静自己的能力。对他们而言，最好每天至少花 30 分钟进行这些锻炼。

固定睡醒的次数从开始时就需要坚持，但是预定的打盹是允许的。开始时患者被推荐三次机会进行休息：上午 10 点、中午和下午 2 点。在这些推荐的时间中，以患者的实际睡眠需要为基础，可以在他们优选的时间中进行个性化的打盹计划。在以后的数周里，随着夜间睡眠的改善，打盹时间窗逐渐缩减。

在患者现有健康水平和生活方式基础上，可以引入一些其他行为策略联合进行治疗。例如，有些患者有夜间吃零食的问题，这对睡眠具有破坏性。对于这些患者，应回顾其白天的膳食供应，并提出建议。最后，对于少数参与该项目的既往依赖催眠药的患者，如果患者对睡眠觉醒周期更有信心、更具预测性，则应重新考虑使用催眠药的问题。

临床案例：失眠的治疗

Alan 是一名 55 岁的白种人，信息技术（IT 行业）商务代表，一天早上外出工作时出现恶心和胸痛。在医院里，他被诊断为严重的心肌梗死，需要在冠状动脉前降支置入 1 枚支架。

他生活积极，身体非常健康。他以前没有心脏病事件，也没有因为任何危险因素接受过治疗，没有高血压、吸烟或者饮酒史。他的父亲吸烟，在 40 岁时出现心肌梗死。

Alan 虽然没有支架并发症，但持续存在每周一次的心悸。一个 14 天的事件跟踪器记录了 27 次事件，包括：头晕，头重脚轻，手臂、手指、齿龈发麻，视野缩小。27 次中的一次事件是 15 次宽大的异位心律，当时心率为 150 次/分。放射性核素扫描在前壁中部发现一处严重的固定的灌注缺损，15％的心肌受到影响。

Alan 以前没有抑郁或者焦虑问题，但是在 20 年前曾被诊断为炎性关节病，并且自 16 岁时起就被诊断为银屑病。在心肌梗死后 3 个月，他开始感觉情绪消沉，所以心内科医生推荐他进行心脏康复，并开始服用西酞普兰。

在心肌梗死后，Alan 的睡眠被严重打乱了，睡眠时间从凌晨 1：30 至 5：00，他估计大多数晚上睡 3～4 小时。在心脏病发作之前，他每晚睡 6 小时，睡得很香，从不觉得累。现在，他的睡眠变得断断续续，每小时都会睡醒。尝试睡眠设备使他第二天感觉很糟。

Alan 摒弃地将他的睡眠障碍看作是"懒惰"，从不认为睡眠对他的康复重要。在心脏康复中，他参加了一个教育小组，知道了睡眠和休息对于心脏病恢复是非常重要的。他被转诊至心理服务部门。

在这次预约会诊时，心脏事件过去 5 个月了，他的主诉是感觉易怒和消沉。这 5 个月他的体重降了 23 磅（1 磅＝0.454 千克），对性生活没有兴趣，睡眠极度不连续，容易疲乏，并且在他的回忆中，这段时间"很糟"。

Alan 在开始心脏康复时已服用了 2 周的西酞普兰。康复训练一开始，Alan 就开始感觉好转。Alan 怀疑他服用西酞普兰时间太短还不足以发挥效用，因此他相信他的消沉来自于缺乏体育锻炼，所以，他停止了药物。

然而，在他停药后，继续出现了严重心脏症状——胸痛、消化不良、肩胛骨间紧缩感、运动后呼吸困难和平静时眩晕，他被要求减慢所有的锻炼。

以前，他的锻炼方案是每天散步 40 分钟，现在被减到了 24 分钟、散步 1.5 英里（1 英里＝1.609 千米）。减少运动使他觉得更加消沉。数周后，医生给他开了绿灯，再次开始正常的锻炼。当再次恢复 40 分钟的锻炼后，他的消沉也改善了。Alan 认为他停用西酞普兰是对的，不然，他永远不会知道是西酞普兰还是锻炼使他感觉好转。他对自己的决定感觉良好，对锻炼效果满心欢喜。

在 Alan 的治疗中，第一次行为干预是促进睡眠的恢复。他被建议每天躺下休息 3 次（上午 9 点、11 点和下午 1 点）。开始时他将这看作是懒惰，对这种强制休息时间窗表示怀疑。他不喜欢躺下，但是他明白这样做的目的，便听从了指导，在家里每天每 2 小时休息一次。在第一周，他每天至少在三个休息时间窗中的一个睡着了，4 天里每天打盹 2 次。

在积极治疗的第二周，Alan 已经开始夜间长时间的睡眠，仅有 2 天在打盹。在接下来的数周里，这些强制的休息时间减少了。第三周开始时，他说他不再需要躺下休息 3 次。此后，他的休息时间调整为上午 11 点和下午 1 点，但是他也很少在两个时间里打盹。

Alan 在强制休息减少前的周末出现一次爆发性的胸部刺痛，并进了急诊病房。他们让他待了一晚，做心电图（正常）后让他回了家。

在接下来的数周内，他没有任何一周打盹超过两次。精力水平逐渐改善，这鼓舞着他。尽管终止了西酞普兰，他仍继续进行常规锻炼，他的睡眠和情绪也随着锻炼不断改善。

随着睡眠和精力的改善，医生还教给他呼吸方法和肌肉放松训练方法。接下来的数周，他的警觉症状有所好转。他入睡更快，令人鼓舞。

夜间醒来对治疗的反应仍然缓慢。医生鼓励他调整锻炼时间至午后，并发现他的睡眠模式在第三周时有了实质性的改善。这个令人振奋的结果提升了他的信心，促使他更加努力了。

Alan 是一个模范患者，彻底、一贯地锻炼和出勤。他开发了自己的 Excel 表格程序，来追踪自己的睡眠模式和心率，并监控其进步。他的动机很强，持续残留的心脏症状反而激励了他，帮助他不断努力改变他的睡眠模式。

Alan 用 6 周的时间完成了失眠的积极治疗，他参加了所有预定的课程，还由于患病重新安排了一次。在整个治疗过程中，

Alan 的睡眠模式不断得到改进。必须强调的是，推荐 Alan 继续上午小睡帮助他从基线时第一周的恶劣睡眠，过渡到第三周非常好的睡眠。即使是在早期鼓励休息的情况下，他仍然有症状，并且有一次去急诊的经历。

当他学习了呼吸方法和逐步肌肉放松方法后，睡眠开始改善。夜间睡眠的巩固是个逐渐进步的过程，但持续稳定。当睡眠改善后，相关的心脏症状（恶心和肩胛骨痛）也改善了，但是并没有消失。

到了积极治疗的第 6 周，Alan 一周内有 4 晚是在 30 分钟内就入睡了，每晚醒来的时间少于 30 分钟，并且一周内有 5 天睡眠达到或者超过了 6.5 小时。他的睡眠不再满足失眠症的标准，尽管他仍然偶有睡眠差的时候。

更重要的是，他明白了无论是通过夜间睡眠还是小睡，充足的睡眠对身体恢复很重要。他将睡眠看作是保持心脏功能健康的重要部分，而不再是懒惰的标志。

这种新的观点帮助他在心肌梗死 8 个月后恢复了工作，只是改变了职位。此后许多个星期，他感觉到工作压力的挑战，最初他的睡眠情况恶化了。他为感觉疲乏而纠结，怀疑是否恢复工作过早了。他发现自己变得极度疲倦，有的时候他发现自己在办公室几乎要打瞌睡睡着了。在这样的情况下，他早早下班回家，下午睡 2～4 小时。这种情况慢慢过去了，在为期 4 周的时间里，他重新恢复了所有正常的工作活动。

Alan 能够克服他的抑郁症状，也能够应对挑战回到高度应激的工作中，并且完全依靠自己重新过渡到正常工作。他是通过在治疗中学习的行为技巧做到这一点的。他通过咨询经理们来积极控制工作应激，通过工作之余放松，进行恢复精力的小睡，他从精力耗竭的状态过渡到工作状态中，并且夜间保持规律的睡眠模式。

行为干预措施帮助建立了交感-副交感神经平衡的再同步，通过增强活动和适度小睡来调节交感神经活性，通过呼吸、肌肉放松（尤其是在睡前）增强副交感神经活性。虽然以上的假设仍然是推测性的，但是可以确定的是，即使没有抗抑郁药，一个动机较强的年轻心脏病患者仍然能够通过积极的锻炼、针对身体恢复的小睡以及改善睡眠的行为干预措施来增进自己的健康。

治疗方法的基本原理

改善睡眠能否改善心脏病预后？

有大量的各方面证据表明，改善睡眠可以改善心脏病预后。对于睡眠呼吸暂停患者，有明确证据显示治疗潜在的睡眠障碍与未来12年的发病率和死亡率有关（Marin等2005）。

在普通人群中，睡眠时段自发改善持续5年，与健康成人整体死亡风险降低相关（Ferrie等2007）。短睡眠者的整体比例在这5年中保持稳定（6%和5.4%），而长睡眠者的比例增加了（从0.9%至3%）。然而，大多数睡眠时间极短的人，如果能够增加他们的睡眠时间，则可降低他们的死亡风险（HR=0.85）。相比之下，睡眠时间为6～8小时的受试者，减少或增加他们的睡眠时间，都增加了他们的死亡风险（HR分别为2.0和1.2）（Ferrie等2007）。

希腊一项针对普通人群的研究发现，那些偶尔短时午睡的人，冠状动脉死亡率比值降低12%（MR=0.66），而那些规律小睡的人，冠状动脉死亡率比值降低37%（Bangalore，Sawhney和Messerli 2007；Naska，Oikonomou和Trichopolou 2007）！

第三项研究区分了3种小睡：不规则小睡/没有午睡，每日短时午睡（<1小时），每日长时午睡（>1小时）（Stang等2007）。虽然不规则小睡/没有午睡组与短时午睡组在危险因素方面没有区别，但是长时午睡组，不论男女，都普遍存在心情抑郁、自觉健康差和更普遍的心脏病危险因素。日间小睡在很多心脏康复患者中非常常见，有必要更好地追踪和评价小睡模式的临床意义。

目前，在治疗心脏病患者睡眠障碍有效性方面，支持的证据是间接和稀少的。回顾这些证据强烈提示，在这些心脏病患者的恢复过程中，有针对性地治疗睡眠障碍是非常重要的临床问题。前面的案例证明，对睡眠障碍及时干预，并配合积极的锻炼计划，可以有效地阻止临床抑郁的发生。澄清这些问题，迫切需要进一步系统地研究治疗心脏病患者睡眠障碍的功效到底怎么样。

总结和结论

睡眠障碍出现在所有类型的心脏病患者中，患病率为 33％～66％，这取决于他们的心脏病诊断和健康状态。本章重点强调了诊断和治疗的技巧，临床医生可以此来改善这些患者的临床结果。

有效地解决每一位患者的睡眠问题，迫切需要临床医生拓展自己，学会有效的面谈评估技巧，学会使用睡眠日记和调查问卷。熟悉 ICSD-2 中列出的各种可能的诊断，对于帮助患者获得较好的长期结局是很重要的。

要治疗心脏病患者，临床医生需要关注疾病负担，并且以循序渐进的方法学会治疗病情较重的患者。在心脏病事件后，第一个目标就是恢复睡眠和稳定病情。这一阶段鼓励患者小睡常常是有效的，尽管这与标准的 CBTi 方案相反。其他 CBTi 干预措施，例如，如果在 10 分钟内睡不着就起床，同样不应推荐给那些患有严重心脏病的患者。考虑到安全因素，对于从心脏病事件或者大的外科手术中恢复过来的患者，第一步就应该治疗他们的睡眠问题。随着恢复的进展，治疗重点可以转移到活动模式的再同步以及全面应用 CBTi 干预措施上来。

参考文献

Aloia, M. S., Arnedt, J. T., Riggs, R. L., Hecht, J., & Borrelli, B. (2004). Clinical management of poor adherence to CPAP: Motivational enhancement. *Behavioral Sleep Medicine*, 2 (4), 205-222.

American Academy of Sleep Medicine. (2005). *International classification of sleep disorders* (2nd ed.). Westchester: AASM.

American Academy of Sleep Medicine. (2008). *Case book of sleep medicine: A learning companion to the international classification of sleep disorders*. Westchester: ASDA.

Bangalore, S., Sawhney, S., & Messerli, F. H. (2007). Siesta, all-cause mortality, and cardiovascular mortality: Is there a "siesta" at adjudicating cardiovascular mortality? *Archives of Internal Medicine*, 167 (19), 2143.

Berry, R. B., Hill, G., Thompson, L., & McLaurin, V. (2008). Portable monitoring and autotitration versus polysomnography for the diagnosis and treatment of sleep apnea. *Sleep*, 31 (10), 1423-1431.

Boggild, H., & Knutsson, A. (1999). Shift work, risk factors and cardiovascular disease. *Scandinavian Journal of Work, Environment & Health*, 25 (2), 85-99.

Carney, R. M., Freedland, K. E., & Jaffe, A. S. (1990). Insomnia and depression prior to myocardial infarction. *Psychosomatic Medicine*, 52 (6), 603-609.

Chandola, T., Ferrie, J. E., Perski, A., Akbaraly, T., & Marmot, M. G. (2010). The effect of short sleep duration on coronary heart disease risk is greatest among those with sleep disturbance: A prospective study from the Whitehall II cohort. *Sleep*, 33 (6), 739-744.

Chung, F., Yegneswaran, B., Liao, P., Chung, S. A., Vairavanathan, S., Islam, S., et al. (2008a). STOP questionnaire: A tool to screen patients for obstructive sleep apnea. *Anesthesiology*, 108 (5), 812-821.

Chung, F., Yegneswaran, B., Liao, P., Chung, S. A., Vairavanathan, S., Islam, S., et al. (2008b). Validation of the Berlin questionnaire and American Society of Anesthesiologists checklist as screening tools for obstructive sleep apnea in surgical patients. *Anesthesiology*, 108 (5), 822-830.

Collop, N. A., Anderson, W. M., Boehlecke, B., Claman, D., Goldberg, R., Gottlieb, D. J., et al. (2007). Clinical guidelines for the use of unattended portable monitors in the diagnosis of obstructive sleep apnea in adult patients. Portable Monitoring Task Force of the American Academy of Sleep Medicine. *Journal of Clinical Sleep Medicine*, 3 (7), 737-747.

Colton, H. R. , &. Altevogt, B. M. (2006). *Sleep disorders and sleep deprivation: An unmet public health problem* (p. 424). Washington, DC: National Academies Press.

Doghramji, K. , Mitler, M. M. , Sangal, R. B. , Shapiro, C. , Taylor, S. , Walsleben, J. , et al. (1997). A normative study of the maintenance of wakefulness test (MWT). *Electroencephalography and Clinical Neurophysiology*, 103 (5), 554-562.

Dzau, V. J. , Antman, E. M. , Black, H. R. , Hayes, D. L. , Manson, J. E. , Plutzky, J. , et al. (2006a). The cardiovascular disease continuum validated: clinical evidence of improved patient outcomes: Part I: Pathophysiology and clinical trial evidence (risk factors through stable coronary artery disease). *Circulation*, 114 (25), 2850-2870.

Dzau, V. J. , Antman, E. M. , Black, H. R. , Hayes, D. L. , Manson, J. E. , Plutzky, J. , et al. (2006b). The cardiovascular disease continuum validated: Clinical evidence of improved patient outcomes: Part II: Clinical trial evidence (acute coronary syndromes through renal disease) and future directions. *Circulation*, 114 (25), 2871-2891.

Dzierzewski, J. M. , Williams, J. M. , Roditi, D. , Marsiske, M. , McCoy, K. , McNamara, J. , et al. (2010). Daily variations in objective nighttime sleep and subjective morning pain in older adults with insomnia: Evidence of covariation over time. *Journal of the American Geriatrics Society*, 58, 925.

Edinger, J. D. , Bonnet, M. H. , Bootzin, R. R. , Doghramji, K. , Dorsey, C. M. , Espie, C. A. , et al. (2004). Derivation of research diagnostic criteria for insomnia: Report of an American Academy of Sleep Medicine Work Group. *Sleep*, 27 (8), 1567-1596.

Ferrie, J. E. , Shipley, M. J. , Cappuccio, F. P. , Brunner, E. , Miller, M. A. , Kumari, M. , et al. (2007). A prospective study of change in sleep duration: Associations with mortality in the Whitehall II cohort. *Sleep*, 30 (12), 1659-1666.

Green, C. B., Takahashi, J. S., & Bass, J. (2008). The meter of metabolism. *Cell*, 134 (5), 728-742.

Hastings, M. H., Reddy, A. B., & Maywood, E. S. (2003). A clockwork web: Circadian timing in brain and periphery, in health and disease. *Nature Reviews Neuroscience*, 4 (8), 649-661.

Hauri, P. J. (Ed.). (1991). *Case studies in insomnia*. New York: Plenum. Hermida, R. C. (2007). Ambulatory blood pressure monitoring in the prediction of cardiovascular events and effects of chronotherapy: Rationale and design of the MAPEC study. *Chronobiology International*, 24 (4), 749-775.

Hossmann, V., Fitzgerald, G. A., & Dollery, C. T. (1980). Circadian rhythm of barorefl ex reactivity and adrenergic vascular response. *Cardiovascular Research*, 14 (3), 125-129.

Hu, K., Ivanov, P., Hilton, M. F., Chen, Z., Ayers, R. T., Stanley, H. E., et al. (2004). Endogenous circadian rhythm in an index of cardiac vulnerability independent of changes in behavior. *Proceedings of the National Academy of Sciences of the United States of America*, 101 (52), 18223 18227.

Hung, J., Whitford, E. G., Parsons, R. W., & Hillman, D. R. (1990). Association of sleep apnoea with myocardial infarction in men. *Lancet*, 336 (8710), 261-264.

Javaheri, S. (2010). *Novel positive airway pressure therapies of sleep-related breathing disorders*. Paper presented at the Sleep 2010, San Antonio.

Ko, C. H., & Takahashi, J. S. (2006). Molecular components of the mammalian circadian clock. *Human Molecular Genetics*, 15 (Spec No 2), R271-277.

La Rovere, M. T., Pinna, G. D., Maestri, R., Mortara, A., Capomolla, S., Febo, O., et al. (2003). Short-term heart rate variability strongly predicts sudden cardiac death in chronic heart failure patients. *Circulation*, 107 (4), 565-570.

Leibetseder, V., Humpeler, S., Svoboda, M., Schmid, D., Thalhammer, T., Zuckermann, A., et al.

(2009). Clock genes display rhythmic expression in human hearts. *Chronobiology International*, 26 (4), 621-636.

Lewis, K. E. , Seale, L. , Bartle, I. E. , Watkins, A. J. , & Ebden, P. (2004). Early predictors of CPAP use for the treatment of obstructive sleep apnea. *Sleep*, 27 (1), 134-138.

Lichstein, K. L. , & Morin, C. M. (2000). *Treatment of late-life insomnia*. Thousand Oaks: Sage.

Lichstein, K. L. , Riedel, B. W. , Wilson, N. M. , Lester, K. W. , & Aguillard, R. N. (2001). Relaxation and sleep compression for late-life insomnia: A placebo-controlled trial. *Journal of Consulting and Clinical Psychology*, 69 (2), 227-239.

Luyster, F. S. , Buysse, D. J. , & Strollo, P. J. , Jr. (2010). Comorbid insomnia and obstructive sleep apnea: Challenges for clinical practice and research. *Journal of Clinical Sleep Medicine*, 6 (2), 196-204.

Mallavarapu, C. , Pancholy, S. , Schwartzman, D. , Callans, D. J. , Heo, J. , Gottlieb, C. D. , et al. (1995). Circadian variation of ventricular arrhythmia recurrences after cardioverter-defi brillator implantation in patients with healed myocardial infarcts. *The American Journal of Cardiology*, 75 (16), 1140-1144.

Manber, R. , Edinger, J. D. , Gress, J. L. , Pedro-Salcedo, M. G. S. , Kuo, T. F. , & Kalista, T. (2008). Cognitive behavioral therapy for insomnia enhances depression outcome in patients with comorbid major depressive disorder and insomnia. *Sleep*, 31 (4), 489-495.

Marin, J. M. , Carrizo, S. J. , & Kogan, I. (1998). Obstructive sleep apnea and acute myocardial infarction: Clinical implications of the association. *Sleep*, 21 (8), 809-815.

Marin, J. M. , Carrizo, S. J. , Vicente, E. , & Agusti, A. G. (2005). Long-term cardiovascular outcomes in men with obstructive sleep apnoea-hypopnoea with or without treatment with continuous positive airway pressure: An observational study. *Lancet*, 365 (9464), 1046-1053.

Martino, T. A. , Tata, N. , Belsham, D. D. , Chalmers, J. , Straume, M. , Lee, P. , et al. (2007). Disturbed diurnal rhythm alters gene expression and exacerbates cardiovascular disease with rescue by resynchronization. *Hypertension*, 49 (5), 1104-1113.

Meerlo, P. , Sgoifo, A. , & Suchecki, D. (2008). Restricted and disrup-ted sleep: Effects on autonomic function, neuroendocrine stress systems and stress responsivity. *Sleep Medicine Reviews*, 12 (3), 197-210.

Morgenthaler, T. I. , Kagramanov, V. , Hanak, V. , & Decker, P. A. (2006). Complex sleep apnea syndrome: Is it a unique clinical syndrome? *Sleep*, 29 (9), 1203-1209.

Morin, C. (1993). *Insomnia: Psychological assessment and management*. New York: Guilford.

Morin, C. M. (2004). Cognitive-behavioral approaches to the treatment of insomnia. *The Journal of Clinical Psychiatry*, 65 (Suppl 16), 33-40.

Morin, C. M. , Bootzin, R. R. , Buysse, D. J. , Edinger, J. D. , Espie, C. A. , & Lichstein, K. L. (2006). Psychological and behavioral treat-ment of insomnia: Update of the recent evidence (1998-2004). *Sleep*, 29 (11), 1398-1414.

Muller, J. E. , Ludmer, P. L. , Willich, S. N. , Tofl er, G. H. , Aylmer, G. , Klangos, I. , et al. (1987). Circadian variation in the frequency of sudden cardiac death. *Circulation*, 75 (1), 131-138.

Naska, A. , Oikonomou, E. , & Trichopolou, A. (2007). Siesta in healthy adults and coronary mortality in the general population. *Archives of Internal Medicine*, 167 (3), 296-301.

Nasreddine, Z. S. , Phillips, N. A. , Bedirian, V. , Charbonneau, S. , Whitehead, V. , Collin, I. , et al. (2005). The Montreal Cognitive As-sessment, MoCA: A brief screening tool for mild cognitive impairment. *Journal of the American Geriatrics Society*, 53 (4), 695-699.

National Institutes of Health State of the Science Conference statement on Manifestations and Management of Chronic Insomnia in Adults, June 13-15, 2005 (2005). *Sleep*, 28 (9), 1049-1057.

Ohayon, M. M. (2002). Epidemiology of insomnia: What we know and what we still need to learn. *Sleep Medicine Reviews*, 6 (2), 97-111.

Ohayon, M. M. , Carskadon, M. A. , Guilleminault, C. , & Vitiello, M. V. (2004). Meta-analysis of quantitative sleep parameters from child-hood to old age in healthy individuals: Developing normative sleep values across the human lifespan. *Sleep*, 27 (7), 1255-1273.

Paschos, G. K. , & FitzGerald, G. A. (2010). Circadian clocks and vascular function. *Circulation Research*, 106 (5), 833-841.

Perlis, M. L. , Jungquist, C. , Smith, M. T. , & Donn, P. (2005). *Cognitive behavioral treatment of insomnia: A session-by-session guide.* New York: Springer.

Prior, P. , Francis, J. , & Reitav, J. (2009). Behavioral and psychological issues in cardiovascular disease. In J. Stone (Ed.), *Canadian guidelines for cardiac rehabilitation and cardiovascular disease prevention* (3rd ed.). Winnipeg: CACR, pp. 107-202.

Redolfi, S. , Arnulf, I. , Pottier, M. , Bradley, T. D. , & Similowski, T. (2011). Effects of venous compression of the legs on overnight rostral fl uid shift and obstructive sleep apnea. *Respiratory Physiology & Neurobiology*, 175 (3), 390-393.

Reitav, J. , & Dickstein, J. B. (2001). Sleep and the elderly. In B. J. Gleberzon (Ed.), *Chiropractic care of the older patient* (pp. 287-314). Oxford: Butterworth-Heinemann.

Richards, D. , Bartlett, D. J. , Wong, K. , Malouff, J. , & Grunstein, R. R. (2007). Increased adherence to CPAP with a group cognitive behavioral treatment intervention: A randomized trial. *Sleep*, 30 (5), 635-640.

Riegel, B. , Moser, D. K. , Anker, S. D. , Appel, L. J. , Dunbar, S. B. , Grady, K. L. , et al. (2009). State of the science: Promoting self−care in persons with heart failure: A scientifi c statement from the American Heart Association. *Circulation*, 120 (12), 1141-1163.

Riegel, B. , & Weaver, T. E. (2009). Poor sleep and impaired self−care: Towards a comprehensive model linking sleep, cognition, and heart failure outcomes. *European Journal of Cardiovascular Nursing*, 8 (5), 337-344.

Rosugren, A. , Hawken, S. , Ounpuu, S. , Sliwa, K. , et al. (2004). Association of psychosocial risk factors with risk of acede myocardial infarction in 11119 cases and 13648 controls form 52 countries (the INTERHEART study): case control study. Lancet, 364, 953-62.

Rudic, R. D. (2009). Time is of the essence: Vascular implications of the circadian clock. *Circulation*, 120 (17), 1714-1721.

Scheer, F. A. , Hu, K. , Evonink, H. , Kelly, E. E. , Malhotra, A. , Hilton, M. F. , & Shea, S. A. (2010). Impact of the human circadian system, exercise, and their interaction on cardiovascular function. *PNAS*, 107 (47), 20541-20546.

Scheer, F. A. , Hilton, M. F. , Mantzoros, C. S. , & Shea, S. A. (2009). Adverse metabolic and cardiovascular consequences of circadian misalignment. *Proceedings of the National Academy of Sciences of the United States of America*, 106 (11), 4453-4458.

Scheer, F. A. , Kalsbeek, A. , & Buijs, R. M. (2003). Cardiovascular control by the suprachiasmatic nucleus: Neural and neuroendocrine mechanisms in human and rat. *Biological Chemistry*, 384 (5), 697-709.

Scheer, F. A. , & Shea, M. T. (2009). Fundamentals of the circadian system. In C. Amlaner & P. M. Fuller (Eds.), *Basics of sleep guide* (2nd ed. , pp. 199-210). Westchester: Sleep Research Society.

Scheer, F. A. , Ter Horst, G. J. , van Der Vliet, J. , & Buijs, R. M. (2001). Physiological and anatomic evidence for regulation of the heart by suprachiasmatic nucleus in rats. *American Journal of Physiology. Heart and Circulatory Physiology*, 280 (3), H1391-H1399.

Schibler, U. (2006). Circadian time keeping: The daily ups and downs of genes, cells, and organisms. *Progress in Brain Research*, 153, 271-282.

Shea, S. A. , Hilton, M. F. , Orlova, C. , Ayers, R. T. , & Mantzoros, C. S. (2005). Independent circadian and sleep/wake regulation of adipokines and glucose in humans. *Journal of Clinical Endocrinology and Metabolism*, 90 (5), 2537-2544.

Simmons, M. S. , & Clark, G. T. (2009). The potentially harmful medical consequences of untreated sleep — disordered breathing: The evidence supporting brain damage. *Journal of the American Dental Association* (1939), 140 (5), 536-542.

Sole, M. J. , & Martino, T. A. (2009). Diurnal physiology: Core principles with application to the pathogenesis, diagnosis, prevention, and treatment of myocardial hypertrophy and failure. *Journal of Applied Physiology*, 107 (4), 1318-1327.

Somers, V. K. , White, D. P. , Amin, R. , Abraham, W. T. , Costa, F. ,

Culebras, A. , et al. (2008). Sleep apnea and cardiovascular disease: An American Heart Association/American College of Cardiology Foundation Scientifi c Statement from the American Heart Association Council for High Blood Pressure Research Professional Education Committee, Council on Clinical Cardiology, Stroke Council, and Council on Cardiovascular Nursing in collaboration with the National Heart, Lung, and Blood Institute National Center on Sleep Disorders Research (National Institutes of Health). *Circulation*, 118 (10), 1080-1111.

Spielman, A. J. , Caruso, L. S. , & Glovinsky, P. B. (1987). A behavioral perspective on insomnia treatment. *The Psychiatric Clinics of North America*, 10 (4), 541-553.

Stang, A. , Dragano, N. , Poole, C. , Moebus, S. , Mohlenkamp, S. , Schmermund, A. , et al. (2007). Daily siesta, cardiovascular risk factors, and measures of subclinical atherosclerosis: Results of the Heinz Nixdorf Recall Study. *Sleep*, 30 (9), 1111-1119.

Stepanski, E. J. , & Perlis, M. L. (2000). Behavioral sleep medicine. An emerging subspecialty in health psychology and sleep medicine. *Journal of Psychosomatic Research*, 49 (5), 343-347.

Stepnowsky, C. J. , & Dimsdale, J. E. (2002). Dose-response relationship between CPAP compliance and measures of sleep apnea severity. *Sleep Medicine*, 3 (4), 329-334.

Vgontzas, A. N. , Liao, P. , Bixler, E. , Chrousos, G. P. , & Vela—Bueno, A. (2009). Insomnia with objective short sleep duration is associated with a high risk for hypertension. *Sleep*, 32 (4), 491-497.

Walsleben, J. A. , Kapur, V. K. , Newman, A. B. , Shahar, E. , Bootzin, R. R. , Rosenberg, C. E. , et al. (2004). Sleep and reported daytime sleepiness in normal subjects: The Sleep Heart Health Study. *Sleep*, 27 (2), 293-298.

Walters, A. S. , & Rye, D. B. (2009). Review of the relationship of restless legs syndrome and periodic limb movements in sleep to hypertension, heart disease, and stroke. *Sleep*, 32 (5), 589-597.

Wilson, J. F. (2008). In the clinic. Insomnia. *Annals of Internal Medicine*, 148 (1), ITC13—11-ITC13—16.

Young，M. E. （2009）. Anticipating anticipation：Pursuing identifi cation of cardiomyocyte circadian clock function. *Journal of Applied Physiology*，107 （4），1339-1347.

Yusuf，S. ，Hawken，S. ，Ounpuu，S. ，Dans，T. ，Avezum，A. ，Lanas，F. ，et al. （2004）. Effect of potentially modifi able risk factors associated with myocardial infarction in 52 countries （the INTERHEART study）：Case-control study. *Lancet*，364 （9438），937-952.

第 14 章
心脏病患者的运动疗法

BethParker

缩略语

1-RM	一次重复最大负荷量
ACSM	美国运动医学会
AHA	美国心脏协会
BDI	贝克抑郁量表
CAD	冠心病
CVD	心血管疾病
ECG	心电图
ICD	植入式心律转复除颤器
STAI	成人状态-特质焦虑量表
STRRIDE	规范化运动干预降低目标风险的研究

流行病学证据

对存在行为和心血管疾病危险因素的心脏病患者以及有心血管疾病（CVD）症状的患者，规律运动可产生积极影响。运动疗法既是预防医学（即用于防止疾病病理进一步进展），同时也是对症治疗（即用于治疗心脏病患者的各种预后）。而事实上，目前已存在众多证据支持将其作为心脏病患者的预防和治疗方法。

预防作用：运动可减少心血管疾病的行为和生理危险因素

大规模的随机对照研究表明有氧运动可降低心血管疾病（CVD）的生理危险因素，如高胆固醇血症、原发性高血压，在肥胖和胰岛素抵抗等方面产生巨大益处。例如，一项规范化运动干预降低目标风险的研究（STRRIDE）入选了久坐、超重受试者，将其随机分到对照组或三类运动组中之一（分别为大量/高强度运动组，小量/高强度运动组或小量/中等强度运动组），试验为期 6 个月（Kraus 等 2001）。试验过后对照组受试者体重增加，运动组则体重和脂肪同时减少，减轻程度为运动量依赖性（即大量/高强度运动组减重超过其他组）（Slentz 等 2004）。研究观察到运动在减少脂蛋白、胰岛素敏感性和代谢综合征的综合得分方面具有保护作用（Slentz 等 2007；Kraus 和 Slentz 2009）。而与体重不同，心血管风险相关的代谢性指标则在中等强度组中的改善程度高于高强度组（Kraus 和 Slentz 2009）。研究同时显示有氧运动训练可起到降低血压的作用，收缩压和舒张压的可预期降低分别为 7mmHg 和 4mmHg（Fagard 2006；Whelton，Chin，Xin 和 He 2002）。这些危险因素的降低在某种程度上提示有氧运动与全因和心血管死亡率的降低有关。例如，Blair 等估测心、肺功能改善超过 5 年（由不健康到健康）可使全因死亡率降低 44％（Blair 等 1995）。而在接近后四分位数的健康改善人群中发现心血管死亡率降低程度是最大的；换言之，相对于无身体锻炼者，低至中等运动足以产生使死亡率大幅下降的效果（Blair 等 1996）。

抗阻力训练同样可以使患者在改善心血管危险因素方面获益。例如，美国心脏协会和美国运动医学会均推荐中等强度的抗阻力训练结合有氧运动训练来预防和治疗高血压（Pescatello 等 2004；Williams 等 2007）。现有的荟萃分析表明抗阻力训练可使静息状态下的收缩压和舒张压降低约 3mmHg（Cornelissen 和 Fagard 2005；Kelley 和 Kelley 2000）。抗阻力训练也通过增加肌肉总量和减少腹部内脏脂肪来改善身体成分（Campbell，Crim，Young 和 Evans 1994；Treuth 等 1994）。抗阻力训练也可易化糖摄取并增加胰岛素敏感性，且在血糖控制差（即糖尿病）者中的作用更强（Hurley 等 1988；Miller 等 1994）。抗阻力训练也可能对改善高脂血症有辅助性作用（Tambalis，Pannagiotakos，Kavouras 和 Sidosis 2009），但除非有足量的训练（＞4 小时/周）（Tucker 和 Silvester 1996），否则这一作用不如有氧训练那样效果显著（Sillanpaa 等 2009）。

心理社会学中与心血管及代谢疾病相关的行为危险因素有五类，即抑郁、焦虑、人格因素＋性格特征、社交孤立和长期生活应激（Davidson，Mostofsky 和 Whang 2010；Dedert，Calhoun，Watkins，Sherwood 和 Beckham 2010；Martens，Mols，Burg 和 Kaplan 1999）。在这一领域，对于几乎所有的行为性危险因素（包括积极和消极情感、焦虑、抑郁、短期和长期应激反应），运动似乎都可以起到有效的独立调节作用。例如，研究表明无论是否在监督（即家庭模式或是独立模式）下进行，有氧运动训练和抗阻力训练均可以减少抑郁症状（按贝克抑郁量表得分评价，BDI）（Craft，Freund，Culpepper，和 Perna 2007；Singh，Clements 和 Singh 2001）。而且，有氧运动训练可以减轻心理社会应激，从而改善高应激状态导致的死亡率增加的可能（Milani 和 Lavie，2009）。运动治疗还可以显著缓解焦虑情绪，有氧运动（Herring，O'Connor 和 Dishman 2010）和低强度抗阻力训练（Hale 和 Raglin 2002）均可以缓解焦虑（Bibeau，Moore，Mitchell，Vargas-Tonsing T 和 Bartholomew 2009）。而重要的是，和运动对很多心血管和代谢性指标的影响一样，行为性危险因素甚至在中等量运动下也具有高度的可塑性。如据 Sjogren 等报道，芬兰办公室职员在每个工作日进行 5 分钟的轻度抗阻力训练可以增加其主观的良好感觉（Sjogren 等 2006）。

治疗作用：运动可改善心脏病患者的预后

新证据表明，运动具有直接改善心脏疾病、身体状态和行为预后的作用，较之非运动性治疗方案（即其他药物和行为治疗）更加有效。例如，根据众多临床和基础试验的研究结论，指南推荐应用运动训练治疗心力衰竭（O'Connor 等 2009）、冠心病（CAD）（Munk，Staal，Butt，Isaksen 和 Laren 2009）、原发性高血压（Millar，Bray，McGowan，MacDonald 和 McCartney 2007）、糖尿病（Kadoglou 等 2009）、高胆固醇血症（Coen，Flynn，Markofski，Pence 和 Hannemann 2009），能够在普通治疗基础上进一步改善临床预后。而且，美国心脏协会（AHA）科研顾问组认识到联合疗法对于治疗合并抑郁症的 CAD 患者可能是最为有效的，因此有氧运动联合药物治疗（舍曲林和西酞普兰）和心理疗法（行为认知疗法）受到一致推荐（Lichtman 等 2008）。此外，最近一项对接受了心-身联合治疗的心脏康复患者研究结论的分析中，有两项因素——增加对应激的放松性应对训练和增加运动——对所观察到的身体和心理预后均有积极作用（Casey 等 2009）。因此越来越多的证据表明除了降低心血管风险外，运动疗法还具有治疗作用。

病理生理学

心脏病患者常见的生理心理疾病

心脏病患者可能会表现出很多不同症状，从轻度到重度生活受限和（或）威胁生命。身体症状包括：直立性不耐受、运动能力丧失、劳累性血压升高、乏力，以及药物不良反应导致的身体功能下降。直立性不耐受是一种自主神经功能紊乱的现象，其定义是当从坐位变换成站立位时，因心率、血压和血流不能有效地进行快速调节而不能维持正常血压导致一些症状出现（晕厥、头晕目眩、头晕眼花）。心脏病患者中直立性低血压的发生率不断增加，心泵功能不全（如心力衰竭）、外周神经病变（如糖尿病）、原发性高血压及降压药的使用均可能使体位改变时的自主调节功能受到损害（Hiitola，Enlund，Kettunen，Sulkava 和 Hartikainen 2009；Wu，Yang，Lu，Wu 和 Chang 2008；Low 2008）。心脏病患者的心血管和骨骼系统可能同时受轻到重度功能损害。例如，Audelin 等报道了进入心脏康复训练患者的峰值耗氧量为 18.1ml/（kg·min）（Audelin，Savage 和 Ades 2008），该值低于同年龄段正常参考范围的十分位数（美国运动医学会 2006）。同样，Baum 等报道心脏病患者的双膝伸肌力量较健康对照组降低约 16%（Baum 等 2009）。运动后收缩压升高（Kato 等 2008）和慢性疲劳（Hlatky 等 2010）会限制心脏病患者的日常体力活动。此外，用来治疗各种心脏病的多种药物副作用会进一步损害身体功能。例如，降血脂药、α 和 β 受体阻断药、钙离子拮抗剂、抗凝血药和抗心律失常药都会产生肌肉疲劳、无力、头晕、乏力、耗氧量下降和心率减慢等不良反应，所有这些都可能加剧患者身体不适和身体功能下降。

心脏病患者还会受到各种心理社会疾患困扰，如应激、焦虑、消极情感、敌对、社交孤立和抑郁等（Frasure-Smith 和 Lesperance 2005；Rozanski 等 1999；Franklin 2009）。这些心理社会问题与心脏病的发生及进展有着复杂而多方面的联系，它们都是心脏病的危险因素，对疾病的长期预后（如死亡率）和未来心脏事件都有着不良影响。而且，一些治疗心脏病干预措施可能会参与和（或）加剧心理疾患的发生及发展。例如，抑郁症是急性冠状动脉综合征（Rutledg 等 2009）、亚临床动脉粥样硬化症（Hamer，Kivimaki，Lahiri，Marmot 和 Steptoe 2010）的危险因素，并且会缩短心脏移植（Sirri 等 2010）或心肌梗死（Carney 等 2004；Frasure-Smith，Lesperance 和 Talajic 1995）后的生存时间。反之，心律转复除颤器（ICD）植入术（Hegel，Griegel，Black，Goulden 和 Ozahowski 1997）、起搏器植入术（Mlynarski，Wlodyka 和 Kargul 2009）会导致抑郁症的发生。同样的因果联系也可发生在焦虑症（Mlynarski 等 2009；Rosenbloom，Wellenius，Mukamal 和 Mittleman 2009）或心理社会应激（Orth-Gomer 等 2009；Dew 和 DiMartini 2005）与心脏病之间（图 14-1）。

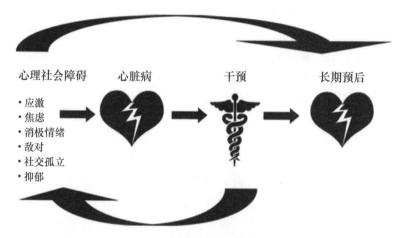

图 14-1　这一原理图表明心理社会障碍如何影响心脏病

心理社会因素是心脏病的危险因素，并将影响与疾病进展相关的长期预后（即死亡率和未来事件）。这些心理社会障碍也将受到那些用于治疗心脏病的医疗干预（例如植入心脏起搏器和 ICD）的影响

运动影响心脏健康预后的生物学机制

体育锻炼对心脏健康相关预后的影响不胜其数。很多医生和研究者知晓运动对血脂、血压和胰岛素敏感性等传统的心血管危险因素的影响，这些影响也在本章的第一节进行了简要描述。值得注意的是，规律的有氧运动可使全因死亡率及心血管疾病风险降低 1/3～1/2（Blair 和 Morris 2009），但仅有 40%～60% 的作用归因于运动和体力活动对传统心血管危险因素的影响（Mora，Cook，Buring，Ridker 和 LeeMora 2007）。换言之，近 50% 的获益来自有氧运动训练对其他非传统心脏危险因素的调节（Joyner 和 Green 2009）。这些因素包括内皮功能（Green 2009）、自主神

经系统功能（Davy，Miniclier，Taylor，Stevenson 和 Seals
1996；Fraga 等 2007）、抗氧化能力（Xu 等 2010）、血管僵硬度
（Maede 等 2005）及结构（Frisbee，Samora，Peterson 和 Bryner
2006）、全身炎症（Beavers，Brinkley 和 Nicklas 2010），以及下
面探讨的心理社会机制（Franklin 2009）。尽管关于抗阻力训练
对心血管疾病和死亡率影响的研究较少，新证据再次表明抗阻力
训练可能通过之前描述的非传统危险因素和传统危险因素来影响
心血管疾病的预后。例如，现在已逐渐认识到骨骼肌是一个内分
泌器官，会产生肌细胞因子，可能会减少与心血管疾病有关的全
身低度慢性炎症（Mathur 和 Pedersen 2008）。此外，规律抗阻力
训练似乎可增强脂联素对急性阻力健身运动的反应，改善内皮功
能并增加胰岛素敏感性（Varady，Bhutani，Church 和 Phillips
2010）。

运动影响心脏健康预后的心理社会机制

　　除了通过生物学机制直接获益外，运动训练还可以通过促进
行为和精神健康来改善心脏健康预后。例如，前面提到的运动训
练降低 CAD 患者死亡率部分是通过运动后减少 50％以上的心理
应激达到的（Milani 和 Lavie 2009）。同样的相关性还存在于运动
和抑郁症之间，进而降低患者死亡率。另外，仅轻度的身体健康
状况即可显著降低抑郁症的症状和死亡率（Milani 和 Lavie
2007）。事实上，来自多中心心脏病生活方式干预计划的数据表
明，运动和应激管理（同时改善饮食）对冠心病风险和心理社会
因素的作用是相互叠加并相互影响的。（Daubenmier 等 2007）。
这些数据表明运动、心理社会健康与心脏健康预后之间具有相互
作用，也表明心脏病的管理需要使用多方面的综合治疗方案。

临床病例

病例研究：运动能够改善心脏康复患者抑郁症

　　Judith 是在 62 岁时罹患心肌梗死后进入一家大医院进行心脏

康复计划的。在开始康复之前进行了一次 BDI 评估，她的得分为
35，表明患有严重的抑郁症。她就诊于医院行为健康计划中的一
名心理医生。Judith 说出了一些导致她抑郁症状的原因。她丈夫
1 年前去世，而她与朋友和家人的联系很少。她目前体重超重，
以前喜欢和丈夫一起做的园艺和散步等日常活动现在对于她来讲
都显得很困难。她整个人情绪非常消极，她承认已对自己的健康
和生活质量不再关心，她在乎的只是"活下去"。Judith 很顾虑添
加治疗抑郁症的药物，因为她觉得自从心肌梗死后她的用药量已
经很大了。在心脏康复的同时她开始每周看一次心理医生。作为
每周治疗的一部分，医生会与她讨论一周来能够使她产生积极情
绪体验的事情。完成每天的心脏康复带来的成就感，逐渐使她有
了积极向上的情绪。同时，她与病友形成了良好的关系，能够向
他们坦露她丈夫的去世和她的心脏病。心理医生认为 Judith 很享
受运动带来的社会和行为方面的幸福感，并建议在她的心脏康复
计划停止后继续将其加入抑郁症治疗中。按照医生的建议，Ju-
dith 邀请了三名病友组成一个行走小组，进行每周 3 次每次 1 小
时的锻炼。Judith 仍继续看心理医生，医生发现 Judith 通过体育
锻炼形成了良好的人际关系并减少了负面情绪。显然，在这个病
例中，心理医生将规律的有氧运动作为一种健康行为治疗方式。
当 Judith 将体育锻炼看作增进其社会情感状态和身体健康的一种
治疗方法时，她便会更加愿意接受并坚持这种运动了。增加体力
活动改善了她心脏健康预后（即 judith 体重减轻，血压下降，肌
肉含量增加），也减少了她的抑郁症状，同时提供了一种专门改
善抑郁症的行为策略。

病例研究：等长收缩训练减轻自主神经功能障碍患者的直立性不耐受

Daniel 是一名心力衰竭的心脏病患者，今年 68 岁。其日常生
活严重受限，并患有自主神经功能障碍。他的直立性不耐受由坐
位变为立位时血压调节不良所致。他的直立性不耐受表现为站立

时头晕眼花和眩晕，有时甚至会发生晕厥。Daniel 变得非常焦虑，很少出门，并害怕到可能发生晕厥的场所或环境。这种担心甚至会限制他在室内的活动，他不愿变换体位，害怕会引发他的直立性不适症状。因此，他大多数时间都坐在椅子上，远离与家人和社会的互动。在获准心脏移植前他进行了一次心理咨询，医生对其进行了成人状态-特质焦虑量表（STAI）测试并诊断其为身体状况导致的焦虑状态。心理医生指出 Daniel 的焦虑和功能受限共同加重了其抑郁症状和孤独症。医生又向 Daniel 详细地分析了他的很多精神心理症状可以随其直立性不耐受改善而减轻，甚至要比抗焦虑药物的疗效更好。她开始在 Daniel 变换体位和（或）有先兆晕厥时让其进行一些等长肌肉训练（也称身体压力对抗练习）。这些对抗练习包括双腿交叉身体放松蹲起和手/上肢紧绷动作（Benditt 和 Nguyen 2009）。同时推荐他在站立时有节律地收缩下肢肌肉（即锻炼骨骼肌泵功能），可以促进下肢血液回流。其他策略包括使室内保持凉爽（防止血流过多流向皮肤表面加重直立性症状）、多喝水（增加血容量）、少量多餐（饱餐会引起血压下降）、穿弹力袜，以及睡觉时床头轻度抬高（15°～20°）（Benditt 和 Nguyen 2009）。Daniel 开始在感到头晕和从坐位到立位时进行该锻炼。经过练习他的大多数症状几乎迅速缓解。然后心理医生在治疗中加入了"倾斜练习"或"直立练习"。在训练环节，Daniel 练习背靠墙站立不动（踝距离墙 15cm）。医生将时间由 3～5 分钟逐渐增加到 20 分钟。当 Daniel 开始感觉有直立性低血压症状时，便鼓励他进行身体压力对抗练习并进行下肢肌肉的收缩运动。最终倾斜训练同样帮助 Daniel 解决了先兆晕厥症状和晕厥导致的焦虑情绪，同时在训练环节穿插对抗焦虑的行为治疗。

运动治疗心脏病患者的推荐模式

针对临床医生所关心的如何成功地将运动加入疾病的治疗或预防当中，本节阐述运动疗法的两个基本要点问题：激励患者参与运动训练以及根据患者和医生的预期效果制订适宜的运动方案。为了实现良好的依从性，表 14-1 列举了临床医生如何通过问题评价患者动机和目标。

表 14-1　评估运动动机和目标的相关问题

评价患者既往运动史的问题

如果平时有运动，现在的运动量是多少？

你曾经参加过运动训练计划吗？或从事过比你目前活动量大的运动吗？如果有，你因何终止？

评价影响参与和保持训练的因素

你认为阻碍你运动训练的原因是什么？

是否有特殊的事情或环境使你很难保证未来的运动训练？

有何因素可以帮助你增加运动时间？

运动时你喜欢独自进行还是与团队/朋友一起？

你的朋友和家人如何看待运动训练？他们支持你花多些时间参与运动训练吗？

你会利用必要的运动器械和资源来增加你运动的时间吗？

过去曾有什么环境或事情能够特别激励你去运动吗？

什么样的支持和反馈能够帮助你成功地增加你的运动时间？

你认为自己需要更多有关运动的信息和教育吗？

制订有效训练方案的相关问题

你的运动训练目标是什么？当你实现这些目标会有什么积极的结果？

你喜欢什么形式的运动训练？

你有身体方面的限制影响你进行体力活动吗？

增加了运动时间后，你想看到什么具体的身体方面的改善吗？

激励患者去运动

大多数医生和患者都对运动的好处具有一定的认知，既有身体方面，也有行为健康方面。临床医生也都会看到积极锻炼的患者心血管危险因素少于久坐者，规律参加锻炼具有缓解焦虑、乏力和抑郁等益处。尽管这些获益已经受到公众认可，但仍难以得到患者的接受和坚持，使得临床医生在将其作为有效治疗方法时犹豫不决。毕竟，美国 75％的成年人都达不到目前指南所推荐的日常体力活动量（美国卫生和公共服务部 2010）。然而有很多因素都会影响患者对运动方案的依从性，甚至是那些被证实能有效增加对运动依从性的策略。一些最常见的因素和策略会在下面阐述，而临床医生首先应在开始运动疗法之前与患者进行讨论，这样可能获得更好的依从性。

利用运动团队和以病友为基础的干预

体育锻炼干预通常围绕团队进行，采取组合性策略来实现训练目标，如团体运动环节或病友一帮一系统（根据目标和人口学互补两两配对）。总的来说，这些团队干预措施已经取得成功。例如，最近一篇分析报告对 5 项使用各种配对策略来增加成年人体力活动得出的研究结论是，团队策略可以成功地增加身体运动量（Webel，Okonsky，Trompeta 和 Holzemer 2010）。调查数据表明，团队运动计划所产生的社会支持是锻炼得以成功的重要原因（Eyler 等 2002）。有趣的是，团队运动计划的结构可以通过各种社会联系实现（如教会或工作）（Bopp 等 2009；Dishman，Dejoy，Wilson 和 Vandenberg 2009），因特殊兴趣爱好或关系的结合可能更利于在这样的环境下形成团队运动计划。

应用自我决定理论

一些研究表明，利用自我决定理论可有效增加身体运动量。简言之，运动干预中的自我决定理论强调增进运动的自主管理和内在激励（Ryan 和 Deci 2000）。应用自我决定的行为理论，患者学会用以下方法掌控自己的行为：建立运动和健康认知体系，练习选择和主动开始运动训练，将行动与生活方式、结果和目标相等同（Silva 等 2009；Mata 等 2009）。最近的一项随机研究发现接受自我决定干预策略（即更多的以自主方式进行行动管理）有效地增加了患者的每天中-强度体力活动量（Silva 等 2009）。应指出的是，这些数据并非否定前面提到的以团体为基础的干预方式的有效性，而是表明运动锻炼的社会性和发挥内在/自主行为管理的结合在优化依从性方面可能有效。对这一方法感兴趣的临床医生可能会重视患者的教育和运动的自我激励策略，以便增进患者的主动运动行为。

朋友和家人的支持

基于个体人际关系的生活方式干预——涉及朋友、父母及孩子或配偶——正逐渐受到推广，研究者和临床医生已认识到来自朋友和家人的支持会对运动疗法产生积极的影响（Eyler 等 2002；Olvera 等 2010；Sacher 等 2010）。例如，在最近的一项关于 1 型糖尿病青少年患者的运动促进研究中，得到的结论是基于家庭的策略及支持对增加该人群的体力活动量是必需的（Faulkner，Michaliszm 和 Hepworth 2009）。来自朋友和家人的社会支持对于运动的重要性还体现在其他更多的群体中，如青少年女性（Olvera 等 2010）、社区生活的健康成年人（Miller 和 Scofield 2009；Anderson，Winett，Wojcik 和 William 2010），以及低收入人群（Kaiser，Brown 和 Baumann 2010）。而事实上，Wenthe 等发现家庭支持与青少年参与中等强度体育锻炼的时间呈显著正相关性（Wenthe，Janz 和 Levy 2009）。此外，来自医生的鼓励和互动对促进患者运动也同样有利（Grandes 等 2009）。因此，对患者社会支持来源的评估更利于患者接受并坚持运动，鼓励患者积极寻求朋友、家人及医务人员的支持可能会使运动训练更好地进行。

利用体育器械

最近有一项比较参加家庭式体育锻炼的久坐成人能够接受并坚持下来的预测因素的研究。作者发现拥有家庭运动器械对依从性具有预测价值（Williams 等 2008），既往也曾有与此相似的报道：自我报告式体育锻炼的依从性与拥有家庭器械和便利的设施具有相关性（Sallis，Johnson，Calfas，Caparosa 和 Nichols 1997）。这些发现表明，确认并改善患者的锻炼设施、设备对其完成锻炼目标是十分有必要的，从而增加了运动干预的依从性。而社会认知理论即便强调参与体育锻炼时自我效能的重要性（即一个人相信即便可能存在困难，自己也能够进行规律的体育锻炼），也肯定外界环境对接受和坚持运动训练同样重要（Bandura 1997）。

设定目标

社会认知理论认为对结果的预期（进行体育锻炼的预期付出和获益）将会影响个体的体育锻炼水平（Anderson 等 2010；Bandura 1997）。注重运动的获益并将之与具体的锻炼目标联系起来，对于心脏病患者非常重要，特别是那些日常生活严重受限并容易将不良结果（乏力、疼痛、气促）与体育锻炼相联系的人。例如，计步器在促进几乎所有人群体育锻炼方面的全部效能都源于设定了明确的行走目标（如每天 10000 步）（Bravata 等 2007）。而在目标设定和体育锻炼之间似乎还有种剂量效应关系。在最近一项 16 个工作场所进行体育锻炼干预的研究中，研究者观察到目标设定越高并积极实现的参加者在锻炼中提高得越多（Dishman，Vandenberg，Motl，Wilson 和 Dejoy 2009）。因此，通过明确与运动建立相关性的良性结果，心脏病患者的运动依从性可能会得到提升（例如日常活动时无力现象减少），而后完成将这些预期结果与实现这些结果的特定运动目标挂钩（例如每天散步 2 次，每次 10 分钟）。

运用动机性访谈

为促进患者的接受度，采用动机性访谈是一种基于解决体育锻炼的常见障碍（如抑郁、合并症、烦恼情绪应激和环境问题）、激发患者运动的内在动力的辅导咨询方法（2001）。在干预后的 1 年随访中，动机性辅导提高了久坐成人的运动依从性（Bock，Marcus，Pinto 和 Forsyth 2001）。动机性访谈首先应用阶段性改变理论评价患者运动前的准备情况（Prochaska，DiClemente 和 Norcross 1992；Prochaska，Reddiing 和 Evers 2002）。辅导的主要目标包括：①评价主体的阶段变化；②识别训练困难的改变；③激励主体；④促进主体的自我效能；⑤确定将会起到激励作用的社会支持。接下来的环节可能包括评价主体对运动计划的反应，评估和提升主体的动力并讨论对策来防止运动一段时间后的退出。动机性辅导可能对于参加或寻求行为治疗的心脏病患者是非常理想的，因为辅导者可以将访谈整合到辅导环节来使接受和坚持运动变得更容易。

识别接受运动的敏感时期和激励性事件

目前已经明确，在确诊 CVD 或急性冠状动脉事件之后的时期是改变生活方式的理想时间。例如，约半数接受冠状动脉旁路移植手术前吸烟的患者是在术后戒烟的（Rigotti，McKool 和 Shiffman 1994）。同样，进入胸痛观察室不仅增加了决定改变生活方式的患者，而且使认识到健康生活方式的患者也有所增加（Katz 等 2009）。有趣的是，某些事件或时间对启动运动至关重要的概念可以从家庭中的首个人扩展到全家成员。例如，最近的一项临床试验探讨是否家庭中一名成员近期因 CVD 住院会使其他成员接受生活方式干预。1 年后，接受干预的家庭成员比对照组（未接受干预的家庭成员）更可能实现每周超过 3 次的运动，这表明家庭成员的住院是一个能够产生更多接受体育锻炼观念的"激励时刻"（Mosca 等 2008）。识别心脏病患者和（或）其家庭成员的敏感时期和激励事件可能会增加运动计划的依从性。

运动干预传达的形式

在传统做法上，运动干预需要在面对面的监督下进行，参与者采用个体集合形式或团队形式，配备一名训练有素的干预治疗师（如行为治疗师、运动医生或私人教练）。但近期证据表明其他进行方式（如互联网、电话）也可以有效地促进患者体育锻炼。例如，Pinto 等以行为改变假设模型理论和社会认知理论为基础，发展了一种自动电话访问程序来促进中等强度体育锻炼。这种方法成功地使习惯久坐的成年人 3 个月后的中等至高强度体育锻炼量得到增加（Pinto 等 2002）。采用电话监督干预的心脏病患者未参加心脏康复训练，包括使用计步器和行走日历的自我监测式体育锻炼、行为辅导和设定目标环节，却一样地增加了 6 周后的总体活动量（Furber，Butler，Phongsavan，Mark 和 Bauman 2009）。但需要指出的是，Pinto 等发现电话干预方式取得的成果在 6 个月时未能得到保持，这表明要获得长期的效果可能还需要联合其他策略。（Pinto 等 2002）。这些附加手段可能包括通过印刷或网络发布进一步运动训练的材料和计划书，而研究也证实使用印刷材料和互联网干预的实验组增进了长期坚持锻炼（即12 个月）的效果（相对于对照组或电话组）（Marcus 等 2007a，b）。因此，临床医生增加患者体育锻炼的方法便可不局限于个人策略。定期电话随访、使用教育手册和（或）锻炼指南，以及依靠互联网消息（网站和体育锻炼自行报告系统）可有效地促进患者开始并保持一项日常体育运动。

混杂生活事件的影响

强有力的证据表明，使生活改变的混杂事件会影响个体的体育锻炼（经常是负面的），心脏病患者较可能在他们年龄稍长时经历这些事件（典型情况下）。这些事件包括变换居所（即地理位置）、身体状况改变（如接受心脏治疗、受伤或癌症）、人际关系变化（由单身变为已婚或反之）及家庭结构改变（Allender，Hutchinson 和 Foster 2008）。如果患者遇到这些生活混杂事件中的一个或多个，就很可能会对运动锻炼产生不利影响。在这些情况下，运动锻炼的调整策略包括认清这些事件的重要性，想办法解决它们，在这段时间内制订合理的运动目标，帮助患者关注运动所取得的成绩而不要注意令人失望的事情。

选择最有效的运动形式

尽管多数心脏病患者能够从大多数类型的运动中获益，但根据个体目标和能力所限制订一份专属的运动方案，会最大程度优化运动对预后的作用。下面的章节简要介绍根据 ACSM 提出的指南为采取不同运动方式的心脏病患者制订一项基本运动方案（美国运动医学会 2006）。这些方案针对低-中危风险的心脏病患者，体现个体化原则，患者应在开始训练前便向医生进行咨询。但是需要强调的是，运动训练对于大多数心脏病患者都是相对安全的（Franklin，Bonzheim，Gordon 和 Timmis 1998），特别是患者运用常规方式进行锻炼。这些包括徐缓开始，循序渐进，知晓不良健康事件的症状和体征，与医生一起及时解决任何运动后显著的身体不适。

有氧训练

有氧运动可以改善心血管系统、代谢、骨骼肌和呼吸功能，同时也可减少焦虑和抑郁，并增强身体功能和状态（Kesaniemi等2001）。因此，它可以实现众多患者想要获得的目标和结果，包括减轻体重，增强身体功能，更好地血糖控制，保持生活自理能力，减少乏力，改善情绪，消除焦虑和抑郁，改善心脏预后。有氧运动形式既包括室内器械有氧运动（自行车、登梯、划船训练器、跑步机和椭圆球训练器），也包括户外和水上运动（户外跑步和散步、游泳和骑自行车）。行走是最常见的运动方案，它经济、方便，而且对于功能受损（功能不全）患者来说更易接受。研究表明，行走方案可增加有氧运动能力并改善代谢方面（如体重和脂肪）预后（Pollock等1971；Dressendorfer，Smith，Amsterdam和Mason 1982），并足以改善心血管系统健康状况。但是，患者对运动的爱好和必需的运动器械和设备决定了有氧运动的形式。另外，休闲娱乐和家务劳动（如推电动割草机、打网球或登梯）都可以看作有氧运动，对于很多患者来说可作为标准有氧运动的理想替代。对于心脏病患者，运动强度也很重要，应有足够高的强度实现训练相关的改变，但却不能引起潜在心脏病的临床症状（Franklin，Gordon 和 Timmis 1992）。ACSM 推荐的运动强度是心率达到最大心率的 64%～94%（预测公式：最大心率＝208－（0.7×年龄）（Tanaka，Monahan 和 Seals 2001）。目标心率在一个较宽的范围内，反映身体较差个体取得健康获益应进行较低强度的有氧运动。事实上，身体严重不适者（如心脏病患者）的训练只需达到最大心率的 50%便可实现获益（Swain 和 Franklin 2002），也表明进行几乎任何类型的有氧运动都可以获益。稍高强度训练（即在达到最大心率范围的较高水平）更利于改善健康预后（Lee，Hsieh 和 Paffenbarger 1995；Tanasescu等2002），因此只要没有禁忌，便可以鼓励患者设定较高的运动强度目标，并要逐步增加运动时间和强度。推荐的有氧运动时间和频率取决于预期的结果，因为运动量较大（即 60 分钟或每周更多的次数）更利于体重控制和更佳的心血管健康状态，而较少的运动量（即 30 分钟，每周 3～4 天）则足以帮助患者改善身体功能及降低死亡风险（Smith 等 2001）。心脏病患者应在达到一定水平有氧运动实现了初始目标后渐进地增加有氧运动的时间和强度。而对现存某些特殊心脏疾病（如心绞痛、充血性心力衰竭、起搏器植入和心律转复除颤器植入）的患者，会有专门的运动强度、方式和时间的指南规定，包括进行间断而非持续性锻炼（如 2～3 节，每节 5～10 分钟），最大限度减少症状并增加运动耐受性（Meyer 等 1997）；对于心脏变时反应功能差和（或）有电生理起搏装置的患者要根据其自感用力度 [Borg 量表的 6-18 条；（Borg 1998）] 来制订运动方案而不再依据心率（Eston 和 Connolly 1996）；对于心绞痛患者应限制上肢运动，否则会导致反应性高血压（Miles，Cox 和 Bomze 1989）。更多关于某些特殊和普通心脏病患者的运动方案的深入讨论推荐参考 ACSM 指南（美国运动医学会 2006）。

抗阻力训练

抗阻力训练经常是一项未被充分利用的运动形式，而该运动在低至中危心脏病患者中可产生大量获益。抗阻力训练对于希望改善日常行为能力（即完成各种日常活动的体力）、保持骨骼健康、减少对跌倒的恐惧、改善身体组成、改善心血管预后，以及减轻与家务活动相关的心功能负担（如拎食品袋）（Pollock 等 2000）都具有积极作用。另外，抗阻力训练对肌肉含量极低的重症患者（即刚从卧床休息恢复的患者或少肌症患者）也会产生益处，可在其有氧运动计划开始之前达到增加肌肉量的目的（Williams 等 2007）。传统观念中，医生一直对给心脏病患者开抗阻力训练处方有所顾忌，因为有人认为肌肉的等长收缩练习会导致血压升高（Lind 和 McNicol 1967），如患者同时伴有肌肉收缩时做 Valsaval 呼吸（紧闭会厌用力呼气），可能影响更大（Gaffney，Sjogaard 和 Saltin 1990），会有引发心肌梗死的潜在危险。但是，等长收缩抗阻力训练在低危心脏病患者中并不会引发心绞痛、心电图缺血性改变或者心律失常（DeBusk，Valdez，Houston 和 Haskell 1978）。而进行抗阻力训练是存在一些禁忌证的，包括不稳定型心绞痛、心力衰竭、不能控制的心律失常和肺动脉高压（Williams 2007）。此外，近期心肌梗死、心脏手术或导管手术史应至少在一段时间之后才能开始抗阻力训练］［通常 3～5 周，还取决于具体情况，某些手术（如冠状动脉旁路移植术）后可能需要休息长达 12 周的时间］（Vincent 和 Vincent 2006）。而后一类患者也需要在开始抗阻力训练前先完成数周的监护下有氧心脏康复训练（美国心血管和肺病康复协会 2004）。总体来说，大多数抗阻力训练方案由 8～10 项不同运动组成（上肢、下肢和躯干），在相对小的抗阻力训练时，每周进行 2 次，每次 10～15 次（每节重复 10～15 次）。在使用轻量训练的初期，在监护下进行对心脏病患者来说非常重要，这样可以学会正确地进行抗阻力训练，避免屏息和肌肉拉伤。训练者需要达到中等疲劳程度［Borg 量表中 11-14 条（Braith 和 Vincent 1999）］。或者，患者可利用其一次重复最大负荷量（1-RM，身体疲劳前一次能够举起的最大重量）来制订训练方案。这种情况下，推荐初始强度：上肢为 1RM 的 30％～40％，下肢为 1RM 的 50％～60％（Williams 等 2007）。当初始训练阶段完成后，患者的训练量即可以增加，可分别增加每次练习的重量或重复次数和（或）环节。由于高强度抗阻力训练对血压的升高作用，通常临床医生推荐后者（Williams 等 2007）。与有氧训练相似，抗阻力训练可以通过利用不同方案和设备来进行，如自由砝码、力量器械、健身运动（即柔软体操）和阻力带。在制订练习方案时患者的爱好、经济条件、可用的器械以及安全性均应考虑到，以便达到最好的依从性和训练效果。我们同时鼓励临床医生参考一些好的指南获取更多关于心脏病患者抗阻力训练的信息（Vincent 和 Vincent 2006；Williams 等 2007；美国运动医学会 2006；Pollock 等 2000；Adams，Cline，Hubbard，McCullough 和 Hartman 2006）。

伸展、柔韧和平衡训练

目前尚未充分了解伸展/柔韧/平衡训练对心脏病患者的独立效能，而通常是将之加入到有氧和抗阻力训练方案的热身和结束放松环节。据研究包括平衡和伸展运动的方案对某些高危人群具有特殊的益处，因此我们有理由期望心脏病患者中类似人群也能同样从中获益。例如，为年老体弱、有摔倒风险的患者特别加入平衡练习的运动方案［如太极拳，在不平的表面行走，或进行简单的平衡练习（如单腿站立和列队站立）］来降低这些人的摔倒风险（Campbell，Robertson，Gardner，Norton 和 Buchner 1999；Gardner，Robertson 和 Campbell 2000）。同样，伸展和柔韧训练（如伸展、瑜伽和太极）可改善老年男性及女性的身体活动度（Rider 和 Daly 1991；Chen 等 2008）。因此，对于有肢体活动度减低和摔倒风险等特殊功能受限的心脏病患者，应提倡给予强化针对性的伸展和平衡训练。另外，ACSM 推荐心脏病患者在有氧和抗阻力训练前后（即热身运动和放松运动阶段）进行 5～10 分钟的伸展和低水平柔软体操运动（美国运动医学会 2006）。

等量握拳运动

等量握拳运动是抗阻力训练的一种，之所以特别提出是因为发现它具有增加降压效果的好处。例如，在最近一项荟萃分析中有数项关于握拳运动对血压影响的随机对照试验数据表明：握拳运动（至少坚持 4 周）可有效地降低成人静息血压（Kelley 和 Kelley 2010）。而且，收缩压和（或）舒张压的降低幅度可能高达 15mmHg，超过了有氧运动或抗阻力训练所观察到的效果。（Kelley 和 Kelley 2010）。一项标准的降压握拳运动方案可能包括 4 次双侧为时 1～2 分钟的等长收缩（每次间隔相等的放松时间），用力大约是 30％的预计最大随意收缩力，每周进行 3～4 次（McGowan 等 2006；Millar，Bray，MacDonald 和 McCartney 2008）。此外，急性握拳运动可能是治疗直立性低血压的成功策略。握拳运动可在短期内增加血压、中心血容量、心排血量和总外周阻力（Stewart，Montgomery，Glover 和 Medow 2007），站立配合握拳运动可以对抗直立性不耐受相关症状（Clarke，Medow，Taneja，Ocon 和 Stewart 2010）。廉价的弹簧握力器或更小阻力的"弹力球"都可以使用。

治疗方法的基本原理

有无数干预性研究证实，运动不仅可以治疗心血管疾病，也可以有效控制心脏病的生理和心理社会危险因素。总体而言，成功实施运动干预带来持续性运动行为改变的研究都有一些共同的特点（Dale，Mann，McAuley，Williams 和 Farmer 2009；McAuley 等 2007；Hertogh，Vergouwe，Schuit，Peeters 和 Monninkhof 2010；Pereira 等 1998；Litt，Kleppinger 和 Judge 2002）。这包括：使用集中监督式运动方案，包括逐步加入有氧和抗阻力训练，同时经常接触以及研究人员随访，以保持患者的这种生活方式改变。此外，最可能坚持下来的参与者是那些对运动抱有乐观情绪、自我效能高并且有充分的社会支持来持续增进训练依从性的个体。基于个体医生—患者的训练来治疗心脏病的生理和心理表现可以通过几个方面来优化效果：设计适宜的训练计划，明确患者的内在和外在支持来源，并在治疗方案实施一段时间后对患者的训练成绩给予积极的反馈。

总结/结论

运动在心血管系统疾病的预防、急性心血管事件的康复和潜在病因治疗方面的获益已经得到证实。运动是一种有力的治疗手段，它可以在生物学、生理学、精神心理学、行为学以及认知方面改善心脏病患者的预后。此外，它高效、经济，可被绝大多数患者所接受。很不幸，尽管运动的益处很多，但目前医生和患者对其处方和利用的程度仍然很低，其中的困难在于一方面如何获得良好的依从性，另一方面如何定量评价一段时间后的干预效果。认识与成功实施和坚持训练有关的因素，会使医生制订的运动处方成功地取得最佳疗效。此外，根据现有研究和预期效果量身制订满足患者需求的个体化运动方案，会进一步优化利用方案。总之，按照患者的需求、针对患者的局限和治疗目标，制订详细的训练计划在改善患者心血管疾病方面可以成为其他治疗方法的有效补充手段。

参考文献

Adams, J., Cline, M. J., Hubbard, M., McCullough, T., & Hartman, J. (2006). A new paradigm for post-cardiac event resistance exercise guidelines. *The American Journal of Cardiology*, 97, 281-286.

Allender, S., Hutchinson, L., & Foster, C. (2008). Life-change events and participation in physical activity: A systematic review. *Health Promotion International*, 23, 160-172.

American Association of Cardiovascular and Pulmonary Rehabilitation. (2004). *Guidelines for cardiac rehabilitation and secondary prevention programs* (4th ed.). Champaign: Human Kinetics.

American College of Sports Medicine. (2006). In M. E. Whaley, P. H. Brubaker, & R. M. Otto (Eds.), *ACSM's guidelines for exercise testing and prescription* (7th ed., pp. 99-102). Philadelphia: Lippincott Williams & Wilkins.

Anderson, E. S., Winett, R. A., Wojcik, J. R., & Williams, D. M. (2010). Social cognitive mediators of change in a group randomized nutrition and physical activity intervention: Social support, self-effi cacy, outcome expectations and self-regulation in the guide-to-health trial. *Journal of Health Psychology*, 15, 21-32.

Audelin, M. C., Savage, P. D., & Ades, P. A. (2008). Changing clinical profi le of patients entering cardiac rehabilitation/secondary prevention programs: 1996 to 2006. *Journal of Cardiopulmonary Rehabilitation and Prevention*, 28, 299-306.

Bandura, A. (1997). *Self effi cacy: The exercise of control*. New York: W. H. Freeman. Baum, K., Hildebrandt, U., Edel, K., Bertram, R., Hahmann, H., Bremer, F. J., et al. (2009). Comparison of skeletal muscle strength between cardiac patients and age-matched healthy controls. *International Journal of Medical Sciences*, 6, 184-191.

Beavers, K. M. , Brinkley, T. E. , & Nicklas, B. J. (2010). Effect of exercise training on chronic infl ammation. *Clinica Chimica Acta*, 411 (11), 785-793.

Benditt, D. G. , & Nguyen, J. T. (2009). Syncope: Therapeutic approaches. *Journal of the American College of Cardiology*, 53, 1741-1751.

Bibeau, W. S. , Moore, J. B. , Mitchell, N. G. , Vargas-Tonsing, T. , & Bartholomew, J. B. (2009). Effects of acute resistance training of different intensities and rest periods on anxiety and affect. *Journal of Strength and Conditioning Research*, 24, 2184-2191.

Blair, S. N. , Kampert, J. B. , Kohl, H. W. , III, Barlow, C. E. , Macera, C. A. , Paffenbarger, R. S. , Jr. , et al. (1996). Infl uences of cardiorespiratory fi tness and other precursors on cardiovascular disease and all-cause mortality in men and women. *JAMA*, 276, 205-210.

Blair, S. N. , Kohl, H. W. , III, Barlow, C. E. , Paffenbarger, R. S. , Jr. , Gibbons, L. W. , & Macera, C. A. (1995). Changes in physical fi tness and all-cause mortality. A prospective study of healthy and unhealthy men. *JAMA*, 273, 1093-1098.

Blair, S. N. , & Morris, J. N. (2009). Healthy hearts—and the universal benefi ts of being physically active: Physical activity and health. *Annals of Epidemiology*, 19, 253-256.

Bock, B. C. , Marcus, B. H. , Pinto, B. M. , & Forsyth, L. H. (2001). Maintenance of physical activity following an individualized motivationally tailored intervention. *Annals of Behavioral Medicine*, 23, 79-87.

Bopp, M. , Wilcox, S. , Laken, M. , Hooker, S. P. , Parra-Medina, D. , Saunders, R. , et al. (2009). 8 Steps to fi tness: A faith-based, behavior change physical activity intervention for African Americans. *Journal of Physical Activity and Health*, 6, 568-577.

Borg, G. (1998). *Borg's perceived exertion and pain scales*. Champaign: Human Kinetics. Braith, R. W. , & Vincent, K. R. (1999). Resistance exercise in the elderly person with cardiovascular disease. *American Journal of Geriatric Cardiology*, 8, 63-70.

Bravata, D. M. , Smith-Spangler, C. , Sundaram, V. , Gienger, A. L. ,

Lin, N. , Lewis, R. , et al. (2007). Using pedometers to increase physical activity and improve health: A systematic review. *JAMA*, 298, 2296-2304.

Campbell, W. W. , Crim, M. C. , Young, V. R. , & Evans, W. J. (1994). Increased energy requirements and changes in body composition with resistance training in older adults. *The American Journal of Clinical Nutrition*, 60, 167-175.

Campbell, A. J. , Robertson, M. C. , Gardner, M. M. , Norton, R. N. , & Buchner, D. M. (1999). Falls prevention over 2 years: A randomized controlled trial in women 80 years and older. *Age and Ageing*, 28, 513-518.

Carney, R. M. , Freedland, K. E. , Jaffe, A. S. , Frasure-Smith, N. , Lesperance, F. , Sheps, D. S. , et al. (2004). Depression as a risk factor for post-MI mortality. *Journal of the American College of Cardiology*, 44, 472-474.

Casey, A. , Chang, B. H. , Huddleston, J. , Virani, N. , Benson, H. , & Dusek, J. A. (2009). A model for integrating a mind/body approach to cardiac rehabilitation: Outcomes and correlators. *Journal of Cardiopulmonary Rehabilitation and Prevention*, 29, 230-238.

Chen, K. M. , Chen, M. H. , Hong, S. M. , Chao, H. C. , Lin, H. S. , & Li, C. H. (2008). Physical fi tness of older adults in senior activity centres after 24-week silver yoga exercises. *Journal of Clinical Nursing*, 17, 2634-2646.

Clarke, D. A. , Medow, M. S. , Taneja, I. , Ocon, A. J. , & Stewart, J. M. (2010). Initial orthostatic hypotension in the young is attenuated by static handgrip. *The Journal of Pediatrics*, 156, 1019-1022.

Coen, P. M. , Flynn, M. G. , Markofski, M. M. , Pence, B. D. , & Hannemann, R. E. (2009). Adding exercise training to rosuvastatin treatment: Infl uence on serum lipids and biomarkers of muscle and liver damage. *Metabolism*, 58, 1030-1038.

Cornelissen, V. A. , & Fagard, R. H. (2005). Effect of resistance training on resting blood pressure: A meta-analysis of randomized controlled trials. *Journal of Hypertension*, 23, 251-259.

Craft, L. L., Freund, K. M., Culpepper, L., & Perna, F. M. (2007). Intervention study of exercise for depressive symptoms in women. *Journal of Women's Health (Larchmt)*, 16, 1499-1509.

Dale, K. S., Mann, J. I., McAuley, K. A., Williams, S. M., & Farmer, V. L. (2009). Sustainability of lifestyle changes following an intensive lifestyle intervention in insulin resistant adults: Follow-up at 2-years. *Asia Pacific Journal of Clinical Nutrition*, 18, 114-120.

Daubenmier, J. J., Weidner, G., Sumner, M. D., Mendell, N., Merritt-Worden, T., Studley, J., et al. (2007). The contribution of changes in diet, exercise, and stress management to changes in coronary risk in women and men in the multisite cardiac lifestyle intervention program. *Annals of Behavioral Medicine*, 33, 57-68.

Davidson, K. W., Mostofsky, E., & Whang, W. (2010). Don't worry, be happy: Positive affect and reduced 10-year incident coronary heart disease: The Canadian nova scotia health survey. *European Heart Journal*, 31 (9), 1065-1070.

Davy, K. P., Miniclier, N. L., Taylor, J. A., Stevenson, E. T., & Seals, D. R. (1996). Elevated heart rate variability in physically active postmenopausal women: A cardioprotective effect? *The American Journal of Physiology*, 271, H455-H460.

DeBusk, R. F., Valdez, R., Houston, N., & Haskell, W. (1978). Cardiovascular responses to dynamic and static effort soon after myocardial infarction. Application to occupational work assessment. *Circulation*, 58, 368-375.

Dedert, E. A., Calhoun, P. S., Watkins, L. L., Sherwood, A., & Beckham, J. C. (2010). Posttraumatic stress disorder, cardiovascular, and metabolic disease: A review of the evidence. *Annals of Behavioral Medicine*, 39, 61-78.

Dew, M. A., & DiMartini, A. F. (2005). Psychological disorders and distress after adult cardiothoracic transplantation. *The Journal of Cardiovascular Nursing*, 20, S51-S66.

Dishman, R. K., Dejoy, D. M., Wilson, M. G., & Vandenberg, R. J. (2009). Move to Improve: A randomized workplace trial to increase physical activity. *American Journal of Preventive Medicine*，36，133-141.

Dishman，R. K. ，Vandenberg，R. J. ，Motl，R. W. ，Wilson，M. G. ，&. Dejoy，D. M. （2009）. Dose relations between goal setting，theory-based correlates of goal setting and increases in physical activity during a workplace trial. *Health Education Research*，25，620-631.

Dressendorfer，R. H. ，Smith，J. L. ，Amsterdam，E. A. ，&. Mason，D. T. （1982）. Reduction of submaximal exercise myocardial oxygen demand post-walk training program in coronary patients due to improved physical work effi ciency. *American Heart Journal*，103，358-362.

Eston，R. ，&. Connolly，D. （1996）. The use of ratings of perceived exertion for exercise prescription in patients receiving beta-blocker therapy. *Sports Medicine*，21，176-190.

Eyler，A. A. ，Matson-Koffman，D. ，Vest，J. R. ，Evenson，K. R. ，Sanderson，B. ，Thompson，J. L. ，et al. （2002）. Environmental，policy，and cultural factors related to physical activity in a diverse sample of women：The women's cardiovascular health network project—summary and discussion. *Women &. Health*，36，123-134.

Fagard，R. H. （2006）. Exercise is good for your blood pressure：Effects of endurance training and resistance training. *Clinical and Experimental Pharmacology and Physiology*，33，853-856.

Faulkner，M. S. ，Michaliszyn，S. F. ，&. Hepworth，J. T. （2009）. A personalized approach to exercise promotion in adolescents with type 1 diabetes. *Pediatric Diabetes*，11，166-174.

Fraga，R. ，Franco，F. G. ，Roveda，F. ，de Matos，L. N. ，Braga，A. M. ，Rondon，M. U. ，et al. （2007）. Exercise training reduces sympathetic nerve activity in heart failure patients treated with carvedilol. *European Journal of Heart Failure*，9，630-636.

Franklin，B. A. （2009）. Impact of psychosocial risk factors on the heart：Changing paradigms and perceptions. *The Physician and Sportsmedicine*，37，35-37.

Franklin，B. A. ，Bonzheim，K. ，Gordon，S. ，&. Timmis，G. C. （1998）. Safety of medically supervised outpatient cardiac rehabilitation exercise therapy：A 16-year follow-up. *Chest*，114，902-906.

Franklin, B. A. , Gordon, S. , & Timmis, G. C. (1992). Amount of exercise necessary for the patient with coronary artery disease. *The American Journal of Cardiology*, 69, 1426-1432.

Frasure-Smith, N. , & Lesperance, F. (2005). Refl ections on depression as a cardiac risk factor. *Psychosomatic Medicine*, 67 (Suppl 1), S19-S25.

Frasure-Smith, N. , Lesperance, F. , & Talajic, M. (1995). Depression and 18-month prognosis after myocardial infarction. *Circulation*, 91, 999-1005.

Frisbee, J. C. , Samora, J. B. , Peterson, J. , & Bryner, R. (2006). Exercise training blunts microvascular rarefaction in the metabolic syndrome. *American Journal of Physiology. Heart and Circulatory Physiology*, 291, H2483-H2492.

Furber, S. , Butler, L. , Phongsavan, P. , Mark, A. , & Bauman, A. (2009). Randomised controlled trial of a pedometer-based telephone intervention to increase physical activity among cardiac patients not attending cardiac rehabilitation. *Patient Education and Counseling*, 80, 212-218.

Gaffney, F. A. , Sjogaard, G. , & Saltin, B. (1990). Cardiovascular and metabolic responses to static contraction in man. *Acta Physiologica Scandinavica*, 138, 249-258.

Gardner, M. M. , Robertson, M. C. , & Campbell, A. J. (2000). Exercise in preventing falls and fall related injuries in older people: A review of randomised controlled trials. *British Journal of Sports Medicine*, 34, 7-17.

Grandes, G. , Sanchez, A. , Sanchez-Pinilla, R. O. , Torcal, J. , Montoya, I. , Lizarraga, K. , et al. (2009). Effectiveness of physical activity advice and prescription by physicians in routine primary care: A cluster randomized trial. *Archives of Internal Medicine*, 169, 694-701.

Green, D. J. (2009). Exercise training as vascular medicine: Direct impacts on the vasculature in humans. *Exercise and Sport Sciences Reviews*, 37, 196-202.

Hale, B. S. , & Raglin, J. S. (2002). State anxiety responses to acute resistance training and step aerobic exercise across eight weeks of training. *The Journal of Sports Medicine and Physical Fitness*, 42, 108-112.

Hamer, M. , Kivimaki, M. , Lahiri, A. , Marmot, M. G. , & Steptoe,

A. (2010). Persistent cognitive depressive symptoms are associated with coronary artery calcifi cation. *Atherosclerosis*, 210 (1), 209-213.

Hegel, M. T., Griegel, L. E., Black, C., Goulden, L., & Ozahowski, T. (1997). Anxiety and depression in patients receiving implanted cardio-verter-defi brillators: A longitudinal investigation. *International Journal of Psychiatry in Medicine*, 27, 57-69.

Herring, M. P., O'Connor, P. J., & Dishman, R. K. (2010). The effect of exercise training on anxiety symptoms among patients: A systematic re-view. *Archives of Internal Medicine*, 170, 321-331.

Hertogh, E. M., Vergouwe, Y., Schuit, A. J., Peeters, P. H., & Monninkhof, E. M. (2010). Behavioral changes after a 1-year exercise program and predictors of maintenance. *Medicine and Science in Sports and Exercise*, 42, 886-892.

Hiitola, P., Enlund, H., Kettunen, R., Sulkava, R., & Hartikainen, S. (2009). Postural changes in blood pressure and the prevalence of ortho-static hypotension among home-dwelling elderly aged 75 years or older. *Journal of Human Hypertension*, 23, 33-39.

Hlatky, M. A., Chung, S. C., Escobedo, J., Hillegass, W. B., Mel-sop, K., Rogers, W., et al. (2010). The effect of obesity on quality of life in patients with diabetes and coronary artery disease. *American Heart Journal*, 159, 292-300.

Hurley, B. F., Hagberg, J. M., Goldberg, A. P., Seals, D. R., Ehsani, A. A., Brennan, R. E., et al. (1988). Resistive training can reduce cor-onary risk factors without altering VO2max or percent body fat. *Medicine and Science in Sports and Exercise*, 20, 150-154.

Joyner, M. J., & Green, D. J. (2009). Exercise protects the cardiovascular system: Effects beyond traditional risk factors. *The Journal of Physiolo-gy*, 587, 5551-5558.

Kadoglou, N. P., Iliadis, F., Sailer, N., Athanasiadou, Z., Vitta, I., Kapelouzou, A., et al. (2009). Exercise training ameliorates the effects of rosiglitazone on traditional and novel cardiovascular risk factors in pa-tients with type 2 diabetes mellitus. *Metabolism*, 59 (4), 599-607.

Kaiser, B. L., Brown, R. L., & Baumann, L. C. (2010). Perceived infl uences on physical activity and diet in low-income adults from two rural counties. *Nursing Research*, 59, 67-75.

Kato, S., Onishi, K., Yamanaka, T., Takamura, T., Dohi, K., Yamada, N., et al. (2008). Exaggerated hypertensive response to exercise in patients with diastolic heart failure. *Hypertension Research*, 31, 679-684.

Katz, D. A., Graber, M., Birrer, E., Lounsbury, P., Baldwin, A., Hillis, S. L., et al. (2009). Health beliefs toward cardiovascular risk reduction in patients admitted to chest pain observation units. *Academic Emergency Medicine*, 16, 379-387.

Kelley, G. A., & Kelley, K. S. (2000). Progressive resistance exercise and resting blood pressure: A meta-analysis of randomized controlled trials. *Hypertension*, 35, 838-843.

Kelley, G. A., & Kelley, K. S. (2010). Isometric handgrip exercise and resting blood pressure: A meta-analysis of randomized controlled trials. *Journal of Hypertension*, 28, 411-418.

Kesaniemi, Y. K., Danforth, E., Jr., Jensen, M. D., Kopelman, P. G., Lefebvre, P., & Reeder, B. A. (2001). Dose-response issues concerning physical activity and health: An evidence-based symposium. *Medicine and Science in Sports and Exercise*, 33, S351-S358.

Kraus, W. E., & Slentz, C. A. (2009). Exercise training, lipid regulation, and insulin action: A tangled web of cause and effect. *Obesity (Silver Spring)*, 17 (Suppl 3), S21-S26.

Kraus, W. E., Torgan, C. E., Duscha, B. D., Norris, J., Brown, S. A., Cobb, F. R., et al. (2001). Studies of a targeted risk reduction intervention through defi ned exercise (STRRIDE). *Medicine and Science in Sports and Exercise*, 33, 1774-1784.

Lee, I. M., Hsieh, C. C., & Paffenbarger, R. S., Jr. (1995). Exercise intensity and longevity in men. The Harvard Alumni Health Study. *JAMA*, 273, 1179-1184.

Lichtman, J. H., Bigger, J. T., Jr., Blumenthal, J. A., Frasure-Smith, N., Kaufmann, P. G., Lesperance, F., et al. (2008). Depression and coronary heart disease: Recommendations for screening, referral, and treatment: A science advisory from the American Heart Association Prevention Committee of the Council on Cardiovascular Nursing, Council on Clinical Cardiology, Council on Epidemiology and Prevention, and Interdisciplinary Council on Quality of Care and Outcomes Research: Endorsed by the American Psychiatric Association. *Circulation*, 118, 1768-1775.

Lind, A. R. , & McNicol, G. W. (1967). Muscular factors which determine the cardiovascular responses to sustained and rhythmic exercise. *Canadian Medical Association Journal*, 96, 706-715.

Litt, M. D. , Kleppinger, A. , & Judge, J. O. (2002). Initiation and maintenance of exercise behavior in older women: Predictors from the social learning model. *Journal of Behavioral Medicine*, 25, 83-97.

Low, P. A. (2008). Prevalence of orthostatic hypotension. *Clinical Autonomic Research*, 18 (Suppl 1), 8-13.

Maeda, S. , Iemitsu, M. , Miyauchi, T. , Kuno, S. , Matsuda, M. , & Tanaka, H. (2005). Aortic stiffness and aerobic exercise: Mechanistic insight from microarray analyses. *Medicine and Science in Sports and Exercise*, 37, 1710-1716.

Marcus, B. H. , Lewis, B. A. , Williams, D. M. , Dunsiger, S. , Jakicic, J. M. , Whiteley, J. A. , et al. (2007). A comparison of Internet and print-based physical activity interventions. *Archives of Internal Medicine*, 167, 944-949.

Marcus, B. H. , Napolitano, M. A. , King, A. C. , Lewis, B. A. , Whiteley, J. A. , Albrecht, A. , et al. (2007). Telephone versus print delivery of an individualized motivationally tailored physical activity intervention: Project STRIDE. *Health Psychology*, 26, 401-409.

Martens, E. J. , Mols, F. , Burg, M. M. , & Denollet, J. (2010). Type D personality predicts clinical events after myocardial infarction, above and beyond disease severity and depression. *Journal of Clinical Psychiatry*, 71, 778-783.

Mata, J. , Silva, M. N. , Vieira, P. N. , Carraca, E. V. , Andrade, A. M. , Coutinho, S. R. , et al. (2009). Motivational "spill-over" during weight control: Increased self-determination and exercise intrinsic motivation predict eating self-regulation. *Health Psychology*, 28, 709-716.

Mathur, N. , & Pedersen, B. K. (2008). Exercise as a mean to control low-grade systemic infl ammation. *Mediators of Infl ammation*, 2008, 109502.

McAuley, E. , Morris, K. S. , Motl, R. W. , Hu, L. , Konopack, J. F. , & Elavsky, S. (2007). Long-term follow-up of physical activity behavior in older adults. *Health Psychology*, 26, 375-380.

McGowan, C. L. , Levy, A. S. , Millar, P. J. , Guzman, J. C. , Morillo, C. A. , McCartney, N. , et al. (2006). Acute vascular responses to isometric handgrip exercise and effects of training in persons medicated for hypertension. *American Journal of Physiology-Heart and Circulatory Physiology*, 291, H1797-H1802.

Meyer, K. , Samek, L. , Schwaibold, M. , Westbrook, S. , Hajric, R. , Beneke, R. , et al. (1997). Interval training in patients with severe chronic heart failure: Analysis and recommendations for exercise procedures. *Medicine and Science in Sports and Exercise*, 29, 306-312.

Milani, R. V. , & Lavie, C. J. (2007). Impact of cardiac rehabilitation on depression and its associated mortality. *The American Journal of Medicine*, 120, 799-806.

Milani, R. V. , & Lavie, C. J. (2009). Reducing psychosocial stress: A novel mechanism of improving survival from exercise training. *The American Journal of Medicine*, 122, 931-938.

Miles, D. S. , Cox, M. H. , & Bomze, J. P. (1989). Cardiovascular responses to upper body exercise in normals and cardiac patients. *Medicine and Science in Sports and Exercise*, 21, S126-S131.

Millar, P. J. , Bray, S. R. , MacDonald, M. J. , & McCartney, N. (2008). The hypotensive effects of isometric handgrip training using an inexpensive spring handgrip training device. *Journal of Cardiopulmonary Rehabilitation and Prevention*, 28, 203-207.

Millar, P. J. , Bray, S. R. , McGowan, C. L. , MacDonald, M. J. , & McCartney, N. (2007). Effects of isometric handgrip training among people medicated for hypertension: A multilevel analysis. *Blood Pressure Monitoring*, 12, 307-314.

Miller, J. P. , Pratley, R. E. , Goldberg, A. P. , Gordon, P. , Rubin,

M., Treuth, M. S., et al. (1994). Strength training increases insulin action in healthy 50- to 65-year-old men. *Journal of Applied Physiology*, 77, 1122-1127.

Miller, E. K., & Scofield, J. L. (2009). Slavic village: Incorporating active living into community development through partnerships. *American Journal of Preventive Medicine*, 37, S377-S385.

Mlynarski, R., Wlodyka, A., & Kargul, W. (2009). Changes in the mental and physical components of the quality of life for patients six months after pacemaker implantation. *Cardiology Journal*, 16, 250-253.

Mols, F., Martens, E. J., & Denollet, J. (2010). Type D personality and depressive symptoms are independent predictors of impaired health status following acute myocardial infarction. *Heart*, 96, 30-35.

Mora, S., Cook, N., Buring, J. E., Ridker, P. M., & Lee, I. M. (2007). Physical activity and reduced risk of cardiovascular events: Potential mediating mechanisms. *Circulation*, 116, 2110-2118.

Mosca, L., Mochari, H., Liao, M., Christian, A. H., Edelman, D. J., Aggarwal, B., et al. (2008). A novel family-based intervention trial to improve heart health: FIT Heart: Results of a randomized controlled trial. *Circulation: Cardiovascular Quality and Outcomes*, 1, 98-106.

Munk, P. S., Staal, E. M., Butt, N., Isaksen, K., & Larsen, A. I. (2009). High-intensity interval training may reduce in-stent restenosis following percutaneous coronary intervention with stent implantation A randomized controlled trial evaluating the relationship to endothelial function and inflammation. *American Heart Journal*, 158, 734-741.

O'Connor, C. M., Whellan, D. J., Lee, K. L., Keteyian, S. J., Cooper, L. S., Ellis, S. J., et al. (2009). Efficacy and safety of exercise training in patients with chronic heart failure: HF-ACTION randomized controlled trial. *JAMA*, 301, 1439-1450.

Olvera, N., Bush, J. A., Sharma, S. V., Knox, B. B., Scherer, R. L., & Butte, N. F. (2010). BOUNCE: A community-based mother-daughter healthy lifestyle intervention for low-income Latino families. *Obesity (Silver Spring)*, 18 (Suppl 1), S102-S104.

Orth-Gomer, K. , Schneiderman, N. , Wang, H. X. , Walldin, C. , Blom, M. , & Jernberg, T. (2009). Stress reduction prolongs life in women with coronary disease: The Stockholm Women's Intervention Trial for Coronary Heart Disease (SWITCHD). *Circulation: Cardiovascular Quality and Outcomes*, 2, 25-32.

Pereira, M. A. , Kriska, A. M. , Day, R. D. , Cauley, J. A. , LaPorte, R. E. , & Kuller, L. H. (1998). A randomized walking trial in postmenopausal women: Effects on physical activity and health 10 years later. *Archives of Internal Medicine*, 158, 1695-1701.

Pescatello, L. S. , Franklin, B. A. , Fagard, R. , Farquhar, W. B. , Kelley, G. A. , & Ray, C. A. (2004). American College of Sports Medicine position stand. Exercise and hypertension. *Medicine and Science in Sports and Exercise*, 36, 533-553.

Pinto, B. M. , Friedman, R. , Marcus, B. H. , Kelley, H. , Tennstedt, S. , & Gillman, M. W. (2002). Effects of a computer-based, telephone-counseling system on physical activity. *American Journal of Preventive Medicine*, 23, 113-120.

Pollock, M. L. , Franklin, B. A. , Balady, G. J. , Chaitman, B. L. , Fleg, J. L. , Fletcher, B. , et al. (2000). AHA Science Advisory. Resistance exercise in individuals with and without cardiovascular disease: Benefi ts, rationale, safety, and prescription: An advisory from the Committee on Exercise, Rehabilitation, and Prevention, Council on Clinical Cardiology, American Heart Association; position paper endorsed by the American College of Sports Medicine. *Circulation*, 101, 828-833.

Pollock, M. L. , Miller, H. S. , Jr. , Janeway, R. , Linnerud, A. C. , Robertson, B. , & Valentino, R. (1971). Effects of walking on body composition and cardiovascular function of middle-aged man. *Journal of Applied Physiology*, 30, 126-130.

Prochaska, J. O. , DiClemente, C. C. , & Norcross, J. C. (1992). In search of how people change. Applications to addictive behaviors. *The American psychologist*, 47, 1102-1114.

Prochaska, J. O. , Redding, C. A. , & Evers, K. E. (2002). The transtheoretical model and stages of change. In K. Glanz, F. M. Lewis, &

B. K. Rimer（Eds.），*Health behavior and health education: Theory, practice, and research*（3rd ed.，pp. 99-120）. San Francisco: Jossey-Bass.

Rider, R. A. , & Daly, J. (1991). Effects of fl exibility training on enhancing spinal mobility in older women. *The Journal of Sports Medicine and Physical Fitness*, 31, 213-217.

Rigotti, N. A. , McKool, K. M. , & Shiffman, S. (1994). Predictors of smoking cessation after coronary artery bypass graft surgery. Results of a randomized trial with 5-year follow-up. *Annals of Internal Medicine*, 120, 287-293.

Rosenbloom, J. I. , Wellenius, G. A. , Mukamal, K. J. , & Mittleman, M. A. (2009). Self-reported anxiety and the risk of clinical events and atherosclerotic progression among patients with coronary artery bypass grafts (CABG). *American Heart Journal*, 158, 867-873.

Rozanski, A. , Blumenthal, J. A. , & Kaplan, J. (1999). Impact of psychological factors on the pathogenesis of cardiovascular disease and implications for therapy. *Circulation*, 99, 2192-2217.

Rutledge, T. , Linke, S. E. , Krantz, D. S. , Johnson, B. D. , Bittner, V. , Eastwood, J. A. , et al. (2009). Comorbid depression and anxiety symptoms as predictors of cardiovascular events: Results from the NHLBI-sponsored Women's Ischemia Syndrome Evaluation (WISE) study. *Psychosomatic Medicine*, 71, 958-964.

Ryan, R. M. , & Deci, E. L. (2000). Self-determination theory and the facilitation of intrinsic motivation, social development, and well-being. *The American Psychologist*, 55, 68-78.

Sacher, P. M. , Kolotourou, M. , Chadwick, P. M. , Cole, T. J. , Lawson, M. S. , Lucas, A. , et al. (2010). Randomized controlled trial of the MEND program: A family-based community intervention for childhood obesity. *Obesity*（*Silver Spring*），18（Suppl 1），S62-S68.

Sallis, J. F. , Johnson, M. F. , Calfas, K. J. , Caparosa, S. , & Nichols, J. F. (1997). Assessing perceived physical environmental variables that may infl uence physical activity. *Research Quarterly for Exercise and Sport*, 68, 345-351.

Sillanpaa, E. , Laaksonen, D. E. , Hakkinen, A. , Karavirta, L. , Jens-en, B. , Kraemer, W. J. , et al. (2009). Body composition, fi tness, and metabolic health during strength and endurance training and their com-bination in middle-aged and older women. *European Journal of Applied Physiology*, 106, 285-296.

Silva, M. N. , Vieira, P. N. , Coutinho, S. R. , Minderico, C. S. , Matos, M. G. , Sardinha, L. B. , et al. (2009). Using self-determination theory to promote physical activity and weight control: A randomized controlled trial in women. *Journal of Behavioral Medicine*, 33, 110-122.

Singh, N. A. , Clements, K. M. , & Singh, M. A. (2001). The effi cacy of exercise as a long-term antidepressant in elderly subjects: A randomized, controlled trial. *The Journals of Gerontology: Series A, Biological Sci-ences and Medical Sciences*, 56, M497-M504.

Sirri, L. , Potena, L. , Masetti, M. , Tossani, E. , Magelli, C. , & Grandi, S. (2010). Psychological predictors of mortality in heart trans-planted patients: A prospective, 6-year follow-up study. *Transplantation*, 89 (7), 879-886.

Sjogren, T. , Nissinen, K. J. , Jarvenpaa, S. K. , Ojanen, M. T. , Vanha-ranta, H. , & Malkia, E. A. (2006). Effects of a physical exercise inter-vention on subjective physical well-being, psychosocial functioning and general well-being among offi ce workers: A cluster randomized-controlled cross-over design. *Scandinavian Journal of Medicine & Science in Sports*, 16, 381-390.

Slentz, C. A. , Duscha, B. D. , Johnson, J. L. , Ketchum, K. , Aiken, L. B. , Samsa, G. P. , et al. (2004). Effects of the amount of exercise on body weight, body composition, and measures of central obesity: STR-RIDE—a randomized controlled study. *Archives of Internal Medicine*, 164, 31-39.

Slentz, C. A. , Houmard, J. A. , Johnson, J. L. , Bateman, L. A. , Tanner, C. J. , McCartney, J. S. , et al. (2007). Inactivity, exercise training and detraining, and plasma lipoproteins. STRRIDE: A random-ized, controlled study of exercise intensity and amount. *Journal of Ap-plied Physiology*, 103, 432-442.

Smith, S. C., Jr., Blair, S. N., Bonow, R. O., Brass, L. M., Cerqueira, M. D., Dracup, K., et al. (2001). AHA/ACC Guidelines for preventing heart attack and death in patients with atherosclerotic cardiovascular disease: 2001 update. A statement for healthcare professionals from the American Heart Association and the American College of Cardiology. *Journal of the American College of Cardiology*, 38, 1581-1583.

Stewart, J. M., Montgomery, L. D., Glover, J. L., & Medow, M. S. (2007). Changes in regional blood volume and blood fl ow during static handgrip. *American Journal of Physiology-Heart and Circulatory Physiology*, 292, H215-H223.

Swain, D. P., & Franklin, B. A. (2002). Is there a threshold intensity for aerobic training in cardiac patients? *Medicine and Science in Sports and Exercise*, 34, 1071-1075.

Tambalis, K., Panagiotakos, D. B., Kavouras, S. A., & Sidossis, L. S. (2009). Responses of blood lipids to aerobic, resistance, and combined aerobic with resistance exercise training: A systematic review of current evidence. *Angiology*, 60, 614-632.

Tanaka, H., Monahan, K. D., & Seals, D. R. (2001). Age-predicted maximal heart rate revisited. *Journal of the American College of Cardiology*, 37, 153-156.

Tanasescu, M., Leitzmann, M. F., Rimm, E. B., Willett, W. C., Stampfer, M. J., & Hu, F. B. (2002). Exercise type and intensity in relation to coronary heart disease in men. *JAMA*, 288, 1994-2000.

The Writing Group for the Activity Counseling Trial Research Group. (2001). Effects of physical activity counseling in primary care: The activity counseling trial: A randomized controlled trial. *JAMA*, 286, 677-687.

Treuth, M. S., Ryan, A. S., Pratley, R. E., Rubin, M. A., Miller, J. P., Nicklas, B. J., et al. (1994). Effects of strength training on total and regional body composition in older men. *Journal of Applied Physiology*, 77, 614-620.

Tucker, L. A., & Silvester, L. J. (1996). Strength training and hypercholesterolemia: An epidemiologic study of 8499 employed men. *American Journal of Health Promotion*, 11, 35-41.

US Department of Health and Human Services. (2010). *Healthy people* 2010. *Office of Disease Prevention and Health Promotion* [Online]. http: // www. healthypeople. gov/Document/HTML/Volume2/22Physical. htm. Retrieved January 5, 2010.

Varady, K. A. , Bhutani, S. , Church, E. C. , & Phillips, S. A. (2010). Adipokine responses to acute resistance exercise in trained and untrained men. *Medicine and Science in Sports and Exercise*, 42, 456-462.

Vincent, K. R. , & Vincent, H. K. (2006). Resistance training for individuals with cardiovascular disease. *Journal of Cardiopulmonary Rehabilitation*, 26, 207-216.

Webel, A. R. , Okonsky, J. , Trompeta, J. , & Holzemer, W. L. (2010). A systematic review of the effectiveness of peer-based interventions on health-related behaviors in adults. *American Journal of Public Health*, 100, 247-253.

Wenthe, P. J. , Janz, K. F. , & Levy, S. M. (2009). Gender similarities and differences in factors associated with adolescent moderate-vigorous physical activity. *Pediatric Exercise Science*, 21, 291-304.

Whelton, S. P. , Chin, A. , Xin, X. , & He, J. (2002). Effect of aerobic exercise on blood pressure: A meta-analysis of randomized, controlled trials. *Annals of Internal Medicine*, 136, 493-503.

Williams, M. A. , Haskell, W. L. , Ades, P. A. , Amsterdam, E. A. , Bittner, V. , Franklin, B. A. , et al. (2007). Resistance exercise in individuals with and without cardiovascular disease: 2007 update: A scientific statement from the American Heart Association Council on clinical cardiology and council on nutrition, physical activity, and metabolism. *Circulation*, 116, 572-584.

Williams, D. M. , Lewis, B. A. , Dunsiger, S. , Whiteley, J. A. , Papandonatos, G. D. , Napolitano, M. A. , et al. (2008). Comparing psychosocial predictors of physical activity adoption and maintenance. *Annals of Behavioral Medicine*, 36, 186-194.

Wu, J. S. , Yang, Y. C. , Lu, F. H. , Wu, C. H. , & Chang, C. J. (2008). Population-based study on the prevalence and correlates of orthostatic hypotension/hypertension and orthostatic dizziness. *Hypertension*

Research，31，897-904.

Xu，X.，Zhao，W.，Lao，S.，Wilson，B. S.，Erikson，J. M.，& Zhang，J. Q. (2010). Effects of exercise and L-arginine on ventricular remodeling and oxidative stress. *Medicine and Science in Sports and Exercise*，42，346-354.

第 15 章
心血管疾病患者的戒烟方法

Min Sohn，Kawkab Shishani，Ayako Okada 和 Erika Sivarajan Froelicher

冠心病（CHD）患者早亡最重要的可预防危险因素是吸烟和吸二手烟。美国成年人吸烟率从 1998 年的 24％降至 2008 年的 21％（Dube，Asman，Malarcher 和 Carabollo 2009），但过去 5 年吸烟率并未改变。男性较女性更易吸烟；各种族中美洲印第安人/阿拉斯加土著人吸烟率最高；在低学历和较低社会经济阶层的成年人中，吸烟行为往往较为普遍。临床医生应提供切实有效的戒烟干预措施，以减少那些从戒烟中获益最大的发展中国家特别是亚种群中的这些数字。

本章主要讨论针对心血管疾病患者进行的戒烟干预措施的重要步骤，重点是行为途径和药理途径。对于如何评估患者的吸烟行为和如何进行干预以使他们戒掉并保持戒断提供了有用信息。作者还介绍了出现的水烟袋或水烟管问题，并指出解决这一健康新威胁的途径。本章向临床医生提供了充分的知识以向每一位吸烟患者提供戒烟干预服务。长期戒烟应成为每一项干预和每一个吸烟者追求的目标。然而由于烟草制品中的尼古丁极易成瘾，所以这一目标将很难实现。即使健康趋向严重恶化，吸烟者也依然全身心地渴望吸烟。此外，那些戒烟动机大的患者经过屡次尝试往往最终还是抵不住失败的结局。

吸烟对心血管疾病患者的危害

对于心血管疾病（CVD）患者而言，吸烟是独特的有害危险因素，因为它往往与其他危险因素（如高胆固醇血症和高血压等）发生协同交互作用。例如，那些患有高胆固醇血症或高血压且吸烟的患者，其 CVD 风险增加 2 倍。那些同时具有这三种危险因素的人群，其 CVD 风险增加 4 倍［美国卫生与公共服务部（US-DHHS）1988］。吸烟促使全身动脉硬化加速，对于冠状动脉、主动脉、颈动脉和脑动脉的影响最为重要。经发现有几种机制揭示了吸烟导致动脉硬化的原因，包括吸烟对血脂的不利影响、导致内皮细胞损伤或功能障碍、血流动力学异常、氧化损伤、中性粒细胞激活、促进血栓形成和增加血液黏度（Benowitz & Gourlay 1997）。

尽管加速动脉硬化是心血管疾病发病率的主要因素之一，然而，对于 CVD 吸烟人群的一个主要关注点却是吸烟如何间接导致急性心血管事件（如心肌梗死、猝死和脑卒中）。据分析导致这些事件的与吸烟相关的机制如下：①诱发高凝状态；②增加心肌工作负荷；③血液携氧能力降低；④冠状动脉血管收缩；⑤儿茶酚胺释放（Benowitz 和 Gourlay 1997）。虽然只占香烟 4000 多种化学制品中的 2 种，但尼古丁和一氧化碳通常被认为是导致动脉粥样硬化疾病的主要因素（Stillman 1995）。尼古丁扰乱脂质代谢，导致低密度脂蛋白升高，高密度脂蛋白降低。对于吸烟者来说，尼古丁还可增加血小板聚集和血液高凝状态。此外，吸烟导致儿茶酚胺增高，进而导致血压升高以及心率、收缩功能和系统血管阻力增加，并最终导致心肌耗氧量增加（Benowitz & Gourlay 1997；USDHHS 1983）。

罹患 CVD 的风险随日吸烟量、烟龄、吸入程度和开始吸烟年龄的增加而增加。总的说来，吸烟者 CHD 发病率是不吸者的 2～4 倍，因 CVD 致死率比不吸者高 70%，发生猝死的概率比不吸者高 2～4 倍（USDHHS 1983）。吸烟造成的危害并非只局限于心脏。吸烟者比不吸者更易患动脉硬化性外周动脉疾病，易患更严重的主动脉粥样硬化（Stillman 1995），脑卒中概率更大（USDHHS 1983）。

戒烟的好处

戒烟对心血管系统的好处已有详尽记录。血栓形成增加、冠状动脉痉挛、心律失常和氧气供应减少趋势都会在短时间内逆转（Samet 1991）。例如，有证据表明在最初 MI 后戒烟的患者，第 1 年因 CHD 死亡的风险降低一半（Sparrow 和 Dawber 1978）。重要的是，风险的降低似乎与 MI 严重程度无关（Wilhelmsson，Vedin，Elmfeldt，Tibblin 和 Wilhelmsen 1975）。而且，戒烟可显著提高包括 70 岁以上人群在内的各年龄段人群的存活率（Hermanson，Omenn，Kronmal 和 Gersh 1988）。戒烟 1 年后，吸烟相关冠心病超额危险度将会减半，然后随着时间的推移继续降低。戒烟 15 年，曾经吸烟者的风险水平将与从不吸烟者相当。戒烟 5～15 年，脑卒中的总体风险也将与不吸烟者相当（Stillman 1995）。由于既往确诊为 CHD 的患者总体死亡率和心肌梗死复发率都更高，因此对他们应加强戒烟干预措施。临床医生对 CVD 患者提供治疗，一定不要放过吸烟患者每次就诊的机会，应尽量鼓励他们戒烟（USDHHS 2008）。除了在公共教育、商业节目和职场进行戒烟宣传教育外，还应对那些在基层医疗单位接受治疗的冠心病患者进行个体宣传教育。吸烟是 CVD 最容易预防的危险因素，戒烟马上会明显获益。

烟草使用评估

尼古丁成瘾

准确评估尼古丁依赖对于有效的戒烟干预很重要。尼古丁依赖程度可以预示戒烟成功与否。为了避免复发，有必要仔细评估吸烟者的尼古丁依赖水平。测量尼古丁依赖最常用的工具是尼古丁依赖检测量表（FTQ）（Fagerstroem 1978）和尼古丁依赖自评量表（FTND）（Heatherton，Kozlowski，Frecker 和 Fagerstrom

1991)。FTQ 包含 8 个问题，其中包括吸烟量和吸烟类型问题。吸烟类型问题用来描述吸烟者何时、为何吸烟，及其自我克制能力（Fagerstrom & Schneider 1989）。FTQ 的评分为 0～11 分。0 分为最低尼古丁依赖，11 分为极高尼古丁依赖。通常平均分为 5～7 分。FTND 是派生测试，包含 6 个问题（Heatherton 等 1991），评分为 1～10 分，分数越高，依赖程度越高。

FTQ 中用来评估患者尼古丁依赖程度的一个单一问题是患者一天中开始吸第一支烟的时间（Heatherton 等 1991）。临床医生在繁忙的行医过程中可能只希望问这一个问题，以便估计尼古丁依赖的严重程度。很多严重的尼古丁依赖者往往倾向于醒来后尽快吸第一支烟，这是由于他们血浆中的尼古丁含量在夜间消耗殆尽，他们体验到了由于戒断症状而产生的不适。因此，尼古丁依赖者往往想要尽可能快地缓解不适。

生物化学措施是量化吸烟量和尼古丁水平最准确的方法。这些措施包括尿液、血液或头发可替宁以及呼出的一氧化碳。然而，生物化学措施费用昂贵，而且有创，收集和执行耗时，所以一般仅限于临床研究使用，用以验证自述不吸烟是否属实。

尼古丁戒断症状

对于住院部或门诊部的临床医生而言，评估患者的戒断症状是其重要责任。尼古丁依赖程度高的患者通常具有更严重的戒断症状，而且与吸烟复发高度相关（Shiffman，West 和 Gilbert 2004）。当一个吸烟者入住一个实施强制禁烟措施的医院时，往往会体验到中等至严重程度的戒断症状。戒断症状在戒烟后几个小时内开始，在第 1～4 天达到峰值（美国精神病学会 2000）。因此，对于吸烟的患者而言，正确评估其戒断症状也是治疗的一个重要的组成部分。临床环境中的护士需要评估患者的戒断症状。这些在表 15-1 中均有说明。在 24 小时内突然停止吸入尼古丁或减少吸入尼古丁数量，就将产生这些戒断症状。

表 15-1　烟草或尼古丁戒断症状

	DSM-IV-TR	ICD-10
焦虑	X	X
注意力难以集中	X	X
情绪烦躁不安	X	X
食欲或体重增加	X	X
失眠	X	X
激惹、挫折感或愤怒	X	X
烦躁不安	X	X*
心率减慢	X	
渴望吸烟		X
咳嗽增加		X
全身乏力不适		X
口腔溃疡		X

* 在 ICD-10 中激惹和烦躁不安归为一类。改编自美国精神病学协会（2000）《诊断与统计手册（DSM）》第 4 次修订版《尼古丁戒断症状诊断标准》P. 266，美国精神病学协会 2000 年版权，以及世界卫生组织（1993）ICD-10 心理和行为障碍分类：调查研究诊断标准"尼古丁戒断状态"，para F17. 3。2010 年 4 月 1 日检索。可搜索：http：//www. who. int/classifications/icd/en/GRNBOOK. pdf.，世界卫生组织 1992 年版权

　　对有严重戒断症状的吸烟患者提供治疗，不仅可避免其产生不适感，还可减轻其因急性心脏事件入院的焦虑感。即便患者此时不愿戒烟，给予适当剂量的药物治疗缓解其不适，帮助其减轻戒断症状，或许也可以避免患者因违反医嘱而出院的情况。

　　其他评估尼古丁戒断症状的方法通常应用于研究而非临床。它们包括明尼苏达戒断量表（Hughes 和 Hatsukami 1986）、威斯康星吸烟戒断量表（Welsch 1999）、Shiffman-Jarvik 吸烟戒断量表（Shiffman 和 Jarvik 1976）、吸烟者抱怨量表（Schneider 和 Jarvik 1984）、情绪和躯体症状量表（West 和 Hajek 2004）、尼古

丁依赖综合征量表（Shiffman，Waters 和 Hickcox 2004）和卷烟戒断量表等（Etter 2005）。

识别复吸的高危情况

有两个有效途径可以帮助患者识别其吸烟复吸的高危情况，即"自我监测量表"和"自我效能量表"。通过"自我监测量表"，患者可以记录自己吸过的每一支烟，并注明吸烟时间、当时的情况以及情绪评级等。全面检查这一记录可以确定吸烟的行为模式。相反，"自我效能量表"用来测量患者在各种情况下抵御吸烟冲动的自信。"自我效能等级"可以预测随后的预后。当患者再次吸烟时，特定的情况或背景时常能够预测复吸（Condiotte & Lichtenstein 1981）。实际上，对于特定背景（消极情感、积极情感、限制吸烟、空闲时间、社会/食品情况、低唤醒和渴望吸烟），自我效能低被证明最能预测吸烟复吸。应当培养患者学习一些行为技巧，以便抵御那些对自身抗拒吸烟能力信心不足的情况。

戒烟干预措施

CVD 患者由于急性心肌梗死带来的冲击，其戒烟率比其他住院患者或普通人群更高（Baile，Bigelow，Gottlieb，Stitzer 和 Sacktor 1982；Burt 等 1974；Mulcahy 1983）。对于冠状动脉旁路移植患者的研究表明，其戒烟成功率达 50%（Crouse 和 Hagaman 1991；Rigotti，McKool 和 Shiffman 1994）。冠状动脉造影患者戒烟率达 62%（Ockene 等 1992）。此外，对于心肌梗死或心绞痛患者的研究表明，其戒烟率也较高，达 20%～70%（Baile 等 1982；Burt 等 1974；Havik 和 Maeland 1988；Scott 和 Lamparski 1985；Taylor，Houston Miller，Killen 和 DeBusk 1990）。总的说来，研究表明，具有较高动机或较强意愿的戒烟患者（Ockene 等 1992；Rigotti 等 1994）和患有较严重疾病的患者（Ockene 等 1992），其戒烟率往往较高。内科医生强烈建议戒烟的患者

（Burt 等 1974；Miller，Smith，DeBusk，Sobel 和 Taylor 1997）、患有 CVD 的患者（Miller 等 1997）、男性（Rice 等 1994）或院内戒烟并无困难的患者（Rigotti 等 1994），其戒烟率最高。

　　一般来说，患有 CVD 并继续吸烟的患者往往较年轻（Glasgow，Stevens，Vogt，Mullooly 和 Lichtenstein 1991）、女性、未婚或未与异性伴侣同居（Glasgow 等 1991；Rice 等 1994）、社会经济地位较低（Ockene 等 1985；Rice 等 1994）、教育水平较低、不认为吸烟不好、吸烟量很大，更有可能焦虑或抑郁（Ockene 等 1985）。尽管的确存在有效的干预措施应对上述某些特征，不过 Froelicher 等的研究（2010）不在此列，但这种针对较低教育水平、较低社会经济地位人群的干预措施仍然是少之又少（Hutchinson 和 Froelicher 2003；Froelicher 2010）。

以证据为基础的戒烟干预措施

　　吸烟者大多很想戒烟，但很少有人愿意获得专业帮助，使用系统的以证据为基础的戒烟干预措施指导自己戒烟。对入院时吸烟的 CVD 患者的研究表明，86％有兴趣戒烟，79％倾向于独自戒烟，50％有兴趣使用自助戒烟材料（Emmons 和 Goldstein 1992）。大部分戒烟者可能最终通过独自戒烟获得成功，这通常在经过三四次不成功的尝试之后实现。对于吸烟者而言这极具挑战性，而且当他们最需要戒烟好处的时候，或许将无法享受到这一好处。这就需要临床医生把临床方法和多种策略结合起来，制订个性化的方法满足患者的需求。

　　公共卫生干预措施简短、廉价而且通常由非专业人员或通过自动方式（如邮件、竞赛）提供。而临床方法则应用于自荐或招募的患者。它们通常适用于临床或群体环境，要求受过培训的专业人士操作。由于 CVD 患者有复发心脏事件的风险，如再次心肌梗死，对他们而言临床方法更加经济划算。向患者提供戒烟辅导帮助其戒烟要比因再次心肌梗死住院划算得多（Krumholz，Cohen，Tsevat，Pasternak 和 Weinstein 1993）。

戒烟干预措施包括从简单的戒烟建议到密集的多次干预等各种措施。相对于不提供任何建议，内科医生对于患者的戒烟建议作用很大，虽然在戒烟最终成功过程中这些效果占比很小，但却很有意义。最近一项综述中（Barth，Critchley 和 Bengel 2008）16 个随机抽取的临床案例是关于对 CHD 患者戒烟提供行为干预措施的。它提供了 6 个月和 12 个月随访记录，结果发现不同的策略其效果有所不同，虽然区别不太大，但在统计学上有显著意义。相较于未接受干预措施的患者，接受行为疗法的患者更易戒除，后者是前者的 1.7 倍（OR：1.7，95% CI：1.3，2.1），此效果类似于电话支持（OR：1.6，95% CI：1.3，1.9）和自助戒烟（OR：1.5，95% CI：1.1～1.9）。此外，更密集的行为疗法的戒烟率是无干预措施的 1.9 倍（OR：1.9，95% CI：1.5，2.6）。行为干预疗法可在群体环境中进行，也可通过个体辅导实现。它们可以包括减压或具体激励技巧，以加强戒烟干预措施的效果。

治疗烟草使用和依赖：临床实践指南

随着公众认识的不断提高，人们越来越了解戒烟对健康的好处以及吸烟对健康的危害，所以戒烟干预措施在降低心血管疾病发病率和死亡率方面发挥出更大的作用。USDHHS 制定了戒烟的临床实践指南（USDHHS 1996，2000，2008）。不论吸烟者当前是否有戒烟意向，指南都为所有吸烟者提供了以证据为基础的戒烟建议。指南指出，由于烟草依赖属慢性依赖，所以往往需要反复接受经济划算的行为与药理干预。指南还向临床医生、戒烟专家、卫生保健管理者、保险商和采购方提供建议。USDHHS 指南确定了干预的 5 个主要步骤，即 "5As"。

第 1 步　询问——对待每次来访，系统地识别所有烟草使用者

全系统结构必须落实到位，过滤每个卫生保健环节的每个吸烟者。这可以简化到每一次访问中，从吸烟状况的评估到常规的生命体征测量（心率、血压、呼吸率和体温）。通过在电子病历

系统常规生命体征中补充吸烟状况和戒烟计划，对吸烟者的确认增加了18％，计划戒烟评估增加了100％，提供戒烟辅导增加了26％（Ginn，Cox和Heath 2008；McCullough，Fisher，Goldstein，Kramer和Ripley-Moffitt 2009）。由于医院规定禁止吸烟，所以在患者入院时确认其是否为吸烟者尤为重要。否则会导致吸烟患者不必要地经历严重的尼古丁戒断症状或心理困扰，可能导致不依从治疗，极端行为或因抗拒医嘱而出院。

第2步 建议——强烈要求所有吸烟者戒烟

吸烟者往往只接受明确的戒烟信息和最直接的建议。因此，对临床医生而言，重要的是在提供建议的同时评估患者接受建议的舒适水平，如有必要，接受辅导技能培训。只是提出这个话题就已令临床医生们备感压力。向吸烟者提供指导的第一步是给他（她）一个清晰、强有力、个性化的戒烟信息，如"吸烟正在危害你的健康。吸烟是导致你患CVD的主要因素。持续吸烟会导致CVD恶化甚至死亡。我们必须一起想办法帮助你成为不吸烟者"。然而，清晰和强有力远远不够。这一信息必须个性化。使你的信息与当前吸烟者的关注相关联，可以是关于他（她）的健康、疾病状况、家庭或社会情况、年龄、性别以及过往吸烟行为。例如，一位患者因冠状动脉血管成形术住院，他（或她）就必须知道继续吸烟与增加的再狭窄率有关。

第3步 评估——确认愿意尝试戒烟的吸烟者

提供建议后，确认患者当前是否愿意戒烟显得尤为重要。可以通过一个简单的是/否问答测试戒烟意愿，如"现在你是否愿意戒烟？"也可以通过意向问答测试患者的戒烟意愿，"下个月你是否计划不再吸烟或其他烟草制品？"对于这些问题，患者的回答（肯定不是——肯定是）可以获得1～7分的得分。得分≤3分的患者表示无兴趣或尚未准备好戒烟（Taylor等1990）。如果患者愿意戒烟，应根据患者的喜好提供简短或更加有力的干预措施。若患者不愿意戒烟，确定其原因很重要。在某些情况下，患者并没有被提供足够的吸烟相关危险信息。帮助患者确认戒烟障碍，对预期问题提供指导，可以鼓励和促使患者更多地思考戒烟问题。

　　若患者明确表示他（她）现在不想戒烟，也不应放弃。相反，应向其提供激励干预措施。USDHHS 指南（2008）建议使用"5Rs"，即相关、风险、回报、障碍和重复。为使一项干预措施与患者相关联并且有意义，应当从患者当前的疾病状况、家庭或社会情况、年龄、性别以及其他患者独有的特征角度讨论戒烟问题。应向患者提及 3 种类型的风险。它们是：急性风险，包括呼吸短促和哮喘加重；长期风险，包括心脏病发作、脑卒中、癌症和慢性阻塞性肺疾病；环境风险，对患者的子女及其他家庭成员造成不断增加的风险，包括肺癌、婴儿猝死综合征和哮喘。应当和患者讨论戒烟的好处，包括改善的健康、能量水平、味觉和嗅觉意识以及自尊。其他的益处包括节约成本，减少皱纹/皮肤老化，为孩子树立不吸烟的榜样以及不用再担心吸烟对他（她）的健康造成负面影响。

　　第 4 步　协助——协助患者戒烟：设定一个戒烟日期并制订干预计划

　　协助患者做好戒烟准备的第一步是制订一个戒烟计划，这包括：设定一个戒烟日期；通知家人、朋友和同事自己的戒烟计划，希望得到支持；为持续戒烟将面临的挑战做好准备；在家中和单位里清除烟草制品。关于戒烟日期，如果患者动机强烈，设定一个与卫生保健者会谈 2 周内的戒烟日期最合适。当吸烟者入院并被确认为吸烟者，入院时间成为指定的戒烟日期。患者往往因为医院的禁烟规定而成为戒烟者。

　　一些吸烟者在尝试戒烟前可能转而使用轻型烟。这些技巧对有些人可能会有帮助，却会直接延长戒烟过程。此外，当吸烟者减少每天吸入量或改用尼古丁或焦油含量较少的淡味香烟时，他们通过深吸气以达到与以往吸食香烟同等的尼古丁含量。（Benowitz 等 1983；Benowitz，Jacob，Kozlowski 和 Yu 1986）。

　　此时签订戒烟合同是一种行为技巧，已经证明行之有效。这个过程帮助吸烟者将戒烟承诺正式化，这也是卫生保健者在这一过程向患者提供扩展支持的一个方法。

USDHHS 指南（2008）指出，一次简短的干预主要由 5 个部分组成，包括：①提供实用咨询，如解决问题、技能培训、预防复发和应激处理；②由卫生保健者直接提供的社会支持（治疗内部社会支持）；③帮助患者获得临床以外的社会支持（治疗外部社会支持）；④除特殊情况外，均建议使用经批准药物；⑤提供附加材料。实用咨询包括帮助患者识别和预见"高风险情况"，如能增加复发风险的事件、活动和内在状态。这样的例子包括消极情感、同另一位吸烟者住在一起或在一起饮酒、应激。应与患者一同探讨的应对策略包括预期计划、回避和减压。

治疗内部社会支持很简单，包括鼓励患者、表明你关心他们及他们的健康，以及给予患者机会让他们讲述自己的戒烟尝试（忧虑、害怕和成功）。治疗外部社会支持包括鼓励家庭成员或其男（女）友支持患者的戒烟努力，而且如果合适的话，也向吸烟者的家庭成员提供一个同步的戒烟干预措施。这对于与其他吸烟者同住的女性来说尤为重要，因为对女性而言，与其他吸烟者同住是复吸的强烈信号（Froelicher，Christopherson，Miller 和 Martin 2002）。可以就患者需要的支持进行角色扮演，并确认和引导患者寻求社会支持，如热线（1-800-QUIT-NOW 和 1-800-NOBUTTS）、网址（smokefree. gov）或小组会议；帮助患者找到"戒烟伙伴"。强烈建议为患者提供有效药物，这在后面会详细探讨。

最后，当患者离开卫生保健环境时，强烈建议给他们带上附加材料，可以是小册子或者其他与文化、种族、教育和年龄相适应的资源。自助材料包括信息小册子、录音磁带、录像带或DVD。美国心脏病学会"心脏健康的积极伙伴关系"为心脏病患者提供有效的多媒体资源，包括录像带、录音磁带和工作手册（美国心脏病学会 2002）。疾病控制和预防中心（CDC）向非洲裔美国人提供自助材料（USDHHS 2003）。美国国家癌症研究所专门为女性开发了一个网站（women. smokefree. gov）。美国癌症学会和美国肺脏协会也向吸烟者提供了印刷资料。

预防复吸

对于近期戒烟的患者，成功戒烟干预措施的重要一项是预防复吸培训（Marlatt 1982）。它包括确定患者的高风险情况、提供应对技能培训和排练应对机制。由于患者戒烟后多于戒烟早期复吸，基本在头3个月内，所以预防复吸很重要。最初戒烟日后复吸风险持续很长时间，越来越多的人认为不存在不会再吸的安全点（Ockene 2000）。尽管各种各样的复吸因素已被确认，但压力、高尼古丁依赖、自身低效能和有限的社会支持是戒烟后60天内可能复吸最有力的线索（Ockene 2000）。

USDHHS指南（2000，2008）将预防复吸分为两类：最小实践干预和说明性干预。最小实践干预适用于最近戒烟定期会见卫生保健者的患者。卫生保健者必须祝贺患者的这一成功，帮助其解决发生或预期的困难和问题，并强烈建议和鼓励患者保持不吸。说明性干预更加深入地评估潜在高风险情况、支持系统、抑郁、戒断症状和继续戒烟动机。它可以当面或通过电话提供。

确认各种高风险情况后，技能培训可以通过发展行为和认知策略帮助患者调动资源，应对这一情况。Tsoh（1997）建议教育患者使用"ACE"（回避、应对和摆脱）策略应对吸烟冲动。例如，若患者不确信自己有应对高风险情况的能力，则可以鼓励患者回避它，直至自信心增强。患者到餐馆可选择无烟区就餐，避免吸烟的可能。若患者不能回避高风险情况，就可以选择应对策略。可供使用的应对策略包括分散注意力、不兼容行为和积极自我对话。分散吸烟念头的方法包括散步、给朋友打电话、读书或通过其他活动来转移注意力，直到吸烟念头淡化。与吸烟不兼容的行为包括嚼口香糖，进食低热、低脂食物或参与需要动手的活动，如编织、缝纫、木工和猜字谜。积极自我对话包括患者自我鼓励，相信自己能够做到不吸烟。例如，患者可以说，"我能够做到。我能够保持做一个不吸烟者。我有能力通过戒烟增进健康"。其他患者可以做的事情包括提醒自己戒烟的益处、吸烟的危害或储蓄的增长。若患者不能回避或应对高风险情况，则可以选择摆脱策略。例如，患者与朋友参加一个聚会，可以选择与不吸烟者在一起，而不是走到外面和吸烟者在一起。外出就餐时，摆脱策略意味着当其他人餐后吸烟时，自己可以走到外面休息。要向患者强调综合运用"ACE"策略的重要性。当有多个策略可供选择时，可降低患者面对问题不知所措的风险。预防复吸培训的最后一步，是排练应对反应。诚然，患者会产生吸烟冲动，但如果患者已准备好如何应对这一情况，他（她）重新拾起香烟的可能性就会降低。卫生保健者负责通过角色扮演与患者练习各种应对策略，提高其应对高风险情况的反应能力。

药物治疗

USDHHS 指南（2008）建议把尼古丁受体拮抗剂伐尼克兰酒石酸盐（畅沛）作为行为咨询的一个补充。它建议对所有表达戒烟意愿的患者实施咨询和药物治疗，除了药物禁忌或特殊人群，如妊娠或哺乳期妇女、青年、无烟烟草使用者、轻量吸烟者（每天吸烟不足 10 支）和最近患 MI 及加重心绞痛的药物禁忌者。Meta 研究的回顾性分析显示，7 种一线药物治疗确定安全有效，戒烟率是安慰剂的 2 倍。它们是尼古丁贴片、尼古丁口香糖、尼古丁鼻喷雾剂、尼古丁吸入器、尼古丁止咳糖、缓释安非他酮和伐尼克兰酒石酸盐。这些一线药已获美国食品及药品管理局 FDA 的批准。相较于安慰剂，尼古丁贴片和尼古丁替代疗法（NRT，口香糖或喷雾）的任意组合疗法戒烟率最高，其次是伐尼克兰酒石酸盐。尼古丁贴片、口香糖和止咳糖在药店有售。其他尼古丁替代药物都是处方药。一线药剂用量和相应副作用见表 15-2。

表 15-2 治疗烟草依赖的临床用药建议

药物	预防/禁忌	副作用	用量/疗程	购买途径
尼古丁贴片		局部皮肤反应，失眠	头 4 周 21mg/24 小时，接下来 2 周 14mg/24 小时，接下来 2 周 7mg/24 小时	处方和非处方
尼古丁口香糖		口腔溃疡，消化不良	24 支烟/天：2mg 口香糖（直至 24 片/天）；>25 支烟/天：4mg 口香糖（直至 24 片/天），12 周	仅限非处方
尼古丁鼻喷雾剂		鼻腔发炎	8~40 剂/天，3~6 个月	仅限处方
尼古丁吸入器		口腔和咽喉部炎症	6~16 筒/天，6 个月	仅限处方
尼古丁止咳糖		咽喉局部炎症，打嗝，胃灼热	早起后 30 分钟吸第 1 支烟：2mg（直至 20 片/天）；早起前 30 分钟吸第 1 支烟：4mg（直至 20 片/天），12 周	仅限非处方
缓释安非他酮	脑病发作史，饮食失调，或在过去 14 天中使用单胺氧化酶抑制药	失眠，口腔干燥	头 3 天每天早 150mg，此后每天 2 次，每次 150mg（戒烟日前 1~2 周开始治疗），维持 7~12 周，直至 6 个月	仅限处方
伐尼克兰酒石酸盐	追踪行为和情绪变化，精神症状以及自杀念头	恶心，睡眠障碍	戒烟日前 5~7 天：0.5mg/天；戒烟日前 1~4 天：每天 2 次，每次 0.5mg；戒烟日起每天 2 次，每次 1mg，维持 3 个月，直至 6 个月	仅限处方

改编自美国卫生与公共服务部（2008）《帮助吸烟者戒烟：临床医生指南》，公共数据。本表内容并不完整，请参阅药品说明书。

OTC：非处方药

伐尼克兰酒石酸盐

伐尼克兰酒石酸盐的戒烟率是安慰剂的 3 倍，是尼古丁贴片的 1.5 倍。它已被证明在患有心血管疾病的吸烟者中戒烟安全有效（Rigotti 2010）。与安非他酮一样，它需要吸烟者在戒烟日前 1 周开始服用。伐尼克兰耐受时间长达 1 年（Oncken 2006）。与安非他酮不同的是，由于它的尼古丁拮抗剂属性，不建议与尼古丁替代疗法合并使用。常见的副作用是恶心和做梦异常，这些副作用可通过调整剂量解决。在开始的 2 周最有可能出现副作用，此后逐渐递减（Jimenez-Ruiz，Berlin 和 Hering 2009）。

最近研究表明，服用伐尼克兰酒石酸盐的患者出现原精神疾病、精神分裂症或双相障碍等疾病恶化的情况（Freedman 2007；Kohen 和 Kremen 2007），所以对服用此药患者进行密切监测很重要，包括建议患者在服药前告知卫生保健者相关精神病史。临床医生在开出处方药后，要追踪患者情绪及行为方面的任何变化。2008 年 2 月，美国食品及药品管理局（FDA）警告，服用伐尼克兰酒石酸盐戒烟的患者出现抑郁、烦躁、行为改变、自杀念头和自杀。此外，由于伐尼克兰酒石酸盐在排出的尿液中几乎没有改变，因此严重肾功能不全者（肌酐清除率＜30ml/min）应小心服用。

安非他酮

尼古丁替代疗法的另一个备选方案是缓释安非他酮（耐烟盼；葛兰素史克，三角研究园，北卡罗来纳）。这一戒烟辅助药品多年来一直用于治疗抑郁。目前尚不清楚其促进戒烟的确切机制。然而，安非他酮是神经元摄取多巴胺、5-羟色胺和去甲肾上腺素的弱抑制剂（GlaxoSmithKline 2003）。它会影响中脑边缘多巴胺能系统，调节尼古丁使用产生的反应（Hays 和 Ebbert 2003）。如同尼古丁替代疗法，它的戒烟率约是安慰剂的 2 倍。然而，与尼古丁替代疗法不同，由于血液中的安非他酮含量需要 1 周时间才能达到稳定水平，因此应在患者吸烟的同时开始安非他酮治疗。戒烟的目标日期可以确定在治疗的第 2 周，以促使戒烟的可能性达到最高。它的治疗应至少维持 7～12 周，并可持续至 6 个月。更长时间的治疗被证明是有效的，同时请评估它对患者的的风险和益处，用以指导个体治疗。它对 CVD 患者是安全、有效的。Tonstad 及其同事（2003）发现，在对 CVD 患者的随机双盲研究中，使用安非他酮治疗的患者在血压和心率方面未发现明显的负面变化，它的戒烟率是安慰剂的 2 倍（Tonstad 等 2003）。

然而，安非他酮是下列患者的禁忌药：具有癫痫发作高风险、既往有头部创伤史、中枢神经系统肿瘤、神经性厌食、贪食症、既往有脑病发作史或同时服用其他降低癫痫阈值药物（抗精神病药、抗抑郁药、茶碱和激素）（GlaxoSmithKline 2003）。安非他酮还会干扰某些药物的降解，如三环抗抑郁药、受体阻断药及抗心律失常药（如氟卡尼）（Haustein 2003）。常见副作用包括失眠和口腔干燥，通常持续时间短暂，并会自行消退（Aubin 2002；GlaxoSmithKline 2003；Holm 和 Spencer 2000）。

尼古丁替代疗法

尼古丁替代疗法（NRT）主要是通过皮肤（经皮贴片）或黏膜（口香糖、吸入器、鼻喷雾剂和止咳糖）提供持续的或一定剂量的尼古丁的药理疗法。NRT 自 20 世纪 90 年代早期就已作为戒烟辅助药品被使用，其戒烟率达到安慰剂的 2 倍（USDHHS 2008）。对于通过单一的一线药剂达不到戒烟目的的患者，NRT 组合会很适合他们。NRT 组合达到的戒烟率是单项 NRT 的 2 倍（USDHHS 2008）。

经历急性心血管事件的患者如最近出现 MI（戒烟日前 2 周内）、严重心律失常或不稳定型心绞痛等应小心使用 NRT（US-DHHS 2000，2008）。在一定程度上基于 Benowitz 的研究（1988）确立了良好的 NRT 风险-收益比，经发现服用 2mg 尼古丁口香糖者血中尼古丁浓度为 12mg/ml，而吸烟者吸烟过程中尼古丁最高水平是 35～54mg/ml（Benowitz 1988）。对于使用接触皮肤的尼古丁产品的心脏病患者的评估发现，贴片与急性心脏事件之间没有联系（USDHHS 2000）。Benowitz 和 Gourlay（1997）得出结论，因 NRT 导致血流动力学状态发生改变的危险性比吸烟轻得多（Benowitz 和 Gourlay 1997）。因此，似乎 NRT 对于心血管系统的影响并不大于甚至可能小于吸烟的影响（Stillman 1995）。

NRT 最常见的形式是尼古丁贴片和口香糖。贴片是最受欢迎的 NRT 形式，其次是喷雾剂、吸入器和口香糖。吸烟者可以根据以往对特定形式 NRT 的经验（好的或坏的）以及由此产生的喜好选择适用药剂。佩戴假牙的患者不可使用尼古丁口香糖。如果患者的吸烟习惯与口腔满足有关，他可能会喜欢使用口香糖、止咳糖和吸入器。

另一种尚未被广泛使用的 NRT 形式是鼻喷雾剂。它的广泛使用受限的原因是由于它会产生某些常见的副作用，如头痛、鼻或喉烧灼感、泪溢、鼻炎、打喷嚏、流涕、咳嗽和睡眠障碍。这些副作用在使用的第一天就会产生，但会随着时间的推移而减弱（Hurt 1998）。然而，因其快速显效性，它对高度上瘾的吸烟者特别有效（Schneider，Lunell，Olmstead 和 Fagerstrom 1996）。

尽管许多研究已显示出 NRT 在戒烟中的价值，它的使用仍然相对有限。有关研究持续记录 NRT 的使用有限。有关 NRT 处方及使用潜在障碍的几种理论被提出。例如，一项针对因 CVD 住院治疗的女性的研究显示，即使完全免费，也只有 9%～20% 有资格使用 NRT 的女性使用 NRT 戒烟（Mahre Imhof，Froelicher，Li，Parker 和 Benowitz 2000）。另一项针对 580 名吸烟男性和女性住院患者的研究显示，只有 7.1% 的人使用 NRT（Emmons 等 2000）。这一发现与一项有关非裔美国人吸烟群体的研究结果一致（Froelicher，Doolan，Yerger，McGruder 和 Malone 2010；Yerger，Wertz，McGruder，Froelicher 和 Malone 2008），揭示了使用 NRT 的主要障碍是对它可能增加尼古丁依赖和对缺乏控制的给药及药物吸收的担忧。NRT 缺乏使用的另一个潜在解释是卫生保健者并不愿承认吸烟是成瘾。很显然，吸烟由于满足瘾的定义已被确定为是一种瘾，包括高度控制或强迫吸食、心理作用和药物强化行为（USDHHS 1988）。

第 5 步：计划——制订随访接触日程

患者通过与专业卫生保健者的许多接触强化戒烟，提高了戒烟率（USDHHS 2008）。理想的话，应当在确立戒烟日期后立即开始随访接触，最好在戒烟后 1 周内，接着在戒烟后第 1 个月内。随访可当面或电话进行，随访的重要组成部分包括祝贺成功、支持、强化和解决问题。若患者疏忽或复吸，随访可以提供机会分析导致疏忽或复吸的背景，重新设定一个戒烟日期，制订一个新计划，应对出现类似情况的可能性。临床医生还可以通过随访解决和回顾任何与药物疗法相关联的问题。虽然卫生保健者至少应提供一次简短干预，但 USDHHS 指南（美国卫生与公共服务部 2000，2008）明确指出，由于咨询深度与戒烟成功之间的剂量效应关系，应把执行更深层次的干预作为目标。以下要素之间存在强烈的剂量效应关系——会谈时间长短与戒烟率、总体接触时间与戒烟率，以及会谈次数与治疗效果。关于会谈时间长短，有发现表明咨询谈话超过 10 分钟，戒烟率可增加 11.2％。关于接触时间，有发现表明无接触的戒烟率是 11.0％，此后逐渐增加，直至接触时间达到 300 分钟。关于会谈次数，无会谈或 1 次会谈戒烟率为 12.4％，增加至 8 次会谈后戒烟率为 24.7％。因此，指南建议进行 4 次以上的会谈，每次超过 10 分钟，并且总体接触时间超过 30 分钟。

卫生保健者应加强戒烟干预措施

尽管临床医生清楚吸烟对健康尤其是心血管存在不良影响，却很少有人向自己的吸烟患者提供戒烟干预措施（疾病控制和预防中心 1993）。根据美国最近的一项调查，有 66％的内科医生、35％的护士、56％的牙科医生和 49％的药剂师向他们的患者提供了戒烟辅导（An 等 2008）。提供戒烟干预措施的障碍包括时间限制和缺乏知识及经验（Sarna，Bialous，Rice 和 Wewers 2009）。临床医生需要更多系统教育，如在他们就读医学院、护理学校或继续教育课程时讲授戒烟干预措施的方法。戒烟辅导还会提高患者对卫生保健者的满意度（Solberg，Boyle，Davidson，Magnan 和 Carlson 2001）。

临床医生自己应寻找一切机会戒烟，以成为患者的榜样。一项针对护士吸烟进行的研究表明，护士们为自己吸烟的行为感到内疚，他们表达了公众对此事的观点，他们感到在戒烟努力上缺乏同伴和管理方面的支持（Bialous，Sarna，Wewers，Froelicher 和 Danao 2004）。由 Robert Wood Johnson 基金支持的项目"无烟草护士"就是护士们努力戒烟的一个很好例证。"无烟草护士"是帮助护士在国家层面和国际层面的第一个戒烟项目，同时支持其患者的戒烟努力。这个项目还开发了一个网站（http：//www.tobaccofreenurses.org），提供资源帮助护士和他们的患者戒烟。目前需要可提供戒烟干预措施的健康专业人员，但是干预的有效性更多地依赖设计和强度，而非健康专业人员的训练和专长（USDHHS 2008）。

戒烟领域的特殊问题

吸食水烟袋

近几年，水烟袋已经成为世界各地的一种文化。最近，美国人和移民也开始采用这种吸烟形式。水烟袋又称水烟壶、水烟管，已为美国人所接受（美国肺脏协会 2007）。水烟袋起初只集中在世界有限的地区，现在却风靡全球，引起许多健康新担忧（Maziak 2008；世卫组织 2005）。据估计，全球每天约有 1 亿人在吸食水烟袋（Ward 等 2005）。美国有 20％～30％的成年吸烟者在吸食水烟袋（Eissenberg 和 Shihadeh 2009；Primack 等 2008）。虽然美国和欧洲吸烟者大幅减少，水烟袋却对卫生保健者和控烟倡导者提出了新挑战。实际上，美国肿瘤协会警告，水烟袋的害处可能等于甚至大于普通吸烟方式（美国癌症协会 2009）。水烟袋是一种外来吸烟形式，它包括烟仓、烟管、盛水

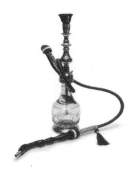

图 15-1 水烟袋

斗和吸管（图 15-1）。

烟草放置在顶部烟仓，用一个带孔的铝箔盖住。烧炭放在铝箔的上面。热炭导致烟仓的烟草受热产生烟。盛水斗装满半斗水。吸管一头连着盛水斗，另一头连着吸口。由于烟雾自水烟袋烟仓进入水中，从吸口处吸气可导致水中产生气泡，可为烟草提供更多空气。根据吸入量和吸入深度的不同，吸一次水烟需 1 小时左右。一个水烟袋中的烟草含量可达 10～20g（Neergaard，Singh，Job 和 Montgomery 2007）。典型水烟袋中的烟草包括 30％的烟草和 70％的糖浆（Knishkowy 和 Amitai 2005）。

水烟袋的害处

公众常常认为水烟是安全的，因为他们相信吸食水烟袋对健康的危害较轻，它不像香烟那么容易上瘾，并把吸食水烟袋看作是一种社交活动（Maziak 等 2004；Primack 等 2008；Shishani，Nawafleh 和 Sivarajan Froelicher 2008；世卫组织 2005）。而且吸食水烟袋的文化常常被认为促进了人们彼此间的互动。此外，这种形式的烟草还有多种口味。水烟袋吸食者认为带口味的烟草是纯天然和安全的（Knishkowy 和 Amitai，2005；Lyon 2008）。

事实上，与吸食香烟一样，吸食水烟袋也会产生有害气体，含有致癌的毒素和致瘾的尼古丁（美国肺脏协会 2007）。这就会增加 CVD 风险（Jabbour，El-Roueiheb 和 Sibai 2003）。水烟袋中含有大量经确认对癌症和 CVD 构成风险的化学制品（Shihadeh 和 Saleh 2005）。水烟袋中致癌的碳氢化合物（50 倍）（Sepetdjian，Shihadeh 和 Saliba 2008）和挥发性乙醛（Al Rashidi 等 2008）的含量均比香烟高。燃烧的木炭还可产生大量一氧化碳和碳氧化合物（Saleh 和 Shihadeh 2008）。吸食水烟袋的头 5 分钟就会显著提高血液中碳氧血红蛋白水平，是吸食整支香烟的 4 倍（Eissenberg 和 Shihadeh 2009）。这种吸烟形式还会降低肺泡上皮通透性（Maziak 等 2004），并对口腔黏膜造成损害（El-Setouhy 等 2008）。吸食水烟袋者尿液中可替宁浓度相当于每日吸食 10 支香烟的浓度。对于非日常吸食者，吸食 1 次水烟袋产生的可替宁浓度相当于吸食 2 支香烟的浓度（Neergaard 等 2007）。

水烟袋吸食评估

患者见到卫生保健者将会被问及吸食香烟状况，并被强烈建议戒烟。然而，其他吸烟形式却并无得到关注的数据，如水烟袋、烟斗、嚼烟、鼻烟和雪茄。因此，下面的全面评估将会很有用处。评估应问到的问题，包括使用烟草类型、吸食频率、吸食环境及吸食地点。应询问患者是否了解吸食水烟袋的危害和潜在成瘾危险，以及他们的戒烟意愿和治疗选择。

有关水烟袋危害的科学证据显示，吸食水烟袋易成瘾并对健康有害。吸食水烟袋者戒烟时会感受到与吸食香烟者同样的戒断症状。由于想要戒烟，他们可能独自经过无数次努力尝试却并不成功。这表明吸食水烟袋者也同样需要接受戒烟辅导。尚无适合水烟袋吸食者的治疗模式的干预措施研究。目前急需大量研究指导水烟袋依赖的治疗。在有可用研究之前，临床医生必须评估患者水烟袋吸食情况和吸食历史，以帮助他们戒烟。

社会和心理问题

应激

患者在应激尤其是情感应激大（如与配偶、家庭成员或同事争论或发生危机）的时候往往会吸烟复发（Shiffman 1986）。日常生活中危机挑战的频率和严重程度，已被证明是此后吸烟复发的前兆（Gritz，Nielsen 和 Brooks 1996；Romano，Bloom 和 Syme 1991）。虽然患者需要强化的戒烟辅导，但其他一些技术（如简单的放松训练）也可产生一种增强控制力的感觉，反过来会增强吸烟者抑制住吸烟念头的自信心。许多吸烟者可以通过低廉的放松录音磁带获益，它通过简单的指导使吸烟者通过肌张力训练和深呼吸训练达到放松。

抑郁症

男女两性中，当前吸烟者比从不吸烟者具有更高的平均抑郁得分（Haukkala，Uutela，Vartiainen，McAlister 和 Knekt 2006）。总的来说，吸烟者比不吸烟者既往重度抑郁病史更常见。有重度抑郁病史的戒烟患者其重度抑郁复发率是继续吸烟患者的 7 倍（Glassman，Covey，Stetner 和 Rivelli 2001）。戒烟前抑郁发作与 6 个月的戒烟呈反比（Cinciripini 等 2003）。反过来说，相较于从未得过抑郁的吸烟者，戒烟前有抑郁史但在戒烟之初并不抑郁的患者，戒烟成功率要低得多。较高的抑郁分数还与较低的戒烟自我效能相关，男性尤其如此（Haukkala 等 2003）。自我效能降低最有可能出现在戒烟的头 2 周（Cinciripini 等 2003）。相较于无抑郁女性，抑郁女性被发现存在更多的困难开始戒烟、保持戒断并且吸烟复发更早（Pomerleau，Brouwer 和 Pomerleau 2001）。因此，临床医生在治疗尝试戒烟的抑郁患者时，应建议患者在努力戒烟的同时，考虑接受同步抑郁治疗。在戒烟后的最初几周内，加强患者的自我效能、提供额外支持，可防止因自我效能大幅降低增加复发可能性而产生的不良影响。另一方面，女性较高的抑郁得分与更高的戒烟动机相关，临床医生可以善用这一因素（Haukkala 等 2006）。

虽然文献中存在多种抑郁筛查工具，但对于忙碌的临床医生而言，患者健康问卷-2 是个有效的工具（Kroenke，Spitzer 和 Williams 2001；Lichtman 等 2008；Spitzer，Kroenke 和 Williams 1999）。这个工具通过案例发掘问题，包含 2 个问题，可以简单、快速地在临床环境中使用，适合指导戒烟干预计划。美国心脏病学会建议用这 2 个问题筛查抑郁（Lichtman 等 2008）：① "在过去的 1 个月中，你是否常常感到闷闷不乐、抑郁或无望？" ② "在过去的 1 个月中，你是否感到困扰、做事没兴趣或无快感？" 如果患者对 2 个问题都回答 "不是"，那么他不太可能有严重抑郁。如果患者对 2 个问题都回答 "是"，那么他应当被问到患者健康问卷-9 中的 7 个问题，如果抑郁症状较重，建议接下来由精神病健康专家开展一次临床面谈。此后，可选择转诊普通医生或精神病医生。对于现在或既往抑郁的患者，应考虑将缓释安非他酮作为首选药，因为它已被证明对戒烟和治疗抑郁均有效果（USDHHS 2000）。

饮酒

饮酒的社会情境意味着吸烟复发（Shiffman 1986）。因此，护士需要确定尝试戒烟的吸烟者是否经常饮酒。这可以在询问吸烟史时通过使用 4 个项目的 CAGE 问卷获得答案，CAGE 是一个酗酒者筛查工具。酗酒的诊断一经做出，就应鼓励患者同时进行戒烟和戒酒的双重戒瘾治疗。对于在活动中大量饮酒的患者，应鼓励他们戒酒或大幅减少饮酒量，直至戒烟成功。

社会支持

成功戒烟和维持短期戒断，与配偶或家庭成员的支持直接相关。相较于男性，社会支持对女性戒烟起着更重要的作用（Gritz 等 1996）。对于家人或亲密朋友吸烟的患者，重要的是为他制订一个帮助他抵御其他人吸烟诱惑的计划。若家庭成员或朋友吸烟并与患者住在一起，就很有必要为患者做一安排，应对种种情况。对与吸烟者同住的女性患者这一安排尤为重要，因为这一人群中复发概率是正常情况的 2.5 倍。（Froelicher 等 2002）当然，最理想的情况是在患者戒烟的同时，家庭成员或朋友也在尝试戒烟。因此，针对家庭中其他吸烟者的干预措施似乎是有远见的。如果这样不可行，卫生保健者应针对家庭成员或朋友进行咨询：①避免在患者面前吸烟；②清除家中所有的香烟及其他烟草制品；③避免向戒烟的患者提供香烟。对于戒烟成功的患者，应鼓励家庭成员和朋友每日向患者提供正面强化支持。卫生保健者还应教给患者基本的自信技巧，使患者能够果断地要求家庭成员或朋友不要在他（她）面前吸烟，并且不要向他（她）提供香烟。

体重增加

一般来说，戒烟后平均体重可增加 6～10 磅，大部分是由戒断导致的新陈代谢变化所致（Wack 和 Rodin 1982）。似乎体重增加常与一个人吸烟过多或存在体重增加史有关（Hall，Ginsberg 和 Jones 1986）。此外，戒烟者通常喜好甜食（Grunberg 1982）。可以鼓励患者积极参加日常锻炼，帮助他们识别低热卡的食品和甜品，帮助他们避免体重增加过多。同时，应当让患者知道继续吸烟的风险远大于体重增加的风险。对待体重增加不能太过轻率，一个关于女性的研究发现，她们之中 67% 的人非常或有些担忧戒烟后体重增加（Pomerleau，Zucker 和 Stewart 2001）。在另一项研究中，约有 75% 的女性和 35% 的男性不愿由于戒烟增加≥5 磅的体重。此外，超过 50%25 岁以下的女性和 39%40 岁以上的女性表示不愿增加一点体重（Tsoh 等 1997）。值得重视的是，对体重增加感到担忧的不只是女性，对于男性而言，戒烟头 3 个月内体重增加意味着吸烟复发。事实上，对于每千克体重的增加，吸烟复发的风险增加 17%（Borrelli，Spring，Niaura，Hitsman 和 Papandonatos 2001）。卫生保健者可以开门见山地讨论体重增加的可能，但要向患者强调体重增加有限，通过一个锻炼计划和营养食谱就可以控制体重（USDHHS 2000）。目前的研究表明，NRT 尤其是尼古丁口香糖和缓释安非他酮在戒烟时所致体重增加最少（USDHHS 2000，2008）。相较于安慰剂，缓释安非他酮的体重增加明显较低，两者的体重增加分别是 5.6kg 和 3.8kg（Durcan 等 2002）。

特殊人群

女性

由于自 1980 年以来美国约有 300 万女性死于吸烟相关疾病，所以美国卫生总署报告《女性与吸烟》重申了针对女性戒烟工作的必要性（USDHHS 2001）。更加令人忧虑的是，世界卫生组织报告《女性与烟草疾病：21 世纪的挑战》不仅证实了这一问题，而且证实这一问题不仅局限于美国（Samet 和 Yoon 2001）。有些研究者发现相较于男性，女性戒烟的可能似乎更小（Ockene 等 1992），另外一些研究者也发现了类似的戒烟率（Gritz 等 1998；

Whitlock，Vogt，Hollis 和 Lichtenstein 1997）。人们普遍认为女性对戒烟措施的反应有别于男性。可能的解释为这是由于女性在生理功能、行为和心理方面不同造成的。例如月经周期可能对戒烟成功发挥作用。月经不适的症状包括抑郁、易怒、焦虑、紧张、注意力不集中和体重变化，而这些同时也是尼古丁戒断症状。证据表明，戒烟日选择在月经周期的黄体期（排卵期后月经前）而不是卵泡期（月经期 1～15 天），戒烟往往更易成功。因此，在确定戒烟日期前，评估月经周期的规律性就很有价值，可以降低因月经不适产生的综合戒断症状的影响（O'Hara，Portser 和 Anderson 1989）。对女性戒烟具有重要作用的行为和心理因素包括恐惧体重增加、社会支持少、依赖香烟控制不良影响或应激处理以及较低的戒烟自我效能（Gritz 等 1996）。在对女性执行戒烟干预措施时，必须着手解决这些问题。在可能的情况下，最好还是为每一位患者量身定制干预措施。需要强调的是，女性比男性更愿意使用大量种类繁多的戒烟策略，包括个人策略，如阅读戒烟材料、使用吸烟代用品、采用放松技巧、社会支持、催眠和针灸（Whitlock 等 1997）。对于女性，戒烟的好处包括面色较好，皱纹减少，衣服、头发和吸出气中没有香烟气味，以及对家庭和孩子健康的益处。由于预测女性戒烟成功特征的信息局限性以及女性戒烟专门研究数量的局限性，所以专门研究女性戒烟的特殊信息很有限。

弱势群体

弱势群体包括但不仅限于经济困难者、保险价值过低或未保险者、外出打工者、移民、被监禁者、无家可归者、女同性恋者、男同性恋者、两性人或变性人、少数族裔、婴儿和幼儿。他们之所以是弱势群体是由于对他们而言，资源不充分、不适合或不可得。由于统计和研究数据不足，对这部分人群需要的有关知识并不充分（Hutchinson 和 Froelicher 2003）。有些烟草制品（如薄荷香烟）商常常专门把少数族裔（包括非洲裔美国人和拉丁裔美国人）定为自己的目标市场人群（Benowitz 和 Samet

2011)。这些少数民族/种族人群在接触戒烟治疗（如尼古丁替代疗法）或戒烟辅导时面临很大挑战，而且他们从这些服务中获得的成功更少（Lawrence，Graber，Mills，Meissner 和 Warnecke 2003）。总的来说，戒烟干预措施对于从蓝领工人（Gritz 等 1998）直至参与管理式医疗计划的人（Smith，Reilly，Houston Miller，DeBusk 和 Taylor 2002）这些不同类型的人群而言基本上都是成功的。所以，各种年龄、种族、生活方式和职位的吸烟者为了自身的最大利益，都应当接受为其量身定制的戒烟干预措施。希望随着时间的推移和研究的深入，能够为这个群体找到切实有效的戒烟干预措施。

总结

系统地使用以证据为基础的戒烟干预措施可产生有效的结果。综合学科的策略对 CVD 患者可产生最大的影响。教育、辅导、行为干预和药物干预的综合策略比其中任何一项单独作用都更有效。

参考文献

Al Rashidi，M.，Shihadeh，A.，& Saliba，N.（2008）. Volatile aldehydes in the mainstream smoke of the narghile waterpipe. *Food and Chemical Toxicology*，46（11），3546-3549.

American Cancer Society.（2009）. Questions about smoking，tobacco，and health. Retrieved from http：//www. cancer. org/docroot/PED/content/PED _ 10 _ 2x _ Questions _ About _ Smoking _ Tobacco _ and _ Health. asp .

American Heart Association.（2002）. *An active partnership for the health of your heart*. Dallas：American Heart Association.

American Lung Association.（2007）. An emerging deadly trend：Waterpipe tobacco use. Retrieved from http：//slati. lungusa. org/alerts/Trend％20Alert _ Waterpipes. pdf .

American Psychiatric Association.（2000）. *Diagnositic and statistical manu-*

al of mental disorders (4th ed.). Washington, DC: American Psychiatric Association.

An, L. C. , Foldes, S. S. , Alesci, N. L. , Bluhm, J. H. , Bland, P. C. , Davern, M. E. , et al. (2008). The impact of smoking-cessation intervention by multiple health professionals. *American Journal of Preventive Medicine*, 34 (1), 54-60.

Aubin, H. J. (2002). Tolerability and safety of sustained-release bupropion in the management of smoking cessation. *Drugs*, 62 (Suppl 2), 45-52.

Baile, W. F. , Jr. , Bigelow, G. E. , Gottlieb, S. H. , Stitzer, M. L. , & Sacktor, J. D. (1982). Rapid resumption of cigarette smoking following myocardial infarction: Inverse relation to MI severity. *Addictive Behaviors*, 7 (4), 373-380.

Barth, J. , Critchley, J. , & Bengel, J. (2008). Psychosocial interventions for smoking cessation in patients with coronary heart disease. *Cochrane Database of Systematic Reviews* (1), CD006886.

Benowitz, N. L. (1988). Pharmacologic aspects of cigarette smoking and nicotine addiction. *The New England Journal of Medicine*, 319, 1318-1330.

Benowitz, N. L. , & Gourlay, S. G. (1997). Cardiovascular toxicity of nicotine: Implications for nicotine replacement therapy. *Journal of the American College of Cardiology*, 29, 1422-1431.

Benowitz, N. L. , Hall, S. M. , Herning, R. I. , Jacob, P. I. , Jones, R. T. , & Osman, A. L. (1983). Smokers of low-yield cigarettes do not consume less nicotine. *The New England Journal of Medicine*, 309 (3), 139-142.

Benowitz, N. L. , Jacob, P. I. , Kozlowski, L. , & Yu, L. (1986). Infl uence of smoking fewer cigarettes on exposure to tar, nicotine, and carbon monoxide. *The New England Journal of Medicine*, 315 (21), 1310-1313.

Benowitz, N. L. , & Samet, J. M. (2011). The threat of menthol cigarettes to U. S. public health. *New England Journal of Medicine*. Retrieved from http: //www. ncbi. nlm. nih. gov/entrez/query. fcgi? cm d = Retrieve&db = PubMed&dopt = Citation&list _ uids = 21542737 . doi:

10. 1056/NEJMp1103610．

Bialous，S. A. ，Sarna，L. ，Wewers，M. E. ，Froelicher，E. S. ，&. Danao，L. （2004）. Nurses' perspectives of smoking initiation，addiction，and cessation. *Nursing Research*，53（6），387-395.

Borrelli，B. ，Spring，B. ，Niaura，R. ，Hitsman，B. ，&. Papandonatos，G. （2001）. Infl uences of gender and weight gain on short-term relapse to smoking in a cessation trial. *Journal of Consulting and Clinical Psychology*，69（3），511-515.

Burt，A. ，Thornley，P. ，Illingworth，D. ，White，P. ，Shaw，T. R. ，&. Turner，R. （1974）. Stopping smoking after myocardial infarction. *Lancet*，1（7852），304-306.

Centers for Disease Control and Prevention. （1993）. Physician and other health-care professional counseling of smokers to quit-United States，1991. *MMWR*：*Morbidity Mortal Weekly Report*，42（44），854-857.

Cinciripini，P. M. ，Wetter，D. W. ，Fouladi，R. T. ，Blalock，J. A. ，Carter，B. L. ，Cinciripini，L. G. ，et al. （2003）. The effects of depressed mood on smoking cessation：Mediation by postcessation self-effi cacy. *Journal of Consulting and Clinical Psychology*，71（2），292-301.

Condiotte，M. M. ，&. Lichtenstein，E. （1981）. Self-effi cacy and relapse in smoking cessation programs. *Journal of Consulting and Clinical Psychology*，49（5），648-658.

Crouse，J. R. ，III，&. Hagaman，A. P. （1991）. Smoking cessation in relation to cardiac procedures. *American Journal of Epidemiology*，134（7），699-703.

Dube，S. R. ，Asman，K. ，Malarcher，A. ，&. Carabollo，R. （2009）. Cigarette smoking among adults and trends in smoking cessation-United States，2008. *MMWR*：*Morbidity Mortal Weekly Report*，58（44），1227-1232.

Durcan，M. J. ，Deener，G. ，White，J. ，Johnston，J. A. ，Gonzales，D. ，Niaura，R. ，et al. （2002）. The effect of bupropion sustained-release on cigarette craving after smoking cessation. *Clinical Therapeutics*，24（4），540-551.

Eissenberg，T. ，&. Shihadeh，A. （2009）. Waterpipe tobacco and cigarette smoking direct comparison of toxicant exposure. *American Journal of Preventive Medicine*, 37 (9), 518-523.

El-Setouhy, M., Loffredo, C. A., Radwan, G., Abdel Rahman, R., Mahfouz, E., Israel, E., et al. (2008). Genotoxic effects of waterpipe smoking on the buccal mucosa cells. *Mutation Research*, 655 (1-2), 36-40.

Emmons, K. M., & Goldstein, M. G. (1992). Smokers who are hospitalized: A window of opportunity for cessation interventions. *Preventive Medicine*, 21 (2), 262-269.

Emmons, K. M., Goldstein, M. G., Roberts, M., Cargill, B., Sherman, C. B., Millman, R., et al. (2000). The use of nicotine replacement therapy during hospitalization. *Annals of Behavioral Medicine*, 22 (4), 325-329.

Etter, J. F. (2005). A self-administered questionnaire to measure cigarette withdrawal symptoms: The cigarette withdrawal scale. *Nicotine & Tobacco Research*, 7 (1), 47-57.

Fagerstroem, K. O. (1978). Measuring degree of physical dependence to tobacco smoking with reference to individualization of treatment. *Addictive Behaviors*, 3 (3-4), 235-241.

Fagerstrom, K. O., & Schneider, N. G. (1989). Measuring nicotine dependence: A review of the Fagerstrom Tolerance Questionnaire. *Journal of Behavioral Medicine*, 12 (2), 159-182.

Freedman, R. (2007). Exacerbation of schizophrenia by varenicline. *The American Journal of Psychiatry*, 164 (8), 1269.

Froelicher, E. S., Christopherson, D. J., Miller, N. H., & Martin, K. (2002). Women's initiative for nonsmoking (WINS) IV: Description of 277 women smokers hospitalized with cardiovascular disease. *Heart & Lung*, 31 (1), 3-14.

Froelicher, E. S., Doolan, D., Yerger, V. B., McGruder, C. O., & Malone, R. E. (2010). Combining community participatory research with a randomized clinical trial: The Protecting the Hood Against Tobacco (PHAT) smoking cessation study. *Heart & Lung*, 39 (1), 50-63.

Ginn, M. B., Cox, G., & Heath, J. (2008). Evidence-based approach to an inpatient tobacco cessation protocol. *AACN Advanced Critical Care*, 19 (3), 268-278.

Glasgow, R. E., Stevens, V. J., Vogt, T. M., Mullooly, J. P., & Lichtenstein, E. (1991). Changes in smoking associated with hospitalization: Quit rates, predictive variables, and intervention implications. *American Journal of Health Promotion*, 6 (1), 24-29.

Glassman, A. H., Covey, L. S., Stetner, F., & Rivelli, S. (2001). Smoking cessation and the course of major depression: A follow-up study. *Lancet*, 357 (9272), 1929-1932.

GlaxoSmithKline. (2003). Zyban prescribing information. Retrieved from http: //us. gsk. com/products/assets/us _ zyban. pdf .

Gritz, E. R., Nielsen, I. R., & Brooks, L. A. (1996). Smoking cessation and gender: The infl uence of physiological, psychological, and behavioral factors. *Journal of the American Medical Women's Association*, 51 (1-2), 35-42.

Gritz, E. R., Thompson, B., Emmons, K., Ockene, J. K., McLerran, D. F., & Nielsen, I. R. (1998). Gender differences among smokers and quitters in the working well trial. *Preventive Medicine*, 27 (4), 553-561.

Grunberg, N. E. (1982). The effects of nicotine and cigarette smoking on food consumption and taste preferences. *Addictive Behaviors*, 7 (4), 317-331.

Hall, S. M., Ginsberg, D., & Jones, R. T. (1986). Smoking cessation and weight gain. *Journal of Consulting and Clinical Psychology*, 54 (3), 342-346.

Haukkala, A., Uutela, A., Vartiainen, E., McAlister, A., & Knekt, P. (2006). Depression and smoking cessation: The role of motivation and self-effi cacy. *Addictive Behaviors*, 25 (2), 311-316.

Haustein, K. O. (2003). Bupropion: Pharmacological and clinical profi le in smoking cessation. *International Journal of Clinical Pharmacology and Therapeutics*, 41 (2), 56-66.

Havik, O. E., & Maeland, J. G. (1988). Changes in smoking behavior after a myocardial infarction. *Health Psychology*, 7 (5), 403-420.

Hays, J. T., & Ebbert, J. O. (2003). Bupropion for the treatment of tobacco dependence: Guidelines for balancing risks and benefi ts. *CNS Drugs*, 17 (2), 71-83.

Heatherton, T. F., Kozlowski, L. T., Frecker, R. C., & Fagerstrom, K. O. (1991). The Fagerstrom test for nicotine dependence: A revision of the Fagerstrom tolerance questionnaire. *British Journal of Addiction*, 86 (9), 1119-1127.

Hermanson, B., Omenn, G. S., Kronmal, R. A., & Gersh, B. J. (1988). Benefi cial six-year outcome of smoking cessation in older men and women with coronary artery disease. Results from the CASS registry. *The New England Journal of Medicine*, 319 (21), 1365-1369.

Holm, K. J., & Spencer, C. M. (2000). Bupropion: A review of its use in the management of smoking cessation. *Drugs*, 59 (4), 1007-1024.

Hughes, J., & Hatsukami, D. (1986). Signs and symptoms of tobacco withdrawal. *Archives of General Psychiatry*, 43, 289-294.

Hurt, R. D., Dale, L. C., Croghan, G. A., Croghan, I. T., Gomez-Dahl, L. C., & Offord, K. P. (1998). Nicotine nasal spray for smoking cessation: Pattern of use, side effects, relief of withdrawal symptoms, and cotinine levels. *Mayo Clinic Proceedings*, 73 (2), 118-125.

Hutchinson, K. M., & Froelicher, E. A. (2003). Populations at risk for tobacco-related diseases. *Seminars in Oncology Nursing*, 19 (4), 276-283.

Jabbour, S., El-Roueiheb, Z., & Sibai, A. (2003). Narghile (water-pipe) smoking and incident coronary heart disease: A case-control study. *Annals of Epidemiology*, 13 (8), p570.

Jimenez-Ruiz, C., Berlin, I., & Hering, T. (2009). Varenicline: A novel pharmacotherapy for smoking cessation. *Drugs*, 69 (10), 1319-1338.

Knishkowy, B., & Amitai, Y. (2005). Water-pipe (narghile) smoking: An emerging health risk behavior. *Pediatrics*, 116 (1), e113-e119.

Kohen, I., & Kremen, N. (2007). Varenicline-induced manic episode in a patient with bipolar disorder. *The American Journal of Psychiatry*, 164 (8), 1269-1270.

Kroenke, K., Spitzer, R. L., & Williams, J. B. (2001). The PHQ-9: Validity of a brief depression severity measure. *Journal of General Inter-*

nal Medicine，16（9），606-613.

Krumholz，H. M.，Cohen，B. J.，Tsevat，J.，Pasternak，R. C.，& Weinstein，M. C.（1993）. Costeffectiveness of a smoking cessation program after myocardial infarction. *Journal of the American College of Cardiology*，22（6），1697-1702.

Lawrence，D.，Graber，J. E.，Mills，S. L.，Meissner，H. I.，& Warnecke，R.（2003）. Smoking cessation interventions in U. S. racial/ethnic minority populations：An assessment of the literature. *Preventive Medicine*，36（2），204-216.

Lichtman，J. H.，Bigger，J. T.，Jr.，Blumenthal，J. A.，Frasure-Smith，N.，Kaufmann，P. G.，Lesperance，F.，et al.（2008）. Depression and coronary heart disease：Recommendations for screening，referral，and treatment：A science advisory from the American Heart Association Prevention Committee of the Council on Cardiovascular Nursing，Council on Clinical Cardiology，Council on Epidemiology and Prevention，and Interdisciplinary Council on Quality of Care and Outcomes Research：endorsed by the American Psychiatric Association. *Circulation*，118（17），1768-1775.

Lyon，L.（2008）. The rising allure-and danger-of hookah. *US News*. Retrieved from http：//health. usnews. com/articles/health/2008/01/02/the-rising-allure--and-danger--of-hookah. html .

Mahrer-Imhof，R.，Froelicher，E. S.，Li，W. W.，Parker，K. M.，& Benowitz，N. L.（2002）. Women's initiative for nonsmoking（WINS V）：Under-use of nicotine replacement therapy. *Heart & Lung*，31（5），368-373.

Marlatt，A. G.（1982）. Relapse prevention：A self control program for the treatment of addictive behaviors. In R. B. Stuart（Ed.），*Adherence，compliance and generalization in behavioral medicine*（pp. 329-378）. New York：Brunnel/Mazel.

Maziak，W.（2008）. The waterpipe：Time for action. *Addiction*，103（11），1763-1767.

Maziak，W.，Eissenberg，T.，Rastam，S.，Hammal，F.，Asfar，T.，Bachir，M. E.，et al.（2004）. Beliefs and attitudes related to narghile (waterpipe) smoking among university students in Syria. *Annals of Epidemiology*, 14 (9), 646-654.

McCullough, A., Fisher, M., Goldstein, A. O., Kramer, K. D., & Ripley-Moffi tt, C. (2009). Smoking as a vital sign: Prompts to ask and assess increase cessation counseling. *Journal of the American Board of Family Medicine*, 22 (6), 625-632.

Miller, N. H., Smith, P. M., DeBusk, R. F., Sobel, D. S., & Taylor, C. B. (1997). Smoking cessation in hospitalized patients. Results of a randomized trial. *Archives of Internal Medicine*, 157 (4), 409-415.

Mulcahy, R. (1983). Infl uence of cigarette smoking on morbidity and mortality after myocardial infarction. *British Heart Journal*, 49 (5), 410-415.

Neergaard, J., Singh, P., Job, J., & Montgomery, S. (2007). Waterpipe smoking and nicotine exposure: A review of the current evidence. *Nicotine & Tobacco Research*, 9 (10), 987-994.

O'Hara, P., Portser, S. A., & Anderson, B. P. (1989). The infl uence of menstrual cycle changes on the tobacco withdrawal syndrome in women. *Addictive Behaviors*, 14 (6), 595-600.

Ockene, J. K., Emmons, K. M., Mermelstein, R. J., Perkins, K. A., Bonollo, D. S., Voorhees, C. C., et al. (2000). Relapse and maintenance issues for smoking cessation. *Health Psychology*, 19 (1 Suppl), 17-31.

Ockene, J. K., Hosmer, D., Rippe, J., Williams, J., Goldberg, R. J., DeCosimo, D., et al. (1985). Factors affecting cigarette smoking status in patients with ischemic heart disease. *Journal of Chronic Diseases*, 38 (12), 985-994.

Ockene, J. K., Kristeller, J. L., Goldberg, R., Ockene, I., Merriam, P., Barrett, S., et al. (1992). Smoking cessation and severity of disease: The Coronary Artery Smoking Intervention Study. *Health Psychology*, 11 (2), 119-126.

Oncken, C., Gonzales, D., Nides, M., Rennard, S., Watsky, E., Billing, C. B., et al. (2006). Effi cacy and safety of the novel selective nicotinic acetylcholine receptor partial agonist, varenicline, for smoking cessation. *Archives of Internal Medicine*, 166 (15), 1571-1577.

Pomerleau, C. S., Brouwer, R. J., & Pomerleau, O. F. (2001). Emergence of depression during early abstinence in depressed and non-depressed women smokers. *Journal of Addictive Diseases*, 20 (1), 73-80.

Pomerleau, C. S., Zucker, A. N., & Stewart, A. J. (2001). Characterizing concerns about postcessation weight gain: Results from a national survey of women smokers. *Nicotine & Tobacco Research*, 3 (1), 51-60.

Primack, B. A., Sidani, J., Agarwal, A. A., Shadel, W. G., Donny, E. C., & Eissenberg, T. E. (2008). Prevalence of and associations with waterpipe tobacco smoking among U. S. university students. *Annals of Behavioral Medicine*, 36 (1), 81-86.

Rice, V. H., Fox, D. H., Lepczyk, M., Sieggreen, M., Mullin, M., Jarosz, P., et al. (1994). A comparison of nursing interventions for smoking cessation in adults with cardiovascular health problems. *Heart & Lung*, 23 (6), 473-486.

Rigotti, N. A., McKool, K. M., & Shiffman, S. (1994). Predictors of smoking cessation after coronary artery bypass graft surgery. Results of a randomized trial with 5-year follow-up. *Annals of Internal Medicine*, 120 (4), 287-293.

Rigotti, N. A., Pipe, A. L., Benowitz, N. L., Arteaga, C., Garza, D., & Tonstad, S. (2010). Effi cacy and safety of varenicline for smoking cessation in patients with cardiovascular disease: A randomized trial. *Circulation*, 121 (2), 221-229.

Romano, P. S., Bloom, J., & Syme, S. L. (1991). Smoking, social support, and hassles in an urban African-American community. *American Journal of Public Health*, 81 (11), 1415-1422.

Saleh, R., & Shihadeh, A. (2008). Elevated toxicant yields with narghile waterpipes smoked using a plastic hose. *Food and Chemical Toxicology*, 46 (5), 1461-1466.

Samet, J. M. (1991). Health benefi ts of smoking cessation. *Clinics in Chest Medicine*, 12 (4), 669-679.

Samet, J. M., & Yoon, S. (2001). *Women and the tobacco epidemi: Challenges for the 21st century.* Geneva: World Health Organization.

Sarna, L. , Bialous, S. A. , Rice, V. H. , & Wewers, M. E. (2009). Promoting tobacco dependence treatment in nursing education. *Drug and Alcohol Review*, 28 (5), 507-516.

Schneider, N. G. , & Jarvik, M. E. (1984). Time course of smoking withdrawal symptoms as a function of nicotine replacement. *Psychopharmacology (Berlin)*, 82 (1-2), 143-144.

Schneider, N. G. , Lunell, E. , Olmstead, R. E. , & Fagerstrom, K. O. (1996). Clinical pharmacokinetics of nasal nicotine delivery. A review and comparison to other nicotine systems. *Clinical Pharmacokinetics*, 31 (1), 65-80.

Scott, R. R. , & Lamparski, D. (1985). Variables related to long-term smoking status following cardiac events. *Addictive Behaviors*, 10 (3), 257-264.

Sepetdjian, E. , Shihadeh, A. , & Saliba, N. A. (2008). Measurement of 16 polycyclic aromatic hydrocarbons in narghile waterpipe tobacco smoke. *Food And Chemical Toxicology: An International Journal Published For The British Industrial Biological Research Association*, 46 (5), 1582-1590.

Shiffman, S. (1986). A cluster-analytic classifi cation of relapse episodes. *Addictive Behaviors*, 11 (3), 295-307.

Shiffman, S. , & Jarvik, M. E. (1976). Smoking withdrawal symptoms in two weeks of abstinence. *Psychopharmacology (Berlin)*, 50 (1), 35-39.

Shiffman, S. , Waters, A. , & Hickcox, M. (2004). The nicotine dependence syndrome scale: A multidimensional measure of nicotine dependence. *Nicotine & Tobacco Research*, 6 (2), 327-348.

Shiffman, S. , West, R. , & Gilbert, D. (2004). Recommendation for the assessment of tobacco craving and withdrawal in smoking cessation trials. *Nicotine & Tobacco Research*, 6 (4), 599-614.

Shihadeh, A. , & Saleh, R. (2005). Polycyclic aromatic hydrocarbons, carbon monoxide, "tar", and nicotine in the mainstream smoke aerosol of the narghile water pipe. [Research]. *Food and Chemical Toxicology*, 43, 655-661.

Shishani, K. , Nawafl eh, H. , & Sivarajan Froelicher, E. (2008). Jordanian nurses' and physicians' learning needs for promoting smoking cessation. *Progress in Cardiovascular Nursing*, 23（2），79-83.

Smith, P. M., Reilly, K. R., Houston Miller, N., DeBusk, R. F., & Taylor, C. B. (2002). Application of a nurse-managed inpatient smoking cessation program. *Nicotine & Tobacco Research*, 4 (2), 211-222.

Solberg, L. I., Boyle, R. G., Davidson, G., Magnan, S. J., & Carlson, C. L. (2001). Patient satisfaction and discussion of smoking cessation during clinical visits. *Mayo Clinic Proceedings*, 76 (2), 138-143.

Sparrow, D., & Dawber, T. R. (1978). The infl uence of cigarette smoking on prognosis after a fi rst myocardial infarction. A report from the Framingham study. *Journal of Chronic Diseases*, 31 (6-7), 425-432.

Spitzer, R. L., Kroenke, K., & Williams, J. B. (1999). Validation and utility of a self-report version of PRIME-MD: The PHQ primary care study. Primary care evaluation of mental disorders. Patient Health Questionnaire. *JAMA*, 282 (18), 1737-1744.

Stillman, F. A. (1995). Smoking cessation for the hospitalized cardiac patient: Rationale for and report of a model program. *The Journal of Cardiovascular Nursing*, 9 (2), 25-36.

Taylor, C. B., Houston Miller, N., Killen, J. D., & DeBusk, R. F. (1990). Smoking cessation after acute myocardial infarction: Effects of a nurse-managed intervention. *Annals of Internal Medicine*, 113 (2), 118-123.

Tonstad, S., Farsang, C., Klaene, G., Lewis, K., Manolis, A., Perruchoud, A. P., et al. (2003). Bupropion SR for smoking cessation in smokers with cardiovascular disease: A multicentre, randomised study. *European Heart Journal*, 24 (10), 946-955.

Tsoh, J. Y., McClure, J. B., Skaar, K. L., Wetter, D. W., Cinciripini, P. M., Prokhorov, A. V., et al. (1997). Smoking cessation. 2: Components of effective intervention. *Behavioral Medicine*, 23 (1), 15-27.

U. S. Department of Health and Human Services. (1988). *The health consequences of smoking: Nicotine addiction*. Washington, DC: GPO.

U. S. Department of Health and Human Services. (1996). *Treating tobacco use and dependence: Clinical practice guideline*. Washington,

DC: GPO.

U. S. Department of Health and Human Services. (2000). *Treating tobacco use and dependence: Clinical practice guideline.* Washington, DC: GPO.

U. S. Department of Health and Human Services. (2008). *Treating tobacco use and dependence: Clinical practice guideline,* 2008 *update.* Washington, DC: GPO.

U. S. Department of Health and Human Services. (1983). *The health consequences of smoking: Cardiovascular disease. A report of the surgeon general.* Rockville: U. S. Department of Health and Human Services, Public Health Service, Offi ce of the Surgeon General.

U. S. Department of Health and Human Services. (2001). *Women and smoking: A report of the surgeon general.* Rockville: U. S. Department of Health and Human Services, Public Health Service, Offi ce of the Surgeon General.

U. S. Department of Health and Human Services. (2003). *Pathways to freedom: Winning the fi ght against tobacco.* Rockville: Centers for Disease Control and Prevention.

Wack, J. T. , & Rodin, J. (1982). Smoking and its effects on body weight and the systems of caloric regulation. *The American Journal of Clinical Nutrition,* 35 (2), 366-380.

Ward, K. , Hammal, F. , VanderWeg, M. , Eissenberg, T. , Asfar, T. , Rastam, S. , et al. (2005). Are waterpipe users interested in quitting? *Nicotine & Tobacco Research,* 7 (1), 149-156.

Welsch, S. K. , Smith, S. S. , Wetter, D. W. , Jorenby, D. E. , Fiore, M. C. , & Baker, T. B. (1999). Development and validation of the Wisconsin Smoking Withdrawal Scale. *Experimental and Clinical Psychopharmacology,* 7 (4), 354-361.

West, R. , & Hajek, P. (2004). Evaluation of the Mood and Physical Symptoms Scale (MPSS) to assess cigarette withdrawal. *Psychopharmacology,* 177 (1-2), 195-199.

Whitlock, E. P. , Vogt, T. M. , Hollis, J. F. , & Lichtenstein, E. (1997). Does gender affect response to a brief clinic-based smoking intervention? *American Journal of Preventive Medicine*，13（3），159-166.

Wilhelmsson，C.，Vedin，J. A.，Elmfeldt，D.，Tibblin，G.，& Wil-helmsen，L.（1975）. Smoking and myocardial infarction. *Lancet*，1（7904），415-420.

World Health Organization.（2005）. *Water pipe tobacco smoking：Health effects，research needs and recommended actions by regulations*. Geneva：World Health Organization.

Yerger，V. B.，Wertz，M.，McGruder，C.，Froelicher，E. S.，& Ma-lone，R. E.（2008）. Nicotine replacement therapy：Perceptions of Afri-can-American smokers seeking to quit. *Journal of the National Medical Association*，100（2），230-236.

第 16 章
心脏心理学进展：计算机化治疗

Emily A. Kuhl

从工作职能到经济交易再到人际沟通，当今现代化工业社会几乎已经离不开计算机。根据美国人口普查局的资料（Day，Janus 和 Davis 2005），美国 2003 年约 7 千万户家庭（62%），每户至少拥有 1 台计算机。互联网访问的统计甚至更加引人注目，约有 3/4 的美国成年人（≥18 周岁）上网（Raine 2010），因此，公众卫生和一般医学的带头人在疾病防治策略中逐渐增加计算机技术的应用也就不足为奇了。

心理障碍的计算机化治疗

过去 10 年，考察将计算机特别是互联网作为跨越心理学和精神病学的治疗方式的研究急剧增多。虽然计算机作为一个支持平台其可行性获得了近乎一致的认可，但只是近 5 年才有研究者共同努力通过随机对照试验（RCT）来详细审查它们的效能。在众多优势中，计算机化心理干预（CPI）表现出非凡的可用性、匿名性和方便性（Bennett 和 Glasgow2009；Marks 和 Cavanagh 2009）。然而，研究设计并不一致，导致结果反复不定，并招致方法缺陷批评（Bennett 和 Glasgow；Griffiths 和 Christensen 2006；Titov 2007）。

计算机化心理干预已经在不同程度上成功地应用于很多精神疾病和心理健康相关情况（表 16-1），包括抑郁、焦虑、疼痛、应激处理和物质滥用。系统性地定义计算机化心理干预的用法和应用已超出本章范畴，但另有详述（Barak 等 2009；Marks 和

Cavanagh 2009）。大体上的研究表明它是有前景的，特别是在认知行为治疗方面（英国国家卫生与临床优化研究所 2006；Stuhlmiller 和 Tolchard 2009；Griffiths 和 Christensen 2006）。计算机化认知行为干预的一项汇总表明，其影响效应值常常超过 1.0，特别是一些干预抑郁症的项目（Titov 2007）。这与先前网络干预导致行为变化的分析一致（Wantland，Portillo，Holzemer，Slaughter 和 McGhee 2004）。然而，许多治疗需要临床医生的参与，这就对单纯的计算机化心理干预是否真正与传统治疗相当提出疑问。另有一项综述包含 103 项计算机化心理干预的随机对照试验，结果表明与对照组相比，CPI 治疗许多精神障碍（包括恐惧症、惊恐发作、强迫障碍和抑郁症等）有显著的益处，并能节省治疗时间（节省＞50％的治疗时间）（Marks 和 Cavanagh 2009）。此外，计算机化心理干预研究的样本在年龄、诊断严重程度、残障/活动受限等方面与来自大规模流行病学研究（如美国国家共病调查研究）中面对面治疗人群具有可比性，预示这些应用于不同人群的干预的广泛性和应用前景良好。

表 16-1　计算机化干预的心理诊断和症状治疗文献

酒精使用/问题饮酒-Kypri 等 2004；Matano 等 2007；Walters，Vader 和 Harris 2007

愤怒/情绪调节-Kahn，Ducharme，Travers 和 Gonzalez-Heydrich 2009

亲人丧亡/哀伤-Wagner，Knaevelsrud 和 Maercker 2006，2007

儿童遗粪症-Ritterband 等 2003

抑郁/抑郁症状-Andersson 等 2005；Clarke 等 2002；Clarke 等 2005；McKinnon，Griffiths 和 Christensen 2008

进食障碍/饮食态度与信念-Celio 等 2000；Heinicke，Paxton，McLean 和 Wertheim 2007；Jones 等 2008；Ljotsson 等 2007

广泛焦虑/担忧-Craske 等 2009

健康生活方式（如营养、体力活动）-Cook，Billings，Hersch，Back 和 Hendrickson 2007；Hageman，Walker 和 Pullen 2005；Napolitano 等 2003；Oenema，Tan 和 Brug，2005；Rydell 等 2005；VanDenBerg，Schoones 和 Vliet Vlieland 2007

失眠-Ritterband 等 2009 Jul；Vincent 和 Lewycky 2009 Jun 1

肠易激综合征-Hunt，Moshier 和 Milonova 2009 Sep

强迫障碍-Greist 等 2002；Kenwright，Marks，Graham，Franses 和 Mataix-Cols 2005

疼痛-Brattberg 2006；Brattberg 2007；Buhrman 等 2004；Devineni 和 Blanchard 2005

惊恐障碍-Carlbring，Ekselius 和 Andersson 2003；Carlbring 等 2006a；Klein，Richards 和 Austin 2006；Schneider，Mataix-Cols，Marks 和 Bachofen 2005

病理性赌博-Carlbring 等 2003

创伤后应激障碍/创伤性应激-Amstadter，Broman-Fulks，Zinzow，Ruggiero 和 Cercone 2009Jul；Knaevelsrud 和 Maercker 2007；Lange 等 2003；Litz，Engel，Bryant 和 Papa 2007

自我伤害皮肤-Flessner，Mouton-Odum，Stocker 和 Keuthen 2007 Oct 13

社交恐惧-Andersson 等 2006；Carlbring 等 2006a

特殊恐惧-Schneider 等 2005；Gega，Norman 和 Marks 2007

应激处理-Hasson，Anderberg，Theorell 和 Arnetz 2005；Ruwaard 等 2007

耳鸣带来的痛苦-Andersson，Stromgren，Strom 和 Lyttkens 2002

烟草使用-Cobb，Graham，Bock，Papandonatos 和 Abrams 2005；Etter 2005；Feil，Noell，Lichtenstein，Boles 和 McKay 2003；Munoz 等 2006；Saul 等 2007；Strecher，Shiffman 和 West 2005；Swartz，Noell，Schroeder 和 Ary 2006；Walters，Wright 和 Shegog 2006

减肥/减重-Glasgow 等 2007；Gold，Burke，Pintauro，Buzzell 和 Harvey-Berino 2007；Hunter 等 2008；Micco 等 2007；Polzien，Jakicic，Tate 和 Otto 2007；Rothert 等 2006；Saperstein，Atkinson 和 Gold，2007；Tate，Jackvony 和 Wing 2006；Weinstein 2006

心脏病患者的计算机化治疗

　　非心理学计算机化干预在心脏病学领域应用广泛。用于症状监控与管理的远程健康策略、评估患者危险因素的项目、临床医生的培训模块等继续利用互联网、电话和无线技术。尽管大量文献资料表明心脏病患者存在明显的焦虑和抑郁，但在这一人群中考察计算机化心理干预的研究几乎没有任何进展。这一点部分反映了与年龄相关的问题。虽然总体上心脏病患者群存在多元化，但大多数诊断为心脏病的患者在50~70岁这一年龄段（Topol 和 Calliff 2007）。相较于年轻人群，≥65 岁人群应用计算机（28%）和互联网（25%）的比例较低（Day 等 2005），因此引入计算机化心理干预时可能会比较犹豫。此外，证据表明，与症状监测和风险评估项目相比，计算机化心理干预更加微妙，需要患者更多地参与。

尽管如此，让心脏病患者参与计算机化心理干预终归是合理的（Nguyen，Carrieri-Kohlman，Rankin，Slaughter 和 Stulbarg 2004；Kuhl，Sears 和 Conti 2006），部分原因是由于这部分人群显示出典型的精神病理学特征。抑郁、焦虑和与精神问题相关的生活方式因素（如应激、吸烟）是有精神健康主诉的心脏病患者的主要临床表现。对于此类症状和诊断，在计算机化平台上采用基于认知、行为和教育的疗法非常有效，不同于精神动力学疗法，认知行为疗法被证明在计算机化条件下收效很大（Titov 2007；Marks 和 Cavanagh 2009；Stuhlmiller 和 Tolchard 2009）。目前在心脏病患者群中已有一些计算机化心理干预（表 16-2），虽然总体来说规模较小、所用方法学并不一致，但最初的发现支持进一步探索，而且计算机化心理干预（CPI）可能适合各类诊断为心脏病的人群，他们包括：

1. 接受心脏移植的患者

心脏互联网站（HeartNet）开发的目的是加强躯体和情绪症状管理、增加移植相关知识，并在接受心脏移植患者及其护理者中进行考察（Dew 等 2004）。在随机接受干预的患者中，入选后4 个月抑郁和焦虑显著低于非治疗的对照组（分别是 $p=0.03$ 和 $p=0.01$），而且量效关系显著，接受干预越多，抑郁（$p=0.036$）和焦虑（$p=0.021$）症状减少越明显。

表 16-2　心脏患者计算机化干预措施及其心理社会预后

研究	样本	随机对照设计？	干预措施	预后影响
Ruggerio 等 2000	充血性心力衰竭（CHF）患者；n=69	部分（对照组既有随机也有自选）	网站和电话：冠心病相关教育；与专业人员电子沟通；症状监测	住院治疗，生活质量
Scherrer-Bannerman 等 2000	心脏外科手术候选人；n=72	否（无一随机）	网站：心脏病相关教育；与专业人员电子沟通；外部相关网站链接（如饮食，心脏病信息）	健康状况，近期手术相关焦虑和社会支持
Brennan 等 2001 和 Moore 等 2001	冠心病患者；n=140	部分；3组随机，但对照组不随机	网络电视™节目：量身定制的专注于劳路干预康复的冠心病相关教育；与专业人员和病友电子沟通	躯体、社会和功能正常，改善情绪，家庭功能和心脏危险因素
Artinian 等 2003	充血性心力衰竭患者；n=18	是	基于网络的监测设备：跟踪自我管理数据（如药物依从性，饮食、体力活动）；自我管理信息和提醒	自我护理行为依从性和盐的摄入和（如体重，血压）；生活质量
Delgado 等 2003	充血性心力衰竭患者；n=16	否（无对照组）	网站：跟踪自我管理数据（如药物依从性；体重）；与专业人士电子沟通；外部信息网站链接（例如美国心脏病学会）	生活质量

续表

研究	样本	随机对照设计？	干预措施	预后影响
Southard 等 2003	冠心病患者；n=104	是	网络方案：冠心病相关互动教育模块；跟踪自我管理数据；与专业人员和病友沟通	依从性；医学变量（如体重）；心脏事件和住院治疗，抑郁，生活质量
Dew 等 2004	接受心脏移植患者及其护理者；n=60	是	网站：移植相关教育；与专业人员和病友通过电子互相支持/沟通；技能发展研讨会	抑郁，焦虑，激惹，生活质量和治疗依从性
Steinmark 等 2006	冠心病患者；n=195	否	网络方案：冠心病相关互动教育模块；与专业人员/沟通和病友通过电子互相支持/沟通；决策和解决问题工具；量身定制的自我监测服务	治疗预后并未测量，但却考察使用者与未使用者特征，以确定使用的决定因素和使用障碍
Westlake 等 2007	充血性心力衰竭患者（≥60周岁）；n=80	是	网站：CHF相关教育；与专业人员电子沟通；外部视频内容链接；跟踪自我管理数据（如体重、体力活动）3个互动学习模块	精神和躯体生活质量以及掌控感
Kuhl 等 2009	植入式心律转复除颤器接受者；n=30	是	计算机化认知行为疗法：植入式心律转复除颤器相关信息和适应方法；认知行为策略（如认知重建和行为管理）	设备相关知识，设备接受程度，特质焦虑和生活质量

续表

研究	样本	随机对照设计？	干预措施	预后影响
Pedersen 等 2009	植入式心律转复除颤器接受者；据估计 n≈350	是（目前正在进行中）	基于网络的临床试验：植入式心律转复除颤器相关信息和适应方法；认知行为疗法策略（如认知重建和行为管理）；来自专业人员的沟通/反馈	焦虑、抑郁、设备相关接受程度、生活质量、医疗利用、成本效益和唾液皮质醇

CBT 认知行为疗法；*CAD* 冠心病；*CHF* 充血性心力衰竭；*QOL* 生活质量

2. 接受植入装置的患者

PACER 项目（植入式心律转复除颤器患者的辅助计算机教育）是一项计算机化的以教育为基础的认知行为疗法，目的是使患者增加装置相关知识，并适应除颤器（Kuhl，Sears，Vazquez 和 Conti 2009）。在控制了年龄、教育、射血分数和植入时间因素的情况下，在接受干预的患者中，学习装置相关知识 1 个月与装置接受程度显著相关（$p=0.02$）。但这种模式在等待对照组效果不明显。而且，干预组在特质焦虑、生活质量（QOL）和装置接受程度方面的改善，可以与应用传统面对面干预版 PACER 项目的相关研究（Sears 等 2007）中参与者的改善情况相媲美。

目前在美国国家卫生研究院注册为临床试验的唯一一项心脏病计算机化心理干预中，Pedersen 及其同事（2009）在荷兰的 3 家医学中心考察以网络为基础的项目（WEBCARE）对新植入装置患者的影响。为期 12 周的干预全面综合了标准的认知行为疗法（CBT）、针对装置的教育、解决问题的技巧以及研究调查者对患者的个性化反馈。特别重要的是，本研究既包含生物学预后，也有心理社会预后。除了评估情绪、焦虑、生活质量和 1 年期装置接受程度的变化外，还收集唾液皮质激素和心律失常资料以考察与心理功能相关的自主神经失调，该研究目前正在进行中。

3. 冠心病

HeartCare 项目是一个以网络为基础的补充性护理项目（Brennan 等 2001；Moore，Brennan，O'Brien，Visovsky 和 Bjornsdottir 2001），为冠状动脉旁路移植术后患者提供躯体及情绪/社会康复的相关信息，网站支持病友间互动和以邮件为基础的护理支持。而且根据使用者的性别、阅读水平或恢复阶段的不同量身定制网站内容。6 个月随访时，相较于随机接受一段简短的教育录音磁带治疗的患者，访问网络课程的患者躯体功能更好、抑郁程度更轻。

预防冠心病（CAD）患者再发心脏事件的第二项研究（Southard，Southard 和 Nuckolls 2003）发现，抑郁症状或生活质量在常规治疗与施行以网络为基础的教育和自我管理方案的患者间并无差别。然而，作者注意到接受网络干预的患者满意度较高、心脏事件较少（4%比15%），而且网络干预可使每人净节省965美元。第三项研究发现，相较于单纯接受手写材料教育的患者，等待心脏手术治疗的患者访问教育网站后其焦虑症状明显改善（Scherrer-Bannerman等2000）。

综合性健康强化支持系统（CHESS）项目是一个以教育和支持为基础的互动工具，其中有许多特定医学学科的模块（如癌症、心脏病和艾滋病）。教育内容包括疾病状态信息、决策指导和解决问题的方法。对于心脏病模块（CHESS-heart）的一项分析发现（Steinmark，Dornelas和Fischer 2006），在195位参与者中，表达对这个项目有兴趣的人群均年龄较轻、教育水平较高、更熟悉和能够使用计算机。不足为奇，回归分析显示社会经济状况、年龄、计算机所有者等综合因素准确预测出78%的使用原因。尽管这项研究并非治疗性研究，却获得了心脏病CPI潜在使用者的重要发现，而且这一结果极具相关性，因为在本研究中最不可能使用计算机化干预项目的低收入者和老年人更易被诊断为心脏病。这将是心脏病CPI开发者的利益所在，应考虑量身定制其设计、内容和干预实施方法，使患者获得最大收益。

4. 充血性心力衰竭

目前已经开发了针对充血性心力衰竭人群的多重计算机化干预。对于有关症状管理、教育和支持的一个网站的一项初步调查表明（Delgado，Costigan，Wu和Ross 2003），相较于接受常规护理的患者，接受计算机化治疗的患者在人际关系相关生活质量（$p=0.03$）、家务劳动（$p<0.01$）和处理药物副作用（$p=0.048$）方面具有显著改善。然而，总体生活质量得分并无变化（$p=0.09$）。最近，Westlake及其同事（2007）考察了一个在线教育和症状管理项目对≥60岁充血性心力衰竭（CHF）患者的作用。在第12周随访时，大量时间群体互动对精神健康相关生活质量的影响显而易见（$p<0.0001$），对治疗的益处则更大。网络

组比对照组掌控感的增加更显著（$p=0.001$）。鉴于参与者的年龄（平均 65 ± 6 周岁），这些结果尤其令人鼓舞。

在纽约心脏病协会由Ⅱ级和Ⅲ级充血性心力衰竭患者组成的小样本中（Artinian 等 2003），各组时间上的差异并不与自我护理行为或生活质量结果一致。然而，随着时间的推移，计算机化治疗组患者的躯体生活质量改善显著（$p=0.001$），而常规护理组的变化则不明显（$p>0.20$）。精神生活质量方面并无差异。最后，关于网络教育和症状监测项目的一项研究发现其对于生活质量并无重大影响。（Ruggerio 等 2000）。

临床意义

应当考虑与 CPI 患者护理临床相关的三方面问题：与干预实施有关的问题；患者在自发使用以网络为基础的服务时其自身的作用（如通过健康网站搜索信息）；生物伦理问题。

心脏病患者计算机化心理干预的实施

可以将心脏病患者计算机化心理干预与现行实践灵活地结合起来，满足临床医生和患者的需要。这些干预措施并不是要替代各种情况下的传统护理，一些患者将不会接受 CPI。阶梯护理方法使临床医生能够提供最基本但仍然有效的干预形式，再逐步提高内容的复杂性，以便使患者能够掌握。例如，对一名年老和（或）不熟悉计算机的患者，医生可能要从简单的网络注册和阅读开始（例如，相当于浏览网页）。时机成熟时，再鼓励患者善加利用 E-mail。当患者应用这项技术更加自如后，可以增加另外一些元素，如使用项目的电子公告栏功能，学习在电子公告栏上发表反馈，发展即时通信能力。

心脏病患者计算机化心理干预的整合可以采用几种形式。一些医院可能发现将远程健康宣传教育补充到传统的治疗工作中是最好的。这使临床医生既能够利用计算机化心理干预的优势，又不失去当面接触患者的独特性（例如，当面互动时重要的临床细微差别，包括面部表情、身体语言和语调变化）。E-mail 通信及其支持工具或许特别适用于补充性 CPI，它们容易与传统的护理整合，不要求创建新的基础设施，如建设一个网站。而且，临床繁忙时，CPI 可作为候诊表的替代品，减少了治疗延迟并且为患者的治疗做好准备工作。例如，一个项目提供有关"战斗-逃跑"反应的详细信息，患者在等待治疗时可进入这个项目，这或许有助于他们学习减少在面对面行为治疗时出现的逃避行为。

最后，CPI 可能具有潜在的预防精神病复发的作用，如在电子通信项目中，患者在需要时可以提问题或寻求支持。临床医生不仅能够定期接收到患者功能状况的更新资料，也强化了患者"安全网"的意识，这样即使治疗结束，患者也不会有被抛弃的感觉。这未必适合所有的患者，临床医生应当留意滥用的可能性（例如，缺乏自控力的患者滥用 E-mail 在网上不断地联系治疗师）。另外，预防复发不必包括沟通元素，它可能只是简单的以信息为基础，诸如互动的教育模块在患者需要时能够提醒其相关概念、技术和事实等。

计算机化心理干预的患者自我启动

许多患者会通过医院接触到 CPI，实际上他们也可以通过热门网络搜索引擎轻松访问在线自助工具。这或许给临床医生提出了一个独特的难题。是否应当赞同这些网站？如果赞同，应当推荐哪些？对于患者询问有关这些程序的问题，怎样才是最好的回应方式？并非所有在线程序都普遍适用，更不可能适合所有的患者群，在表示赞同或者反对使用前，临床医生应当熟悉这些模块。此外，还应当考虑患者的诊断和个体因素（如患者对计算机技术可能的熟悉程度与程序的复杂性）。搜索引擎工具可帮助医生迅速找到当前可用的程序以及患者可能发现什么样的程序。

尽管不能把它们当作治疗性干预，但临床医生也应当认识到消费者健康网站的确备受欢迎，诸如医药网（WebMD）和健康在线（Healthline）。虽然增加消费者教育很重要，但这些迅速扩大的网站不可避免的缺点是患者往往被不适合自身情况或不准确的内容所淹没。网站和博客不是管制产品，消费者一心想找答案的时候，不一定注意到的就是那些有信用、可信赖的资源。要提醒患者这一点，鼓励他们带来那些网上捕捉到的信息，这样能够开放地讨论问题和担忧。临床医生可以通过询问患者是否已经就手头的话题进行了在线的搜索来开启谈话。以研究为导向的成熟的大型非商业网站——如美国国家卫生研究院、美国心脏学会及疾病预防和控制中心——是值得高度信赖和广泛推荐的信息资源。

计算机化心理干预和伦理问题

远程保健在生物伦理学领域已经赢得了自己的地位，它与精神病学和精神健康的关系已另有专门的详细综述（Childress 2000；Dyer 2001）。简单地说，临床医生应当在进行计算机化心理干预治疗前，投入精力研究使用 CPI 的潜在法律和伦理规定，特别是有关网络疗法的规定。这广泛涉及很多临床执业上的问题，诸如跨州行医资格和网络治疗权限，患者隐私，患者受保护的健康信息的安全性，医疗差错和责任问题（如失职或疏于警告）（Hyler 和 Gangure 2004）。甚至临床医生与患者通过 E-mail 进行电子通信也可能引致法律问题：判例法表明，通过电话给予的医学建议足以认定医患关系成立，E-mail 通信也与此类似（Recupero 2005，2006）。

临床医生在受到法律约束的同时，遵从保护患者的职业道德和保证职业操守也同样重要。与适当认证授权机构的法律指南和建议（如美国心理学学会、美国医学会等）一致的维系职业道德的规定均可以在网上找到，如美国国际精神卫生在线的网址（www.ishmo.org）、美国心理学协会关于通过互联网服务的官方声明（http://www.apa.org/ethics/education/telephone-statement.aspx）、美国咨询师认证国家委员会（http://www.nbcc.org/assetmanagerfiles/ethics/internetcounseling.pdf）以及美国卫生资源和服务管理局 2001 年度向国会提交的关于远程医疗的报告 (http://www.hrsa.gov/telehealth/pubs/report2001.htm)。

下一步怎么办？

随着技术不断进步，临床医生和研究者可以向患者提供比以往更多的新服务。心脏病患者群是可以从 CPI 治疗获益的首要人群，虽然初步的研究已经足以鼓舞人心，但还需要更有说服力的资料来决定 CPI 治疗是否是针对心脏病患者当面服务的有效替代和（或）附加补充。在实施这些下一步的步骤时，考虑以下三个基本原则，可以使心脏病学更好地满足患者的精神卫生需要。

1. 跟随精神卫生的脚步

通过计算机化治疗可带来心理学获益，精神卫生领域通过随机对照试验及准实验研究可以更好地理解 CPI 的影响。心脏病患者参与专注于应用计算机技术改善心理社会适应的类似研究项目或将受益其中。技术或远程保健对于心脏病学而言并不陌生，因此关注点超越以生理学为基础的预后（如症状管理、患者监护和风险降低）不应太困难。另外，心脏病 CPI 的发展不必太复杂或困难。正如精神卫生领域所证明的，CPI 是一个宽泛的概念构想，其功效不应仅仅依赖于精妙复杂的技术应用。从基本的开放式网站到电子出版物再到在线支持团队，如此众多名副其实的选择，心脏病学完全可以以此为模板设计未来的心理社会治疗。

2. 使用合理的科学

心脏 CPI 需要经受更严格、更大样本的随机对照设计研究的考验。有作者提出，如果更多关注降低退出率、增加应用并理解临床医生在提供补充性护理/支持中的作用，计算机化心理治疗的研究将获得进展（Titov 2007；Christensen 等 2009；Marks 和 Cavanagh 2009；Bennett 和 Glasgow 2009）。量身定制的内容对降低退出率和增强有效性至关重要。对于一家推动与美国心脏病学会指南相一致的生活方式改变策略的公众网站的调查研究（Brouwer 等 2010）表明，3 年间完成在线模块与女性、中等教育程度以及年龄 40～50 岁相关。可以调整内容使之适应社会经济和人口学变量，研究设计应当考虑整合那些专门针对退出率和使用率提供的特色服务。

3. 利用日益拓展的机会优势

Web 2.0 应用程序（如 wiki 平台）、博客和标签提供了增强的近乎即时的内容传播。短消息服务短信和智能手机操作系统（如 iPhone® 和黑莓®）进一步扩大了 CPI 的景观，引入了移动设备。此外，最近迅速普及的社交网站（如 Facebook、Twitter）也提供了另一种途径来交换信息和建立亚群体支持（例如，通过 Facebook 建立一个植入式除颤器使用者网络）。所有这些为心脏病学实施 CPI 提供了越来越多的选择。

没有什么能够阻碍心脏病学赶上技术发展的脚步，扩大远程医疗和计算机使用，进入心理治疗领域。当前文献差距易于弥补，未来 10 年患者护理方式的变革潜力巨大。

参考文献

Amstadter，A. B.，Broman-Fulks，J.，Zinzow，H.，Ruggiero，K. J.，& Cercone，J.（2009）. Internetbased interventions for traumatic stress-related mental health problems：A review and suggestion for future research. *Clinical Psychology Review*，29（5），410-420.

Andersson，G.，Bergstrom，J.，Hollandare，F.，Carlbring，P.，Kaldo，V.，& Ekselius，L.（2005）. Internet-based self-help for depression：Randomised controlled trial. *The British Journal of Psychiatry*，187，456-461.

Andersson，G.，Carlbring，P.，Holmstrom，A.，Sparthan，E.，Furmark，T.，et al.（2006）. Internetbased self-help with therapist feedback and in vivo group exposure for social phobia：a randomized controlled trial. *Journal of Consulting and Clinical Psychology*，74，677-686.

Andersson，G.，Stromgren，T.，Strom，L.，& Lyttkens，L.（2002）. Randomized controlled trial of Internet-based cognitive behavior therapy for distress associated with tinnitus. *Psychosomatic Medicine*，64，810-816.

Artinian，N. T. ，Harden，J. K. ，Kronenberg，M. W. ，Vander Wal，J. S. ，Daher，E. ，et al. （2003）. Pilot study of a Web-based compliance monitoring device for patients with congestive heart failure. *Heart & Lung*，32，226-233.

Barak，A. ，Proudfoot，J. G. ，& Klein，B. （2009）. Defi ning Internet-supported therapeutic interventions. *Annals of Behavioral Medicine*，38，4-17.

Bennett，G. G. ，& Glasgow，R. E. （2009）. The delivery of public health interventions via the Internet：Actualizing their potential. *Annual Review of Public Health*，30，273-292.

Brattberg，G. （2006）. Internet-based rehabilitation for individuals with chronic pain and burnout：A randomized trial. *International Journal of Rehabilitation Research*，29，221-227.

Brattberg，G. （2007）. Internet-based rehabilitation for individuals with chronic pain and burnout II：A long-term follow-up. *International Journal of Rehabilitation Research*，30，231-234.

Brennan，P. F. ，Moore，S. M. ，Bjornsdottir，G. ，Jones，J. ，Visovsky，C. ，& Rogers，M. （2001）. HeartCare：An Internet-based information and support system for patient home recovery after coronary artery bypass graft （CABG） surgery. *Journal of Advanced Nursing*，35，699-708.

Brouwer，W. ，Oenema，A. ，Raat，H. ，Crutzen，R. ，de Nooijer，J. ，de Vries，N. K. ，& Brug，J. （2010）. Characteristics of visitors and re-visitors to an Internet-delivered computer-tailored lifestyle intervention implemented for use by the general public. *Health Education Research*，25 （4），585-595.

Buhrman，M. ，Faltenhag，S. ，Strom，L. ，& Andersson，G. （2004）. Controlled trial of Internet-based treatment with telephone support for chronic back pain. *Pain*，111，368-377.

Carlbring，P. ，Bohman，S. ，Brunt，S. ，Buhrman，M. ，Westling，B. E. ，et al. （2006）. Remote treatment of panic disorder：A randomized trial of Internet-based cognitive behavior therapy supplemented with telephone calls. *The American Journal of Psychiatry*，163，2119-2125.

Carlbring，P. ，Ekselius，L. ，& Andersson，G. （2003）. Treatment of panic disorder via the Internet: A randomized trial of CBT vs applied relaxation. *Journal of Behavior Therapy and Experimental Psychiatry*, 34, 129-140.

Carlbring, P., Furmark, T., Steczko, J., Ekselius, L., & Andersson, G. (2006). An open study of Internet-based bibliotherapy with minimal therapist contact via email for social phobia. *Clinical Psychologist*, 10, 30-38.

Celio, A. A., Winzelberg, A. J., Wilfl ey, D. E., Eppstein-Herald, D., Springer, E. A., et al. (2000). Reducing risk factors for eating disorders: Comparison of an Internet- and a classroom-delivered psychoeducational program. *Journal of Consulting and Clinical Psychology*, 68, 650-657.

Childress, C. A. (2000). Ethical issues in providing online psychotherapeutic interventions. *Journal of Medical Internet Research*, 2 (1), E5.

Christensen, H., Griffi ths, K. M., & Farrer, L. (2009). Adherence in Internet interventions for anxiety and depression: Systematic review. *Journal of Medical Internet Research*, 11 (2): e13.

Clarke, G., Eubanks, D., Reid, E., Kelleher, C., O'Connor, E., et al. (2005). Overcoming depression on the Internet (ODIN) (2): A randomized trial of a self-help depression skills program with reminders. *Journal of Medical Internet Research*, 7, e16.

Clarke, G., Reid, E., Eubanks, D., O'Connor, E., DeBar, L. L., et al. (2002). Overcoming depression on the Internet (ODIN): A randomized controlled trial of an Internet depression skills intervention program. *Journal of Medical Internet Research*, 4, e14.

Cobb, N. K., Graham, A. L., Bock, B. C., Papandonatos, G., & Abrams, D. B. (2005). Initial evaluation of a real-world Internet smoking cessation system. *Nicotine & Tobacco Research*, 7, 207-216.

Cook, R. F., Billings, D. W., Hersch, R. K., Back, A. S., & Hendrickson, A. (2007). A fi eld test of a Web-based workplace health promotion program to improve dietary practices, reduce stress, and increase physical activity: Randomized controlled trial. *Journal of Medical Internet Research*, 9, e17.

Craske, M. G. , Rose, R. D. , Lang, A. , Welch, S. S. , Campbell-Sills, L. , Sullivan, G. , Sherbourne, C. , Bystritsky, A. , Stein, M. B. , & Roy-Byrne, P. P. (2009). Computer-assisted delivery of cognitive behavioral therapy for anxiety disorders in primary-care settings. *Depression and Anxiety*, 26 (3), 235-242.

Day, J. C. , Janus, A. , & Davis, J. (2005). *Computer and Internet use in the United States*: 2003. *U. S. Census Bureau Special Studies*. Washington, DC: United States Department of Commerce.

Delgado, D. H. , Costigan, J. , Wu, R. , & Ross, H. J. (2003). An interactive Internet site for the management of patients with congestive heart failure. *The Canadian Journal of Cardiology*, 19, 1381-1385.

Devineni, T. , & Blanchard, E. B. (2005). A randomized controlled trial of an Internet-based treatment for chronic headache. *Behaviour Research and Therapy*, 43, 277-292.

Dew, M. A. , Goycoolea, J. M. , Harris, R. C. , et al. (2004). An internet-based intervention to improve psychosocial outcomes in heart transplant recipients and family caregivers: Development and evaluation. *The Journal of Heart and Lung Transplantation*, 23 (6), 745-748.

Dyer, K. A. (2001). Ethical challenges of medicine and health on the Internet: A review. *Journal of Medical Internet Research*, 3 (2), E23. Review. Etter, J. F. (2005). Comparing the effi cacy of two Internet-based, computer-tailored smoking cessation programs: A randomized trial. *Journal of Medical Internet Research*, 7, e2.

Feil, E. G. , Noell, J. , Lichtenstein, E. , Boles, S. M. , & McKay, H. G. (2003). Evaluation of an Internet-based smoking cessation program: Lessons learned from a pilot study. *Nicotine & Tobacco Research*, 5, 189-194.

Flessner, C. A. , Mouton-Odum, S. , Stocker, A. J. , & Keuthen, N. J. (2007). StopPicking. com: Internet-based treatment for self-injurious skin picking. *Dermatology Online Journal*, 13 (4), 3.

Gega, L. , Norman, I. J. , & Marks, I. M. (2007). Computer-aided vs. tutor-delivered teaching of exposure therapy for phobia/panic: RCT with preregistration nursing students. *International Journal of Nursing Stud-*

ies，44，397-405.

Glasgow，R. E.，Nelson，C. C.，Kearney，K. A.，Reid，R.，Ritzwoller，D. P.，et al.（2007）．Reach，engagement，and retention in an Internet-based weight loss program in a multi-site randomized controlled trial. *Journal of Medical Internet Research*，9，e11.

Gold，B. C.，Burke，S.，Pintauro，S.，Buzzell，P.，& Harvey-Berino，J.（2007）．Weight loss on the Web：A pilot study comparing a structured behavioral intervention to a commercial program. *Obesity（Silver Spring）*，15，155-164.

Greist，J. H.，Marks，I. M.，Baer，L.，Kobak，K. A.，Wenzel，K. W.，et al.（2002）．Behavior therapy for obsessive-compulsive disorder guided by a computer or by a clinician compared with relaxation as a control. *The Journal of Clinical Psychiatry*，63，138-145.

Griffi ths，K. M.，& Christensen，H.（2006）．Review of randomized controlled trials of Internet interventions for mental disorders and related conditions. *Clinical Psychologist*，10，16-29.

Hageman，P. A.，Walker，S. N.，& Pullen，C. H.（2005）．Tailored versus standard Internet-delivered interventions to promote physical activity in older women. *Journal of Geriatric Physical Therapy*，28，28-33.

Hasson，D.，Anderberg，U. M.，Theorell，T.，& Arnetz，B. B.（2005）．Psychophysiological effects of a Web-based stress management system：A prospective，randomized controlled intervention study of IT and media workers［ISRCTN54254861］. *BMC Public Health*，5，78.

Heinicke，B. E.，Paxton，S. J.，McLean，S. A.，& Wertheim，E. H.（2007）．Internet-delivered targeted group intervention for body dissatisfaction and disordered eating in adolescent girls：A randomized controlled trial. *Journal of Abnormal Child Psychology*，35，379-391.

Hunt，M. G.，Moshier，S.，& Milonova，M.（2009）．Brief cognitive-behavioral Internet therapy for irritable bowel syndrome. *Behaviour Research and Therapy*，47（9），797-802.

Hunter，C. M.，Peterson，A. L.，Alvarez，L. M.，Poston，W. C.，Brundige，A. R.，et al.（2008）．Weight management using the Internet：A randomized controlled trial. *American Journal of Preventive Med-*

icine，34，119-126.

Hyler，S. E.，&. Gangure，D. P.（2004）. Legal and ethical challenges in telepsychiatry. *Journal of Psychiatric Practice*，10（4），272-276. Review.

Jones，M.，Luce，K. H.，Osborne，M. I.，Taylor，K.，Cunning，D.，et al.（2008）. Randomized，controlled trial of an Internet-facilitated intervention for reducing binge eating and overweight in adolescents. *Pediatrics*，121，453-462.

Kahn，J.，Ducharme，P.，Travers，B.，&. Gonzalez-Heydrich，J.（2009）. RAGE control：Regulate and gain emotional control. *Studies in Health Technology and Informatics*，149，335-343.

Kenwright，M.，Marks，I.，Graham，C.，Franses，A.，&. Mataix-Cols，D.（2005）. Brief scheduled phone support from a clinician to enhance computer-aided self-help for obsessive-compulsive disorder：Randomized controlled trial. *Journal of Clinical Psychology*，61，1499-1508.

Klein，B.，Richards，J. C.，&. Austin，D. W.（2006）. Effi cacy of Internet therapy for panic disorder. *Journal of Behavior Therapy and Experimental Psychiatry*，37，213-238.

Knaevelsrud，C.，&. Maercker，A.（2007）. Internet-based treatment for PTSD reduces distress and facilitates the development of a strong therapeutic alliance：A randomized controlled clinical trial. *BMC Psychiatry*，7，13.

Kuhl，E. A.，Sears，S. F.，&. Conti，J. B.（2006）. Internet-based behavioral change and psychosocial care for patients with cardiovascular disease：A review of cardiac disease-specifi c applications *Heart &. Lung*，35（6），374-382.

Kuhl，E. A.，Sears，S. F.，Vazquez，L. D.，&. Conti，J. B.（2009）. Patient-assisted computerized education for recipients of implantable cardioverter defi brillators：A randomized controlled trial of the PACER program. *The Journal of Cardiovascular Nursing*，24，225-231.

Kypri，K.，Saunders，J. B.，Williams，S. M.，McGee，R. O.，Langley，J. D.，et al.（2004）. Web-based screening and brief intervention for hazardous drinking：A double-blind randomized controlled trial. *Addiction*，

99，1410-1417.

Lange, A., Rietdijk, D., Hudcovicova, M., van de Ven, J. P., Schrieken, B., & Emmelkamp, P. M. (2003). Interapy: A controlled randomized trial of the standardized treatment of posttraumatic stress through the Internet. *Journal of Consulting and Clinical Psychology*, 71, 901-909.

Litz, B. T., Engel, C. C., Bryant, R. A., & Papa, A. (2007). A randomized, controlled proof-ofconcept trial of an Internet-based, therapist-assisted self-management treatment for posttraumatic stress disorder. *The American Journal of Psychiatry*, 164, 1676-1683.

Ljotsson, B., Lundin, C., Mitsell, K., Carlbring, P., Ramklint, M., & Ghaderi, A. (2007). Remote treatment of bulimia nervosa and binge eating disorder: A randomized trial of Internet-assisted cognitive behavioural therapy. *Behaviour Research and Therapy*, 45, 649-661.

Marks, I., & Cavanagh, K. (2009). Computer-aided psychological treatments: Evolving issues. *Annual Review of Clinical Psychology*, 5, 121-141.

Matano, R. A., Koopman, C., Wanat, S. F., Winzelberg, A. J., Whitsell, S. D., et al. (2007). A pilot study of an interactive Web site in the workplace for reducing alcohol consumption. *Journal of Substance Abuse Treatment*, 32, 71-80.

McKinnon, A., Griffi ths, K., & Christensen, H. (2008). Comparative randomised trial of online cognitive-behavioural therapy and an information Website for depression: 12-month outcomes. *The British Journal of Psychiatry*, 192, 130-134.

Micco, N., Gold, B., Buzzell, P., Leonard, H., Pintauro, S., & Harvey-Berino, J. (2007). Minimal in-person support as an adjunct to Internet obesity treatment. *Annals of Behavioral Medicine*, 33, 49-56.

Moore, S. M., Brennan, P. F., O'Brien, R., Visovsky, C., & Bjornsdottir, G. (2001). Customized computer home support improves recovery of CABG patients. *Circulation*, 104 (suppl 17), 533.

Munoz, R. F., Lenert, L. L., Delucchi, K., Stoddard, J., Perez, J. E., et al. (2006). Toward evidencebased Internet interventions: A

Spanish/English Web site for international smoking cessation trials. *Nicotine & Tobacco Research*, 8 (1), 77-87.

Napolitano, M. A., Fotheringham, M., Tate, D., Sciamanna, C., Leslie, E., et al. (2003). Evaluation of an Internet-based physical activity intervention: A preliminary investigation. *Annals of Behavioral Medicine*, 25, 92-99.

National Institute for Health and Clinical Excellence. (2006). *Computerised cognitive behaviour therapy for depression and anxiety: Review of technology appraisal* 51 (*Technology Appraisal* 97). Retrieved March 12, 2010, from http://www. nice. org. uk/nicemedia/pdf/TA097guidance. pdf

Nguyen, H. Q., Carrieri-Kohlman, V., Rankin, S. H., Slaughter, R., & Stulbarg, M. S. (2004). Supporting cardiac recovery through eHealth technology. *The Journal of Cardiovascular Nursing*, 19, 200-208.

Oenema, A., Tan, F., & Brug, J. (2005). Short-term effi cacy of a Web-based computer-tailored nutrition intervention: Main effects and mediators. *Annals of Behavioral Medicine*, 29, 54-63.

Pedersen, S. S., Spek, V., Theuns, D. A., Alings, M., van der Voort, P., Jordaens, L., et al. (2009). Rationale and design of WEBCARE: A randomized, controlled, WEb-based behavioral intervention trial in CARdioverter-dEfi brillator patients to reduce anxiety and device concerns and enhance quality of life. *Trials*, 10, 120.

Polzien, K. M., Jakicic, J. M., Tate, D. F., & Otto, A. D. (2007). The effi cacy of a technology-based system in a short-term behavioral weight loss intervention. *Obesity* (*Silver Spring*), 15, 825-830.

Raine, L. *Pew Internet and American Life Project. Internet, broadband, and cell phone statistics*. Retrieved March 13, 2010. Available at: http://www. pewinternet. org/~/media//Files/Reports/2010/PIP_December09_update. pdf

Recupero, P. R. (2005). E-mail and the psychiatrist-patient relationship. *The Journal of the American Academy of Psychiatry and the Law*, 33 (4), 465-475.

Recupero, P. R. (2006). Law & psychiatry: Legal concerns for psychiatrists who maintain Web sites. *Psychiatric Services*, 57 (4), 450-452.

Ritterband, L. M., Cox, D. J., Walker, L. S., Kovatchev, B., McKnight, L., et al. (2003). An Internet intervention as adjunctive therapy for pediatric encopresis. *Journal of Consulting and Clinical Psychology*, 71, 910-917.

Ritterband, L. M., Thorndike, F. P., Gonder-Frederick, L. A., Magee, J. C., Bailey, E. T., Saylor, D. K., & Morin, C. M. (2009). Efficacy of an Internet-based behavioral intervention for adults with insomnia. *Archives of General Psychiatry*, 66 (7), 692-698.

Rothert, K., Strecher, V. J., Doyle, L. A., Caplan, W. M., Joyce, J. S., et al. (2006). Web-based weight management programs in an integrated health care setting: A randomized, controlled trial. *Obesity (Silver Spring)*, 14, 266-272.

Ruggerio, C. M., Barr, E., Davis, J., Lau, R., Minassian, P., Selecky, C. E., et al. (2000). Disease management and e-health can be successfully merged. Proceedings of the 2000 Healthcare Information and Management System Society, pp. 1-9.

Ruwaard, J., Lange, A., Bouwman, M., Broeksteeg, J., & Schrieken, B. (2007). E-mailed standardized cognitive behavioural treatment of work-related stress: A randomized controlled trial. *Cognitive Behaviour Therapy*, 36, 179-192.

Rydell, S. A., French, S. A., Fulkerson, J. A., Neumark-Sztainer, D., Gerlach, A. F., et al. (2005). Use of a Web-based component of a nutrition and physical activity behavioral intervention with Girl Scouts. *Journal of the American Dietetic Association*, 105, 1447-1450.

Saperstein, S. L., Atkinson, N. L., & Gold, R. S. (2007). The impact of Internet use for weight loss. *Obesity Reviews*, 8, 459-465.

Saul, J. E., Schillo, B. A., Evered, S., Luxenberg, M. G., Kavanaugh, A., et al. (2007). Impact of a statewide Internet-based tobacco cessation intervention. *Journal of Medical Internet Research*, 9, e28.

Scherrer-Bannerman, A., Fofonoff, D., Minshall, D., et al. (2000). Web based education and support for patients on the cardiac surgery waiting list. *Journal of Telemedicine and Telecare*, 6, 72-74.

Schneider, A. J., Mataix-Cols, D., Marks, I. M., & Bachofen, M.

（2005）. Internet-guided self-help with or without exposure therapy for phobic and panic disorders. *Psychotherapy and Psychosomatics*, 74, 154-164.

Sears, S. F., Sowell, L. V., Kuhl, E. A., Kovacs, A. H., Serber, E. R., Handberg, E., Kneipp, S. M., Zineh, I., & Conti, J. B. (2007). The ICD shock and stress management program: A randomized trial of psychosocial treatment to optimize quality of life in ICD patients. *Pacing and Clinical Electrophysiology*, 30, 858-864.

Southard, B. H., Southard, D. R., & Nuckolls, J. (2003). Clinical trial of an Internet-based case management system for secondary prevention of heart disease. *Journal of Cardiopulmonary Rehabilitation*, 23, 341-348.

Steinmark, A. P., Dornelas, E. A., & Fischer, E. H. (2006). Determinants and barriers to participation in an Internet based recovery program for cardiac patients. *Journal of Clinical Psychology in Medical Settings*, 13, 353-357.

Strecher, V. J., Shiffman, S., & West, R. (2005). Randomized controlled trial of a Web-based computer-tailored smoking cessation program as a supplement to nicotine patch therapy. *Addiction*, 100 (5), 682-688.

Stuhlmiller, C., & Tolchard, B. (2009). Computer-assisted CBT for depression & anxiety: Increasing accessibility to evidence-based mental health treatment. *Journal of Psychosocial Nursing and Mental Health Services*, 47 (7), 32-39.

Swartz, H., Noell, J., Schroeder, S., & Ary, D. (2006). A randomised control study of a fully automated Internet based smoking cessation programme. *Tobacco Control*, 15, 7-12.

Tate, D. F., Jackvony, E. H., & Wing, R. R. (2006). A randomized trial comparing human e-mail counseling, computer-automated tailored counseling, and no counseling in an Internet weight loss program. *Archives of Internal Medicine*, 166, 1620-1625.

Titov, N. (2007). Status of computerized cognitive behavioural therapy for adults. *The Australian and New Zealand Journal of Psychiatry*, 41 (2), 95-114.

Topol, E. J., & Califf, R. M. (2007). *Textbook of cardiovascular medicine*. Vol. 355. Lippincott Williams & Wilkins. Philadelphia, PA.

VanDenBerg, M. H., Schoones, J. W., & Vliet Vlieland, T. P. (2007). Internet-based physical activity interventions: A systematic review of the literature. *Journal of Medical Internet Research*, 9, e26.

Vincent, N., & Lewycky, S. (2009). Logging on for better sleep: RCT of the effectiveness of online treatment for insomnia. *Sleep*, 32 (6), 807-815.

Wagner, B., Knaevelsrud, C., & Maercker, A. (2006). Internet-based cognitive-behavioral therapy for complicated grief: A randomized controlled trial. *Death Studies*, 30, 429-453.

Wagner, B., Knaevelsrud, C., & Maercker, A. (2007). Post-traumatic growth and optimism as outcomes of an Internet-based intervention for complicated grief. *Cognitive Behaviour Therapy*, 36, 156-161.

Walters, S. T., Vader, A. M., & Harris, T. R. (2007). A controlled trial of Web-based feedback for heavy drinking college students. *Prevention Science*, 8, 83-88.

Walters, S. T., Wright, J. A., & Shegog, R. (2006). A review of computer and Internet-based interventions for smoking behavior. *Addictive Behaviors*, 31, 264-277.

Wantland, D. J., Portillo, C. J., Holzemer, W. L., Slaughter, R., & McGhee, E. M. (2004). The effectiveness of Web-based vs non-Web-based interventions: A meta-analysis of behavioral change outcomes. *Journal of Medical Internet Research*, 6, e40.

Weinstein, P. K. (2006). A review of weight loss programs delivered via the Internet. *The Journal of Cardiovascular Nursing*, 21, 251-258. Quiz 9-60.

Westlake, C., Evangelista, L. S., Stromberg, A., Ter-Galstanyan, A., Vasirani, S., & Dracup, K. A. (2007). Evaluation of a web-based education and counseling pilot program for older heart failure patients. *Journal of Cardiovascular Nursing*, 22 (1), 20-26.

第 17 章
行为心脏病学：向整合治疗模式发展

Ellen A. Dornelas

　　尽管有关心脏病与心理社会因素结合的研究已经进行了数十年，行为健康服务仍未成为心脏保健标准的一部分。鉴于每 5 名心脏病患者中就有 1 个人会经历苦恼要求评估和治疗（Dornelas 和 Burg 2007），缺乏那些能将行为健康整合到心血管医学中去的资料着实令人堪忧。心脏病患者中最常见的精神障碍是抑郁、焦虑和适应障碍，在初级保健中这些疾病患者群对标准的心理治疗反应良好。与本书类似的众多书籍努力将行为医学与心血管医学组织和结合起来。而临床医生在将心理学知识运用到行为心脏病学实践的过程中应当发挥积极作用。心脏病与个体人格特质、心理障碍、家庭关系及其他心理社会因素结合的方式具有不可思议的多样性，与之相应的还有一系列不同的心理干预方法。大部分临床医生起初会受到来自他们自身训练和指导的影响，但都会不可避免地开始把其他知识资源和方法整合到医疗实践中去。治疗方式的灵活性会带来很多好处。例如，许多临床医生常规地将冥想与传统的行为疗法相结合。传统观点反对折衷主义的理由是它缺乏一个清晰的指导性概念框架，临床医生可能因此做出不一致和任意的治疗决策，不仅无法帮助患者，甚至还会伤害他们。正是在此时行为心脏病学领域遭遇瓶颈。在我撰写本文时，越来越多的临床干预试验正在进行，但公开报告结果的相对较少，因此临床医生在行为心脏病学工作方面缺乏指南。

　　针对苦恼的心脏病患者提供的临床服务有助于教育患者及其

医护人员，即心理困扰是急性和慢性心血管疾病患者正常的反应，是预料之中的。由于缺乏具有心脏病知识的行为健康专业，心脏病持续成为发达国家最主要的致死原因，而许多心脏病患者也未得到治疗。在这方面，癌症护理远远领先于心脏病学。癌症诊断会产生心理后遗症，这是不争的事实。尽管心理治疗能否改善癌症患者的预后或死亡率尚未被证实，但大部分癌症中心均在其综合治疗中包括纳入心理治疗。为此，肿瘤心理学组织创办了自己的杂志、一个国家级专业学会和北美年度研讨会。杂志刊发文章，如《在肿瘤患者中筛查心理困扰的最佳方法》《特定患者亚组心理的患病率》《检测治疗方法的临床试验》，以及其他重要问题，如护理者问题、文化和种族问题、安乐死、灵修和临终问题。此类既敬业又专业的活动必然会对行为心脏病学有益。毫无疑问这将带来巨大的公共卫生利益，促使行为心脏病学领域在将行为健康服务用于心脏病治疗方面迈出更大的步子。

本书认为心脏病治疗需要运用整合的方法，精神健康临床医生借此得到一个向苦恼的心脏病患者提供心理治疗的框架。之前出版的《心脏病患者的心理治疗：行为心脏病学实践》（Dornelas 2008）提供了有关行为心脏病学方法的一份全面综述，呼吁努力把最好的临床心理学应用到心脏病患者背景当中去。为此，一般认为综合行为心脏病学治疗的基本原则包括：

- 确认与改善治疗方法相关的共同因素
- 同意人格与躯体健康之间存在方位、多层面的关系
- 能够理解特定心血管疾病患者的心理困扰
- 更加注重心理健康而不是苦恼
- 勇于挑战源于历史先例而非科学探究的心理惯例

上述各项基本原则将详细阐述如下。

共同因素

这一领域中有一个牢固确立起来的共识，即治疗关系的质量总是与心理治疗研究的进展相关。这一结构有时被称为治疗同

盟、共鸣或医患关系。因此，有理由期待在这一领域采用认知行为、应激处理和放松、人际或心理动力学方法治疗的预后均受到治疗关系质量适度但持续的影响。这一变量在众多治疗背景的治疗预后中一直是方差最大的一个（Horvath 和 Luborsky 1993）。

这给人一种直观的感觉，即患者对临床医生的看法（包括共鸣、亲和力、响应度和知识广博程度等）对疗效发挥了重要作用。实际上，医护人员和患者之间的关系往往被认为是提高治疗效果的基础。尽管这不是专门用于行为心脏病学的原则，但在这一领域的众多文献中，它似乎经常被忽略，而不是被视为真理。行为心脏病学因其对心理因素和生理因素相结合的病理生理学的理解而成为一门开创性学科；另一方面，它又往往因与生物医学模式的紧密结合而忽略许多调查心理变化机制的相关心理治疗研究。这或许是行为心脏病学研究者试图获得通常只重视"硬终点"的医学领域内认可的结果，抑或是由于心理治疗研究者和行为心脏病学研究者之间在世界观和语言方面似乎相去甚远所致。

在 CREATE 试验调查人际关系疗法（IPT）对抑郁的急性冠状动脉综合征患者的疗效时，曾期待 IPT 能像在初级保健患者中的效果一样，为心脏病患者带来益处（Lesperance 等 2007）。这项研究采用稳健设计，比较临床管理（由若干 20～25 分钟/次的会谈组成，重点询问抑郁症状和用药情况）和临床管理＋常规 IPT。两套干预措施由同一批受过 IPT 训练的治疗师实施。因此，治疗师的治疗效果得到控制，患者或者接受受过 IPT 培训的治疗师提供 20～25 分钟临床管理会谈，或者由同一治疗师提供临床管理会谈＋60 分钟 IPT 治疗。IPT 结果并未显示出优于临床管理的获益。这可能是由于这两种情况都提供了亲和力、共鸣和治疗同盟等共同因素。通常认为这些共同因素是心理治疗，而不是特殊心理治疗模式和技术。其他研究也支持治疗师的技巧和能力影响治疗预后。

对这一领域共同因素的进一步认识，可能会把注意力从究竟是一种模式还是另一种模式是"最好"的方法，转变为如何识别和训练干预者，以便对这一患者人群应用各种各样标准的治疗方法并获得最佳治疗预后。真正的综合治疗在心血管心理学中的重要本质是重视治疗同盟。临床试验在考察特定治疗模式时，如果纳入对照情况，并由同一批干预治疗者提供支持性干预并控制时间和注意力，就更有利于评估是治疗模式还是共同因素导致了预后。由于共同因素总是能够预测预后，因此或许这一领域最好还是应大力研究如何应用治疗关系促使苦恼的心脏病患者发生改变。相较于有病态人格的患者，与其他患者形成治疗同盟显然要容易得多。前者虽然有趣，但可惜超出了本书的范畴，后者将在下一节中谈到。

人格与躯体健康之间的多方位关系

在治疗患者的躯体疾病时，应当考虑其人格因素。人格可以影响人们从事危险行为或预防性健康行为，并影响他们对疾病的易感性。人格会影响一个人是过分利用卫生保健系统还是完全避免它。人格会影响个体如何应对和对医疗诊断作出反应。人格障碍使一个人易于出现抑郁或焦虑发作（Dornelas 2004）。

可采用纸笔测验评估心脏病患者群的人格特征，如采用 D 型人格的 14 项评估（Denollet 2005）。治疗师还可以询问超负荷工作或从 A 型行为概念中选择据认为是致病的项目提问。降低社交压抑、抑郁或激惹倾向、工作难以脱身、被时间压力压倒感或愤怒反刍都是有价值的治疗的目标。接受或寻求治疗的患者往往痛苦地意识到他们的人际关系质量较差、严重超负荷和心力交瘁，或者处理自身愤怒能力较差，并把这些作为治疗的行为目标。治疗师可以将心脏事件作为催化剂促进患者改变，并设定明确、可测定的结果，有效地帮助患者。例如，目标可以是拒绝工作到很晚、减少社交逃避行为、减少不良表达愤怒的次数和程度，以及帮助患者识别和更迅速地从一次次愤怒反刍中恢复。正如本书第 2 章所讨论的，可以用家系图谱帮助患者识别这些人格特质、适应不良行为和躯体健康中世代传递的模式。相较于第 I 轴精神疾病（如抑郁症或心境障碍等），人格特质结构更为复杂，因此几乎没有相关随机对照试验并不奇怪。但有效的治疗应当能够识别影响心血管健康的人格，并应设计干预措施，从而达到改善心理健康的目标。

反过来，躯体健康和医学疾病也可以影响人格。有确凿证据表明，心脏病的危险行为与人格之间存在相互影响的双向关系。譬如，研究表明，无防范措施的性行为、酗酒和吸烟均与人际关系质量差、叛逆的态度、易患抑郁和焦虑有关。重大功能障碍、疼痛或无法从事正常活动可导致不合群、怨恨或愤怒反刍。有效的治疗能够帮助患者调动更有效的应对策略或加强社会支持。

举例：一位男性 1 型糖尿病患者在将近 50 岁时有严重的心脏病发作，他每天吸一包烟并且酗酒。他解释自己已成为宿命论者，并且感到将不久于人世，正为现在这么迟戒烟是否徒劳而困惑。治疗向他提供了一个急需的支持和归属感来源，帮助他认识到愤怒和恐惧的感觉与他的自我毁灭性的尼古丁和酒精成瘾之间的联系。尽管最初的治疗目标完全集中于行为（戒烟和戒酒），但明显的改变机制似乎源于人格向更强烈的社会归属感和更少的不良愤怒表达转变。

总之，人格可以极大地影响心脏和躯体健康，这些反过来又进一步塑造人格。有时或许很难知道患者发病前的人格功能，因此，弄清苦恼产生的背景极其重要，这也是下一节的主题。

心理困扰的背景

苦恼的心脏病患者想要获得治疗，需要克服很多障碍。首先，患者的家庭成员或保健提供者必须认识到患者正在遭受心理困扰。人们往往不能识别或减少自身的情绪困扰。这种类型的心理困扰发生在特别的医学背景下（如一次急性心脏事件或手术后），而很多时候，苦恼是可以预料的、短暂的，不需任何干预。但是对于极少数心脏病患者而言，这样的苦恼却无法缓解，半数心脏事件本身会提早出现。要想寻求心理帮助，患者必须有一个期望——这样的帮助可以获得并且有效，而且很有希望减轻痛苦。有研究表明，患者的预期因素可导致治疗预后中的显著差异。所以患者必须进入导航系统识别和获取帮助，或者保健提供者必须充分了解如何获取能够向心脏病患者提供建议和有帮助的心理健康服务。可能阻止潜在心脏病患者的多重障碍包括高昂的费用或缺乏保险覆盖、初次预约等候时间长、交通问题或日程安排问题等，这些均有可能阻碍精神卫生保健。患者可能因精神卫生保健本身或其治疗经历相关耻辱而推迟治疗。假定苦恼的患者克服了上述障碍，那么如果保健从业者能够在某种程度上像肿瘤心理专业治疗师熟悉癌症护理那样充分熟悉心脏病，将是极其有帮助的。但现实是，即使健康保健者的专业是医学心理学、医务社会工作或健康心理学，也可能无法得到足够的心血管内科培训机会。在心血管领域内部，取决于患者最近的经历是心脏病发作、ICD植入、心搏骤停、开胸手术、心脏移植、ICD电击、新发心房颤动，还是心力衰竭恶化，其苦恼的背景可能有很大不同。

　　综合治疗方法强调医疗疾病的背景。许多心脏病患者愿意接受治疗推荐，只是因为他们经抑郁症筛查并得到确认，参加了心脏康复治疗的一个应激处理小组，被护士或心脏科医生认定为有心理困扰或被朋友或亲戚敦促前来寻求帮助。即使患者并不认为心血管疾病是其苦恼的主要原因，既感觉苦恼又患有心脏病的背景对于全面分析病情仍然至关重要。通常经过此类培训的医生可以帮助患者在看似无关的行为之间建立起联系。例如，对于年轻时就发生≥2次心脏事件的糖尿病吸烟患者，若不能识别心肌梗死后继续吸烟危险，可能会发现甚至在心理治疗开始前，患者已死于这一高风险行为。用这样的知识武装自己的治疗师将能够更好地优先选择健康危险行为作为治疗目标。

　　重要的是要认识到，许多心脏病患者不想接受常规心理治疗，但会接受心脏病专科医生的治疗。对许多这样的患者而言，就算只是去心理治疗师的诊所也会让他们感到不安，因为他们并不熟悉那样的场所。许多人对心理健康专业持某种程度的怀疑态度，并发现去心理治疗师诊所或是去参加应激处理小组的想法就已令他们不安。综合治疗方法将在医疗背景下介绍患者去相关心理医生那里就诊，因此很明显，应激、行为辅导或其他针对心理困扰的治疗是良好心脏护理标准的一部分。

本书表明，患者是否曾接受过心脏导管手术、开胸手术、ICD 植入、接受心室辅助装置或等待心脏移植等背景情况至关重要。心肌梗死、心房颤动、心室颤动、心搏骤停或应激性心肌病通常对于患者而言是相当突出的经历。典型情况下，患者的背景起初对治疗来说是至关重要的，但当患者完成了最初的调整，焦点可能就会转移到与患者心脏状况无关的其他事情上。这不仅是预期的，而且是良好治疗的一个标志，因为它表明患者已经将疾病整合成自我的一部分，却没有把它看成是他们的主要定义特征。许多患者担心只有心血管疾病适应困难这样的问题才能请咨询师辅导。然而，全面综合的治疗方法需要考虑背景，也要足够灵活，能够根据需要改变关注点并优先选择治疗目标。许多在危及生命的心脏事件后幸存的患者往往表达出希望拥有更加优化的心理健康的愿望，这是下一节的主题。

更注重心理健康

心理健康有时会与幸福或快乐混淆，但后者都是短暂的情绪状态。Ryff（1989）提出的心理健康模型有机地整合了独立自主、个人成长、环境掌控、生活目标、良好关系和自我接受六个维度。心理治疗方面有一个压倒一切的焦点就是帮助患者减轻苦恼，这也是促使他们寻求帮助的动力，但情感障碍得到治疗后，患者通常仍然要面对较低程度的苦恼症状。心脏病患者在焦虑症和抑郁症得到治疗后，其心理健康仍然存在着很大的改善空间。过去 50 年行为心脏病学的关注点主要集中于抑郁、焦虑和愤怒的消极情感状态。然而，有研究显示积极的情绪可防止 10 年冠心病事件（Davidson Mostofsky 和 Whang 2010），表明值得进一步研究增加积极情绪的策略。

有一些研究赞成关注改善心理健康的做法。最近，斯德哥尔摩妇女冠心病干预试验（SWITCHD）公开发表了 1 项研究，将237 名女性心脏病患者随机分组进行心理社会干预计划或者常规保健。设计是在 2 年的时间里提供 20 期课程，讲授危险因素教育、放松训练、自我监测、认知重建、应激处理技巧、自我护理和治疗依从性。在平均 7 年中，就死亡率而言，相较于常规护理，行为干预提供了将近 3 倍的保护作用（Orth-Gomer 等2009）。还有其他一些研究正在进行中，可以更清楚地揭示类似行为干预治疗的心脏病患者的预后。

减少植入式心律转复除颤器放电治疗室性心律失常所致脆弱性的试验（RISTA）是一项当前正在进行中的随机临床试验。设计用来评估减压治疗因放电治疗产生的患病率。研究将检验应激处理是否能够减少心律失常激发放电所致脆弱，并提高生活质量（Donahue，Dornelas，Clemow，Lampert 和 Burg 2010）。

意大利医学哲学博士 Chiara Rafanelli 主持下的针对急性冠状动脉综合征患者的抑郁治疗研究（TREATED-ACS）考察了一种被称为心理健康疗法的心理治疗策略。该计划目的在于评估相较于标准护理治疗，认知行为疗法、生活方式调整健康疗法在抑郁和（或）沮丧的急性冠状动脉综合征患者心脏风险方面的有效性。两组治疗均为每周 1 次、每次 45 分钟、共 12 次的课程。根据 Fava 和 Ruini（2003）的描述，心理健康疗法作为一个心理健康模型，强调患者按照 Ryff 提出的框架所确定的六个健康维度，通过自我观察来识别健康状态并解决健康受损情况。

这些只是有关这一主题的一些令人激动的小部分例子。这些试验的结果尚需一个漫长的时间进行解释，而且如果预后良好，可以转化为临床实践。与此同时，许多人由于医疗疾病的激发会去寻求更理想的生活方式。努力整合积极心理学和强调心理健康是综合行为心脏病学治疗的关键。

由于人口老龄化和技术进步超越行为医学，进一步研究这些问题的需求只会变得越来越迫切。在行为干预的设计和应用方面，未来的研究必须不受传统思维的限制。实际上，传统设计理念可能促成了这一领域主要临床试验出现的一些无效结果。有关挑战惯例的需要将在下一节讨论。

挑战惯例

由于这一领域未能为从业医生提供经实践检验并可行的理论方法，所以大概本书读者已经接受了挑战惯例的概念。然而所有的临床医生在训练期间都被反复灌输的不明文的假定所束缚，并在他们的专业群体中被强化。例如，心理治疗实践的惯例是在若干单独的 45～60 分钟时间段内提供辅导。然而这多少有些武断，因为在辅导时间上更短或更长或许更有效。同样地，疗程持续多久，是单独的课程还是无固定期限的治疗以及治疗课程之间间隔多长时间往往由实际考量决定，而非基于任何表明这是最优化设计的证据得出。干预的时机选在心肌梗死后、心室辅助装置或 ICD 植入之前，以及干预的场所是在医院、心理治疗师的诊所还是在心脏康复期间进行，都可能对干预的成功产生重要影响。然而很少有试验检测这些变量，并且大多数从业医生采用他们被训练的方法或其自身文化中的规范方法。综合治疗方法应当挑战源自历史先例的假设，并采用试验、灵活的方法确定治疗持续时间、时机、场所和次数等决定因素。

允许治疗师通过电话或互联网上的视频会议治疗患者的科学技术或许在未来的临床试验和治疗中发挥作用。正如本书中的作者 Emily Kuhl 提到的，以网络为基础的干预表明量身订制的患者教育和支持前景乐观。远程医疗将是综合诊疗的下一个前沿，对于新技术的接受程度则是综合护理的一个关键方面。

行为心脏病学中有一个不明文的惯例，即应激处理和认知行为疗法已得到普遍认可，甚至行为心脏病学已确立自己的传统思维，这些似乎是临床实践的基础。然而，超过 1/3 的国家注册心理医生从业者均将心理动力学作为自己的专业方向（Dornelas

2008)，而且跨学科分歧很重要。为此，令人欣慰的是我们看到正在进行逐步心理干预降低冠心病风险试验（SPIRR-CAD），目的在于检验按操作手册规定的 3 次单独课程以及根据持续的症状逐步增加至 25 次的团体心理动力学干预的疗效。调查人员指出，选择心理动力学方法的目的是为了特别考虑进人格特质因素，如消极情感和社交压抑（Albus 等 2011）。和大部分的医学领域一样，可供使用的工具和资源越多，临床医生在治疗患者时就会准备得越充分。

只有超越传统思维的局限，才能获得知识的进步和提升。虽然几十年的研究已使心脏与情绪状态相联系，临床实践领域也很开放，但重要的是要防止打击行为心脏病学带头人的积极性，希望他们能够为这一领域下准确的定义。与 10 年前相比，今天的行为心脏病学从业更多，通过保持开放并探索更多新的干预方法，从业医生能够在行为心脏病学领域开创出丰富多彩、富有成就的职业生涯。当然，伴随挑战惯例的需要，我们也有义务接受道德标准和实验证据的指导。

乌普萨拉初级卫生保健计划二级预防试验（SUPRIM）是一个挑战传统思维的研究范例，比较了认知行为疗法与标准护理预防冠心病患者再发心血管事件的情况（Gulliksson 等 2011）。冠心病患者（n＝362）被随机分配接受标准护理或认知行为疗法干预（1 年时间内每次 2 小时，共 20 次的应激处理课程）。因变量是全因死亡率，再发心血管疾病、再发急性心肌梗死基于入院登记。在平均 94 个月的随访期间，与对照组相比，干预组致命性和非致命性初次再发心血管事件率下降 41％，再发急性心肌梗死率下降 45％，全因死亡率下降 28％（无显著统计学差异）。在认知行为疗法组，参与次数与预后之间存在强烈的量效关系。这一研究肯定能够得到关注，因为它提供的证据表明采用心理干预在接近改变医学硬终点的"圣杯"（Allen 和 Fischer 2011）。然而，以作者看来这并不是本研究挑战惯例的原因。除了结果之外，值得注意的是这一研究在冠心病患者人群中实施。传统思维认为，心理治疗方法只适用于苦恼的患者，通常是那些符合一定抑郁标准的患者。然而，这项研究大概入选了所有感兴趣的参与者，无论他们认为自己苦恼与否。在将干预措施定为"应激处理"的研究中，参与者无需感觉自己苦恼甚至心力交瘁。就像在肿瘤心理学中有一个潜在的假设，即疾病的诊断本身令人苦恼，而对接受治疗没有什么困惑。然而，在北美，认知行为疗法普遍被认为是典型用于治疗抑郁症和焦虑症的一种心理干预，在普通心脏病患者群应用这一干预的报告非常少见。因此，这提出了一个问题，这一干预具体治疗什么疾病？也许，认知行为疗法具有广泛的适用性，对于不同的参与者可以有不同的使用方式。在典型的心脏病患者中，有一些是抑郁症和（或）焦虑症患者，有一定比例的吸烟者，许多是惯于久坐不动并且营养不良者，一些是孤独的、很少社交联系或人际关系差的，许多人有经济压力或明显超负荷工作。许多患者并无上述任何一种困难，但是可能仍有心脏病诊断相关适应问题，或者也许只是很享受在小组中给予和接受教育和支持。也许，干预措施提高了苦恼和非苦恼患者的心理健康。心理社会问题也可能存在两个极端，一些心脏病患者可能心理非常健康，而在另一个极端的患者却会有许多共发心理困难。鉴于现有结果如此，似乎认知行为疗法可以通过多种方式影响躯体健康。

未来研究展望

我们需要更多的临床试验检验心理治疗干预措施在这一患者人群中的疗效。尤其需要临床试验帮助确立对于新技术（植入式心律转复除颤器）的最佳评估和干预方法。而且对心力衰竭患者的焦虑和抑郁的评估和治疗提供指南也很重要。急性冠状动脉综合征后抑郁是一个多因素、多层面的问题，针对它有必要探索多种治疗方法，而不是过早决定使用某种在大规模临床试验中容易得到验证的治疗方法。大规模临床试验针对急性冠状动脉综合征后抑郁患者抗抑郁治疗干预措施对心血管疾病发病率和死亡率的影响极其重要，因为这些结果将会带来将情绪问题与心血管疾病联系起来的潜在的病理生理学新理念，但却不一定会排除或许对这一患者人群同样可行的其他治疗方法。

总结

由于一次心脏事件往往为心理医生提供一个可以帮助心脏病患者发展更强的复原能力和改善的心理功能的关键机会，这一知识促使我们产生写一本有关心脏"减压"书籍的想法。尽管心血管疾病的许多危险因素本质上是行为方面的，但行为干预措施在这一人群中并未得到充分利用。与其他医疗诊断（如肿瘤或慢性阻塞性肺疾病）患者相比，那些在最初的心脏事件中存活下来的患者似乎更有动力去改变。也许这是因为在威胁生命的心脏事件中生存下来产生了一种紧迫感，同时对未来也充满了希望。本书的一个目标是在不同的心血管医学亚专科（包括冠心病、心律失常、心力衰竭和心脏移植）提供心脏病学与行为医学之间整合的全面综述。第二个主要目标是以心理医生的视角向读者提供那些对于心理健康和复原能力至关重要的主题，包括心脏病背景下的工作应激和超负荷工作、应激处理、睡眠障碍、锻炼和戒烟。本书提出许多有关心脏减压的重要信息，目的是激励从业医生发展或扩大现有的全部心脏病患者干预计划。因此，从业医生可以兴奋地展望下一个 10 年行为心脏病学实践的发展，并期待日益强化的全球研究重点产生协同效应，快速实现这一领域的科学目标。

参考文献

Albus, C., Beutel, M. E., Deter, H., Fritzche, K., Hellmich, M., Jordon, J., et al. (2011). A Stepwise Psychotherapy Intervention for Reducing Risk in Coronary Artery Disease (SPIRR-CAD) Rationale and design of a multicenter, randomized trial in depressed patients with CAD. *Journal of Psychosomatic Research*, 7 (4), 215-222.

Allen, R., & Fischer, J. (2011). *Heart and mind: The practice of cardiac psychology*. Washington, DC: American Psychological Association.

Davidson, K. W., Mostofsky, E., & Whang, W. (2010). Don't worry, be happy: Positive affect and reduced 10-year incident coronary heart disease: The Canadian Nova Scotia Health Survey. *European Heart Journal*, 31 (9), 1065-1070.

Denollet, J. (2005). DS14: Standard assessment of negative affectivity, social inhibition, and Type D personality. *Psychosomatic Medicine*, 67, 89-97.

Donahue, R., Dornelas, E., Clemow, L., Lampert, R., & Burg, M. (2010). Rationale and design of a randomized clinical trial comparing stress reduction treatment to usual cardiac care: The Reducing Vulnerability to ICD Shock-Treated Ventricular Arrhythmias (RISTA) trial. *Psychosomatic Medicine*, 72 (2), 172-177.

Dornelas, E. A. (2004). Personality guided therapy for treating medical patients. In J. J. Magnavita (Ed.), *Handbook of personality disorders* (pp. 426-442). New York: Wiley.

Dornelas, E. A. (2008). *Psychotherapy for cardiac patients: Behavioral cardiology in practice*. Washington, DC: American Psychological Association Press.

Dornelas, E. A., & Burg, M. (2007). Behavioral cardiology. In E. Topel (Ed.), P. Thompson (Section Editor for Preventive Cardiology), *Textbook of cardiovascular medicine* (3rd ed.). Philadelphia: Lippincott Williams & Wilkins.

Fava, G. A., & Ruini, C. (2003). Development and characteristics of a well-being enhancing psychotherapeutic strategy: Well-being therapy. *Journal of Behavioral Therapy and Experimental Psychology*, 34, 45-63.

Gulliksson, M., Burell, G., Vessby, B., Lundin, J., Toss, H., & Svärdsudd, K. (2011). Randomized controlled trial of cognitive behavioral therapy vs standard treatment to prevent recurrent cardiovascular events in patients with coronary heart disease. Secondary Prevention in Uppsala Primary Health Care Project（SUPRIM）. *Archives of Internal Medicine*, 171, 134-140.

Horvath, A. O. , & Luborsky, L. (1993). The role of the therapeutic alliance in psychotherapy. *Journal of Consulting and Clinical Psychology*, 61, 561-573.

Lesperance, F. , Frasure-Smith, N. , Koszycki, D. , Laliberte, M. A. , van Zyl, L. T. , Baker, B. , et al. (2007). Effects of citalopram and interpersonal psychotherapy on depression in patients with coronary artery disease: The Canadian Cardiac Randomized Evaluation of Antidepressant and Psychotherapy Effi cacy (CREATE) trial. *JAMA*, 297, 367-379.

Orth-Gomer, K. , Schneiderman, N. , Wang, H. X. , Walldin, C. , Blom, M. , & Jerberg, T. (2009). Stress reduction prolongs life in women with coronary disease the Stockholm Women's Intervention Trial for Coronary Heart Disease (SWITCHD). *Circulation: Cardiovascular Quality and Outcomes* , 2, 25-32.

Ryff, C. D. (1989). Happiness is everything or is it? Explorations on the meaning of psychological well-being. *Journal of Personality and Social Psychology*, 69 (6), 1069-1081.